心血管外科手术护理

主编　谢　庆　岑坚正　张军花

科学出版社

北京

内 容 简 介

　　本书是一部介绍心血管外科手术护理配合的专著。全书共五十二章，系统阐述了人体心脏解剖、麻醉管理与体外循环管理、心血管外科手术围术期护理特点及护理措施等相关知识；详细介绍了各种心血管外科手术的术式及手术配合方法、心血管外科手术常用器械设备与药品，并配有200多幅彩色图片；附录部分增加了心血管外科手术护士教学培训路径、心血管外科手术围术期意外事件应急处置流程等经验分享。

　　本书内容丰富，图文并茂，实用性强，既可作为手术室护理人员及实习护士进行心血管外科手术配合的操作指引和工具书，也可作为心血管外科年轻医生及实习医生的参考书。

图书在版编目（CIP）数据

心血管外科手术护理 / 谢庆，岑坚正，张军花主编 . —北京：科学出版社，2023.6
ISBN 978-7-03-075791-3

Ⅰ.①心… Ⅱ.①谢… ②岑… ③张… Ⅲ.①心脏血管疾病－外科手术－护理 Ⅳ.① R473.6

中国版本图书馆 CIP 数据核字（2023）第 104634 号

责任编辑：戚东桂 / 责任校对：张小霞
责任印制：肖 兴 / 封面设计：龙 岩

科 学 出 版 社 出版
北京东黄城根北街16号
邮政编码：100717
http://www.sciencep.com

北京九天鸿程印刷有限责任公司 印刷
科学出版社发行 各地新华书店经销
*
2023年 6 月第 一 版 开本：787×1092 1/16
2023年 6 月第一次印刷 印张：32
字数：734 000
定价：198.00元
（如有印装质量问题，我社负责调换）

《心血管外科手术护理》
编 委 会

主　审　庄　建　陈寄梅

主　编　谢　庆　岑坚正　张军花

副主编　陈晓霞　徐维虹　宋海娟

编　委　（按姓氏汉语拼音排序）

曹忠明　岑坚正　陈丽萍　陈晓霞　冯旭林

韩盖宇　胡恩会　贾明阳　李丹丹　李丹青

李力夫　李丽霞　梁杰贤　林碧妹　刘富能

刘小民　孟擎擎　闵　飞　秦芳琼　任晓萍

宋海娟　孙　静　孙小雨　田星月　王　婷

王　欣　肖灯科　谢　庆　徐维虹　严冰华

杨　扬　曾　臻　张　琳　张　燕　张军花

张灵芳　张善娟　张新芳　张泽勇　章晓华

周成斌

绘　图　余露珊　陈　娟

序

作为外科皇冠上熠熠生辉的明珠，心血管外科经过近一个世纪的蓬勃发展，至今已经达到一个非同寻常的高度。新技术、新观念持续涌现；新术式、新技巧层出不穷；手术领域、手术种类不断拓展；以往很多的手术禁区被一一突破；手术早期、中期、晚期效果持续改善并日臻满意。

心血管外科的发展总是依赖多学科协作、依赖团队。一台心脏手术的完成，离不开手术进程当中整个手术团队的完美配合。其中，护理的配合占有极为重要的地位。熟练的手术室护士对主刀医生的帮助、对手术能够流畅和顺利地完成所起的作用是不言而喻的。这就要求手术室护士对心血管外科各种手术策略有全面、透彻的理解，能熟练掌握各种专科器械的使用方法及种类繁多的术式配合。因此，加强理论学习和专业技能培训极为重要。

由广东省人民医院、广东省心血管病研究所谢庆主任领衔的手术护理团队，植根于三十余年的深厚积淀，联合国内部分医院的护理专家共同编写了这本《心血管外科手术护理》，对先天性心脏病外科、瓣膜病外科、冠心病外科、主动脉外科、微创外科、移植外科等专业领域做了系统介绍，尤其是针对一些高难度手术及新开展的术式的护理配合进行了详尽的总结，充分体现了当今心血管外科护理的进展。该书内容翔实，丰富全面，准确严谨，指导性强，为心血管外科各专业医护人员提供了极有意义的参考，是一部不可多得的心血管外科手术护理专著。

广东省人民医院原院长

广东省心血管病研究所原所长

主任医师　研究员　博士生导师

2022 年 12 月

前　言

现代心血管外科逐步趋向于精细化、微创化、智能化和一体化，对手术室护理人员也提出了更高的专业要求。只有对心脏解剖和手术步骤充分了解、对手术医生习惯和器械耗材熟练掌握，手术室护士才能快速、精准地配合心血管外科医生完成各种高难度手术。

本书编者长期从事心血管外科手术临床护理实践与临床教学培训，深感现有的工具书鲜有全面介绍心血管外科手术护理配合的内涵和特色，术式涉及也欠全面，无法满足日益增加的心血管外科专科护士的学习需求，因此萌生编写本书的想法。本书由广东省人民医院牵头，国内部分医院手术室护理专家加盟，并邀请了心血管外科医生和麻醉科医生及体外循环灌注师共同参与撰写，所有编者均具有丰富的临床/护理经验和专科技能，具有扎实的专科理论知识。本书几乎涵盖了迄今为止全部的成人和儿童心血管手术的术式及护理配合要点，从传统心血管手术到微创心血管手术，包括胸腔镜下心血管外科手术、机器人心血管外科手术及一站式复合心血管手术等最新技术都一一呈现，在一定程度上代表了当前心血管外科手术护理配合的水平。

近年来全国各地开展心血管外科手术的基层医院逐渐增多，能被选派进修学习的护理人员却十分有限，手术配合水平很难达到心血管外科医生的要求。本书的阅读对象主要是从事心血管外科手术的医护人员、手术室专科护士及实习生，编写本书旨在提高心血管外科手术护理配合团队的整体水平。本书内容丰富，图文并茂，实用性强，附录部分还增加了心血管外科手术护士教学培训路径、围术期意外事件应急处置流程，作为专科培训参考。相信本书对年轻的手术室护士，特别是心血管外科专科护士的学习成长有一定帮助。

本书编写过程中得到广东省人民医院心血管外科庄建、陈寄梅、岑坚正、黄劲松、孙图成、于长江、滕云、肖飞、杨珏等众多教授给予的悉心指导；得到广东省护士协会手术室分会张军花会长给予的大力支持，在此表示衷心感谢。同时我要感谢在繁忙工作之余付出艰辛与努力的各位编者；感谢陈晓霞、徐维虹、宋海娟三位副主编花费大量时间进行认真审稿和反复校对；感谢刘富能拍摄 100 多张高清图片；感谢广东省人民医院心血管人工智能与三维技术实验室及珠海赛纳数字医疗技术有限公司提供三维建模图像。

由于编者水平有限，书中难免存在一些疏漏及不足之处，恳请广大读者批评指正。

广东省人民医院 谢 庆

2022 年 12 月

目 录

第一篇 总 论

第三篇　缺血性心脏病手术配合

第六篇　其他心脏病手术配合

第七篇　微创心血管手术配合

第一篇

总 论

第一章　人体心脏解剖

一台常规的、体外循环辅助的心脏外科手术，需要外科医生、麻醉科医生、手术室护士及体外循环灌注师共同配合才能完成。若计算总人数，则一般为 7～9 人，复杂的手术可能需要更多的人交替配合才能完成。而且即使是一些非体外循环的手术，体外循环灌注师也需要随时待命，以应对各种突发状况。

在手术台上的团队成员中，作为主导者的主刀医生对手术的步骤、细节及进度等必定了然于心，而且也是能够获得最佳视野的人；站在主刀医生对面的第一助手，大部分时间也能够获得较好的视野，但在一些关键位置或深部组织操作时，可能也很难看清楚；第二助手通常只能看到一些表浅位置的操作，对于深部结构和操作只能凭借经验猜测；视野最差的为台上的器械护士，不但其与心脏的物理距离最远，而且大部分时间还会因为主刀医生的站位而将心脏完全挡住，唯一能获取手术信息的方法是外科医生的口头指令。

虽然不排除动作娴熟的护士能够快速配合外科医生，精准地完成器械传递等配合。但若对心脏的解剖完全不了解，或对手术的步骤完全没有概念，那么手术配合也无异于摸着石头过河，一直是处于被动听命的状态，也一定会存在紧急时刻而不能配合好的情况。因此，技巧练习需要日积月累，逐步提高准确性和效率，对理论尤其是心脏解剖的了解也至关重要，这是一切心脏手术能够顺利开展的基石。

本章将从心脏的位置毗邻、正常心脏解剖内容出发，逐步引入心脏解剖的知识及手术中的操作要点等内容。

第一节　心脏毗邻结构的解剖

心脏及毗邻结构的解剖关系需要从不同的角度进行观察和描述，根据不同的需求可以选择不同的角度，如 X 线检查可分为前后位、后前位、侧位等，手术时根据不同人员的站位而分为右上方观、左上方观等，或者根据超声心动图与心脏计算机断层扫描的特点将心脏剖成若干断面加以描述（图 1-1）。

一、纵隔的划分

两侧胸腔之间的空间属于纵隔部分。心包与胸骨之间的空间为前纵隔；心包与脊柱之间的空间为后纵隔；前后纵隔之间的空间称为中纵隔，心包位于其中；自胸骨角（胸骨柄与胸骨体的相交处）到第 4 胸椎下缘所构成的平面以上为上纵隔。

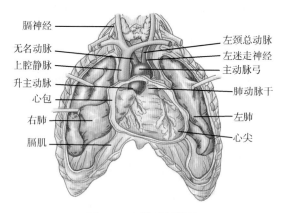

膈神经 —
无名动脉 —
上腔静脉 —
升主动脉 —
心包 —
右肺 —
膈肌 —

— 左颈总动脉
— 左迷走神经
— 主动脉弓
— 肺动脉干
— 左肺
— 心尖

图 1-1 心脏毗邻结构

二、心包

心包腔为一密闭的囊腔，囊壁由纤维组织构成。整个心包腔将心脏及大血管的起始部加以包盖，贴在心脏及大血管表面的心包称为脏层心包，未与心脏大血管直接接触的心包称为壁层心包，脏层与壁层心包之间即为心包腔，腔内有少量心包液。整个心包呈圆锥形，底部位于膈肌上面。心包的反折在心脏的大血管起始部，整个心脏完全埋于心包内。

心包的前方大部分被两侧的胸膜反折所遮盖，右侧胸膜反折可达中线，左侧胸膜反折的上部接近中线，而下部则仅达胸骨旁。心包的后方除食管及降主动脉外，最硬的部分是脊柱，没有弹性。心包的下部与膈肌连接，上部与大血管起始部连接，从而将心脏的上下端固定，尤其是大血管的起始部，其对固定心脏起主要作用。两侧的膈神经在肺门前方由上而下紧贴于心包的外壁走行，到达膈肌后分成小分支进入膈肌内。由于膈神经与心包的关系十分密切，在行心包切除或心包造口术时应特别注意保护好膈神经不受损伤。

三、前纵隔

前纵隔为心脏与胸骨之间的空间。心脏前方为心包、两侧胸膜反折及胸骨后方的结缔组织，正对前纵隔的为右心室与升主动脉前壁。前纵隔的两侧，距胸骨缘外侧约 1.5cm 分别有左、右胸廓内动脉自上而下走行，胸廓内动脉起自锁骨下动脉，与伴行静脉走行至剑突附近分为小支入肋间，胸廓内紧贴肋骨前端的内侧面表面有胸膜覆盖。

四、上纵隔

（一）胸腺

胸腺位于上纵隔最前部，覆盖于升主动脉和无名静脉的前方，在幼儿期胸腺较大，手术切开心包之前必须加以游离，甚至需要部分切除以保证心脏良好显露，至成人期胸腺多萎缩，不需要过多游离。

（二）体静脉

无名静脉在右侧第 1 肋软骨下缘水平形成上腔静脉，上腔静脉与奇静脉汇合走行 4～5cm 进入右心房。左侧颈内 / 外静脉、右锁骨下动脉等汇入奇静脉。右无名静脉从头臂收纳右颈内静脉、右颈外静脉及右锁骨下静脉三个主支，向前则收纳右胸廓内静脉。左无名静脉一般退化为马氏韧带，未退化者则横跨胸腺的后方向左延伸，分别发出左颈内静脉、左颈外静脉、左锁骨下静脉与左胸廓内静脉。

胸导管沿脊柱前缘由下而上，最后进入颈内静脉与左锁骨下静脉的汇合处。右侧第 2～12 肋间静脉分别汇入奇静脉，左侧第 2～12 肋间静脉则通过半奇静脉与副半奇静脉汇入奇静脉。

（三）主动脉弓和主动脉韧带

肺动脉自心脏发出后于主动脉弓下方分为左、右肺动脉，肺动脉近心端大部分在心包内，肺动脉分叉稍偏左侧处与降主动脉的起始处有一韧带，称为动脉韧带，其是胎儿期动脉导管的残迹。

升主动脉自左心室发出，其位置相当于胸骨左缘第 3 肋软骨。升主动脉全部在心包内，其右侧为上腔静脉，左前方为肺动脉，前上方为左无名静脉与胸腺。升主动脉于胸骨柄后方相当于右侧第 2 肋软骨水平与主动脉弓相延续，然后向左后方呈弧形伸展直至第 4 胸椎的左侧，主动脉弓的弓顶相当于胸骨柄上缘。主动脉弓发出三个头臂大血管，即无名动脉、左颈总动脉与左锁骨下动脉。两侧锁骨下动脉的起始部各向前发出胸廓内动脉，沿胸骨外缘平行向下达肋弓部。

（四）神经

膈神经与迷走神经在上纵隔的两侧自上而下延伸，膈神经在前，自肺门前方紧贴心包走行，迷走神经在后，到达肺门上缘即分散入肺门内。迷走神经走行过程中分出喉返神经，右侧喉返神经自右锁骨下动脉下方绕过，左侧喉返神经则于动脉韧带远侧绕过主动脉弓下缘，然后向上到达喉部。

五、后纵隔

（一）气管

气管于胸骨角水平分为左、右两支，位于心脏与食管之间，主动脉弓自左主支气管上方跨过，气管隆突的前下方与左心房后壁紧邻。

（二）食管

食管由喉部向下沿脊柱前缘一直穿过膈肌的食管裂孔，食管走行略呈弧形。食管位于气管隆突之后，上段降主动脉之右，奇静脉之左，下段食管与心脏后壁的心包密切连接。在行心脏瓣膜修复或其他矫治术时，常进行经食管超声心动图检查，可及时判定手术效果。

（三）降主动脉

降主动脉起始处位于总气管分叉的左上方，由降主动脉发出肋间动脉、食管动脉和支气管动脉。

降主动脉起自第4胸椎下缘平面，向下至膈肌主动脉裂孔，上段偏左，下段向后。胸导管自胸主动脉的右后方到其左后方，一直向上进入左无名静脉。两侧第3～12肋间动脉均由胸主动脉发出，沿肋骨内下缘向前与胸廓内动脉汇合，向下与腹壁深动脉相沟通，而在第1、2肋间由锁骨下动脉分支肋颈干分出肋间最上动脉。食管动脉由主动脉及其分支分出，颈段食管动脉多起自甲状腺下动脉，胸段食管动脉多起自左下支气管动脉，其次发自右下支气管动脉或肋间动脉或直接由降主动脉发出。下段食管动脉多数起自胃左动脉。支气管动脉均起自降主动脉起始部和主动脉弓，或单独分出，或与肋间动脉共同发源，其多发部位是降主动脉。

六、心脏膈面

心脏位于膈肌之上，以此与腹腔相隔。左心室下壁相当于冠状动脉回旋支的供血区，直接与膈肌相毗邻，称为心膈面。这是手术中显露最困难的部位，冠状动脉旁路移植手术显露回旋支时必须将心尖充分翻起。

第二节　正常心脏解剖

心脏是一个近似圆锥形的空心球体，以四个瓣环相连作为心脏纤维性支架，心肌以此心脏支架为基础形成四个心腔。靠近心底部的两个薄壁心腔为左、右心房，近心尖部的两个厚壁心腔为左、右心室。左侧房室与右侧房室互不相通，房间隔和室间隔将左、右心腔完全隔开。心房的功能是收纳回心血液，心室的功能是排出心内血液，心室实为血泵。右心房和右心室位于右前方，为体静脉血流径路；左心房与左心室位于心脏左后方，为肺静脉血流径路。心房肌与心室肌被心脏支架完全隔开，没有连续性，只有心脏传导束将心房与心室沟通。

一、心脏支架结构

沿着房室沟上缘将心脏剖开，在这个断面上可能看到心脏的四个瓣口——二尖瓣口、三尖瓣口、主动脉瓣口和肺动脉瓣口，各瓣口均被致密的纤维性组织环绕，称为瓣环。主动脉瓣瓣环在中心将另外三个瓣环连接起来，这四个瓣环及连接瓣环的纤维组织统称为心脏支架结构（图1-2）。由于心脏的肌肉、血管及传导系统都与心脏支架有密切关系，所以正确判断支架的解剖位置对心脏病的诊断和选择手术方式非常重要。

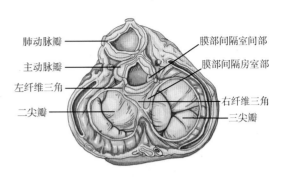

图 1-2 心脏支架结构

（一）支架结构的组成

心脏支架包括四个瓣环和连接瓣环的纤维三角，以及连接主动脉瓣瓣环和肺动脉瓣瓣环之间的圆锥韧带。主动脉瓣瓣环右后方和左右心房室环相连接的纤维三角称为右纤维三角或中心纤维体，主动脉瓣瓣环左侧与二尖瓣瓣环连接处的纤维三角称为左纤维三角。

（二）支架结构的毗邻

膜部间隔位于中心纤维体之前，主动脉瓣瓣环之下，相当于主动脉后瓣环和右瓣环的交界处，三尖瓣隔瓣的附着缘有一小部分横跨膜部间隔的中部，而将它分成前后两半，即心房膜部和心室膜部。

二尖瓣瓣环和三尖瓣瓣环并不在同一平面上。在中心纤维体处这两个房室环十分接近，但在心脏后方二尖瓣瓣环显著高于三尖瓣瓣环。这样，从心脏间隔上可以看到这两个瓣环之间形成一个三角区，这个区域从左侧观看正位于二尖瓣瓣环之下，属于心室部分，但从右侧观看则正位于三尖瓣隔瓣之上，属于心房部分，这个三角区称为中间间隔，也有人称为三尖瓣上室间隔，冠状静脉窦即开口于中间间隔的右侧面。

（三）支架结构与心腔的关系

心脏支架是各心腔的基础，心肌纤维附着于支架上，如果心脏支架发生畸形，则心腔也必然有相应的变异。

二、心脏传导系统

（一）窦房结

窦房结位于右心房的上腔静脉入口处，在上腔静脉右前方的界沟内，后者被一条脂肪索带填充。窦房结形似纺锤，上端粗大，向下伸展终于上、下腔静脉之间，上端在脏层心包膜下，下端较深，与心脏内膜相接触，有一支起自右冠状动脉的窦房结营养支（图1-3）。

（二）房室结

房室结位于房间隔后下部的右侧面，在冠状静脉窦开口前下方，房室结后方呈束状。房室结由右冠状动脉的房室结动脉支供应血运，房室结周围有丰富的传导系统纤维，称为房室结区。

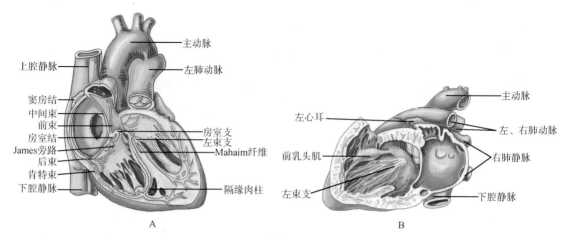

图 1-3

A.心脏传导系统；B.左心室传导束

（三）结间束

窦房结和房室结之间也存在传导束，冲动自窦房结发出通过 3 条结间束传至房室结，这三条结间束分为前束、中间束和后束。前束自上腔静脉前方下降入房间隔，自卵圆窝前缘接近房室结，中间束自上腔静脉后方下降入房间隔，在卵圆窝前缘与前束相连，后束自上腔静脉入口的外侧沿右心房壁外缘向下走行于右心房壁的"终嵴"内，最后沿下腔静脉瓣的附着部到达房室结附近。

（四）希氏束（His 束）及其分支

自房室结发出一支总束，称为希氏束，其向前下方走行穿过中心纤维体至三尖瓣隔瓣之下到达膜部间隔的下缘，然后分为左、右两束支。由于希氏束紧贴于膜部间隔的后下缘走行，当膜部室间隔缺损或心内膜垫缺损时它即被推向后下方，它的左、右分支也随之移位，并引起不同程度的传导阻滞。手术时损伤膜部间隔的后下缘时将引起完全性心脏传导阻滞。

希氏束的左、右分支跨于肌部室间隔的两侧，右侧束支为一单束，似为希氏束总干的延续部分，称右束支。右束支沿室上嵴下缘于右侧心内膜下向前下方走行，通过调节束到达前乳头肌基底部。左束支起源于室间隔的右侧面，于膜部室间隔下缘穿过间隔而到达左心室，它以扇形分成前后两束铺于室间隔的左侧面，称为左前束支和左后束支，左前束支分布于心尖部，左后束支分布于后乳头肌，终末的浦肯野网分布于整个心室面。

三、右心房

右心房在解剖学的判断标志是卵圆窝及卵圆窝缘，右心房终嵴，上、下腔静脉及冠状静脉窦开口（图 1-4）。右心房以右心房室沟与右心室相连，与房间隔和左心房相毗邻。右心房窦部内壁光滑，位于后方；体部内壁为梳状肌小梁，位于前方。窦部和体部之间以一条肌束为界，此肌束纵行于上、下腔静脉之间，称为终嵴，有一支结间束走行其中。

（一）右心耳

右心耳为一三角形海绵样组织，位于右心房上方。右心耳比左心耳有更多的肌小梁，因为既便于操作，又不影响心脏正常功能，因此右心耳是心脏手术时使用手指心内探查及右心房内插管的理想部位。在切开右心耳时要注意：①肌小梁多，必须予以切断才可插入手指；②右心耳壁薄，用力钳夹可能导致撕裂；③手指经右心耳行心内探查时应注意右心耳和右心房内各解剖结构的相对方向和位置。

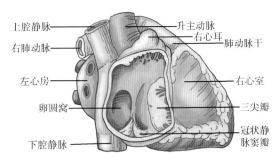

图 1-4 右心房

（二）外侧壁

外侧壁实为右心房壁的游离部分，其后界为终嵴。终嵴的上端横行绕于上腔静脉之前，后到达房间隔，终嵴的下端连于"下腔静脉瓣"，此瓣和冠状静脉窦瓣及卵圆窝下缘支的组织相延续。外侧壁与上腔静脉连接处相当于腔静脉前肌束的部位，该处心外膜下方有窦房结，此结向房室结发出三支结间束。外侧壁与下腔静脉连接部位于右心房的后方，且紧贴膈肌，下腔静脉甚短。

游离上腔静脉时注意勿过低以免伤及窦房结，在显露上腔静脉内侧壁时应将右心耳拉开。下腔静脉甚短，在穿过阻断带时宜将右心房稍向上牵拉。下腔静脉瓣位于下腔静脉入口的前方，其形状和大小都有变异，如有下腔型房间隔缺损存在，可能将此瓣误认为房间隔缺损的一个边缘而导致手术缝合错误。将右心房外侧壁推向中线就可以看到房间沟，经房间沟切口可达左心房。

（三）房间隔

当患者仰卧时，房间隔平面并不在水平位置，而是呈一定角度。房间隔的前缘正与主动脉窦的中点相邻，主动脉窦与右心房、左心房均为一壁之隔。房间隔的下缘在右侧和三尖瓣瓣环尚有一段距离，但在左侧则与二尖瓣瓣环相近，二尖瓣的后交界大致位于房间隔下缘的中点，中心纤维体的后端。房间隔中部为一较薄的陷窝，称为卵圆窝，卵圆窝的前缘为一马蹄形隆起的边缘，此隆起的肌性缘为 Vieussens 环，此环的下缘为下缘支，向后下方走行与下腔静脉瓣相连。该处的腱索样结构称为 Todaro 腱，它和中心纤维体的尾端相延续。因此，Todaro 腱可以看作卵圆窝下缘支和中心纤维体终末部与下腔静脉瓣的延续部分。

术中若需要将房间隔平面保持在水平位置，则必须将患者右侧垫高 30° ~ 45°。房间隔前缘正对主动脉窦的中点，故该处的主动脉窦瘤可破入右心房。房间隔下缘的左侧面为二尖瓣后内交界，也位于中心纤维体的后下方，所以经房间隔显露二尖瓣时后交界显露最浅。卵圆窝的中心部很薄，是进行房间隔切开、房间隔造口等手术的理想部位。

（四）右心房下壁

右心房下壁相当于中间间隔的右心房面，是一个三角形的斜坡面，位于房间隔下缘和三尖瓣隔瓣附着缘之间，右心房下壁的前端是膜部间隔，后界是冠状静脉窦开口，房室结位于右心房下壁的心内膜下，此处称为中间间隔。

（五）组织探查顺序

在打开右心房前，应探查上腔静脉及下腔静脉的部位和直径等，打开右心房后需要了解是否存在下腔静脉瓣。

继续探查冠状静脉窦开口，其位于卵圆窝的前下方，开口直径在成人约为1.0cm，如果此开口过大，则应考虑畸形，如左上腔静脉等。冠状静脉窦口是右心房内非常重要的外科标志，继发孔型房间隔缺损位于冠状静脉窦口的后上方，原发孔型房间隔缺损则位于冠状静脉窦口的前下方。

确认冠状静脉窦开口位置后，应继续探查房间隔及卵圆窝，确认其完整性及与下腔静脉的连续性，若存在房间隔缺损，可由缺损探查左心房结构。向下探查三尖瓣口，冠状静脉窦口下方即为三尖瓣的隔瓣，两者之间是房室结的所在部位，还可通过三尖瓣口探查右心室流出道，判定室间隔和右心室流出道的情况。

四、右心室

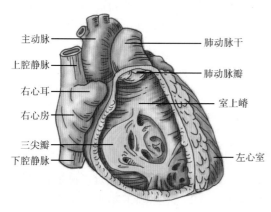

图1-5　右心室

右心室为一扁平的锥形心腔，覆盖于左心室的右前方。其顶部对向肺动脉瓣，底部相当于三尖瓣口，左右心室被室间隔隔开（图1-5）。在心外膜以室间沟将左右心室分开，冠状动脉左前降支走行于前室间沟内，正中劈胸骨切口显露心脏时可以看到右心室的全貌。

（一）右心室前壁

右心室前壁位于心脏前面，显露最好，为右心室手术的主要切口途径，右心室前壁可做切口的区域为其上半部。右冠状动脉和左前降支走行于右心房室沟和前室间沟，在某些先天性心脏畸形的患者，可能有巨大分支横跨于右心室表面，影响手术切开。

（二）三尖瓣

1. 三尖瓣瓣环　瓣环略呈三角形，是三尖瓣的附着缘，也是心脏纤维支架的组成部分。三尖瓣瓣环和二尖瓣瓣环不在同一个水平面上，三尖瓣隔瓣向前横跨膜部间隔中部，将膜部间隔分为两半，即膜部间隔心房部和心室部。

2. 瓣叶和交界 三尖瓣装置包括隔瓣、前瓣和后瓣三个瓣叶，前瓣最大，是维持三尖瓣功能的主要部分。三个瓣叶交界处也有一定宽度，前瓣-隔瓣交界与膜部室间隔相邻，是先天性心脏畸形的好发部位之一，该处手术经常会涉及三尖瓣。在右心室压力过高时（如右心室流出道梗阻）常在后瓣-隔瓣交界处首先出现反流。

3. 腱索和乳头肌 三尖瓣装置包括三级腱索和乳头肌，前乳头肌附着于右心室前壁的下半部，它发出的腱索主要连于前瓣叶，少数连于后瓣叶。前乳头肌是三尖瓣最大的乳头肌，与室间隔有许多大肌束相连，其中有一条较粗的肌束称为调节束，通过游离心室腔连于前乳头肌和室上嵴之间，内有传导系统的右束支走行。在疏通右心室流出道肌性狭窄时易误伤调节束和前乳头肌。后乳头肌较小，为单个或双个，其腱索主要连于后瓣叶。另一个乳头肌是圆锥乳头肌，由室上嵴下缘发出其腱索分布于隔瓣-前瓣交界附近，它是右心室内手术时的主要外科标志。

（三）室间隔右心室面

1. 漏斗部间隔 位于肺动脉和三尖瓣之间，是整个圆锥部肌肉结构的一部分。漏斗部间隔包括各种肌束，走行于间隔上的肌束称为隔束，向右心室前壁绕行的肌束称为壁束，还有斜行于前述肌束之间的斜束。漏斗部间隔位于左、右心室流出道之间，与主动脉瓣紧密连接，此处缺损修补时易伤及主动脉瓣。

2. 肌部室间隔 光滑部相当于右心室流入道，有三尖瓣隔瓣附着。小梁化部为室间隔的最下部，表面为肌小梁，此处的室间隔缺损较少见，但常位于错综的肌束之间，在手术中易被遗漏。

3. 膜部室间隔 面积小，但临床意义大，许多心脏复杂畸形均在此处发生，这是由于膜部室间隔是室间孔的最后闭合部分，它在胚胎期和心内膜垫、圆锥动脉干都有密切联系，室间隔缺损多发生于此处。膜部室间隔的边界如下：其后上方以三尖瓣瓣环与膜部间隔心房部相邻，其下方为肌部室间隔的嵴，其前缘为漏斗部肌肉，上方为隔瓣前端与主动脉瓣瓣环的相邻部。

（四）解剖要点

1. 显露右心室腔的途径 根据重点显露的部位、冠状动脉的走行及心肌保护的要求，可采用右心房切口或右心室切口。右心房切口可以很好地显露三尖瓣隔瓣和室上嵴，膜部室间隔缺损通常可经右心房切口进行修补。右心室切口通常受右心室前壁冠状动脉分支的走行方向的限制，做切口时应尽量避免冠状动脉损伤，在漏斗部所做的切口便于显示肺动脉瓣及瓣下结构，若在右心室窦部做切口，则显露室上嵴及膜部室间隔缺损更为理想。

2. 三尖瓣瓣环 可分两个部分，即固定部分与游离部分。三尖瓣瓣环在室间隔的附着部比较固定，变化较小，在心室游离壁的附着部则可随心室腔的扩大而伸长，以致三尖瓣关闭不全，因此三尖瓣瓣环环缩术主要是将附着于右心室游离壁的三尖瓣瓣环游离部分缩短。三尖瓣瓣环是一个纤维带结构，当瓣环扩大造成三尖瓣关闭不全时，在此纤维环上进行缝合将三尖瓣瓣环缩小会比较牢靠，三尖瓣瓣环的隔瓣-前瓣交界处与房室结、膜部间隔和主动脉瓣瓣环距离很近，行环缩术时要特别注意，而环的其他部分比较安全。

3. 传导系统 希氏束穿过中心纤维体后沿膜部间隔的后下缘走行，故膜部室间隔缺损手术时容易在缺损的后下缘损伤希氏束，右束支沿室上嵴通过调节束到达右心室前壁，右心室手术时由于过度牵拉或误将调节束切断，则会发生右束支传导阻滞。

4. 右心室小梁化部 为大小不等的肌束与陷窝，此处适于放置和固定心内起搏电极末端，此处的室间隔缺损也易漏诊。

五、左心房

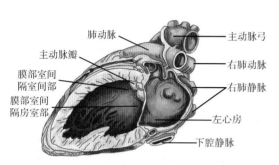

左心房横卧于左心室上方，左心房腔可分为左心耳和左心房体部两个部分。左心房的右侧与右心房相邻，前方为升主动脉，后方为食管，上方有右肺动脉和支气管分叉，仅左侧为游离壁。左心房入血孔为4个肺静脉口，出血孔为二尖瓣口（图1-6）。

图 1-6 左心房

（一）左心耳

左心耳为一近似三角形的突出部，是手术时探查左心房最理想的切开部位。左心耳外壁可见若干切迹，内壁为海绵状小梁，经左心耳心内探查时必须将这些小梁切断。有心房颤动时左心耳最先发生血栓，左心耳下方有左冠状动脉回旋支绕过，手术时应注意保护。

（二）左心房壁

1. 前壁 下部与主动脉左冠状窦及部分右冠状窦相接触，中间有疏松结缔组织，而上部和升主动脉相邻，中间隔以心包横窦，这是心脏阻断循环时钳夹升主动脉的部位。

2. 后壁 有4个肺静脉的入口，后方与食管相邻，当左心房扩大时，食管则被挤压向后移位。此外左心房后壁有一个自右下至左上的斜韧带，这是胚胎期斜静脉退化的痕迹，如退化不全，则该处即为左上腔静脉，上端与左头臂静脉相连，下端流入冠状静脉窦，心内手术时若存在左上腔静脉，则必须仔细探查。

3. 上壁 上方为气管分叉部，当左心房扩大时可将此分叉部抬高。二尖瓣疾病伴有巨大左心房时，可自心包的主动脉-上腔静脉隐窝触摸到左心房上壁。

4. 右壁 即房间隔与右心房毗邻，从左心房腔可以看到房间隔前方有一个半月形皱襞，这是卵圆窝的底部，这个半月形皱襞也是判定左心房的一个重要标志。由于左右心房之间仅以菲薄的卵圆窝相隔，可以通过穿刺或切开房间隔而到达左心房腔。如果有巨大的房间隔缺损，在切开右心房后可以通过缺损直接看到二尖瓣。

5. 左壁 是左心房的游离壁，经左侧开胸行二尖瓣直视手术时可切开左心房的左壁，这个途径显露二尖瓣较好，此切口通常自心耳沿房室沟切开左心房后壁。

六、左心室

左心室是心脏最主要的排血泵，保持体循环正常的血流量和血压，因而左心室以厚而有力的环形肌肉组织作为它的壁，形状颇似一个圆锥形的捣米臼，上方是椭圆形的左心室口，其余部分均为密闭的肌肉壁。左右心室之间为向右膨出的室间隔，外部为室间沟（图 1-7）。

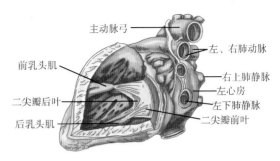

图 1-7 左心室

（一）左心室口

左心室口的右 1/3 周为室间隔上缘，其余的 2/3 周为房室沟。左心室口被二尖瓣前瓣分隔成两部，前部为左心室流出口，与主动脉口相连接，后部为左心室流入口，与二尖瓣口相连。

（二）左心室壁

1. 室间隔壁 为与右心室的相邻部分，以前、后室间沟为界。室间隔凹面在左，凸面在右，上方有膜部间隔。

2. 后壁 相当于心脏与膈肌的接触面，其分界线为左冠状动脉钝缘支和后室间沟之间，后壁在手术时很难显露，当在冠状动脉施行主动脉 – 后降支旁路移植手术时操作比较困难。

3. 侧壁 也称外科壁，是左心室左前方的游离壁，左心室切口均在此部进行，这个壁的界限是冠状动脉前降支和左钝缘支之间，临床最常应用的切口部位是左心室侧壁前下方的无血管区，体外循环手术时左心室引流即于此处插管，多数室壁瘤切除术也于侧壁切开，但应防止伤及后方的二尖瓣乳头肌。

（三）左心室腔

左心室腔可分为窦部和小梁化部，前者在左心室上部，内壁光滑，后者位于心尖，内壁为小梁，且有两组较大的肉柱，其为二尖瓣的乳头肌。前乳头肌（也称左乳头肌）的附着点在左心室侧壁后部，在此附着点前方纵行切开左心室，可以看到前乳头肌和左心室前内壁，如在附着点后方切开，则可看到前乳头肌和后乳头肌，对于巨大的左心室病变，可切开左心室侧壁获得良好显露，甚至可经心室行二尖瓣替换术。

由于主动脉瓣下无完整的圆锥结构，可以说左心室并无完整的圆锥部心腔，但在室间隔前方与右心室圆锥部相邻的部分为圆锥间隔，该处相当于左心室腔的圆锥部分。

（四）主动脉瓣

主动脉瓣的无冠瓣和左瓣与二尖瓣前瓣相延续，有学者将此纤维延续部分看作一个整体，称为"主动脉 – 心室膜"，这种分析方法确有一定的临床价值，因为这一"主动脉 –

心室膜"的周围解剖关系复杂，与手术的关系密切，如二尖瓣手术、主动脉瓣手术及室间隔手术都将涉及这一结构，如大动脉完全转位的病例，主动脉移入右心室，则此"主动脉－心室膜"结构破坏。

（五）二尖瓣

1. 二尖瓣瓣环 为附着于左心房室孔边缘的纤维性组织带，是心脏支架的一部分，二尖瓣瓣环的前 1/3 周为前瓣的附着缘，也正是"主动脉－心室膜"的中部，该处最为坚韧牢固，二尖瓣瓣环的后 2/3 周为后瓣附着缘，纤维组织比较薄弱。二尖瓣瓣环和三尖瓣瓣环并不完全在一个平面上，只是在中心纤维体处两个房室瓣瓣环相连接。

二尖瓣前瓣根部和主动脉瓣之间是一整片纤维结构，并不是一个纤维条，因此有学者不把这一段看作二尖瓣瓣环的一部分，而认为后瓣及交界部的纤维环才是真正的二尖瓣瓣环。

二尖瓣瓣环的口径是可变的，左心房收缩可使二尖瓣瓣环缩小，心室收缩期二尖瓣瓣环进一步缩小使瓣口面积减少 20% ～ 40%。

二尖瓣瓣环所形成的平面并不是一个水平面，而是稍呈马鞍形，即前叶附着缘略高于后叶附着缘。二尖瓣成形术所用的人工瓣环要适应二尖瓣瓣环的这一自然形态。

2. 二尖瓣瓣叶 并不是完全分割的瓣叶，而是一条连续的宽窄不等的膜状组织。瓣叶的根部整齐，附着于二尖瓣瓣环上。瓣叶的下缘垂入左心室并出现切迹，两个深切迹称为前交界和后交界，将二尖瓣分为前瓣和后瓣。前瓣和后瓣的面积约相等而形状不同，前瓣近似长方形，后瓣近似长条形，而且又被较小的切迹分为三部，好似三个扇叶，故称为"三扇贝形结构"。

瓣叶本身结构可分为三部分，即基底部（附着于瓣环的部分）、粗糙部（即边缘部）和透明部（即中间部），粗糙部为瓣叶的接触面。

前交界在心室表面的投影正位于左冠状动脉前降支和回旋支的分叉部，对二尖瓣前交界进行分离时，如用力过猛，则可能于此处损伤冠状动脉。

3. 腱索和乳头肌 腱索附着于瓣叶的边缘和瓣膜的心室面，另一端附着于乳头肌顶部，并有少数直接连于左心室壁肌肉，腱索可分为以下三组。

（1）分布于瓣叶边缘的细腱索，数目较多，主要是防止心室收缩时瓣缘向左心房翻转。

（2）附于瓣叶心室面的腱索，较粗，数目较少，可以加强瓣叶力量以防止其过度向心房膨出。

（3）后瓣下缘有少数粗腱索，通常后瓣活动范围较小。

乳头肌不是一个孤立的肉柱，而是一级乳头肌，在大乳头肌上发出若干小乳头肌，再连接到腱索。乳头肌分前后两组，位于后交界下方者为后乳头肌，收集前、后瓣后半部的腱索。前乳头肌在前交界下方起于左心室侧壁，收集前、后瓣前半部的腱索。

前乳头肌的血液供应主要来自左冠状动脉回旋支，后乳头肌的血液供应来自回旋支或右冠状动脉的后降支。

七、肺动脉

（一）肺动脉瓣

肺动脉瓣为 3 个半月瓣，瓣叶和瓣环都比较薄弱，瓣环和右心室漏斗部肌肉相连，与三尖瓣没有直接的纤维性连续，3 个瓣叶分别为左瓣、右瓣和前瓣。左瓣和漏斗部的隔束相延续，右瓣与漏斗部壁束相延续。左、右瓣的内 1/2 与主动脉壁相贴，左、右肺动脉瓣之间的交界与主动脉的左、右瓣交界相对应，但这两个交界并非完全连于同一点上，肺动脉瓣的交界稍高。肺动脉瓣前瓣连于右心室的游离壁。

（1）肺动脉瓣狭窄行直视切开术时，切开左、右瓣交界应倍加小心，如切透肺动脉壁，则可能伤及主动脉。

（2）对于先天性肺动脉瓣瓣环及右心室流出道狭窄，可以沿流出道纵轴切断肺动脉环，然后补片加宽，如果能沿肺动脉右瓣 – 前瓣交界切开，可能会减轻术后肺动脉瓣关闭不全的程度。

（3）临床可以用同种或自体肺动脉瓣作为瓣膜移植的一种代用品，肺动脉瓣下均为肌肉，剥离比较困难。冠状动脉左主干走行于肺总动脉后方，前降支与第一间隔支走行于肺总动脉左下方，在实行自体肺动脉移植时应避免损伤冠状动脉。

（4）肺动脉瓣下型室间隔缺损的上缘和 4 个半月瓣（主动脉左、右瓣及肺动脉左、右瓣）有密切关系，手术中尤其应防止伤及主动脉瓣。

（二）肺总动脉

肺总动脉位于瓣环和左右分叉部之间，呈螺旋形贴于升主动脉的左前方，在左右冠状动脉之间。

左冠状动脉主干走行于肺总动脉后方，手术时无法显露，左前降支自肺总动脉左后方绕过，并于该处发出第一间隔支。肺总动脉和升主动脉之间有一个疏松的接触面，中间为结缔组织，可以钝性分离，手术中升主动脉根部即于此处游离。肺总动脉和升主动脉的后方是心包横窦，手术阻断循环时可于此处夹横窦阻断钳。肺总动脉壁比较薄，便于切开，肺动脉瓣狭窄直视切开时，或经肺动脉腔内闭合动脉导管时，均在肺总动脉壁切开。

（三）肺动脉分叉部

肺动脉分叉部偏左与主动脉弓之间有一韧带，称为动脉导管韧带，左侧喉返神经绕过此韧带返回颈部，动脉导管未闭即在此韧带处，正中切口显露困难，而左侧开胸显露较为方便。瘤样扩张的肺动脉和粗大动脉导管无法经外部游离时，可切开肺动脉自腔内闭合动脉导管。

（四）左、右肺动脉分支

左肺动脉在心包内很短，主要在心包外，距左锁骨下动脉较近，行左侧锁骨下动脉 – 肺动脉吻合（左侧 Blalock-Taussig 手术）比较方便。右肺动脉在心包内有较长一段，横行于主动脉和上腔静脉的后方，牵开上腔静脉可以显露右肺动脉。增加肺动脉血流的肺动脉与升主动脉后壁吻合术（Waterston 手术）即在此处进行。

八、主动脉根部及毗邻结构

主动脉根部指升主动脉在心包内的起始部及主动脉瓣下组织，由于主动脉根部位于心脏的中心部位，主动脉瓣瓣环是心脏支架结构的重要组成部分，无论左心手术还是右心手术都会涉及主动脉根部的结构，因此该处的局部解剖具有重要的外科意义。

（一）升主动脉根部

升主动脉根部在心包腔内处于游离状态，阻断循环时由横窦钳夹阻断钳，将此段升主动脉阻断，体外循环的主动脉灌注管及停搏液的注入部位均在升主动脉前方。此外，主动脉瓣手术时也由此处做主动脉壁切口。

升主动脉瘤样扩张时可将整个心脏推向左下方。

（二）主动脉窦

与主动脉瓣叶相对应的主动脉管腔向外呈壶腹样膨出，在半月瓣上方形成向上开口的腔，称为主动脉窦，窦的下界即主动脉瓣瓣环，窦的上界为"主动脉嵴"，也就是主动脉壁的起始缘。主动脉窦的高度相当于瓣环底部至交界顶部的高度，正常成人在 15mm 左右，当植入同种或异种主动脉瓣制作生物瓣时，应考虑主动脉窦的高度。

主动脉窦分为右冠状动脉窦（右冠状窦）、左冠状动脉窦（左冠状窦）和无冠状动脉窦（无冠状窦）。左、右冠状窦的上方有冠状动脉开口，窦壁为主动脉壁向瓣环的延伸部分，但右冠状窦的壁一部分由圆锥间隔的肌组织构成。

主动脉窦的基底部完全包埋在周围的组织中，主动脉窦的后半周被左、右心房包围，房间隔通常正对无冠状窦的中点，主动脉窦的右侧与右心房、右心室的壁部分相贴，前方则与肺总动脉相贴。这些包埋的接触面常可钝性分离，主动脉窦右冠状窦部分骑跨于圆锥间隔上，与右心室流出道相邻，右冠状窦下方的肌肉不能完全剥去。

左、右冠状窦的交点，即左、右主动脉瓣的交界，与肺动脉的左、右瓣交界相对应。

1. 主动脉窦瘤破裂　主动脉窦瘤可发生于任何窦内，但以右冠状窦居多。主动脉窦瘤破裂时，由于主动脉窦深埋于周围组织之中，故很少直接破入右心室流出道、右心室的室上嵴下方或右心房；无冠状窦可破入右心房或左心房甚至影响房间隔；左冠状窦也可破入左心房甚至心包腔内。

2. 冠状动脉开口的高度　冠状动脉开口部过低则替换主动脉瓣时容易阻挡冠状动脉口的血流，如位置高，做主动脉切口时注意勿将其误伤。

（三）主动脉瓣瓣环

主动脉瓣瓣叶基底部的附着缘为致密的纤维组织索带，称为主动脉瓣瓣环，它由 3 个弧形环连接而成，弧的底部和弧的顶部不在一个平面上，如将主动脉瓣瓣环切断展开，则是一条波浪式的曲线。在主动脉瓣置换手术时，植入的瓣膜缝合缘是在一个平面上的，这就要求全周缝线都缝在主动脉瓣瓣环底的平面，也就是说植入的瓣膜应该位于患者主动脉瓣瓣环的最底部。

某些疾病会导致主动脉瓣瓣环高度扩张，使主动脉瓣瓣叶无法相互靠拢而导致不同程度的关闭不全。另一些疾病会导致瓣环甚小，造成手术困难。

（四）主动脉瓣瓣叶

主动脉瓣瓣叶实为三个半月形膜片，基底部附着在弧形弯曲的瓣环上，瓣叶与其相应的主动脉壁构成向上开口的袋状凹陷，即主动脉窦。三个瓣叶大小相同，位置等高，其游离缘互相接触，瓣叶游离缘的中点通常局部增厚形成"游离缘结节"。

（五）主动脉瓣下组织

1. 二尖瓣前瓣 直接与主动脉瓣相延续，通常主动脉的左瓣环与后瓣环的下方为致密的纤维组织，向下延伸为二尖瓣前瓣，它构成左心室流入口与流出口之间的唯一分界。

由于二尖瓣和主动脉瓣的纤维连续性，当其中某个瓣叶严重钙化时，钙化区可以延伸至另一个瓣叶，手术中剥除主动脉的钙化时有可能伤及二尖瓣。

2. 膜部间隔 主动脉右瓣环和后瓣环交界的下方，肌部室间隔的上方有一片很小的区域由膜样组织构成，位于左、右心腔之间，称为膜部间隔。三尖瓣隔瓣环横跨于膜部间隔之上，将膜部间隔分为两部，位于三尖瓣隔瓣下方者称为膜部室间隔，隔瓣后上方者称为膜部房室间隔或膜部间隔心房部，正界于左心室和右心房之间。

由于膜部间隔的上界就是主动脉瓣瓣环，在修补膜部室间隔缺损时也可能损伤主动脉瓣。

心脏传导系统走行于膜部室间隔的后下方，行主动脉瓣手术时如下针不当也有可能损伤传导束。

3. 纤维三角 主动脉三个交界处的瓣环之间均有少量纤维组织相连接，称为瓣间纤维三角，临床意义不大。主动脉瓣瓣环与二尖瓣之间有两个纤维三角具备重要的外科意义。

（1）中心纤维体：又称右纤维三角，位于主动脉后瓣、二尖瓣前瓣和三尖瓣隔瓣之间，有房室束穿过中心纤维体由心房进入心室（图1-8）。

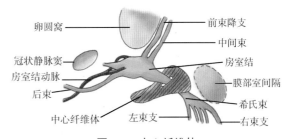

图 1-8 中心纤维体

（2）左纤维三角：位于主动脉左瓣、二尖瓣前瓣和左心室侧壁之间，该处组织坚固，行二尖瓣置换术时该处是缝针的吃力点，但是左纤维三角在心室壁的对应部位是左冠状动脉回旋支与前降支的分叉部，该处进针过深可能伤及冠状动脉。

4. 主动脉瓣下的肌肉组织 主动脉下没有完整的圆锥部肌肉结构，在主动脉瓣下仅半周为肌肉组织，即肌部室间隔前方和左心室侧壁的一部分，构成左心室流出道的前半周。主动脉瓣下肌肉高度肥厚时可以导致主动脉瓣下狭窄，往往需要手术切除瓣下肥厚的心肌以解除左心室流出道梗阻。

九、冠状动静脉循环

（一）冠状动脉

1. 左冠状动脉　起自主动脉的左冠状窦，主干甚短，长 10 ～ 15mm，表面有少量脂肪组织覆盖，走行于肺动脉后方，不易显露。主干到达肺动脉左侧时分成两个主支，沿室间沟向下者称前降支，沿左心房室沟到达左心室后壁者称左回旋支。前降支首先发出前间隔支供应室间隔前部包括右束支和一部分左束支的血运，此外前降支还分出一些斜支至左、右心室壁，其末端至心尖与后降支汇合。左回旋支是主干的延续部分，绕至心脏后面的左心室隔面，10% 的成人左回旋支到达后室间沟形成后降支，称为"左优势型"冠状动脉分布，值得注意的是，左回旋支被心大静脉所覆盖，在施行主动脉 – 左回旋支旁路移植手术时不易游离回旋支，有时甚至需结扎心大静脉以显露动脉。同时，二尖瓣手术时要特别注意避免损伤左回旋支，否则会造成左心严重供血不足。

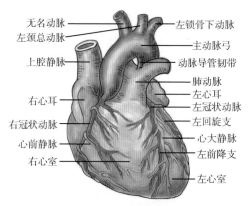

图 1-9　冠状动脉

左前降支和回旋支的分叉部常发出一个较大的分支，称对角支，其占 42.3%，也可认为是左冠状动脉的主要分支之一（图 1-9）。

某些生理变异包括窦房结支或房室结支也发源于左冠状动脉。左前降支也可能直接由主动脉发出。

2. 右冠状动脉　起自主动脉右冠状窦，走行于右心房室沟内，其前半段位于右心室前方，手术便于显露，其后端绕至心脏右后方达后室间沟形成后降支，并发出室间隔后动脉供应室间隔后部血运，在右冠状动脉走行过程中还发出窦房结支、右心室圆锥支、右心房支、右心室支、边缘支、房室结支等。

左右冠状动脉分布的范围也有若干变异，右冠状动脉发达，末端可分布至左心室后壁一部分者称"右优势型"。左冠状动脉发达，末端分布至右心室后方的一部分者称"左优势型"。处于两者之间者为"均衡型"或"中间型"。

3. 传导系统的血液供应　①窦房结支，通常发自右冠状动脉起始部，但也可始于左冠状动脉回旋支；②房室结支，多发于右冠状动脉，相当于房间隔后方的"U"形弯曲段，但也可能起于左冠状动脉；③结间束可能由心房支供血；④左、右束支由室间隔支供血。

4. 冠状动脉的侧支循环　包括冠状动脉末梢之间的吻合支，以及冠状动脉与心脏外血管的交通支。

（1）冠状动脉末梢之间的吻合支：左、右冠状动脉之间的吻合有四种。①肺动脉圆锥支的吻合；②右冠状动脉与回旋支的心房支吻合；③回旋支心房支与右冠状动脉心房支吻合；④前后室间隔动脉吻合。

右冠状动脉分支之间的吻合（同侧型吻合）有两种：①右心房前支与右心房后支吻合；②右心房缘支与右心房前支吻合。

（2）冠状动脉与心外血管的吻合：主要是通过心包动脉网联结于冠状动脉和主动脉之间。

（二）心脏静脉

心脏静脉回流可分为深、浅两个系统。前者起于心肌各部，直接流入各心腔，但以流入右心房者最多，称为心肌深部静脉。后者起于心肌，在心外膜下汇成网干，肉眼可以透过心外膜看到（图1-10）。

需注意左心房后静脉（左心房斜静脉），斜行于左心房后壁，走行于左肺静脉前下方，此静脉细小，为胚胎期左前主静脉的残迹，如果此静脉未退化变细，则形成左上腔静脉。

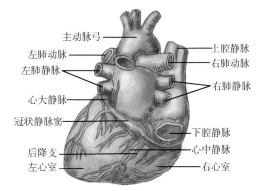

图 1-10 心脏静脉后面观

（李力夫　岑坚正）

参 考 文 献

汪曾炜，刘维永，张宝仁，2005. 心血管外科手术学 . 2 版 . 北京：人民军医出版社：7-49.

朱晓东，2010. 心脏外科基础图解 . 北京：中国协和医科大学出版社：1-49.

朱晓东，张宝仁，2007. 心脏外科学 . 北京：人民卫生出版社：178-192.

Cohn L H，2016. 成人心脏外科学 . 4 版 . 郑哲，译 . 北京：人民卫生出版社，17-34.

Jonas R A，2016. 先天性心脏病外科综合治疗学 . 2 版 . 刘锦纷，孙彦隽，译 . 上海：世界图书出版上海有限公司：267-269.

Mavroudis C，Backer C L，2014. 小儿心脏外科学 . 4 版 . 刘锦纷，孙彦隽，译 . 上海：世界图书出版上海有限公司：1-21.

Kouchoukos N，Blackstone E，Hanley F，et al，2013. Kirklin/Barratt-Boyes Cardiac Surgery. 4th ed. Philadelphia：Saunders：10-70.

第二章　心血管外科麻醉概述

心血管外科手术中生命体征波动变化剧烈，因此涉及多个重要组织器官的保护，围术期死亡率显著高于非心血管外科手术，合理的麻醉及围术期管理是心血管外科手术成功的关键。合格的心血管麻醉医生需要具备扎实的临床麻醉学理论基础知识，同时要熟知各种心血管疾病的病理生理特点，了解心血管外科手术的主要步骤，遵循各类心血管疾病的外科治疗特点及麻醉期间管理的原则。为此，麻醉医生还需要熟练掌握各种血流动力学监测的手段，并能够正确地解读相关参数，及时合理地使用各种血管活性药物，了解辅助循环的使用指征，对心血管功能实施合理有效的调控。作为心血管外科手术团队的一员，心血管麻醉医生还需要与外科医生、灌注师、护理人员、重症监护病房（ICU）人员频繁沟通，紧密合作，才能更好地保障患者安全，保证手术顺利完成。

第一节　心血管外科麻醉管理基本流程

心血管外科手术患者的疾病种类及病情严重程度千差万别，术中循环管理的要点也各不相同。因此对任何择期心血管手术来说，都应该做好术前评估，完善术前准备，制订术中诊疗计划，以便应对术中可能出现的各种突发情况。本节以体外循环下心脏瓣膜手术为例，描述麻醉医生的基本工作流程。

一、术前准备

（一）术前访视

（1）了解患者的病史、诊断结果、治疗措施及效果。重点了解有无心力衰竭、胸痛发作及发作频度、严重程度和治疗措施；有无意识障碍及神经系统症状，活动受限状况。患者反复出现心力衰竭常提示心肌功能受损，可能影响多器官功能；神经系统症状常提示脑供血不足、脑缺血或脑栓塞；晚期心源性恶病质患者应考虑其对麻醉药的耐受性降低。

（2）掌握当前的治疗情况，特别应注意当前用药与麻醉药的相互关系。全面了解患者的用药情况，包括洋地黄制剂、利尿剂、强心药、扩血管药、抗心律失常药和抗生素等。需用至手术当天的药物应做好交接准备或改为术中使用的药物。

（3）了解其他合并疾病和重要的既往史、过敏史、手术麻醉史及家族史，特别是伴糖尿病、高血压、哮喘和特定药物过敏者。

（4）结合病史及心电图、超声心动图、胸部 X 线检查、心导管检查、心脏造影等检查结果综合判断心功能。对于心胸比＞0.8，左心室射血分数（LVEF）＜0.4，缩短分数（Fs）＜0.3 及有冠状动脉供血不足的患者，术中注意维护心肌的氧供需平衡，防止心肌抑制和心律失常。术前肺功能较差者可行肺功能检查和血气分析，便于术中、术后机械通气参数的选择和调节。肝肾功能不全的患者，术中用药应减少对肝肾功能的影响。再次开胸手术者、肝功能不全导致凝血功能减退者，术中出血较多，应充分备血和凝血物质如血小板；肾功能不全的患者，除了药物和血流动力学处理外，可考虑备超滤设备。

（5）对于术前访视患者，应获取病历记录以外的病情资料，并进行与麻醉相关的各项检查，包括气管插管有无困难、各穿刺部位有无异常、心肺听诊、Allen 试验、屏气试验等。对患者和家属提出的有关麻醉和手术中的问题给予必要的解释，获得患者的信任与合作，消除或减轻患者的紧张程度。

（二）术前用药

1. 心血管治疗药物

（1）术前正在使用的钙通道阻滞剂可持续用至手术当天早晨。

（2）β 受体阻滞剂必须用至手术当天早晨，但可用短效药替代长效药。

（3）术前使用洋地黄制剂作为强心药的患者，手术当天可停用洋地黄制剂，改用其他的强心药。而术前使用洋地黄制剂用于控制心房颤动和心房扑动心室率的患者，洋地黄制剂可用至手术当天早晨，麻醉后根据心率可用小剂量维持以控制心率小于 100 次 / 分。

（4）用于治疗心肌缺血的血管扩张药如硝酸甘油可改用贴膜或小剂量静脉使用，但在手术前必须撕掉贴膜，必要时改静脉用药。

（5）围术期用于治疗室性心律失常的抗心律失常药物可持续应用。

2. 麻醉前用药　患者术前用药的目的在于缓解焦虑、产生术中遗忘作用、镇痛及减少分泌物和不良反射。

心血管手术患者术前常用药物为吗啡 0.1mg/kg、东莨菪碱 0.06mg/kg，根据情况加用地西泮或咪达唑仑。东莨菪碱主要用于减少呼吸道分泌物，但在年龄大于 70 岁的老年患者中其易致焦虑，剂量应减至 0.03mg/kg。极度危重的患者，如严重主动脉瓣或二尖瓣狭窄患者，明智的做法是不给术前用药，而在患者进入手术室后给予小剂量的咪达唑仑或芬太尼。瓣膜疾病和心室功能不全的患者可能伴有肺部病变，术前用药后应常规吸氧。

（三）入室前准备

心血管手术患者可能需要紧急复苏或急诊体外循环，因此患者进入手术室之前必须准备好相应的麻醉药品和复苏设备。

1. 麻醉机及气管插管设备　检查麻醉机是否处于正常工作状态，是否有确实可用的吸引器，以及气管插管物品包括咽喉镜、合适的气管内导管、插管用管芯、口咽通气道或鼻咽通气道、牙垫、胶布、听诊器、局部麻醉药物、注射器等。

2. 监护仪　包括常规监护项目如心电图、脉搏氧饱和度、无创血压、呼气末二氧化碳设备的准备，以及重症监测项目如直接动脉压、中心静脉压、肺动脉压、心排血量测定、体温监测等仪器的准备。其他设备包括除颤仪、全血活化凝血时间（ACT）测定仪、血气分析仪和血细胞比容（HCT）测定仪及血小板和凝血功能测定仪的准备。

3. 药物 包括麻醉药、心血管活性药、肝素和其他药品。心血管药品的准备必须有静脉注射和持续静脉滴注的不同浓度，以便对患者进行快速处理并能短时间内维持适当的血药浓度。

4. 静脉输液 体外循环心脏手术中除非患者有糖尿病或低血糖，一般选择无糖液体，无糖液体将使体外循环期间的高血糖状态降至最低程度，以利于缺血期间的脑保护。体外循环前输注的液体不必加温，而且这一阶段应使患者的体温逐渐降低，体外循环后输注的液体应加温。

5. 手术室环境 手术室内应保持安静，减少人员流动，避免患者入室后紧张增加心脏氧耗；室温调节为 24 ～ 26℃，避免寒冷刺激升高血压；备好保温设备。

二、麻醉管理

鉴于各种心血管疾病的不同病理特点和对血流动力的不同影响，采取不同的诱导方法以维持患者最佳的血流动力学状态。麻醉诱导和维持期间的处理包括了血流动力学状态的维护和麻醉技术的实施。

（一）麻醉诱导

患者进入手术室后，尽快给予面罩吸氧，然后连接心电图、脉搏氧饱和度、无创血压监测设备。核对患者姓名，再次熟悉病历，了解患者一般状况，特别是近 8h 病情。开放外周静脉，通常在右前臂，成人可置入大口径（14G/16G）静脉套管针，以备快速输液。急诊或危重患者，如左主干冠状动脉病变、严重主动脉瓣狭窄、二尖瓣狭窄或 A 型主动脉夹层患者，诱导时需外科医生、灌注师和护士在场，以备发生紧急情况时可立即开胸建立体外循环。

特殊患者入室前或入室后正在使用或需要使用的血管活性药物，如肺动脉高压、主动脉瘤控制血压升高者，通常是硝酸甘油或硝普钠等。心力衰竭患者需使用多巴胺、肾上腺素等正性肌力药物。麻醉诱导时应根据患者血压等血流动力学变化酌情加减或停用上述药物，但不可在无任何血流动力学监测的情况突然或盲目停药，否则可能导致严重后果。

1. 动脉穿刺置管 成人患者可在麻醉诱导前，在局部麻醉下建立有创动脉测压，小儿不能配合，通常在麻醉诱导后行动脉穿刺。穿刺部位需根据手术需要确定：一般选择左侧桡动脉；如手术涉及左锁骨下动脉或需右侧卧位，可选用右侧桡动脉；涉及主动脉的手术常需同时进行下肢动脉测压。预计术后需备主动脉内球囊反搏（IABP）者，可从股动脉穿刺置入 18G 套管。

（1）患者取平卧位，护士需安装好托手架，并将患者手臂固定托手架上，外展手臂，将手腕垫高，使手掌呈背伸状态，充分突出桡动脉。

（2）常规消毒、铺巾，于穿刺点注射利多卡因局部麻醉。

（3）操作者手指触摸定位桡动脉搏动点，或超声引导下穿刺置管，连接测压换能器。

2. 全身麻醉诱导常用方案 麻醉诱导常用药物种类为镇静药、阿片类镇痛药及肌松药。

心脏病手术患者对麻醉药物耐受性差，麻醉诱导时容易出现循环激烈波动，甚至迅速发生难以复苏的心搏骤停。因此给药需缓慢，同时密切观察有创动脉血压变化，如出现血压过低，可及时、合理使用去氧肾上腺素以维持循环稳定。

给予麻醉诱导后 5min 左右，明视下行经口气管内插管。气管内插管完成后应立即连接麻醉机，并听诊双肺呼吸音，确定气管导管的位置。此时需仔细观察呼吸机及管路，确保呼吸环路工作正常。

插管后血流动力学平稳，可给予预防性抗生素静脉滴注。

3. 静脉穿刺和测压 静脉测压必须在严格消毒、无菌操作下进行。一般首先经右侧颈内静脉穿刺置管。

（1）麻醉诱导后调整患者体位：去枕，头部略左偏、后仰、头低足高位（心力衰竭患者除外）。

（2）常规消毒、铺巾、穿手术衣。

（3）定位后用 7 号针头试穿，或在超声引导下穿刺。

（4）穿刺成功后置导丝，根据需要选择静脉导管；心脏手术一般需常规留置三腔中心静脉导管，需放置漂浮导管时应留置 8F 鞘管。

（5）连接中心静脉输液装置和连接换能器；三腔中心静脉导管的分配：血管活性药物需单独一条通道，测压和输液在一条通道，其他药物一条通道。

（6）于穿刺口缝荷包既能固定导管，又能防止肝素化后渗血；穿刺点以纱布、敷贴覆盖保护。

（二）麻醉的维持

（1）完成麻醉静脉穿刺后需尽快连接药物维持麻醉深度。维持的麻醉药物一般选择丙泊酚、舒芬太尼、顺式阿曲库铵、右美托咪啶等。

（2）抽取动脉血行血气分析，以了解患者内环境并调整机械通气参数；并行 ACT 检测测定患者基础的 ACT 值，以供术后使用鱼精蛋白中和肝素时参照。

（3）插入经食管超声心动图检查（TEE）探头前、外科医生消毒时、切皮前都应加深麻醉。

（4）锯开胸骨时，双肺应该排气以防止胸膜被锯破，此时不能关闭呼吸机，以避免忘记重新开机。

（5）开胸过程中出现血压下降时可先调整体位为头低位，使患者回心血量增加；也可加快静脉输液速度，或静脉注射去氧肾上腺素 40 ~ 100μg/ 次，按需维持循环稳定，必要时可使用多巴胺 1 ~ 2mg/ 次。

（6）体外循环手术时，在切开心包后，外科医生根据进程确认后给予肝素 400U/kg，给药 5min 抽血测 ACT > 480s，才可进行体外循环。非体外循环手术时，一般在完成血管分离，外科医生确认后再给予肝素 200U/kg，目标 ACT > 250s。

（三）建立体外循环时麻醉的处理

（1）在主动脉插管时，常有血液丢失，成功放置动脉插管后可以直接通过插管输液，同时提醒灌注师注意检查动脉管道压力，排除插入动脉管腔外。

（2）小儿、微创小切口手术进行主动脉插管时通常会影响血流动力学。如操作困难，引起低血压时间较长时，应提醒术者暂停操作，待血流动力学恢复后再进行。

（3）静脉插管时常出现心律失常，如期前收缩等，短暂和数量较少的心律失常不必处理，较多并影响血流动力学时，应提醒术者尽快完成插管或开始体外循环。

（4）并行循环后需持续测量中心静脉压（CVP），联系灌注师，了解静脉回流情况。静脉回流受阻时，CVP 可升高，提示插管位置异常，提醒术者调整位置。

（5）体外转流开始前应追加镇静、镇痛和肌松药。

（四）体外转流期麻醉的处理

心内直视手术需剖开心腔，直视下进行心内精细的外科手术操作，此时必须使心脏停止搏动，即使血液不经过肺，而依靠人工心泵和人工肺组成的体外循环来维持机体最低新陈代谢的需要。体外转流期间的麻醉应该注意以下几方面问题。

（1）控制通气：体外循环开始后只要不影响外科操作，仍然可维持通气，但在主动脉阻断后必须停止机械通气。

（2）停止输液。

（3）体外转流期间维持平均动脉压（MAP）50～80mmHg（1mmHg=0.133kPa）、中心静脉压（CVP）5～6cmH$_2$O、尿量＞1ml/（kg·h），必要时可选用血管活性药物或追加麻醉药物。

（4）体外转流常和全身低体温配合使用。应根据手术难度，选择合适的低温水平。一般采用中度低温（28～32℃）。如需要在术中暂时停止体外转流或采用低灌注流量的手术（如主动脉弓置换手术），则需要 18℃以下的深低温，并采用脑保护措施。

（5）复温时药物代谢速度加快，需适当加深麻醉以防患者苏醒。

（6）经主动脉根部排气：心内手术完成后，先松开上下腔静脉阻断带，使部分静脉血回流到心腔。经主动脉根部灌注针排气，同时轻柔进行手控正压通气，增加肺内压，推动血液由肺静脉进入左心房，以冲走肺静脉、左心房、左心室、主动脉根部可能残留的气体，然后开放阻断的主动脉。

（五）心脏复搏

心内操作结束后，需排尽心室腔内和主动脉根部可能残留的气体，然后才能开放主动脉，使心脏重新获得温暖氧合血灌注。开放后常先出现心室颤动，不久可自行转为窦性心律。如持续心室颤动，此时应先给予利多卡因，再胸内电除颤，功率选择 10～50W/s；如反复心室颤动，应首先排除电解质酸碱失衡，检查心脏是否过度充盈，左心引流是否通畅。除非冠状动脉血流受阻，否则经过以上处理一般都能恢复自主心律。

恢复自主心律后，需调整心脏搏动的节律和频率。心动过速可通过增加麻醉药，或使用利多卡因、艾司洛尔、硫酸镁等药物处理；心动过缓时可使用阿托品、异丙肾上腺素及安装起搏器等处理。当出现 ST 段抬高时，可能为冠状动脉内进入气体，可通过提高灌注压排出冠状动脉内的气体，ST 段可恢复正常；如 ST 段未恢复正常，可能为心肌缺血再灌注损伤，此时可给予硝酸甘油扩张冠状动脉，改善冠状动脉供血。

（六）心肺转流的停机

脱离体外循环机是从人工心肺机产生的循环向自然生理循环的转换，转换过程需要平稳过渡，体外循环流量逐渐降低，患者心室回心血量增加，开始射血并逐渐承担其泵功能，最终撤出体外循环通路。脱机前需做好如下准备。

（1）恢复机械通气，调节好呼吸机参数，确保氧合正常。

（2）复温至鼻咽部温度 > 36℃，膀胱温度 > 34℃。

（3）心率、心律：成人心率需维持在 70 ~ 100 次 / 分，以维持足够的心排血量，尽可能维持窦性心律。

（4）血气分析：血细胞比容通常应大于 0.21，积极纠正电解质异常。

（5）调整血管活性药物用量，维持正常的心肌收缩力。

（6）TEE 评估手术效果确切、心功能正常、排气充分、瓣膜功能正常。

（7）准备好停机后的药物，如鱼精蛋白、血管活性药物。

（七）体外转流后麻醉的处理

（1）拔除上腔静脉、下腔静脉引流管。

（2）肝素中和：拔除静脉引流管后，体外循环师将管道残余血液通过主动脉灌注管输入患者体内。完成输血后，待外科医生完成主要的外科出血止血，准备拔除主动脉灌注管时，即可使用鱼精蛋白中和体内肝素。鱼精蛋白与肝素用量比一般为（1 ~ 2）：1，应分次给予或持续泵注。鱼精蛋白是一种异体蛋白，可引起鱼精蛋白反应，出现心动过速、血压和心排血量下降、肺动脉高压、肺血管阻力升高等，严重时可导致心搏骤停。

鱼精蛋白反应是导致血流动力学激烈波动的重要因素，因而应做好预防措施，具体如下。

1）预防性给予地塞米松或氢化可的松。

2）先给予试验剂量的鱼精蛋白 1mg/kg，观察 5min 左右再继续缓慢给予剩余剂量。

3）疑有鱼精蛋白过敏因素的患者，可缓慢地由主动脉根部注射。

4）一旦发生鱼精蛋白反应，应立即停止注射，并积极采取措施，如静脉注射氯化钙、去氧肾上腺素，如出现心率慢、肺动脉压升高，应按肺动脉高压危象给予强心扩血管药物。

5）肝素中和后需复查 ACT，必要时加用鱼精蛋白使 ACT 恢复正常对照值。

（3）输完体外回收血后复查血小板、动脉血气分析、电解质，检查血流动力学参数、尿量，及时补充失血、液体和电解质，纠正凝血功能障碍。常见血流动力学紊乱及处理原则见表 2-1。

（4）缝合胸骨时应注意监测 CVP，防止心脏受压和心脏压塞，注意保持胸骨后引流管和胸腔引流管通畅。

（5）关胸止血时，长时间的术野暴露会导致体温快速丢失，需注意室温不能过低，输血输液应加温，或使用加温毯等。

表 2-1　常见血流动力学紊乱及处理原则

平均动脉压（MAP）	肺小动脉楔压（PAWP）	心排血量（CO）	原因	处理
↑	↑	↑	血容量过多	利尿、扩血管
↑	↑	↓	血管收缩、心肌收缩力下降	扩血管、强心
↑	↓	↑	高动力状态	加深麻醉、应用β受体阻滞剂
↑	↓	↓	血管收缩	扩血管、补充血容量
↓	↑	↑	血管扩张、血容量过多	观察，必要时给予缩血管药物
↓	↑	↓	左心衰竭	强心、扩血管、机械辅助
↓	↓	↑	血管扩张	给予缩血管药物
↓	↓	↓	血容量不足	扩容

（八）转运至重症监护病房

（1）待患者血流动力学稳定、胸腔或胸骨后引流量显示无明显活动性出血，无缺氧和二氧化碳潴留等病理状态后，由麻醉医生、外科医生和手术室护士共同将患者转送至重症监护病房（ICU）。

（2）保留气管导管回ICU继续呼吸支持治疗，保留中心静脉通路和动脉压力监测通路。

（3）运送前保持患者良好镇静、肌松和血流动力学稳定。

（4）为转运准备好氧气、监护设备等，并通知ICU，准备好呼吸机、监护设备等。运送途中严密观察患者生命体征，搬运要做到轻、快、稳。

（5）麻醉医生应和ICU医务人员详细交班，内容包括手术经过、术中输血补液量、特殊的心血管用药等。

第二节　特殊手术的麻醉管理

一、先天性心脏病手术的麻醉管理

先天性心脏病的解剖和生理学状况明显不同于成人获得性心脏病。多种先天性心脏病类型所致的血流动力学影响和心脏做功增加导致心肌改变是术中心室发生心肌缺血和衰竭的高危因素。因此，对孤立的缺损、心肌相关改变和血流动力学影响的理解是制订适当麻醉方案的根本。尽管先天性心脏病的结构变化多样，但大体上可以分为四类，即分流、混合性病变、血流梗阻和瓣膜反流。每种分类至少增加了三种病理生理状态的一种：

心室容量超负荷、心室压超负荷或低氧血症。最终，这些病理生理状况可导致心力衰竭或肺血管疾病。

（一）术前准备和术前用药

1. 麻醉前评估　对手术患儿进行术前访视和术前准备非常重要。在此期间，麻醉医师应评估小儿的病情、阐述麻醉诱导方法、解释诱导可能出现的问题，并帮助减轻家属的顾虑。在病历回顾、体格检查并对手术大概开始时间和持续时间进行解释之后，麻醉医师应向患儿及其家属解释描述何为麻醉和如何保持良好的诊治及所有监护项目、任何设备都不会伤害到患儿。

临床病史重点询问喂养史和用药史；术前应向家长询问患儿的一般情况和活动能力，评估其心肺储备状况。心血管或其他系统缺陷可影响麻醉和手术风险，患儿的运动耐量是否受损十分重要。注意观察患儿呼吸频率、方式、伴随症状（鼻翼扇动、三凹征、鼾声等）；注意有无合并其他系统畸形，前囟是否闭合，有无肋外翻、鸡胸、漏斗胸等缺钙表现，有无杵状指、发绀或水肿等，小儿发育及营养状态（可通过皮下脂肪厚度判断）是否与年龄相当。先天性心脏病可能合并其他畸形，应特别注意评估有无困难气道、困难通气的可能。

2. 术前禁食、禁水　研究发现，儿童在麻醉诱导 2～3h 前不受限制饮用清流质（水、苹果汁），其胃残余容积或 pH 与标准禁食相比并无差别。该措施对儿童及其父母而言更人性化，并不增加胃内容物误吸的风险。婴幼儿比成人代谢率高、体表面积与体重之比大，而且比成人更容易脱水。目前提倡 6 个月以内的小婴儿，麻醉前 6h 禁食物和奶，麻醉前 2h 禁水；6～36 个月婴幼儿，麻醉前 6h 禁食物和奶，麻醉前 3h 禁水；36 个月以上儿童，麻醉前 8h 禁食物和奶，麻醉前 3h 禁水。

3. 手术室准备　手术室必须提前、细致地进行准备。麻醉机必须适用于小儿，能提供氧气和空气，进行气密性检查。呼吸管路包括螺纹管、人工鼻、不同型号大小的麻醉面罩、气管导管必须处于备用状态，喉镜、吸引装置、除颤仪也需要提前准备和检查。静脉内输液管道应排除气泡以防异常的空气栓塞。对于先天性心脏病手术而言，快速改变体温的降温和复温设备是不可或缺的。应配备能快速调节体温的装置。冷热水垫体表降温、复温及高效的手术室环境温度控制系统对这类患儿的术中管理很重要。气管内插管前须备好吸痰管及负压吸引装置。

4. 术前用药　先天性心脏病患儿常合并不同程度的循环功能障碍，患儿哭闹与挣扎将直接影响血流动力学和血氧饱和度，同时患儿不能主动配合，施行手术的患儿在与家人分开前应常规给予镇静药，以减少诱发缺氧。

用药种类包括镇静类和抗胆碱类，6 个月内的婴儿一般无需术前用药，但对害怕与父母分开的 10～12 个月大的婴儿需要术前用药。抗胆碱药常规给予以减少围术期分泌物及预防喉痉挛。临床上常应用的毒蕈碱受体阻滞剂主要有阿托品、东莨菪碱、山莨菪碱、格隆溴铵、盐酸戊乙奎醚（长托宁）等。长托宁选择性作用于 M 型胆碱受体 M_1 和 M_3 型，由于本品对 M_2 型受体无明显作用，所以对心率无明显影响。长托宁可以通过血脑屏障，使用剂量为 0.01～0.02mg/kg，使用时伴有口干、面部潮红等，用量过大可引起头晕、尿潴留、谵妄等，一般不需要特殊处理，停药后可缓解。

5. 麻醉前特殊准备

（1）备血：因为未成熟心脏对生理性贫血耐受性差，出生后数月骨髓制造红细胞的能力低，体外循环对于体重低于 8kg 患儿或术前 HCT 少于 0.3 者可能需要进行血液预充。

（2）气管内导管：粗细要适中，一般备有 3 个可选择的气管导管型号，最好选用内径较大的导管。但对于全身水肿的患儿，可能存在呼吸道水肿，要选择偏小的导管。婴幼儿一般选用不带套囊的气管导管，首选经鼻插管，因其耐受性好、带管时间长、易于护理，但插管技术要求相对较高，应动作轻柔，防止鼻咽出血，既要固定牢固防止脱管，亦要防止气管导管压迫鼻翼部皮肤。大于 4 岁或体重大于 15kg 者，大都采用经口插管。

（3）静脉通路：一般在患儿手术前一天建立，静脉补液小婴儿可使用微量泵，体重小于 10kg 的可在体外循环建立前适当补糖，根据血气分析结果调节酸碱和电解质平衡，目前小儿晶体液提倡给予不含乳酸的液体，少给胶体液，可补充血浆、全血、白蛋白。

（4）药物：包括麻醉用药和血管活性药物、特殊用药。标记备用的复苏药物应包括碳酸氢钠、阿托品、去氧肾上腺素、利多卡因和肾上腺素。高风险患者应提前配置和准备正性肌力药物，通常为多巴胺、异丙肾上腺素等，但如果病情危重患儿有需求，也应准备好其他药物。原则：小儿用药要按千克体重计算，不少于成人，有时还大于成人，这主要是小儿含水多、表观分布容积大所致；但因小儿代谢能力差，故要加大给药间隔。

（二）术中管理

1. 生理学监测　取决于患儿的状况和计划手术的大小。麻醉诱导前连接无创监测设备。对于哭闹的小儿患者，麻醉医师可选择在麻醉诱导后即刻使用监测设备。标准监测包括心电图、脉搏氧饱和度和呼气末二氧化碳监测。其他监测设备包括留置动脉导管、温度探头、深静脉置管、导尿管等。

（1）动脉压监测：桡动脉、肱动脉或股动脉穿刺置管，监测体循环压变化。婴幼儿用 24 号套管针，小于 10 岁患儿用 22 号套管针，大于 10 岁可用 20 号套管针。

（2）中心静脉压监测：一般小儿心脏手术均放置中心静脉导管，主孔测压，侧孔给予血管活性药物，入路一般是采用颈内静脉、锁骨下静脉，特殊情况可行股静脉穿刺，但股静脉测压值影响因素较多。中心静脉导管根据年龄、体重选择，早产儿或体重低于 3kg 患儿选用 4.0F 双腔中心静脉导管，新生儿或体重低于 5kg 的患儿选用 4.5F 三腔中心静脉导管，5kg 及以上的婴幼儿选用 5.0F 三腔中心静脉导管，体重大于 25kg 者选用 7.0F 三腔中心静脉导管。

（3）体温：维持围术期体温正常，对先天性心脏病患儿至关重要，尤其是早产儿、低出生体重儿。婴幼儿容易出现术中低体温，手术室的环境温度对患儿的影响大。入室前将婴儿置于保育箱并盖上毛毯以减少对流散热。入室后应将婴儿放在温暖的床垫上并升高手术室内的温度从而减少传导散热。在转运患儿过程中采用双层保育箱可减少辐射散热。湿化吸入气体、应用塑料薄膜减少皮肤失水、加温皮肤消毒剂及覆盖头部均可减少挥发散热。暖风毯保温是最为有效的小儿保温措施，但必须避免温度过高，特别是新生儿。

（4）输液：术中液体治疗为围术期给予等渗溶液（乳酸钠林格溶液）20 ～ 40ml/kg。术后使用新的 2-1-0.5 原则（即第一个 10kg 的补液量为 2ml/kg，10 ～ 20kg 的补液量为

1ml/kg，20kg 以上的补液量为 0.5ml/kg）。目前认为这种治疗方法可缓解术后常发生的抗利尿激素分泌失调，避免低钠血症。

（5）其他监测：吸入、呼出挥发性麻醉药浓度和呼气末二氧化碳浓度监测，经食管超声心动图、体表超声成像和心电图、经颅脑血流和脑氧饱和度监测、血气分析等。脉搏氧饱和度和呼气末二氧化碳监测提供了关于通气和氧合程度的实时反馈信息，可用于外科分流和肺动脉束带前后指导通气和调节血流动力学。

2. 麻醉诱导和维持 心血管手术麻醉诱导技术的选择取决于心功能不全的程度、心脏病变和术前用药提供的镇静深度。许多麻醉诱导技术已得到安全有效的应用，如吸入七氟烷、异氟烷，静脉或肌内注射艾司氯胺酮，静脉注射丙泊酚、芬太尼、咪达唑仑。对行心内直视手术的新生儿而言，最普遍的方法是阿片类药物和肌松药联合诱导。熟练的气道管理和有效的通气同样是麻醉诱导的重要组成部分。麻醉诱导通常给予非去极化肌松药，静脉内阿片类药物或吸入麻醉药或两者共同用于维持麻醉。患儿吸入 100% 氧进行预氧合，随后小心置入润滑过的经鼻气管内导管。

由于先天性心脏病类型和手术方式的多样化，个体化的麻醉管理方案必不可少。这些患者的麻醉维持取决于年龄、患者的状况、手术特点、体外循环持续时间和术后是否需机械通气。应为每位患者设计血流动力学目标评估，以减轻病理生理负荷，充分利用特定麻醉药和通气策略的特性。这些个体化方案必须与整体围术期目标相整合，构成最佳麻醉方案。

3. 不同类型先天性心脏病麻醉处理要点

（1）房间隔缺损（ASD）：常采用体外循环下直视修补或心导管介入治疗。麻醉管理主要注意避免右心房压高于左心房压、控制肺动脉高压、保护右心功能，以及体外循环前后都应该控制好液体入量，避免负荷过重。

（2）室间隔缺损（VSD）：一般采用正中开胸、体外循环下直视修补，大部分缺损通过右心房，经肺动脉或三尖瓣途径，单纯缝合或补片修补。麻醉诱导时心功能较差者可使用艾司氯胺酮或阿片类药物，心功能好的可吸入诱导。发绀型患儿注意容量补充。非限制性 VSD 要注意防止肺血管阻力降低导致的肺窃血。体外循环后肺血管阻力增高导致右心衰竭，肺部积水过多的患儿可出现呼吸衰竭、三度房室传导阻滞、主动脉瓣反流。

（3）动脉导管未闭（PDA）：一般常温下即可行动脉导管结扎闭合术，无须体外循环。麻醉管理要点为控制主动脉压，尤其是结扎动脉导管时，防止容量不足或低氧血症引起的动静脉压力波动，常温手术注意保温，术中吸入氧浓度不能过高，监测血糖、血钙。

（4）双向上腔静脉肺动脉分流术（双向 Glenn 分流术）、丰唐手术（Fontan 手术）和心房内调转术（Senning 术）除了常规监测上腔静脉压外，通常需要监测下腔静脉压，以判断手术吻合情况及术后输液用药等，故需行股静脉穿刺。

4. 体外循环后常见并发症与处理

（1）左心室功能不全：手术过程中引起的缺血、术前心肌状况、体外循环及手术导致左心负荷的改变困难会导致左心功能不全。通过优化前负荷、提高心率、增加冠状动脉灌注压、纠正钙离子水平和加用正性肌力药物治疗。正性肌力药物多巴胺通常从 3 ～ 5μg/（kg·min）开始，根据患儿情况使用肾上腺素等。

（2）右心室功能不全：原发性右心功能不全常见于新生儿、婴幼儿体外循环后。治疗原则为降低肺血管阻力、不引起右心室扩张且保护冠状动脉灌注。应处理代谢性酸中毒，选择有血管扩张作用的正性肌力药物，如米力农、氨力农或多巴酚丁胺等，同时要调整机械通气参数、适当过度通气以利于降低肺血管阻力。

（3）肺动脉高压：是威胁生命的疾病，如肺血管阻力持续升高，将出现严重肺动脉高压，导致右心衰竭和死亡。围术期诱发肺动脉高压患者发生严重肺动脉高压的因素包括低氧、高碳酸血症、酸中毒、低温、疼痛和气道操作。降低肺血管阻力和减轻右心负荷是肺动脉高压的治疗目标。改变通气模式、吸入氧浓度和血 pH 可以降低肺血管阻力。临床上缺乏特异性肺血管扩张药，目前较为常用的药物有曲前列尼尔，前列环素和吸入一氧化氮具有降低肺血管阻力的效果，同时半衰期短的腺苷和 ATP 在今后也可能适用于肺动脉高压。

维持适当的心率对患儿心功能恢复非常重要，对所有复杂手术、危重或非窦性心律的手术患儿，在撤离体外循环后都要在心脏表面放置临时起搏导线，连接临时起搏器。除支持心率以增加心脏输出外，临时起搏器还可用来抑制异位起搏及超速抑制房性和室性心动过速。

（三）术后管理

在整个心血管手术围术期，小儿患者的术后早期管理也是一个重要阶段。经历了体外循环和心脏手术的异常生理状态后，在恢复期机体将发生一系列生理学和药理学变化。麻醉和手术不仅影响患者的意识状态，而且影响心血管功能、呼吸功能、肾和肝功能、水和电解质平衡及免疫防御。心脏病患者术后管理大体上分为四个时段：①转运至 ICU；②在 ICU 病情稳定；③脱离强心药与通气支持；④体液交换。由于正常恢复过程中心脏手术后生理变化剧烈，但具有自限性，因此难以判断异常状况。在这样的情况下，需要经验丰富的医师和护士实施统一的多学科治疗方案以确诊和治疗恢复阶段的任何异常。这些异常包括低血容量、残余心脏结构缺损、右心室和左心室衰竭、高动力性循环、肺动脉高压、心脏压塞、心律失常、心脏停搏、肺功能不全、少尿、癫痫发作和脑功能不全。这一阶段的关键在于及时发现异常状况并积极处理。

疼痛是手术后患儿的一个重要问题，在 ICU，疼痛和镇静干预是最常见的问题。危重患儿术后早期应给予强效阿片类药物减轻应激反应并降低并发症。大多数术后疼痛患者可通过静脉给予小剂量阿片类药物处理，配置术后镇痛泵等。保留气管插管和机械通气的患者应给予充分镇静和镇痛直至开始撤离呼吸机，通常持续泵注右美托咪啶、苯二氮䓬类和阿片类药物等。区域麻醉可用于婴幼儿开胸术后疼痛控制。该方法可避免静脉使用阿片类药物引起的呼吸抑制。硬膜外给予阿片类药物是非常有效的镇痛方法。这一技术可用于小儿术后镇痛，经骶管"单次注射"或通过细的骶管导管实施硬膜外给药。需大范围开胸或双侧胸骨切开的儿童可以考虑胸部硬膜外镇痛或神经阻滞。

二、心脏移植手术的麻醉管理

（一）心脏移植患者的术前管理

1. 手术时机和协调　心脏移植手术的时间选择主要取决于何时获得供体心脏，并合理安排受体的麻醉诱导时间，必须在供体到达时受体已经开始体外循环，以使供体心脏缺血控制在最短时间内。麻醉诱导最好在接收到摘取供体心脏的团队发来明确的"可以开始"的信号后再开始。

2. 术前评估　通常情况下，留给麻醉医师对心脏移植受体患者进行术前评估的时间非常有限。而且此类患者病情轻重不一，从不需要正性肌力药物或机械通气的门诊患者到需要心脏支持包括正性肌力药物、主动脉内球囊反搏或体外膜氧合支持的重症患者。当受体患者入住 ICU 以后，需要了解其有关情况，包括肺的状况、呼吸机参数设置情况、已有的有创监测和静脉通路、正性肌力药和（或）血管升压药的使用及机械循环辅助装置的使用情况等。

长期体循环灌注不良和静脉淤血会造成受体患者可逆性肝肾功能障碍。术前肝功能异常和抗凝药的使用常导致患者的凝血指标异常。术前正性肌力药应持续应用至体外循环开始前。应用洋地黄类制剂和利尿剂的患者存在低血钾会增加心律失常发生的风险。抗凝药如华法林、肝素和阿司匹林等可能增加围术期对血制品的需求。注意检查有创监测的位置、功能状态和持续时间。主动脉内球囊反搏和心室辅助装置（VAD）的设置和功能状态也要查看。如果患者带有心脏植入式电子器械（CIED），当患者进入手术室安置好体外除颤电极贴片后，就将 CIED 的抗快速性心律失常 / 心率反应功能暂时关闭。

（二）心脏移植受体的麻醉管理

1. 术前用药　心力衰竭患者的循环儿茶酚胺浓度升高，并且处于前负荷依赖状态，即使很小剂量的镇静药也可能导致血管扩张和血流动力学失代偿，因此应避免或谨慎使用镇静药并给予吸氧。因大多数情况下是临时通知，拟行心脏移植的患者应该按照饱胃患者来对待。

2. 无菌技术的重要性　围术期免疫抑制药的使用使心脏移植受体存在更高的感染风险。所有的有创操作都要在消毒或无菌条件下进行。

3. 监测　无创监测包括标准 5 导联心电图、无创血压、脉搏氧饱和度、呼气末二氧化碳及体温等监测。需建立大口径的外周和中心静脉通路。有创监测包括体循环动脉血压、中心静脉压和（或）肺动脉压监测及留置导尿管尿量监测。术中 TEE 是常规使用的监测手段。

4. 再次开胸手术注意事项　有心脏手术史的患者再次开胸时，意外损伤大血管或冠状动脉桥血管的风险显著升高。此类患者应在麻醉诱导前放置好体外除颤电极板，并且在开胸前准备好浓缩红细胞。由于手术剥离时间更长，麻醉诱导也要提前。此外，对于再次开胸时可能会导致出血的高风险患者，建议先经股或腋动静脉插管建立体外循环。

5. 麻醉诱导

（1）血流动力学目标：心脏移植患者通常伴有心室功能减退，并且顺应性很差，对心肌前后负荷的改变很敏感。麻醉诱导时要维持心率（HR）和心肌收缩力，避免前后负荷的急剧改变，并预防肺动脉阻力（PVR）升高。在麻醉诱导和整个体外循环前期，常需要给予正性肌力药物。由于对后负荷敏感，此类患者更适合使用肾上腺素和去甲肾上腺素维持血压。

（2）防止误吸：备好吸引器和吸痰管，诱导给药时可采取快速顺序诱导，并配合持续环状软骨施压。

（3）麻醉药选择：由于终末期心力衰竭患者循环减慢，麻醉诱导用药起效时间通常都会延长。大剂量麻醉药物引起的心动过缓要及时处理，因为终末期心力衰竭患者每搏量较低，需要稳定的心率来确保足够的心排血量。小剂量的咪达唑仑、氯胺酮或东莨菪碱可确保记忆消失，但要小心使用，因为这些药的协同作用会导致低血压。

（4）肌松药：通常使用对心血管影响较小的肌松药（如罗库溴铵、顺式阿曲库铵或维库溴铵）。有误吸风险的患者应使用快速起效的药物。

6. 麻醉维持　在体外循环转流前期，麻醉管理的目标是维持血流动力学稳定和保证终末器官灌注。大多数麻醉维持方案都是以镇痛药物为基础，辅以吸入麻醉药和苯二氮䓬类药物。虽然大多数吸入麻醉药有负性肌力作用，但低剂量使用时通常可以耐受，而且可以降低术中知晓的风险。

麻醉诱导后可开始给予抗纤溶药物如氨甲环酸或 6- 氨基己酸以减少术中出血。

（三）体外循环

心脏移植的体外循环与常规心脏手术的体外循环相似。对再次开胸手术的患者常选择股动静脉插管。体外循环期间通常采用中度低温（28 ～ 30℃）改善心肌保护。心力衰竭患者通常血容量较大并存在肾功能损害，因此在体外循环期间常会使用超滤和(或)甘露醇。虽然各个移植中心免疫抑制药的使用方案各不相同，但通常都会在主动脉开放前经静脉应用大剂量糖皮质激素如甲泼尼龙，以预防可能的超急性排斥反应。大部分中心的心脏移植受体都会使用白介素 -2 受体（IL-2R）拮抗药或多克隆抗淋巴细胞抗体来进行免疫抑制诱导治疗以降低 T 细胞排斥。免疫抑制药的选取和用药时间等问题都要与心脏移植团队提前沟通好。

（四）体外循环后

停止体外循环之前，需复温至正常，纠正电解质和酸碱平衡紊乱。在松开主动脉阻断钳之前必须将心腔残余气体彻底排出。正性肌力药可在停止体外循环之前开始应用。停止体外循环后，通常需要调整心率为 90 ～ 110 次 / 分，平均动脉压＞ 65mmHg，维持中心静脉压（CVP）为 12 ～ 16mmHg、肺动脉楔压（PAWP）为 14 ～ 18mmHg。术后即刻需要考虑的临床问题包括以下几点。

1. 移植心脏去自主神经支配　在原位心脏移植过程中，移植心脏因为自主神经丛被切断而失去自主神经的支配。因此，移植心脏对直接刺激自主神经系统或使用通过自主神经系统发挥间接作用的药物（如阿托品）都没有反应，而直接作用于心脏的药物如儿茶酚胺类药物对去神经化的移植心脏是有作用的。主动脉开放后，通常会有短暂性心动过缓和缓慢的结性节律。在体外循环停机之前，常选用直接作用的 β 肾上腺能受体激动药如异丙肾上腺素或多巴酚丁胺输注，并调节心率至约 100 次 / 分。刚移植的心脏如果对药物刺激没有反应，则需要安装心外膜临时起搏器。大多数患者术后可以恢复正常心律，一部分受体可能需要安装永久起搏器。

2. 右心功能不全　右心衰竭是早期发病率和死亡率的主要因素，也是体外循环停机失败的最常见原因之一。心脏移植术后急性右心衰竭可能与供体心脏缺血时间过长、肺动脉吻合口处机械性梗阻、肺动脉高压（术前存在或鱼精蛋白诱发）、供体 - 受体心脏大小不匹配及急性排斥反应等原因有关。右心室扩张和运动功能减弱可通过 TEE 或术野直接观察来诊断。其他提示右心衰竭的监测包括 CVP 或肺动脉压升高，跨肺动脉瓣压差＞15mmHg。

右心功能障碍的治疗目标是维持体循环血压、降低肺血管阻力及减轻右心室扩张。保持房室同步对优化右心室前负荷非常重要。纠正电解质和酸碱平衡紊乱、使用正性肌力药物支持等均可改善右心室功能。优化呼吸机设置及使用吸入性肺血管扩张药或可降低右心室后负荷。有效的正性肌力药物包括肾上腺素、多巴酚丁胺、异丙肾上腺素及米力农，后3种药物或能降低肺血管阻力。吸入性肺血管扩张药包括前列环素（PGI）、前列腺素 E（PGE）及一氧化氮（NO）。由于 NO 会被血红蛋白灭活且其半衰期仅为 6s，所以该药几乎没有全身效应。与 NO 相比，PGI 价格稍便宜，给药方便，且不产生毒性代谢产物。然而由于半衰期较长，PGI 可导致一定程度的全身低血压，并且因抑制血小板功能而可能导致出血增加。右心衰竭对药物治疗无效时，可能需要安装右心室辅助装置（右心 VAD）或使用体外膜氧合（ECMO）。

3. 左心功能不全　体外循环后出现的左心功能不全可能是供体心脏缺血时间过长、心肌灌注不足、心腔内气体造成冠状动脉栓塞或手术操作损伤等原因造成的。供体在器官获取前长时间大剂量使用正性肌力药物会增加体外循环后左心功能不全的概率。术后可能需要继续使用正性肌力药物如多巴酚丁胺、肾上腺素或去甲肾上腺素。

4. 凝血功能障碍　心脏移植术后凝血功能障碍很常见，对围术期出血应尽早治疗和积极处理。可能的病因包括慢性肝淤血导致的肝功能不全、术前抗凝治疗、体外循环诱发的血小板功能紊乱、低体温及凝血因子稀释等。排除外科出血原因后，应在反复测定血小板计数和凝血因子的指导下使用血制品治疗。由于可能增加感染和移植物抗宿主疾病的风险，因此所有使用的血制品都要保证巨细胞病毒阴性，并且要进行放射性照射或去白细胞处理。输入红细胞和血小板时要使用白细胞滤器。

5. 肾功能不全　以少尿和血肌酐升高为表现的肾功能不全在术后即刻出现很常见。常见原因有术前存在肾功能损害、环孢素的肾毒性、围术期低血压及体外循环。对肾功能不全的处理包括优化心排血量和体循环血压，并谨慎地使用利尿剂以避免容量负荷过高。

6. 肺功能不全　术后肺部并发症如肺不张、胸腔积液及肺炎等很常见，采取呼气末正压通气（PEEP）、定时支气管内吸引、胸部理疗等或许能降低其发生率。使用支气管镜清除肺内分泌物会有积极效果。使用免疫抑制药的移植受体发生肺部感染时应尽早积极治疗。

7. 超急性同种异体移植物排斥反应　对同种异体移植心脏的超急性排斥反应是由受体预先形成的 HLA 抗体引起的。我们可以使用群体反应抗体（PRA）评分表示不同受体可能发生排斥反应的比例。PRA 评分越高，则寻找不存在抗体的供体需要的时间越长，因此等待移植的时间也越长。超急性排斥反应虽然极少发生，一旦发生，就会导致严重的心功能障碍，并且患者在移植后数小时内死亡。唯一的治疗选择就是安装 MCS 装置等待再次心脏移植。

（五）术中经食管超声心动图检查的应用价值

术中 TEE 是评估和处理心脏移植受体病情非常有价值的工具。除了监测心室功能外，

TEE 在体外循环前可用来发现心腔内血栓、估测受体肺动脉压、评估主动脉插管和阻断位置是否存在动脉粥样硬化病变。TEE 还可用于体外循环后期评估心腔排气的效果、心功能及外科吻合情况。

三、大血管手术的麻醉管理

（一）术前评估与准备

大血管手术通常是限期甚至急诊手术，血管病变广泛，常合并众多其他系统疾病，因此入手术室前应对患者进行全面评估。首先，明确手术的紧迫性（急诊、限期、择期），如果是急诊手术，应加派人员对患者和手术室进行全面和迅速的术前准备。其次，明确疾病的诊断和病变范围，病变累及左锁骨下动脉近端，一般选择正中开胸，累及左锁骨下动脉远端，则一般选择左侧开胸或胸腹联合切口，根据手术方式调整麻醉方法。最后，大血管病变常伴有许多功能紊乱，以糖尿病、慢性肺部疾病、高血压、肾功能障碍和缺血性心脏病等最为常见，应系统评估患者各个系统功能及对麻醉和手术的影响，拟定围术期器官保护策略。

1. 循环系统　研究已经一致表明，充血性心力衰竭、心肌梗死病史、高龄、高度受限的运动耐量、慢性肾功能障碍和糖尿病等都是导致围术期心脏并发症发生率升高的危险因素。

2. 呼吸系统　术前呼吸功能障碍、慢性支气管炎、肺气肿、肺不张和肺部感染是导致术后肺部并发症的主要危险因素。术前肺功能评估包括胸部 X 线片、动脉血气分析和肺功能检测。胸部 X 线片出现异常时需用 CT 进一步明确评估。巨大的瘤体可压迫左主支气管导致气管移位变形，挤压左肺组织导致肺不张和肺部感染。急性主动脉夹层术前常合并低氧血症，有严重低氧血症者，外科手术可加重肺损伤，导致术后呼吸衰竭甚至死亡。有些主动脉夹层患者可出现大量胸腔积液，可加重低氧血症，应在术中积极抽取积液。

3. 中枢神经系统　大量临床调查表明，高龄（＞ 70 岁）、高血压、糖尿病、脑卒中和一过性脑缺血病史、动脉粥样硬化是导致术后中枢神经系统并发症的危险因素。血管手术患者如同时存在椎动脉或基底动脉环狭窄，极易发生术中脑缺血，术中脑保护极为重要。主动脉病变累及头臂血管时也可导致脑供血不足。在主动脉夹层患者，当病变组织剥离侵犯肋间血管时，可导致脊髓供血减少，可能导致术前患者出现截瘫。术前必须密切观察神经系统的体征变化，任何神经系统功能恶化的征象都是立即外科干预的指征。

4. 内脏器官　许多进行动脉重建的患者术前常伴有肾功能障碍或肾衰竭。对于需要长期透析治疗的患者，应在手术前一天或手术当天进行一次透析治疗。

5. 血液内分泌系统　夹层内的血栓形成可消耗大量的血小板、凝血因子，同时如伴有肝功能不全使凝血因子生成减少，患者可出现出血倾向和（或）贫血。如病情许可，术前应积极调整，给予升红细胞和血小板的药物，维护肝功能以促进凝血因子生成。如需急诊手术，应积极准备红细胞、血小板和新鲜血浆。

（二）术前准备

1. 麻醉前用药 主动脉病变患者术前紧张可能引起血压升高或心绞痛发作，甚至引起瘤体破裂。术前可给予镇静药如地西泮口服。术前有效镇痛可降低瘤体破裂的发生率。常用的术前镇痛药为吗啡，一般给予 10mg 肌内注射。如患者出现低血压或怀疑瘤体破裂，应避免术前使用镇静镇痛药，尽快进入手术室，快速建立体外循环。在镇静镇痛基础上，必要时可联合应用降压药控制收缩压在 100 ～ 120mmHg，心率 60 ～ 80 次 / 分，慎防血压升高导致夹层破裂。对于急性主动脉夹层患者，目前主张应用硝普钠和艾司洛尔联合降压、降心率。

2. 麻醉前准备 在诱导前应准备好艾司洛尔（10mg/ml）或美托洛尔（1mg/ml）、硝普钠（5μg/ml）或硝酸甘油（50μg/ml）、去氧肾上腺素（50μg/ml）以备急用。建立一条快速的静脉通路十分重要。一般应建立一个大口径(12G)的外周静脉通路，同时将一根 8.5F 的鞘管放在颈内静脉内，侧口用于快速输液（最好与输液加热器连接）。对于行胸降主动脉手术的患者，术中应使用双腔气管插管以便于手术野显露。

（三）术中监测

1. 常规监测 由于大血管手术操作可导致血流动力学巨大变化，因此密切的循环监测是确保手术安全的重要手段。术中应常规监测 CVP 和有创动脉压，涉及主动脉弓部以远的手术应建立上、下动脉通路。肺动脉导管一般不常规使用。心电图仍然是重要的监测手段。TEE 监测方法既直观又全面，使其成为大血管手术围术期非常重要的监测工具。常规监测脉搏氧饱和度（SpO_2）、呼气末二氧化碳分压（$PetCO_2$）和气道压。术中应同时监测外周和中心温度，指导降温和复温。

2. 特殊监测 术前患者已出现下肢肌张力下降、截瘫或涉及胸降主动脉的手术应监测脑脊液压力和行脑脊液引流。局部脑氧饱和度（$rScO_2$）可实时监测脑的氧代谢，其值的动态变化反映局部氧供状态。在选择性双侧脑灌注时，如双侧 $rScO_2$ 有明显差别，通常反映灌注导管位置不当，应立即调整。在选择性单侧脑灌注时，如对侧 $rScO_2$ 明显下降，则提示患者基底动脉环发育不全，应及时行双侧脑灌注。

（四）麻醉诱导

大部分主动脉手术选择气管内插管下全身麻醉。麻醉诱导总的原则是维持稳定的血流动力学状态。麻醉诱导过程应该缓慢可控，避免高血压和低血压，高血压可导致瘤体破裂，而低血压可导致心肌缺血；心率维持术前的基础水平，过快的心率会导致心肌缺血；维持稳定的血流动力学比选择麻醉药和麻醉方法更为重要。

（五）麻醉维持

通常选择静吸复合维持麻醉。间断追加肌松药及阿片类麻醉性镇痛药。中低温时麻醉药物可以减少用量，深度低温时麻醉药物可以停用。切皮、锯胸骨等强手术刺激前宜加深麻醉。麻醉维持以阿片类镇痛药、小剂量强效吸入麻醉药辅助静脉麻醉药为主。

（六）手术中重要器官的保护

1. 脊髓缺血和截瘫 在胸腹主动脉瘤手术，截瘫的发生率可高达 10%。在涉及范围较广的主动脉夹层手术，截瘫的发生率可达 20%。

有许多方法被用于胸主动脉手术中的脊髓保护，包括在阻断期间维持阻断近端的高血压、局部或全身低温、脑脊液引流及应用各种保护脑和脊髓的药物。如患者情况允许，在阻断时应尽可能维持近端较高的压力（平均动脉压在 100～120mmHg 或以上），这可通过增加椎动脉血流，继而增加脊髓前动脉血流来改善阻断部位以下的脊髓血供。低温是最为普遍应用，也是最可靠的缺血性损伤的保护方法。温度每下降 1℃，组织耗氧量下降 5%。将脊髓温度降至 34℃ 可使阻断时间增加 1 倍。接受胸腹主动脉手术的患者，推荐给予脑脊液引流。一般在术中控制脑脊液压力在 8～10mmHg。利用体外循环支持远端主动脉的灌注可以减少偏瘫的发生。当预期阻断时间超过 30min 时，任何远端旁路技术均可能使患者受益，但如果阻断时间短于 20min，则可能不能带来益处。

2. 脑部并发症和脑保护 主动脉手术的脑部并发症要明显高于其他心脏手术。在行主动脉弓置换和主动脉弓降部手术时，术中常需中断脑部血流而导致脑缺血。当瘤体侵犯主动脉弓部时，术后一过性脑损害的发生率为 10%～30%，永久性脑损伤的发生率最高可达 15%。

所有常用的麻醉药都可以降低脑代谢率，从而降低脑的氧需要量。

围术期血流动力学的波动可导致脑缺血和脑出血。麻醉后体外循环开始前，应尽量维持患者血压在术前的正常范围。在体外循环中成人应保持 MAP 在 50mmHg 以上。对于已有脑缺血的患者（如脑栓塞和弥漫性脑缺血患者），维持正常偏高的动脉压（80～100mmHg）将有助于脑缺血恢复。对于老年合并长期高血压和脑动脉硬化的患者，应避免血压急剧升高，血压急剧波动可诱发脑出血。术中高氧会导致脑损伤，增加术后神经系统并发症的发生率，应积极避免。

进行累及主动脉弓的复杂动脉瘤手术时，由于脑血流会有短暂的中断，必须采用深低温停循环（DHCA）进行脑保护。在 DHCA 期间，选择性地向脑部灌注冷的氧合血液，可延长停循环的最大安全时限。未采用选择性脑灌注时 DHCA 的安全时限为 45～60min，采用此技术时安全时限则可延长至 90min。目前的观点认为选择性脑顺行灌注优于逆行灌注，右侧腋动脉是选择性顺行脑灌注首选的位置。另外，存在基底动脉环发育不全的患者，在应用单侧脑顺行灌注时，对侧大脑可能得不到足够的灌注。术前可通过脑血管造影、磁共振成像等技术评价基底动脉环的状态，筛查基底动脉环明显异常者。术中使用脑氧饱和度监测对基底动脉环功能异常的判断能提供重要的参考。在灌注过程中如左侧脑氧饱和度明显低于右侧，则考虑基底动脉环异常。

3. 呼吸功能障碍和肺保护 主动脉手术围术期呼吸功能障碍是较为常见的并发症之一。患者术前存在呼吸功能障碍、慢性支气管炎、肺气肿、肺不张和肺部感染等可增加围术期呼吸功能障碍的发生率。

处理措施：尽可能避免使用体外循环技术。改进人工管道系统可减少补体激活和全身炎性反应，使用白细胞滤器、超滤法可能可以降低炎症因子水平。乌司他丁和糖皮质激素可抑制体外循环的炎性介质释放。低温是减少缺血性损伤的有效手段，在中心温度降至32℃以下时阻断肺动脉血流可改善术后肺功能。术中积极维护左心功能和左心引流。必要时应用双腔气管导管保证良好的双肺隔离，减少术中对肺不必要的压迫和牵拉。积极的血液保护措施可有效减少血制品的用量。血液去白细胞技术的应用可有效减少输血性肺损伤。体外循环开始后只要不影响外科操作，仍然可维持通气，但在主动脉阻断后通常停止机械通气，建议间断膨肺或 $5 \sim 10cmH_2O$ 静态膨肺。

4. 肾脏缺血及保护 在主动脉手术中，不能凭尿量判断肾灌注是否充分，即使尿量是足够的，也不能预测术后肾功能。术后肾衰竭主要与术前肾功能障碍、阻断期间的缺血、术中的血栓和气栓、低血容量和低血压有关，但首要的危险因素是术前肾功能障碍。

在术前即有肾功能障碍或预计阻断时间较长的患者，可选择深低温和直接将甘露醇经动脉输入肾脏，有利于预防肾衰竭。非诺多泮是选择性多巴胺 1 型受体激动剂，可选择性扩张肾和内脏血管，目前被越来越多地用于改善肾缺血。主动脉阻断期间和阻断后，最重要的肾功能保护措施是使体循环血流动力学达到最佳状态。容量复苏时，应避免使用淀粉、明胶或葡聚糖类胶体液，建议使用平衡盐晶体液或人血白蛋白。

四、胸腔镜心脏手术的麻醉管理

胸腔镜心脏手术（MICS）因切口小、外周体外循环、单肺通气（SLV）等，对麻醉管理提出了一系列不同于传统心脏手术的要求。其中许多麻醉管理措施取决于手术操作，以及相关团队的经验和偏好。本部分总结了最常见的胸腔镜心脏手术围术期麻醉管理问题和相关措施，以配合胸腔镜心脏手术实施，促进患者获得良好的预后。

（一）术前评估

与传统心脏手术类似，术前评估包括病史采集、体格检查、实验室检查和影像学检查。其中，有几个关键的问题对胸腔镜心脏手术是特别重要的。

1. 循环系统 除了关注主要心脏病变外，还必须评估是否伴有其他心血管异常。如合并以下病变，如主动脉瓣疾病、复杂先天性心脏病、永存左上腔静脉和其他静脉异常，应谨慎考虑胸腔镜心脏手术。如果计划进行外周体外循环插管，则需要对患者外周血管系统进行彻底评估。斑块、动脉瘤、夹层、血管迂曲或外来血管物质（移植物或支架）的存在都可能妨碍外周插管。如果计划进行球囊阻断主动脉，则必须排除严重的主动脉瓣功能不全和主动脉血管疾病，如升主动脉动脉瘤或窦管交界消失。建议 > 50 岁的患者术前常规行大血管全程 CT 检查。

2. 呼吸系统 大多数经胸腔镜心脏手术都需 SLV，且需半侧卧位，术中可能出现低氧血症。因此有肺部慢性疾病史或运动能力下降的患者都应评估呼吸功能是否能耐受。术前动脉血气 $PaO_2 < 60mmHg$ 或 $PaCO_2 > 50mmHg$ 会妨碍 SLV 的使用。肺动脉高压不是 SLV 的绝对禁忌证，但 SLV 可暂时性增加肺动脉压力和右心室后负荷，从而导致右心衰竭和血流动力学衰竭。因此，术前应评估肺动脉高压的严重程度和右心室功能。

此外，术前应排除放疗史、胸外科手术史、胸壁畸形或肋骨创伤史，有以上病史者可能存在胸膜粘连，影响手术入路。

3. 消化系统 对于许多胸腔镜心脏手术，术中 TEE 是不可或缺的，此时 TEE 的禁忌证实际上就是手术本身的禁忌证。食管瘘或狭窄、肿瘤、撕裂、憩室或活动性上消化道出血是公认的 TEE 绝对禁忌证。头颈或纵隔放疗史、上消化道手术史、食管静脉曲张、活动性上消化道溃疡、食管裂孔疝是 TEE 最常见的相对禁忌证。如果存在上述任何一种情况，则需要仔细评估 TEE 的风险和益处。

4. 肌肉骨骼系统 为充分显露手术视野，优化患者体位是非常重要的。通常需要将入路侧胸壁抬高，并折叠同侧手臂，这可增加臂丛神经张力。术前应评估上肢肌力和肌张力，以参照术后是否出现臂丛神经损伤。病态肥胖或乳房巨大可影响手术入路，且容易使患者出现严重低氧血症；外周体外循环可能需要增加额外的引流管以提供更高的体外循环流量。扁平胸、胸壁畸形和脊柱侧弯会使手术入路复杂化，且患者肺功能储备有限，通常难以耐受 SLV。

（二）麻醉管理

1. 原则 麻醉的诱导和维持遵循与传统心脏手术相同的原则。主要的区别：①使用双腔气管导管插管进行 SLV；②需配合外周体外循环；③由于无法直视心脏，更加强调应用 TEE 监测循环功能；④创伤小，应减少麻醉药量，以利于术后快速苏醒。

2. 监护 需悬吊一侧上肢体位时，动脉测压应建立在对侧上肢。如需使用球囊阻断主动脉，建议进行双侧桡动脉置管测压，以防止球囊迁移闭塞头臂干。

外周体外循环时，动脉血从股动脉输入逆流至腹主动脉，上半身的供血以逆行方式进行。如果在心脏未被引空时就停止通气，或通气量不足，其间未充分氧合的血液从心脏排出，含氧血和低氧血在近端主动脉混合，可导致上半身组织低氧血症。如果这种血液混合发生于主动脉弓远端，就会发生危及生命的脑缺氧，这种现象称为 Harlequin 综合征。无创脑氧饱和度监测有助于识别脑氧饱和度的突然下降，因此被推荐使用。

3. 静脉通路 与传统心脏手术一样，中心静脉通路是必要的。静脉导管的选择和位置取决于患者和手术的需要。需要注意的是，术前麻醉医生应与手术医生讨论明确体外循环入路、心肌保护策略及是否需要心内起搏，以确定是否需增加静脉通路，以备其他用途。通常，需放置上腔静脉引流管时，需经皮从颈内静脉置入；需放置肺动脉导管、心内膜临时起搏导线或冠状静脉窦逆灌管时，需预先在颈内静脉放置鞘管。以上管路首选从右侧颈内静脉置入。

4. 体位 在麻醉诱导完成和建立适当的血管通路后，麻醉医生与手术医生和护士合作摆放手术体位。大部分腔镜心脏手术需半侧卧位，同时可能需要悬吊单侧上肢，必须确保各压力点得到充分填充，颈部、手臂和腿部没有过度弯曲或过度伸展。TEE 探头应在摆体位前插入。

5. 外周体外循环的建立 外周体外循环一般通过股动静脉和颈内静脉插管建立，插管前应先进行超声扫描以排除血管异常。需右心房切开的胸腔镜心脏手术，通常需要上下腔静脉置管引流。上腔静脉引流管置入首选右侧颈内静脉，建议在引流管插管前经静脉注射 5000U 肝素，以防止血栓形成（图 2-1）。上腔静脉引流管的型号应根据千克体重选择（表 2-2）。下腔静脉引流管一般由外科医生经股静脉置入，不切开右心房的手术可选择二级股静脉引流管。动脉插管通常选择股动脉。在灌注师进行输液测泵压和启动体外循环时，都应观察降主动脉有无夹层形成。

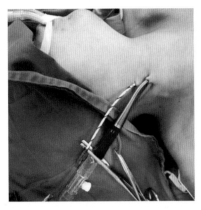

图 2-1　经颈内静脉置入上腔静脉引流管

表 2-2　经颈内静脉行上腔静脉引流插管型号选择表

体重	型号
20～40kg	14F
＞40～70kg	16F
＞70kg	18F

6. 体外循环和心肌保护　在体外循环时，外科医生、麻醉师和灌注师之间的良好沟通至关重要。在建立合适的手术视野后，就可启动体外循环，一旦引流充分，就可以阻断主动脉。阻断主动脉可以通过长阻断钳经胸壁切口进入钳夹升主动脉，也可采取球囊内阻断升主动脉（图 2-2）。采取球囊内阻断时，通常从股动脉或锁骨下动脉插入阻断球囊。灌注停搏液时，TEE 彩色多普勒超声可见停搏液流入左右冠状动脉，存在严重主动脉瓣反流患者可出现左心室充盈和心肌保护不足。

开放主动脉后，需在 TEE 评估手术效果确切，复温充分后，才可拔除经颈内静脉上腔引流管，然后逐步撤离体外循环。停机前暂时膨胀双肺或使用小潮气量高频率双肺通气，不仅可以优化通气和氧合，还可以改善右心室功能，有利于顺利撤离体外循环。

7. TEE 监测　由于不能直视心脏和大血管，大多数胸腔镜心脏手术都非常依赖 TEE。此外，由于不能直视心脏，TEE 是麻醉医生评估心脏房室大小和功能的关键工具。胸腔镜心脏手术中 TEE 需要关注的要点如下：排除主动脉瓣明显反流；评估主动脉根部和升主动脉的大小及形态；提示任何主动脉粥样硬化性疾病；明确卵圆孔未闭（PFO）或房间隔缺损（ASD）的存在；明确体外循环插管的位置；指导血管内球囊的定位；引导其他导管和导线的位置，如肺动脉导管、心内膜临时起搏导线或冠状静脉窦逆灌管。

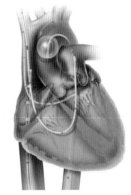

图 2-2　球囊内阻断升主动脉（引自 Breves S L, Hong I, McCarthy J, et al, 2016. Ascending aortic endoballoon occlusion feasible despite moderately enlarged aorta to facilitate robotic mitral valve surgery. Innovations, 11：355-359.）

（三）术中事件的处理

胸腔镜心脏手术患者如果需要转律或除颤，只能在体外进行。SLV 时，除颤电极之间的电阻抗可能过高，需恢复双肺通气再除颤。胸腔镜心脏手术紧急转为正中胸骨切开术者占 2%～3%，最常见的原因为出血过多，其死亡率高达 20%。其他原因包括二尖瓣显露不良、粘连和医源性主动脉夹层。如果需要紧急转正中开胸，需呼叫援助，以便同时处理大量出血和重新摆放体位。在此期间，麻醉、手术和灌注团队之间持续良好的沟通是至关重要的。医源性主动脉夹层时，可能需要深低温停循环和建立额外的动脉插管，应考虑头部敷冰帽。

（四）镇痛

与传统手术一样，胸腔镜心脏手术中以阿片类药物为主，联合镇静药和肌松药。区域麻醉在围术期镇痛中发挥着重要作用。术前阻滞可减少术中阿片类药物的需求；手术结束时阻滞，可以最大限度缓解术后疼痛。区域麻醉技术已被认为有助于实现早期拔管和早期活动。

（五）术后护理

预计术后机械通气时间较长者，转运前应将双腔气管插管换成单腔气管插管。必须监测外周体外循环插管部位是否有血肿、血栓和假性动脉瘤形成，并定期评估插管部位远端肢体灌注是否充足。如无重大并发症，可行快通道方案，停止镇静并在适当的时候拔管。

（六）超快通道麻醉的实施

心脏手术微创化使得麻醉药物的用量大大减少，尤其是腔镜手术和经导管主动脉瓣植入术，在手术结束后可以即刻拔除气管导管，这种麻醉方案叫超快通道麻醉。这是心脏手术加速康复的一项重要组成部分。

超快通道麻醉的实施需要一整套完整的方案。在术前做好宣教，与患者充分交流，告知术前、术后的注意事项，建立良好的信任关系，可以显著缓解患者的紧张、焦虑。控制术前禁食、禁饮时间，固体食物禁 6h，清饮禁 2h，在术前 2h 口服 10% 葡萄糖注射液 250ml，有助于缓解患者饥饿虚弱的状态。不建议术前使用药物，以减少术后谵妄的概率。术中使用短效的麻醉药，通过麻醉深度监测精确控制镇静药物的使用。术后镇痛直接关系到患者的苏醒质量。为了加快患者苏醒，需减少阿片类镇痛药的使用，可采用联合区域麻醉技术的多模式镇痛方案。

在开放主动脉，TEE 评估明确手术效果后，可逐步减停麻醉药物。此时应与手术医生、灌注师加强交流，明确患者的内环境、温度、循环状态、出血情况是否良好，确定情况良好后，达到拔管标准，充分观察后即可拔管。

建议的手术室拔管标准：①循环，心率 50 ~ 100 次 / 分，平均动脉压 60 ~ 110mmHg，稳定的血管活性药用量如多巴胺 $\leq 5\mu g/$（kg·min）、去甲肾上腺素 $\leq 0.05mg/$（kg·min），血红蛋白 > 80g/L，无难以纠正的心律失常；②呼吸，自主呼吸，吸入气氧浓度（FiO_2）≤ 0.5 时，pH 7.30 ~ 7.50，动脉血二氧化碳分压（$PaCO_2$）30 ~ 50mmHg，动脉血氧分压（PaO_2）> 80mmHg，SpO_2 > 94%，潮气量（VT）5 ~ 10ml/kg，呼吸频率（RR）10 ~ 20 次 / 分，呼吸道分泌物少；③神志，意识清楚，能听从命令睁眼、抬头、伸舌等；④其他：体温 > 36℃，无出血及凝血功能紊乱，体外循环时间 < 180min。

在完成拔管后，术后转运途中需予以面罩连接氧气袋吸氧，同时监控血氧饱和度、血压、心率。抵达 ICU 后，及时高流量经鼻给氧（FiO_2 60%，40L/min），保证供氧，减少二氧化碳蓄积。ICU 应继续加强保温措施。拔管后 3h 可逐步饮 50 ～ 100ml 清液，6h 后可开始进流食。

五、复合手术的麻醉管理

近年来，随着经导管技术和瓣膜技术的发展，许多瓣膜心脏病的治疗方式由正中开胸手术转向经导管介入手术治疗。由于这些手术通常需要心内科、心外科共同完成，因此需要能同时符合体外循环开胸手术标准和介入手术标准的复合手术室。目前的复合手术治疗范围已逐步扩展到主动脉瓣、二尖瓣、三尖瓣、肺动脉瓣手术，本部分以经导管主动脉瓣植入术（TAVR）为典型，介绍复合手术的麻醉管理。

TAVR 是指将组装好的人工主动脉瓣经导管植入病变的主动脉根部，代替原有主动脉瓣，在功能上完成主动脉瓣的置换。TAVR 是一种复杂、高风险的技术，必须要建立一支包括心内科、心外科、影像科、麻醉科等多学科的团队。参照国际共识，完成 TAVR 麻醉工作需要一位至少有 3 年心血管麻醉经验的主治麻醉医师及至少一位助手。

（一）术前访视与评估

在手术入路和瓣膜类型确认后，麻醉医生开始评估麻醉风险和确定麻醉方式。术前对患者进行全面的病史和系统综合评估，并行常规气道评估。

1. 循环系统　术前充分评估患者的心功能，既往有无高血压、冠心病、心力衰竭。合并心力衰竭患者，术前可使用血管活性药物维持外周血压，保证冠状动脉灌注。

2. 中枢神经系统　对于高龄、高血压、糖尿病、动脉粥样硬化、既往有脑卒中或短暂性脑缺血发作（TIA）病史的患者，应完善术前神经功能检查，包括认知功能评分，以利于术后对比。

3. 呼吸系统　术前需了解患者是否合并慢性支气管炎及肺气肿、肺不张或肺部感染等。对于上呼吸道感染者，需权衡利弊判断手术最佳时机；对于慢性阻塞性肺疾病（COPD）急性期患者，宜控制病情后择期手术；对于心力衰竭或低蛋白血症致胸腔积液者，应积极改善心功能，纠正低蛋白血症，或行胸腔引流。

4. 肝、肾及消化、内分泌系统　选择合适的麻醉药以避免加重肝肾损害。术前存在肾功能损害者，应确保足够的术前水合作用。有胃或食管手术、食管静脉曲张、上消化道出血史的患者，应谨慎操作 TEE 探头。既往存在糖尿病者应评估血糖水平。

5. 术前用药　术前肌内注射吗啡 5 ～ 10mg；危重患者入手术室后再给予静脉注射咪达唑仑 1 ～ 2mg 镇静。术前患者应继续使用 β 肾上腺素能受体阻滞药和他汀类药物。对于抗血小板药物的使用，应综合考虑患者改开胸手术的可能性，如开胸可能性大，则可限制抗血小板药物的使用。

（二）监测

TAVR 患者入室后需开放至少一条通畅且较粗的静脉通路，同时经桡动脉建立有创血压监测。常规术中监测项目包括心电图（ECG）、脉搏氧饱和度（SpO_2）、呼气末二氧化碳分压（PetCO$_2$）、CVP、体温、尿量、血电解质、活化凝血时间，有条件者可监测脑电双频指数（BIS）和局部脑氧饱和度（rScO$_2$）等。连接并安置好体外心电复律的电极片，以备纠正术中可能出现的心律失常。

麻醉诱导后经颈内静脉穿刺置管，置入 7.5F 三腔静脉导管，并置入 5 ～ 6F 鞘管，在TEE 或射线透视下安置心内临时起搏器，注意起搏器前端应置于右心室心尖处。若术前存在肺动脉高压或左心室功能不良，可放置肺动脉导管。TEE 监测并记录患者的主动脉瓣病变情况、左心室舒张末内径、LVEF、各瓣膜反流情况、心室壁活动度，人工主动脉瓣植入后评估瓣膜位置及功能状态。

对于局部麻醉，术中 BIS 监测维持在 50 ～ 70，既可以随时唤醒，又有助于减少体动风险，并避免深度镇静相关的呼吸抑制、呼吸道梗阻和反流误吸等风险。经颈动脉入路的患者及合并双侧颈动脉斑块狭窄的患者推荐监测 rScO$_2$。

（三）麻醉方法

TAVR 的麻醉方式主要有全身麻醉和局部麻醉，各有优缺点，目前为止尚无公认的最佳麻醉方式。

全身麻醉是在 TAVR 开展初期的首选麻醉方式。使用全身麻醉不仅可以避免患者体动以满足术者的需求，也可以保证患者的舒适感。另外，在紧急情况下，全身麻醉更有利于迅速开胸。

近年来，随着手术技术的进步，许多心脏中心尝试局部麻醉下手术。局部麻醉可以避免全身麻醉所致的血流动力学波动和机械通气导致的肺部损伤；保留患者的意识，可以随时与患者互动，及时发现和处理可能的并发症，如短暂性脑缺血发作等。目前的研究显示，相比全身麻醉，局部麻醉可以缩短 ICU 停留及住院时间，降低术后脑卒中概率。但是对于意识清醒的患者，长时间的躯体固定会造成不舒适。在局部麻醉的基础上，给予少量的镇静药，可以减轻患者的紧张和焦虑，增加患者的舒适感。如术中出现手术意外、严重的气道梗阻或难以纠正的呼吸抑制，应立即改为全身麻醉。

手术入路也是影响 TAVR 麻醉方式选择的重要因素。经股动脉入路被认为是损伤最小的入路之一，可以经皮穿刺完成，麻醉方式选择全身麻醉和局部麻醉均可。其他的入路通常需要外科切口，一般选择全身麻醉下进行。

（四）术中管理

术中管理总的原则是维持稳定的血流动力学状态，确保手术顺利完成。重度主动脉瓣狭窄患者出现低血压时容易发生心肌缺血，必要时应用 α 肾上腺素受体激动剂如去甲肾上腺素、去氧肾上腺素治疗低血压及预防心动过速。

TAVR 患者一般为高龄、循环代偿较差者，术中容易出现血流动力学波动，尤其在快速心室起搏（RVP）和球囊扩张瓣膜成形这 2 个阶段。术中一般需要 2 ～ 3 次 RVP：首先测试能否有效快速起搏 160 次 / 分，起搏 3s，出现快速起搏心律且动脉波形消失，说明起搏有效；第二次是在进行球囊扩张时快速起搏 160 ～ 220 次 / 分，并维持平均动脉压＞50mmHg，如扩张未达预期效果，可在循环稳定后再次快速起搏；第三次是在释放瓣膜时，球囊扩张型瓣膜仍需较快起搏，而自膨胀型瓣膜可行 100 ～ 120 次 / 分起搏。RVP 前应确保血气分析结果良好，维持平均动脉压＞ 70mmHg。RVP 停止时一般可以自动恢复窦性心律，但左心功能不全时偶尔会发生持续性室性心动过速或心室颤动，需要除颤复律。复律失败者应立即行心肺脑复苏。球囊扩张瓣膜成形后，左心室肥厚者可因容量不足出现流出道梗阻，应及时甚至提前补充血容量；容量充足者由于跨瓣压差大幅下降，收缩压升高，必要时可逐渐减少升压药的使用；同时也造成主动脉瓣大量反流，使得舒张压持续偏低、脉压增大，可导致心肌缺血、心肌梗死，甚至造成心室颤动或心搏骤停。此时应尽快将人工瓣膜释放到位，缩短冠状动脉缺血时间。术中密切关注心电图变化，尤其是球囊扩张钙化主动脉瓣和植入人工瓣膜后，出现心肌缺血改变时应及时排除冠状动脉开口闭塞的可能。释放瓣膜后，对于术前有心力衰竭者，仍需继续支持左心功能。

当 TAVR 术后出现大量瓣周漏无法纠正、瓣膜功能异常、瓣膜位置异常造成冠状动脉阻塞、血流动力学无法维持时，需立即建立体外循环行开胸手术。

在经股动脉置入导丝之前，应给予肝素 125U/kg，维持 ACT ＞ 250s。血管内导丝完全撤出后按肝素：鱼精蛋白 1 ∶ 0.5 中和。

（五）术后管理

经股动脉入路的患者，术后一般使用非甾体抗炎药对乙酰氨基酚和低剂量麻醉药实现疼痛控制。对于有外科切口的患者，则需要加强镇痛。

术后患者转入 ICU 继续观察，全身麻醉的患者可以尽早拔管。手术后，由于后负荷降低，心脏收缩和舒张功能改善，可以减少甚至停用血管收缩药物。行简单 TAVR 的患者术后 24h 即可下床活动，2 ～ 3 天即可出院。

第三节 术中急性并发症的处理

心脏手术是外科领域风险最高的手术，术中突发事件较多，需要经验丰富、团结一致的医护人员相互配合、积极应对，才能帮助患者转危为安。本节介绍了心脏手术常见急性并发症的发生原因及相应处理。

一、心搏骤停

术中心搏骤停发生于麻醉诱导期、开胸至建立体外循环前和体外循环停止至关胸前 3 个阶段。其除与麻醉、手术处理不当等因素有关外，常是在患者心功能或全身情况较差的基础上，在一定诱因的作用下发生的。容易发生心搏骤停的患者包括：巨大左心室、巨大心脏、严重主动脉关闭不全、严重主动脉狭窄、严重肺动脉高压、急性人工瓣膜功能障碍或血栓形成、频发室性期前收缩或左束支传导阻滞、有明显的心肌缺血等患者。

麻醉诱导期心搏骤停的常见诱因包括：麻醉诱导前患者入手术室后过度紧张、气管插管不顺利造成患者缺氧和心律失常，插管引起迷走神经反射，诱导期低血压，麻醉药量过大造成心肌抑制等。最常见的诱因为低血压，导致冠状动脉供血不足，加重主动脉关闭不全或狭窄患者原有的心肌缺血，很容易发生心搏骤停。

一旦出现心搏骤停，应立即插管建立气道，行纯氧通气，估计插管困难的应立刻行气管切开。同时进行胸外心脏按压，如果此时尚未建立静脉通道，应尽快建立，必要时行深静脉穿刺或静脉切开，给予一定量的肾上腺素（1mg）和利多卡因（100mg），观察按压后心电图的反应决定是否追加用药，间隔时间为 3～5min，肾上腺素的最大剂量可达 0.07～0.2mg/kg。给予一定量的缩血管药提升血压，保证重要器官的血供，待心室颤动波变粗后进行胸外除颤。心搏恢复后，继续维持通气，持续使用一定剂量的强心药，如多巴胺和肾上腺素，使用碳酸氢钠纠正酸中毒，同时进行血气和生化分析，纠正代谢和电解质紊乱，特别注意低钾血症和低镁血症的纠正。维持一定剂量的利多卡因和胺碘酮，但应注意剂量不宜过大，避免造成心肌抑制，适当补充容量。如果胸外复苏 20～30min 后仍无心脏复搏或复苏征象，应继续胸外按压并行股动脉、股静脉插管建立体外循环。

开胸至建立体外循环前发生心搏骤停通常是血压偏低、手术操作不当、麻醉过深、严重容量不足和通气不良等引起。一旦出现，应在胸内复苏的同时紧急建立体外循环，做好肝素化的准备，尽可能保持体外循环开始前的灌注压。尽快过渡到体外循环，保证重要器官的血供。一旦体外循环开始，可稳步调节内环境。

体外循环停止至关胸前的心搏骤停通常为手术操作不当、心动过缓、心室膨胀未及时处理、容量不足、出血、鱼精蛋白过敏等导致低血压、严重代谢性酸中毒、低钾血症或高钾血症等代谢紊乱等所致。此外，急性人工瓣膜功能障碍、急性冠状动脉阻塞也可致心搏骤停。处理包括紧急复苏的同时准备重新体外循环辅助，查找心搏骤停的原因。药物使用方面可在原有的基础上适当调整，切忌大剂量应用肾上腺素和利多卡因。

二、心脏大血管损伤

瓣膜手术中的心脏大血管损伤包括升主动脉损伤、心房与腔静脉损伤及左心室后壁破裂等。除了引起大出血，升主动脉损伤可导致急性夹层动脉瘤，直接威胁患者的生命。出现这些损伤时麻醉医师的主要工作在于抗休克，维持血流动力学稳定；维护心功能，保证重要器官的血供；纠正酸碱、电解质紊乱。如果损伤出现在体外循环前和体外循环后，应做好紧急体外循环和重新体外循环的准备。为了避免出现这类损伤，麻醉医师可协助术者适当控制术中血压，特别是术前伴有高血压者，以及某些特殊操作阶段，如主动脉插管和拔管等。另外，再次开胸手术在开胸时，术前应仔细评估损伤大血管或心脏的可能性，怀疑心脏和大血管与胸骨粘连严重者，应在开胸前准备好血制品。

三、急性冠状动脉阻塞

急性冠状动脉阻塞是指术前无冠状动脉病变或阻塞的患者，由手术因素引起术毕冠状动脉急性阻塞，冠状动脉供血不足甚至心肌梗死。阻塞的原因可以是气体栓塞、组织颗粒栓塞、手术操作损伤等。如不及时处理，心功能将明显受损，无法脱离体外循环。冠状动脉气体栓塞是急性冠状动脉阻塞最常见的原因，一般发生在右冠状动脉及其分支。常见因素包括心脏停搏液中混有气体、重复顺行灌注时主动脉根部排气不佳、主动脉开放后残余心腔或主动脉根部气体进入冠状动脉。主动脉开放后，一旦心搏恢复，应密切观察左右心室心肌收缩状态及色泽、冠状动脉充盈程度、冠状动脉内有无气泡游动现象，分析主动脉开放后持续心室颤动的原因。密切监测心电图，及时诊断心肌缺血，通过 5 导联心电图分析判断左右冠状动脉哪侧可能发生栓塞。麻醉处理包括纠正酸碱和电解质平衡紊乱、保持冠状动脉灌注压，推注少量的强心药，如肾上腺素 50μg，并维持使用以保证心肌的收缩力，配合术者的排气措施，起到挤压气体出冠状动脉的作用。辅用扩血管药，如硝酸甘油 $0.5 \sim 1.0μg/（kg \cdot min）$，预防和治疗冠状动脉痉挛。如需手术解决冠状动脉阻塞，应做好继续体外循环的准备。

四、不能脱离体外循环

不能脱离体外循环是指心脏直视手术结束，主动脉开放后，经过一段时间的辅助循环，降低体外循环流量或试停体外循环后无法维持循环稳定，必须继续或重新开始体外循环。

（一）原因

1. 心肌损伤　是导致不能脱离体外循环最为常见的原因，可以为术前心肌损害、术中心肌保护不良或两者共同作用的结果。临床多见的是术前心肌严重受损、手术操作失误导致主动脉阻断时间过长及心肌保护不良。与麻醉有关的主要因素包括体外循环前低血压、低氧血症和严重心律失常。麻醉药的心肌抑制作用也是不可忽视的因素，应合理选择所用的麻醉药，心功能差的患者应避免使用吸入麻醉药。主动脉开放后灌注压过高或迅速使用大剂量正性肌力药物或钙剂可加重再灌注损伤。此外，主动脉开放后持续心室颤动也是加重心肌损害的常见因素。

2. 非心肌因素　包括人工瓣膜急性功能障碍、急性冠状动脉阻塞、严重心律失常、严重酸中毒、伴发病变未同时纠正或未完全纠正、高钾血症、严重容量不足和严重肺动脉高压等。

（二）处理

对于术中不能脱离体外循环的患者，必须迅速、合理、全面地做出处理，以免体外转流时间过长或心肌损害加重。处理原则：继续或重新辅助循环，迅速查明原因，及时纠正非心肌因素，判断心功能，合理应用机械辅助循环。紧急处理：迅速继续或重新转流，维持灌注压≥ 60mmHg。通过血气、生化分析，监测左心房压、肺动脉压和心排血量；查明原因，及时、合理、彻底纠正非心肌因素。心动过缓者，启用右心室心外膜起搏或房室顺序起搏，调整频率至 90 ~ 110 次 / 分，快速性心律失常使用利多卡因、硫酸镁、胺碘酮等治疗。纠正水电解质和酸碱紊乱，补充血容量，备好经食管超声心动图检查和主动脉内球囊反搏设备。持续监测动脉压、左心房压、肺动脉压、心排血量，在逐步降低流量的情况下观察上述指标，明确左心或右心功能不全，结合直视观察左、右室心肌收缩状态，对心肌功能有一初步评估。调整前、后负荷，后负荷降低不仅能提高心排血量，也有助于组织灌注。但体循环阻力过低不利于灌注压维持，同时动静脉短路也将加重组织的低灌注状态，应做出合理的监测与调整。增强心肌收缩力，合理选择强心药，一般选择强心药的顺序为多巴胺、多巴酚丁胺、肾上腺素、磷酸二酯酶抑制剂。

经上述处理后，特别是三重强心药使用之后，经过辅助循环 50 ～ 60min，绝大多数患者可脱离体外循环，但仍有部分患者心肌严重受损，必须借助机械辅助装置才能脱离体外循环。试停体外循环后，收缩压维持在 80 ～ 90mmHg，左心房压 ≥ 20mmHg，或有明显的心肌缺血，尤其是当辅助循环超过 60min 时，必须立即置入主动脉内球囊反搏设备，可使 80% 的患者顺利脱离体外循环。对于肺动脉高压、右心功能不全的患者，则可采取肺动脉内球囊反搏治疗。左心室或右心室无射血波或射血波不明显，心肺转流流量维持在 3.0L/min 以上，主动脉内球囊反搏治疗无效的患者，说明心肌已严重受损，必须行心室转流。首选离心泵，其次选用人造心室或左心室血泵。如需双室辅助，可选用体外膜氧合。

第四节　心血管手术围术期特殊监测

心脏手术中血流动力学波动较大，同时体外循环也会导致生理状态的激烈变化，因此心脏手术患者需要全面监测。机械性变化（外科手术方式）常导致手术前后患者判若两人。微创心脏手术因不能直视心脏，也需要更多的监测以保证手术顺利进行。

心脏外科手术患者的常规监测包括（有创）血压、心电图、脉搏氧饱和度、呼气末二氧化碳分压、体温、中心静脉压、经食管超声心动图检查、尿量、间断的动脉血气分析。根据不同情况扩展的特殊监测包括肺动脉导管监测、心排血量、处理过的脑电图（如脑电双频指数）、脑氧饱和度、组织氧饱和度、脊髓测压（鞘内）。

一、心血管系统监测

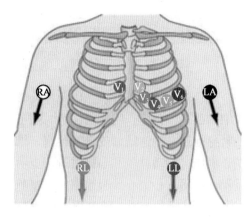

图 2-3　5 导联心电图电极放置位置
LA（黑）. 左锁骨中线与第 2 肋间的交点；RA（白）. 右锁骨中线与第 2 肋间的交点；LL（红）. 左腋前线肋缘处；RL（绿）. 右腋前线肋缘处；V₅（棕）. 左腋前线第 5 肋间

（一）心电图

心电图（ECG）联合血压监测是指导心血管治疗的基础。对于诊断心律失常、急性冠脉综合征、电解质异常（特别是血钾和血钙异常）及某些遗传方面的心电或心脏结构异常，它是不可或缺的。心脏手术患者首选包括 V 导联的 5 导联系统（图 2-3）。

为了获得清晰准确的 ECG，电极放置时应优先考虑放置在身体骨性突起的部位（如锁骨头、髂嵴），以减少呼吸时产生的电极移位，避免基线摆动。另外可采取措施降低电极的阻抗以避免信号丢失和改变。例如，通过除去部分角质（如用干纱布轻柔地擦拭皮肤）可以使皮肤阻抗降低 10 ~ 100 倍。可以为电极加上一个防水膜以避免手术消毒液的影响。此外，与患者有物理接触的临床设备（特别是体外循环的塑料管），有时也会引起 ECG 干扰。

术中常见的心律失常如下。

1. ST 段抬高或压低（图 2-4）　常与以下因素有关。

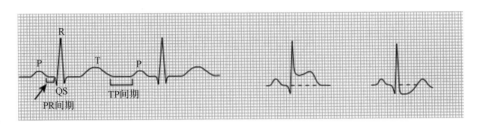

图 2-4　ST 段抬高或压低

（1）手术疾病方面：左心室肥厚的患者，如重度主动脉瓣狭窄、梗阻性肥厚型心肌病；心内膜下缺血；心室肌复极化异常；旁路移植手术患者出现心肌梗死、心肌缺血时。

（2）术中新发：冠状动脉进气；手术影响冠状动脉开口；术前未发现的冠状动脉问题；心肌缺氧（南北综合征）。

处理：首先通过药物提升血压，抬高冠状动脉灌注压，同时扩张冠状动脉，增加冠状动脉灌注，如 ST 段仍不能改善，则考虑冠状动脉造影，或冠状动脉支架植入和旁路移植。

2. 起搏心电图

（1）心房起搏：见图 2-5。

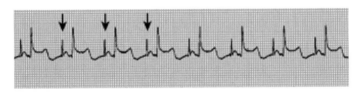

图 2-5　心房起搏

（2）心室起搏：见图 2-6。

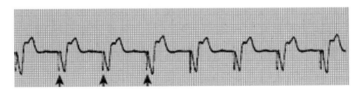

图 2-6　心室起搏

（3）心房、心室顺序起搏：见图2-7。

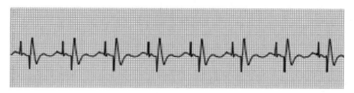

图 2-7 心房、心室顺序起搏

3. 心室颤动

（1）粗颤：见图2-8。

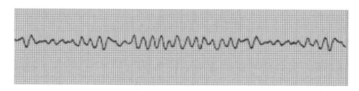

图 2-8 粗颤

（2）细颤：见图2-9。

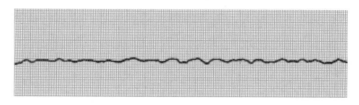

图 2-9 细颤

处理：立即启动高级生命支持，并准备除颤，除颤能量为双向220J，单向360J；经静脉注射肾上腺素1mg，3～5min重复1次；粗颤时可给予胺碘酮或利多卡因，可促进转为细颤，提高除颤的成功率；应尽可能寻找心室颤动诱因；如难以复苏，应准备肝素化，尽快建立体外循环/ECMO。

（二）有创血压监测

直接的有创动脉压监测是血压监测的金标准，在诱导前放置动脉导管对安全、顺利麻醉诱导是必要的。桡动脉是最常用的穿刺置管部位，通常首选左侧桡动脉，因为主刀医师站在患者右侧进行手术，可压迫右臂血管。其他常用的动脉插管部位包括股动脉、肱动脉、腋动脉和足背动脉。动脉插管的并发症包括出血、血栓形成、血管痉挛、远端缺血、夹层、感染、意外的动脉给药、假性动脉瘤和动静脉瘘形成。

整个动脉系统的平均动脉压几乎是恒定的，提供了驱动血液流向各器官的压力。但是，整个动脉系统的收缩压和舒张压值是不同的。监测部位越远，测量的收缩压越高，而舒张压则更低。但是，在低温体外循环中，肢体远端记录的压力波形通常低估了主动脉的收缩压和平均主动脉压（图2-10）。

为了进行准确的压力测量，监测传感器应参考心脏水平，通常选择腋中线。需要注意的是，传感器高度应根据患者或床的运动进行调整，以免产生不准确的压力值。当出现压力波形异常时，应排除以下原因：血凝块阻塞，气泡，管道弯曲或受压，连接松动或冲洗袋压力过低。

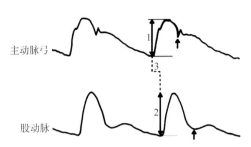

图 2-10　监测点对动脉压波形的影响：主动脉弓与股动脉处动脉压。虽然平均压保持不变，但随着监测点在动脉系统远端的移动，收缩压和脉压都会增大

引自 Mark JB，1998. Atlas of Cardiovascular Monitoring New York：Churchill Livingstone.

（三）中心静脉压

中心静脉压（CVP）可反映右心房压力，用于评估循环血容量、静脉张力和右心室功能。大多数心脏外科手术都应放置三腔中心静脉导管，可同时用于 CVP 监测、快速输液和泵注药物。

右侧颈内静脉是心脏麻醉医师最常用的中心静脉置管途径。因为从穿刺点到右心房的路径呈直线，更易于将导管置入上腔静脉。有时根据手术需要，要放置肺动脉导管或临时心内膜起搏电极，此时首选从右侧颈内静脉置入鞘管，作为导管或电极置入的通道。

CVP 正常值为 6 ～ 12mmHg，观察 CVP 数值的变化趋势比绝对数值更有指导意义。CVP 显著升高可能会引起脑灌注压明显下降。体外循环期间上腔静脉插管位置不当可能会导致 CVP 增加，外科医师必须立即纠正以免发生脑水肿和脑低灌注。人为因素导致 CVP 读数增高见于中心静脉导管和体外循环静脉插管固定在一起（中心静脉导管或肺动脉导管的尖端受压以致紧靠在固定的上腔静脉插管上）和（或）体外循环使用的负压过大。这些情况下应将压力转换器连接到导管的侧孔，或调整插管的固定位置。

（四）肺动脉导管

肺动脉导管（PAC）允许直接测量右心房压、肺动脉压和肺动脉楔压（PAWP）。此外，还可以测量混合静脉血氧饱和度（SvO_2）和右心室心排血量。PAC 的尖端有一个小的（1.5ml）球囊，在放置过程中，膨胀的球囊可随着血流漂浮进入右心腔，最终到达肺动脉。因此，肺动脉导管也称漂浮导管。PAC 尖端的位置主要通过压力波形来判断（图 2-11）。为便于 PAC 从右心房进入右心室，通常将患者头向下倾斜；从右心室进入肺动脉时，则将患者头朝上，并向右侧倾斜。将 PAC 楔入远端肺动脉后，在舒张期，导管尖端与左心室之间的血流可假设为静态的，从而使左心房压与导管尖端的压力近似相等，而左心房压与左心室舒张末压力近似相等。这就是使用 PAWP 估计左心室舒张末压力的生理基础。PAC 的尖端有一个热敏电阻，用于测量肺动脉的血液温度，并方便使用热稀释技术测量心排血量（CO）。

PAC 的并发症包括了中心静脉插管的并发症，还可能导致一些严重的并发症，包括导管打结、肺梗死和肺动脉破裂等。虽然罕见（报道发生率为 0.1% ～ 1%），但肺动脉破裂的死亡率接近 50%。为了降低这一并发症的风险，不应该让 PAC 尖端长期楔入肺动脉，也不应该让球囊长时间保持膨胀，因为这可能导致肺缺血和梗死。此外，在完成 PAWP 测量后，PAC 应撤出几厘米，防止导管随后向远端移位。根据 PAC 测得的 CO、CVP 和

MAP 还可以计算体循环阻力和肺循环阻力，为血流动力学管理提供全面的依据（表 2-3）。

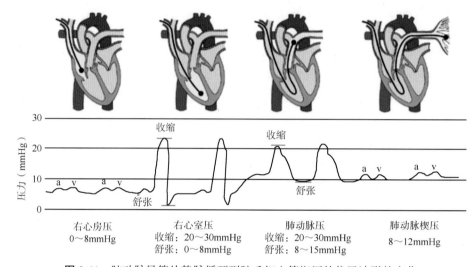

| | 右心房压
0～8mmHg | 右心室压
收缩：20～30mmHg
舒张：0～8mmHg | 肺动脉压
收缩：20～30mmHg
舒张：8～15mmHg | 肺动脉楔压
8～12mmHg |

图 2-11 肺动脉导管从静脉循环到肺毛细血管楔压的位置波形的变化

注意导管进入右心室（RV）时收缩压突然增加，导管进入肺动脉时舒张压突然增加，导管到达肺小动脉位置时平均压减少

表 2-3　综合肺动脉导管参数诊断休克

项目	急性右心衰竭	急性左心衰竭	感染性休克	出血性休克	急性肺栓塞
中心静脉压（CVP）	↑	—	↑	↓	↑
右心室舒张末期容积指数(RVEDVI)	↑	↑—	↑	↓	↑
右心室射血分数（RVEF）	< 30%	—	—	—	↓
平均肺动脉压（MPAP）	—	—	↓—	↑	↑
肺血管阻力指数（PVRI）	↑—	↑	↑—	↑	↑
肺动脉楔压（PAWP）	—	↑	↑	↓	↓
平均动脉压（MAP）	↓—	↓—	↓—	↓—	—
体循环阻力指数（SVRI）	—	↑	↓	↑	↑—
每搏量指数（SVI）	↓	↓	↑	↓	↓
心率（HR）	↑	↑	—	↑	↑
混合静脉血氧饱和度（SvO_2）	↓	↓	↑	↑	↓

　　混合静脉血氧饱和度（SvO_2）是指来自自身毛细血管组织的所有血液充分混合后的血氧饱和度，该数值从肺动脉血液样本中测量，因此，也是通过肺动脉导管才能获取。SvO_2 正常范围为 65% ～ 75%，它反映了身体的氧供与氧需是否平衡。SvO_2 低于 50%，通常与代谢性酸中毒有关。

二、体温监测

　　心血管手术独特之处是许多病例会采用治疗性低温。相对于其他任何手术，体外循环可快速广泛控制患者的体温。特殊的心血管手术在停循环时需降温至 17～21℃。而在非体外循环阶段，存在大量导致体温快速丢失的因素，引起低体温。低体温对危重患者是致病的，因此在心血管手术中应特别考虑体温监测。

心血管手术通常需要同时监测鼻咽温和核心温度。

鼻咽温：能够反映体外循环期间的脑部温度，也能反映血液温度。探头应该插入鼻咽部，插入深度为鼻孔到耳垂尖端的距离。放置鼻咽温探头时应力求轻柔，避免鼻出血。

膀胱温度或直肠温度：该方法用于测量核心温度，反映躯体器官和组织的温度。直肠温度探头可能因粪便的影响导致测温不准确。

三、近红外光谱脑氧饱和度测定

与脉搏血氧仪类似，近红外光谱脑氧饱和度测定（NIRS）系统通常采用自粘传感器，应用于前额。得到的数值为 $rScO_2$，是所采样大脑区域的静脉血与动脉血的比值。$rScO_2$ 的正常范围通常为 60%～75%。临床意义的低氧为 $rScO_2$ 绝对值小于 50%，或相对于基线值降低 20%。低氧反映了大脑氧供不足，通常是由低灌注、血氧饱和度偏低、贫血等因素导致。由于近红外光谱脑氧饱和度测定是无创的，因此它已经越来越多地被应用于心脏手术。

四、经食管超声心动图检查

在心脏外科手术中，术中 TEE 是所有开胸手术和胸主动脉手术的标准监测手段。TEE 的重要性体现在：①明确术前诊断，为手术策略提供依据；②术后评估手术效果避免再次手术；③处理围术期血流动力学波动；④引导手术操作，如主动脉内球囊阻断、房间隔封堵等。

尽管 TEE 通常是安全的，但它是一种半侵入性检查，并不是没有并发症。从口咽到胃的任何地方都可能发生损伤（图 2-12）。最常见的并发症包括口腔损伤、声音嘶哑和吞咽困难，其发生率约为 0.2%，食管穿孔的发生率为 0.01%～0.1%。报道的死亡率低于 0.01%。TEE 绝对禁忌证包括食管狭窄、憩室、肿瘤、新近缝合线及已知的食管中断。相对禁忌证包括有症状的食管裂孔疝、食管炎、凝血功能异常、食管静脉曲张及不明原因的上消化道出血。在存在相对禁忌证的情况下，如果预期获益大于潜在风险，则可以进行 TEE。

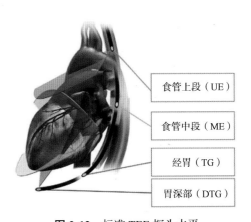

食管上段（UE）

食管中段（ME）

经胃（TG）

胃深部（DTG）

图 2-12　标准 TEE 探头水平

引自 Hahn R T, Abraham T, Adams M S, et al, 2013. Guidelines for performing a comprehensive transesophageal echocardiographic examination: recommendations from the American Society of Echocardiography and the Society of Cardiovascular Anesthesiologists. J Am Soc Echocardiogr, 26（9）: 921-964.

第五节 心血管手术常用药物

心血管手术中循环波动激烈，麻醉医生需根据患者的容量状态、心功能、循环阻力及手术进程等情况，灵活应用药物，尽可能使循环保持平稳状态，对患者的预后具有非常重要的作用。因此，必须对常用的作用于心血管的药物的药理机制、适应证、禁忌证及用法用量熟练掌握。心血管手术中处理循环波动的药物主要包括三大类（表 2-4）：肾上腺素能受体激动药、扩血管药、抗心律失常药。

表 2-4 术中常用心血管药物用量

药物	单次给药	连续给药
肾上腺素	5 ~ 50μg	0.01 ~ 0.3μg/（min·kg）
去甲肾上腺素	2 ~ 50μg	0.01 ~ 0.3μg/（min·kg）
异丙肾上腺素	1 ~ 10μg	0.01 ~ 0.1μg/（min·kg）
去氧肾上腺素	50 ~ 500μg	0.5 ~ 5.0μg/（min·kg）
多巴胺	50 ~ 200μg	2.0 ~ 10μg/（min·kg）
米力农	20 ~ 70μg/kg	0.2 ~ 1.0μg/（min·kg）
硝酸甘油	50 ~ 100μg	0.2 ~ 2μg/（min·kg）
艾司洛尔	10 ~ 100mg	10 ~ 100μg/（min·kg）
美托洛尔	0.5 ~ 5mg	—
尼卡地平	10 ~ 30μg/kg	1 ~ 10μg/（min·kg）
硝普钠	—	0.2 ~ 8μg/（min·kg）

一、药物剂量计算

心血管药物是根据患者的体重或相应单位来使用的。但是，药品通常有各种各样的剂量，因此在使用前有必要先稀释和计算好药量。建议通过以下步骤计算药物的容量输注速率。

1. 计算剂量率（μg/min） 计算每分钟所需剂量。例如，一个 70kg 患者，需要接受 5μg/（kg·min）的多巴胺治疗，剂量率为 350μg/min。

2. 计算浓度（μg/ml） 计算每毫升溶剂中有多少毫克药物。计算浓度（μg/ml）方法为药物总量除以容量。

3. 计算容量输注速率（ml/min） 用剂量率除以浓度（μg/min÷μg/ml=ml/min）。注射泵应基于容量输注速率设置。

二、常见肾上腺素能受体激动药

1. 去甲肾上腺素 强烈的 α 受体激动药，直接兴奋 α_1、α_2 受体，对 β_1 受体有轻微作用，对 β_2 受体几乎没有作用。心率由于血压升高而出现反射性减慢，外周阻力增加可致心排血量不变或下降。

其半衰期仅 2.5min，因此应持续静脉滴注。滴注速率大于 0.05μg/（kg·min）时，主要兴奋 α 肾上腺素能受体，引起皮肤、黏膜、骨骼肌、肝脏、肾脏和小肠血管收缩，使收缩压、舒张压及平均动脉压升高，反射性引起心率减慢。

各种危及生命的严重低血压状态，且对其他缩血管药物反应欠佳时，可改用去甲肾上腺素，以改善心肌供血，但剂量应该严格控制在＜ 0.3μg/（kg·min），去甲肾上腺素强效缩血管作用可以导致肾脏、肠管缺血和外周低灌注。

2. 肾上腺素　能够兴奋所有的肾上腺素能受体（α_1、α_2、β_1 和 β_2 受体），引起心率增快、心肌收缩力增强、血压升高。

肾上腺素可在心脏停搏、循环虚脱或过敏性休克时静脉注射，剂量为 1mg 或 0.02mg/kg，心脏复苏小剂量无效时，可给予大剂量肾上腺素（0.1 ～ 0.2mg/kg），以显著改善冠状动脉灌注压和心脑血流量，紧急情况下可以将肾上腺素稀释至 10ml 气管内注射。

肾上腺素 1 ～ 2μg/min 主要是兴奋 β_2 肾上腺素能受体，使血管和支气管平滑肌松弛；剂量为 0.025 ～ 0.12μg/（kg·min）时，主要是兴奋 β_1 肾上腺素能受体，使窦房结的传导加快，不应期缩短，心率增快，心肌收缩力增强；剂量超过 0.12μg/（kg·min），引起 α 肾上腺素能受体显著兴奋，产生血管收缩。大剂量或快速静脉注射肾上腺素可致血压骤然升高，引起脑出血或严重心律失常甚至心室颤动的可能。老年人应慎用，禁用于高血压、器质性心脏病和甲状腺功能亢进等患者。

3. 多巴胺　作用于 α、β 肾上腺素能受体和多巴胺受体，还能促进去甲肾上腺素释放，因此，它对自主神经系统具有直接和间接作用。小剂量 [0.5 ～ 2μg/（kg·min）]：兴奋肾、肠系膜多巴胺受体，肾灌注增加。中剂量 [3 ～ 10μg/（kg·min）]：兴奋 β_1 受体，促进去甲肾上腺素释放，心脏收缩增加，收缩压增加，舒张压轻度增加。大剂量 [＞ 10μg/（kg·min）]：兴奋 α 受体，血流重新分布，心脏做功增加。静脉给药 5min 起效，持续 5 ～ 10min。

多巴胺适用于休克和低心排血量综合征的患者，但患者对多巴胺的反应差异较大，使用时必须监测患者器官和外周组织灌注情况，及时调整多巴胺的输注速度。

4. 多巴酚丁胺　是多巴胺的衍生物，兼有多巴胺和异丙肾上腺素结构的特点，由于不存在异丙肾上腺素侧链上的羟基，故明显减弱了引起心率增快及心律不齐的效应。

多巴酚丁胺能够兴奋 β_1 肾上腺素能受体，对 α 和 β_2 肾上腺素能受体及多巴胺受体无显著作用，且无促进去甲肾上腺素释放作用，故使心肌收缩力增强，对心率和心肌氧耗量影响较小，肺血管阻力可减少或无明显改变，可使肺动脉压下降。

多巴酚丁胺半衰期为 2min，故需连续静脉滴注，滴速为 2 ～ 20μg/（kg·min）。其适用于心源性休克患者，对心脏手术后低心排血量综合征患者疗效较好。

5. 异丙肾上腺素　为 β 肾上腺素能受体激动药，但对 β_1 和 β_2 肾上腺素能受体无选择性，对 α 肾上腺素能受体几乎无作用。异丙肾上腺素通过兴奋 β_2 肾上腺素能受体使骨骼肌血管扩张，使周围血管总阻力下降，舒张压和平均动脉压下降，收缩压可以保持不变或增加。

异丙肾上腺素适用于二度、三度房室传导阻滞患者，以及阿托品治疗效果差的心动过缓和合并肺动脉高压的低心排血量综合征患者。心脏手术停止体外循环后，出现严重心动过缓时，给予 5 ～ 10μg 异丙肾上腺素能够有效地提高心率。

异丙肾上腺素泵注速率为 0.02 ～ 0.12μg/（kg·min），剂量稍大，即可引起心动过速甚至心律不齐，将显著增加心肌耗氧量，因此，给予异丙肾上腺素过程中必须严密监测心率和心律的变化。快速性心律失常、甲状腺功能亢进和高血压患者不宜使用异丙肾上腺素。

6. 去氧肾上腺素　是人工合成的纯 α 肾上腺素能受体激动药，引起外周血管收缩，使收缩压和舒张压升高，心率反射性减慢，它对 α 肾上腺素能受体的作用比去甲肾上腺素弱得多。其特别适用于处理全身麻醉期间的低血压，它能够使血压升高，保证心肌的灌注压，但并不使心率增快、心肌氧耗量增加，每次可静脉注射稀释后的药物 50 ～ 100μg，必要时可重复给予。其也可用于冠状动脉旁路移植手术或瓣膜置换手术后的高排低阻状态。去氧肾上腺素还可用来治疗阵发性室上性心动过速。给药过于频繁时容易出现药物耐受，需加大剂量或改用其他的 α 受体激动药。

三、常用的血管扩张药

1. 乌拉地尔　商品名为压宁定，为苯哌嗪取代的尿嘧啶衍生物，具有外周和中枢的双重降压作用。在控制高血压时，静脉注射乌拉地尔后 2 ～ 5min，即可产生降压作用，静脉应用乌拉地尔，由于心脏的负荷减轻，可使衰竭的心脏增加每搏量和心脏指数。

其静脉针剂可用于高血压危象的治疗。因其降压作用缓和、安全，尤其适用于治疗麻醉诱导、维持和恢复期间的高血压反应。治疗高血压急症时常用剂量为 25 ～ 50mg，亦可用 0.5% 溶液持续静脉滴注。

2. 硝普钠　是亚硝基铁氰化钠，临床应用的硝普钠每安瓿含 50mg 粉剂，使用时以 5% 葡萄糖注射液稀释，此时药液显橘红色。稀释后的溶液不稳定，配制好后应立即用铝箔纸包裹避光，以防药效下降。药液变成普鲁士蓝色（含亚铁氰化物）时，表明药物分解破坏，不能再用。

临床应用：开始按 0.25 ～ 10μg/（kg·min），平均为 3μg/（kg·min）速度滴注，经 2 ～ 3min 血压徐降，调节滴速，一般于 4 ～ 6min 就可使血压降至预计水平。停止滴注后一般经 1 ～ 10min 血压回升接近降压前水平。为不危及冠状动脉灌注，应密切监测动脉压，使舒张压保持在 60mmHg 以上。低血容量患者对硝普钠很敏感，首先应补充血容量，以避免血压剧降。长期应用注意氰化物/硫氰盐中毒（尤其肾功能不全时），应检测血液 pH、乳酸值、混合静脉血氧饱和度和血硫氰酸盐浓度。

3. 硝酸甘油　作为前药在平滑肌细胞及血管内皮细胞中被生物降解为 NO，通过 NO 而起作用。其主要扩张周围静脉，减少回心血量，减少左心前负荷；也可扩张外周的小动脉，减少外周阻力；扩张某些区域的冠状动脉，使冠状动脉的血供增加。

硝酸甘油已广泛用于冠状动脉旁路移植手术期间预防、治疗高血压发作和心肌氧耗量增加，慢性心力衰竭和急性心肌梗死所致的心功能不全，以及体外循环心内直视手术后心源性休克等。通常以 0.25μg/（kg·min）开始，直至 1μg/（kg·min），可达到理想的治疗效果。心功能差的患者用量一般较心功能好者为大。

4. 尼卡地平　又名佩尔地平及硝苯苄胺啶、盐酸尼卡地平，对冠状动脉和外周血管具有强的扩张作用，对脑血管也有较好的扩张作用。应用尼卡地平后，射血分数和心排血量均可增加，而对心脏传导无影响。

临床应用于治疗高血压和心绞痛，也用于脑血管疾病，如蛛网膜下腔出血、脑缺血性卒中、脑动脉硬化症等。在处理高血压危象时，静脉注射尼卡地平 5mg/h，每 15 分钟增加 1 ~ 2.5mg，最大可用至 15mg/h。急性期颅内出血患者、颅内高压者、孕妇、哺乳期妇女禁用。

5. 米力农 小剂量米力农以扩张血管作用为主，较大剂量时除降低后负荷外，还可明显增强心肌收缩力。因此米力农常用于严重右心或左心收缩功能不全心力衰竭患者的短期治疗，也常与多巴胺或多巴酚丁胺等儿茶酚胺药物联合用于体外循环心脏手术中的循环支持。对于因较长时间应用儿茶酚胺支持循环而发生耐受或依赖性的患者，也可以米力农作为替换治疗或撤除用药的过渡。此外，急性心肌梗死合并充血性心力衰竭的患者短期持续应用米力农，可增加心脏指数（CI），降低肺动脉楔压，迅速改善肺充血。

米力农给药多以静脉负荷剂量开始，继以持续静脉滴注。典型方法：负荷剂量 50μg/kg，10min 内给予，维持量 0.25 ~ 1.0μg/（kg·min），持续滴注。其消除半衰期为 2 ~ 3h，严重心力衰竭或肾功能受损患者的半衰期延长。

四、常用抗心律失常药

1. 利多卡因 是一窄谱抗心律失常药物，仅用于室性心律失常，特别适用于危急病例。静脉注射起始剂量为 1 ~ 2mg/kg，继以 20 ~ 50mg/min 的速度滴注，20 ~ 40min 后可重复一次，剂量为首次的一半。持续静脉滴注的剂量为 15 ~ 50μg/（kg·min），对于需要静脉推注 1 次以上达治疗效果的患者，其心律失常只对更高血浆浓度的利多卡因 [40 ~ 50μg/（kg·min）] 有反应。

其慎用或禁用于患有病态窦房结综合征、二度 II 型和三度房室传导阻滞者。

2. 美托洛尔 属选择 β_1 受体阻滞剂，对儿茶酚胺诱发的室性、室上性心律失常疗效较好。对于急性心肌梗死患者，用药后可使室性心动过速、心室颤动发生率明显下降，从而降低病死率。静脉注射总量为 0.15mg/kg，分次注射。病态窦房结综合征、严重心动过缓、房室传导阻滞、严重心力衰竭、低血压患者及孕妇禁用。严重支气管痉挛及肝、肾功能不良者慎用。

3. 艾司洛尔 为超短时作用的选择性 β 受体阻滞剂。其主要用于室上性心律失常，可减慢心房颤动、心房扑动者的心室率，还可减少心肌耗氧量，故对急性心肌梗死患者，可能有缩小梗死面积的作用。静脉滴注后分布半衰期仅为 2min，消除半衰期仅 8min。给负荷剂量后 6 ~ 10min 即产生最大血流动力学改变，停药后 20min 即减弱 β 受体阻滞效应。该药无膜稳定作用，治疗室上性心动过速，开始负荷剂量为 250 ~ 500μg/kg，静注 1min 以上，接着维持剂量 50 ~ 300μg/（kg·min），不良反应为低血压，轻度抑制心肌收缩力。

4. 胺碘酮 是广谱抗心律失常药物。其适用于各种室上性和室性心律失常，如心房颤动、心房扑动、心动过速及伴预激综合征的快速心律失常，长期给药治疗反复发作的室性心动过速有良好效果，对房性或室性期前收缩疗效较差。静脉滴注，起始量为 10min 内 15mg/min，随后 6h 为 1mg/min，剩下以 0.5mg/min 滴入。在最初 10min 内注入 150mg 可用以治疗窦性快速性心律失常或心室颤动。射血分数降低的患者静脉滴注胺碘酮时需密切注意有无低血压。对于窦房结或房室结原有病变患者，胺碘酮可引起症状性心动过缓或心搏骤停；也可诱发和加重心力衰竭。

五、血管活性药物的使用原则

除非患者血压极低，一时难以迅速补充血容量，可先使用血管收缩剂暂时提高血压以保证重要器官供血外，无论何种类型低血压首先必须补足血容量，以此前提下才酌情使用血管活性药物，特别是应用血管扩张药更应如此，否则会加剧血压下降甚至加重休克；必须及时纠正酸中毒，因为任何血管活性药物在酸性环境下（pH < 7.3）均不能发挥应有作用；血管收缩剂用量不宜过大，以免血管剧烈收缩，加剧微循环障碍和肾缺血，诱发或加剧急性肾衰竭。此外，血管收缩过度使外周阻力升高，可增加心脏后负荷，对心功能不良的患者不利；原无高血压者收缩压以维持在 90 ～ 100mmHg，高血压者维持在 100 ～ 120mmHg 为好，脉压维持在 20 ～ 30mmHg 为宜，切忌盲目加大剂量，导致血压过度升高。此外，应密切观察静脉滴注速度和药物浓度，以免造成血压骤升、骤降和剧烈波动现象；应用血管扩张药后由于淤积于毛细血管床的酸性代谢产物可较大量地进入体循环，加重机体酸中毒，必须及时补碱。

近年来提倡升压药与血管扩张药联合应用，并建议将升压药和扩血管药分开静脉使用，以便根据血压等指标调整各药滴速。

应用血管扩张药的初期可能有血压下降（常降低 10 ～ 20mmHg），若症状并无加重，可稍待观察，待微循环改善后血压多能逐渐回升，若经观察 0.5 ～ 1h 血压仍偏低，患者烦躁不安，应适当加用血管收缩剂如多巴胺、间羟胺、去氧肾上腺素、少量去甲肾上腺素等提升血压。

总之，血管活性药物仅是处理循环波动综合措施的一部分，必须综合考虑病因和其他治疗措施，只有这样才能发挥血管活性药物应有的作用。

（曹忠明　梁杰贤）

参 考 文 献

Fayad A，Shillcutt S K，2018. Perioperative transesophageal echocardiography for non-cardiac surgery. Can J Anaesth，65（4）：381-398.

Fleisher L A，Fleischmann K E，Auerbach A D，et al，2014. 2014 ACC/AHA Guideline on Perioperative Cardiovascular Evaluation and Management of Patients undergoing Noncardiac Surgery：Executive Summary：A Report of the American College of Cardiology/American Heart Association Task Force on Practice Guidelines. Circulation，130（24）：2215-2245.

Joannidis M，Druml W，Forni L G，et al，2017. Prevention of acute kidneyinjury and protection of renal function in the intensive care unit：update 2017：Expert opinion of the Working Group on Prevention，AKI section，European Society of Intensive Care Medicine. Intensive Care Med，43（6）：730-749.

Lavand'homme P，Steyaert A，2017. Opioid-free anesthesia opioid side effects：tolerance and hyperalgesia. Best Pract Res Clin Anaesthesiol，31（4）：487-498.

Loren F H，George L B，Joshua A B，et al，2010. ACCF/AHA Guideline 2010 ACCF/AHA/AATS/ACR/ASA/SCA/SCAI/SIR/STS/SVM Guidelines for the Diagnosis and Management of Patients With Thoracic Aortic Disease. Circulation，121：e266-e369.

Lund L H，Edwards L B，Dipchand A I，et al，2016. The Registry of the International Society for Heart and Lung Transplantation：thirty-third adult HT report-2016；focus theme：primary diagnostic indications for transplant. J Heart Lung Transplant，35（10）：1158-1169.

Mehra M R，Canter C E，Hannan M M，et al，2016. The 2016 International Society for Heart Lung Transplantation listing criteria for HT：a 10-year update. J Heart Lung Trans Plant，35（1）：1-23.

Parnell A，Prince M，2018. Anaesthesia for minimally invasive cardiac surgery. BJA Education，18（10）：323-330.

Salameh A，Greimann W，Vollroth M，et al，2017. Lung protection in cardio-pulmonary bypass. J Physiol Pharmacol，68（1）：99-116.

Yancy C W，Jessup M，Bozkurt B，et al，2013. 2013 ACCF/AHA guideline for the management of heart failure：a report of the American College of Cardiology Foundation/American Heart Association Task Force on Practice Guidelines. J Am Coll Cardiol，62（16）：e147-e239.

第三章　体外循环概述

体外循环（extracorporeal circulation，ECC）是将患者的血液从体内引流至体外构建新循环，患者心肺的正常生理功能包括血液循环、通气和氧合暂时由体外循环机替代。大多数情况下还会将心脏与循环分离（如主动脉横断钳闭）并灌注心脏停搏液，以便心外科医生在术中保持术野基本无血，同时在保持其他终末器官充分氧合和灌注的条件下对停搏心脏实施手术。

由于人工装置临时取代了人体心和肺的功能，所以通常体外循环又称心肺转流（cardiopulmonary bypass，CPB），体外循环机又称人工心肺机。体外循环是因心脏外科手术的需要而产生的。世界上第一台体外循环手术是 1953 年由美国的心脏外科医生 Gibbon 完成的房间隔缺损修补术，中国的第一台体外循环手术是 1958 年由心脏外科医生苏鸿熙教授完成的室间隔缺损修补术。随着医学的发展，体外循环的应用范围不断扩大，其除了在心脏大血管手术应用以外，在肺、脑、肝手术及肿瘤治疗、心肺衰竭患者的生命支持方面也取得了瞩目的成绩，成为临床医学一门重要的技术。

广义上，体外循环不仅包括心肺转流，还包括体外膜氧合（extracorporeal membrane oxygenation，ECMO）、血液透析（hemodialysis，HD）、左心辅助等。

第一节　体外循环装置

体外循环装置主要由人工泵、人工肺、管路与插管、滤器、变温水箱、监测设备等组成（图 3-1）。

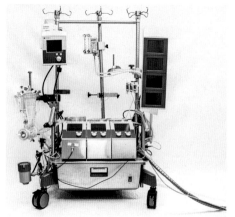

图 3-1　体外循环装置

一、人工泵

人工泵是体外循环的血流驱动装置。目前体外循环常用的人工泵有滚压泵和离心泵。

（一）滚压泵

滚压泵（图 3-2）是通过挤压管道内的血液驱动血液流动，不直接接触血液成分，性能可靠，易于操作，目前在体外循环领域占主流。多个滚压泵组合各种监测设备构成了体外循环机。

（二）离心泵

离心泵由控制装置、驱动马达和泵头组成（图3-3）。驱动马达运转时，经磁性连接带动叶轮高速旋转产生离心力，驱动血液单向流动。离心泵体积小，对血细胞损伤小，适用于较长时间的循环支持，如ECMO、左心转流、心室辅助等情况。

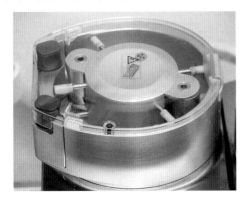 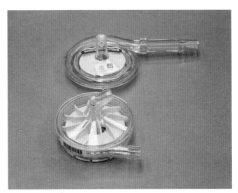

图3-2　滚压泵　　　　　　　　　　　　　图3-3　离心泵泵头

二、人工肺

人工肺又称氧合器，是体外循环中用于气体交换的装置，主要功能是将静脉血中二氧化碳排除，并将其氧合成动脉血，同时具有变温、去泡、储血等功能。人工肺经历了血膜式氧合器、鼓泡式氧合器和膜式氧合器发展阶段。目前临床上主要使用的是膜式氧合器（图3-4）。

三、管路与插管

体外循环建立过程中使用动、静脉插管，通过接头连接体外循环管路（图3-5），从而开始体外转流。管路要求有较好的组织相容性，同时应顺应性好、柔韧性强、热力消毒耐受性强、散裂性低。体外循环管路可分为普通管和泵管两种，普通管的材料一般为聚氯乙烯（PVC），泵管多为弹性良好的硅橡胶管或硅塑管制成。插管主要有动脉插管（图3-6）、静脉插管（图3-7）、左心吸引管及术野吸引管（图3-8）、心脏停搏液灌注管（图3-9）等，种类繁多。

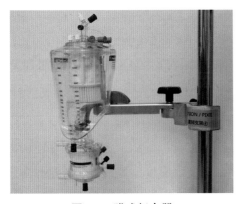 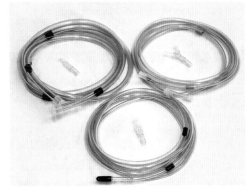

图3-4　膜式氧合器　　　　　　　　　　　图3-5　体外循环管路

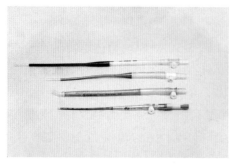

图 3-6 动脉插管

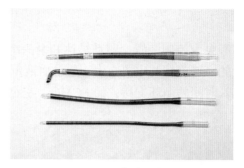

图 3-7 静脉插管

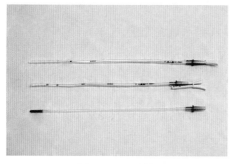

图 3-8 吸引管

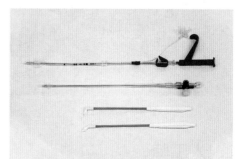

图 3-9 灌注管

四、滤器

体外循环过程中容易产生微栓。这些微栓进入体内可直接阻塞微血管，对重要组织器官产生损伤。滤器可以预防栓子进入体内，减轻体外循环过程中的危害。目前临床上常用的体外循环滤器包括动脉微栓过滤器、静脉储血过滤器、气体过滤器等。

五、变温水箱

变温水箱是体外循环过程中主动控制患者体温的一种设备。体外循环需要降低温度，减少组织代谢率，提高机体耐受缺血缺氧的能力，有时在复杂先天性心脏病、主动脉夹层手术中需要停循环才能完成手术。对于灌注师而言，应熟悉正常机体的温度调节生理机制、低温的病理生理及变温水箱的功能特点，根据手术需要控制患者的低温程度及复温速度，保证患者安全。

六、监测设备

一系列不断发展的监测技术和设备的应用是体外循环安全的重要保障。现代体外循环机配备了多种监测设备和报警装置，包括压力监测设备、温度监测设备、流量监测设备、气泡监测设备、液平面监测设备、停搏液灌注监测设备和时间监测设备等。灌注师必须确保所有监测设备处于良好的运行状态。在体外循环中，血液不可避免地会与非内皮细胞的异物接触激发凝血，必须进行全身抗凝。因此，对血液的抗凝监测也是体外循环最重要的监测内容之一。临床上肝素抗凝的主要监测指标为活化凝血时间（activated clotting time，ACT），体外循环中 ACT 要大于 480s。此外，还有一些辅助的监测设备，其可以提高体外循环安全性，如连续血气监测仪、脑氧饱和度监测仪、血浆胶体渗透压监测仪等。

第二节 术前准备及过程处理

一、仪器设备准备

1. 体外循环机 术前应检查泵头运转情况。

（1）开启机器开关，空转各泵头。

（2）检查有无噪声或异常声响，熟悉旋钮的调节幅度。

（3）检查电源系统及不间断电源工作情况，备好手摇柄。

（4）检查体外循环机监测系统工作状态，根据手术更改相关机器参数。

2. 变温水箱 检查变温水箱内的水量、电路、工作状态，制冷和加热系统是否正常，以及水管内水压及流速是否正常。

3. 气源设备 检查空氧混合器连接管是否接错或漏气、中心供气系统是否能提供正常压力、空氧混合器工作是否正常。

4. 其他仪器设备 检查术中需要使用的其他仪器设备的工作状态，如 ACT 监测仪、连续血气监测仪、脑氧饱和度监测仪、真空静脉回流辅助装置（VAVD）等。

二、物品与消耗品准备

1. 氧合器 根据患者病情、体重、手术复杂程度、氧合器的性能及患者的经济情况综合考虑选用进口或国产膜式氧合器（按外科手术通知单执行），同时根据患者的体重或体表面积选用适当的氧合器型号（表3-1）。灌注师应了解每种氧合器的结构、预充量及性能。

表 3-1 膜式氧合器使用推荐

类型	静态预充量（ml）	最小储血器容量（ml）	最大流量（L/min）	推荐范围（kg）
理诺珐 Kids D100	31	10	0.7	＜ 5
泰尔茂 FX05	43	15	1.5	5 ～ 13
美敦力 Pixie	48	20	2.0	7 ～ 16
理诺珐 Kids D101	87	30	2.5	15 ～ 25
泰尔茂 FX15RW30	144	70	4.0	25 ～ 50
泰尔茂 FX15RW40	144	200	5.0	45 ～ 60
理诺珐 Inspire 6F	284	150	6.0	45 ～ 70
科威成人型	260	200	6.0	50 ～ 70

续表

类型	静态预充量（ml）	最小储血器容量（ml）	最大流量（L/min）	推荐范围（kg）
希健成人型	240	400	6.0	50～70
威高 7000 型	270	300	7.0	＞50
美敦力 Fusion	260	200	7.0	＞50
泰尔茂 FX25	260	200	7.0	＞50

2. 体外循环管路 根据患者体重选用适当的体外循环管路，根据手术操作特点必要时进行相应调整。例如，因外科术式需求要增加动脉灌注管路或静脉引流管路；外科手术野回血较多时，有必要增加一条吸引管路；配合外科主刀医生习惯增加主动脉根部吸引管路。

3. 心脏插管 术前根据患者体重、手术方式及外科医生习惯准备合适的动静脉插管，心内、心外吸引管，心脏停搏液灌注管，检查心脏插管外包装上的有效期及型号，开启前再次与外科医生确认。动静脉插管型号推荐见表3-2。

4. 心脏停搏液灌注装置 根据不同的心肌保护方法选用不同的心脏停搏液灌注装置。笔者所在医院成人/获得性心脏病手术采用4∶1（双泵）心脏停搏液灌注装置，小儿/先天性心脏病手术采用晶体（单泵）心脏停搏液灌注装置。

表 3-2　动静脉插管型号推荐（以广东省人民医院为例）

动静脉插管	体重（kg）									
	≤3	≤5	≤10	10～15	15～20	20～30	30～40	40～50	50～60	≥60
动脉插管（F）	6～8	8	10	12	14	16	18	20	22	24
直头静脉插管（F）	12/12 或 14	14/16	16/18	18/20	20/22	22/24	下腔直 26/28	下腔直 28/30	下腔直 30/32	下腔直 32/34
金属直角静脉插管（F）	12/12		12/14	14/16	16/18		上腔弯 18/20	上腔弯 20/22	上腔弯 22/24	上腔弯 24/26

5. 动脉滤器 应根据患者的体重选用适当的型号。目前多数进口膜式氧合器集成了动脉滤器，临床上不需要再加装动脉滤器，但是使用普通膜式氧合器时仍然需要加装动脉滤器，以提高体外循环安全性。

6. 血液浓缩器 重症患者、肾功能不全患者、小儿患者等对血液稀释度有特殊要求，应准备血液浓缩器，在体外循环过程中可保持理想的容量平衡、血浆胶体渗透压和血液的携氧能力。根据患者体重选择适当型号的血液浓缩器。

7. 其他物品 血液回收机，包括储血罐、各种接头、单独包装管道、空气过滤器、输血管、ACT 检测试剂、1ml 注射器等。

三、药品准备

1. 体外循环管路预充液体准备

（1）晶体液：可应用乳酸林格液或复方电解质注射液，后者因不含乳酸而更符合生理要求，适合重症患者及小儿手术。

（2）胶体液：必要时预充液中加入适量的胶体，如新鲜冰冻血浆、人血白蛋白、人工胶体等，使胶晶比达到 0.6 左右。

（3）肝素：按 250U/100ml 预充液加入肝素，在预充液加入新鲜冰冻血浆、全血或红细胞时，应按 625U/100ml 血制品提前加入肝素。

（4）血制品：对于低体重患者或术前血红蛋白较低的患者，可加入浓缩红细胞或全血，以保证体外循环过程中相对足够的血细胞比容（HCT）。

（5）电解质：根据术前特别是体外循环前患者的生化检查及血气分析结果，适量补充钾、镁和碳酸氢钠，以减轻体外循环过程中出现的电解质和酸碱平衡紊乱。

（6）其他：根据患者术前状态还可加入甘露醇、磷酸肌酸钠、乌司他丁等药物进行预充。

2. 停搏液的准备与配制　根据手术种类要求及各单位习惯自行准备，笔者所在单位常用的停搏液有以下几种。

（1）改良 St.Thomas 冷晶体停搏液（表 3-3）：主要应用于小儿心脏外科手术。

（2）含血晶体停搏液（表 3-4）：主要应用于成人心脏手术。

表 3-3　改良 St.Thomas 冷晶体停搏液配方（4℃）

成分	剂量
复方电解质注射液	500ml
10% 氯化钾注射液	5ml
25% 硫酸镁注射液	2.4ml
5% 碳酸氢钠注射液	15ml
2% 利多卡因注射液	0.625ml
地塞米松	4mg

表 3-4　含血晶体停搏液配方（4℃）

晶体停搏液成分	稀释血心脏停搏液	
	高钾停搏液	低钾停搏液
0.9% 氯化钠注射液	500ml	500ml
10% 氯化钾注射液	35ml	14ml
25% 硫酸镁注射液	19.2ml	19.2ml
2% 利多卡因注射液	10ml	2.5ml

表 3-5　Del Nido 停搏液配方
（血：晶体液 = 1：4）

成分	剂量
复方电解质注射液	500ml
20% 甘露醇注射液	8.15ml
25% 硫酸镁注射液	4ml
5% 碳酸氢钠注射液	11ml
2% 利多卡因注射液	3.25ml
10% 氯化钾注射液	10ml

（3）HTK 液：适合长时间阻断的患者或心脏移植供心保护，一般阻断时间在 3h 内。

成分为冷晶体停搏液，商品化生产；无菌包装，低温保存。近年来国产 HTK 液也逐渐普及。

（4）Del Nido 停搏液（表 3-5）：笔者所在单位将其用于成人心脏手术。

3. 药品准备　10% 氯化钾注射液、25% 硫酸镁注射液、5% 氯化钙注射液、呋塞米、肝素、2% 利多卡因注射液等。

四、体外循环装机及预充

灌注师应对术前诊断、手术方案及麻醉方案有详尽的了解，掌握术者对体外循环的具体要求及应注意的问题，全面考虑制订体外循环方案。灌注师对使用的体外循环物品，尤其对体外循环机、气源等再次进行检查，完成装机及管路的预充排气，保证准备工作万无一失。

1. 装机

（1）在打开体外循环物品之前要检查外包装是否完好无损，是否在有效期内。

（2）评估环境，按七步洗手法洗手或进行快速手消毒，开启包装后注意无菌操作，避免污染接头或管道连接处。

（3）按要求连接和安装管道。检查泵管、管道是否完好，各接口连接是否牢固。

（4）安放氧合器及管路于体外循环机的适当位置，注意勿扭曲。泵管、接头等出入口方向勿接反。连接氧气管及平面报警贴片。连接水管，测试变温水箱是否漏水。

2. 预充排气与滚压泵松紧度调节

（1）安装后，再次核查氧合器与管道的连接是否正确、牢固。

（2）加入预充液体排气。首先检查泵的方向，然后进行泵松紧度调整，大流量排净体外循环管道及氧合器内空气，必要时可以反复轻轻敲打氧合器、循环回路及动脉微栓过滤器等，完全排净气体后停泵，钳闭动、静脉管路。

（3）预充液内加入适当肝素。

五、体外循环前检查清单

（1）人工心肺机各泵头及监测装置状态，变温水箱状态，手摇杆确认在位。

（2）压泵方向及松紧度调节。

（3）装置选用合理，各装置连接正确和牢固。

（4）安全报警装置连接及功能检测。

（5）预充液成分完整和合理，预充后血液稀释度计算。

（6）氧合器供气及空氧混合器状态。

（7）心脏停搏液及灌注参数的确认。

（8）各种心脏插管及接头的准备。

（9）装置排气充分。

（10）体外循环记录单的术前资料记录，体外循环前全血活化凝血时间（ACT）的确认及特殊情况的相关记录。

六、体外循环过程中各环节的处理

（1）记录：每 5 ～ 10 分钟对体外循环有关参数进行记录，并进行相应的处理。

（2）血液抗凝：体外循环开始后 15min 内测定 ACT，体外循环 2h 内每小时测 1 次 ACT，2h 后每 30 分钟测 1 次 ACT，保证 ACT 在体外循环过程中不低于 480s。

（3）动脉血气：体外循环开始后 15min 内、心脏复灌前及终止体外循环前测定动脉血气，体外循环过程中常规每小时测动脉血气，如发现异常情况，需及时处理及复测动脉血气。

（4）水、电解质及酸碱平衡：术中通过控制入量、补充不足、利尿、超滤和药物处理等措施尽可能维持水、电解质及酸碱平衡。

（5）灌注流量：常规体外循环灌注流量范围为 50 ～ 200ml/（kg·min）。根据患者体重、年龄和不同的温度状态，灌注流量可进行相应的调整。低体重患者及常温状态下应保持高流量灌注；根据降温情况可在安全范围内适当降低灌注流量；对于大体重患者，可根据患者的体表面积提供 1.8 ～ 2.6L/（m² · min）的灌注流量。

（6）动脉血压：体外循环期的动脉血压宜保持在 30 ～ 90mmHg。根据患者不同的状态维持相应安全的动脉血压。体外循环过程中可通过改变灌注流量、机体有效循环血量、血管活性药物及麻醉深度等方法控制动脉血压。动脉血压的控制需要以保证相对足够的灌注流量为前提，术中（特别是体外循环启动阶段）血压过低时，需要确认有效的灌注流量和排除过敏性因素；血压过高时不能仅通过降低灌注流量控制血压。

（7）血液稀释及血制品使用：不同病种体外循环 HCT 参考见表 3-6。

表 3-6 不同病种体外循环 HCT 参考

患者条件	体外循环中 HCT	复温时 HCT	终止体外循环时 HCT
一般体外循环手术	> 0.21	> 0.24	> 0.25
发绀型疾病	0.25 ～ 0.30	> 0.27	> 0.3
深低温低流量或停循环	≥ 0.21	> 0.27	> 0.30
新生儿和婴幼儿、年龄 > 70 岁、心脑缺血性疾病	> 0.24	> 0.28	> 0.32
肺功能不全或长时间体外循环	0.21 ～ 0.24	0.24 ～ 0.27	> 0.30

需要注意：一般体外循环手术不需要通过增加预充量来刻意达到某一 HCT 水平；发绀型疾病患者预计稀释后 HCT > 0.35 时，需要在体外循环前通过深静脉放血达到 HCT 在 0.3 左右，并注意预充后的晶胶比；新生儿及低体重婴幼儿可适当上调 HCT，体外循环降温较浅或体外循环时间短时 HCT 水平可上调。

（8）温度：低温是体外循环的重要保护措施。低温不仅提高了体外循环整体的安全性，达到心肌保护作用，还为术中安全地降低灌注流量以配合手术操作、减少血液破坏提供了条件。根据手术操作不同，体外循环过程中可选择不同程度的低温水平，通常为将鼻咽温/直肠温降至 25 ～ 32℃。部分复杂先天性心脏病及大血管手术可能在深低温停循环或低流量下进行，此时患者体温将降至 18 ～ 22℃。血流升降温时要注意水温与血温的温差，通常降温和复温时的温差均不宜超过 10℃，避免过激降温和升温导致组织灌注不良。

（9）心脏停搏液灌注：小儿/先天性心脏病手术采用一次性晶体心脏停搏液灌注，常规灌注量为 20ml/kg；成人/获得性心脏病采用含血心脏停搏液灌注，诱导量为 20ml/kg，维持量为 10ml/kg，灌注间隔时间为 20 ～ 30min。

（10）沟通机制：体外循环过程中有任何异常情况时灌注师有责任与外科医生及麻醉

师沟通并向上级医生报告，上级医生有责任给予相应的处理意见。

第三节 体外循环技术与管理要点

一、成人体外循环

（一）体外循环准备

1. 了解患者术前状态 由于获得性心脏病患者病程通常较长，机体各项功能及自身调节能力存在一定衰退，且常合并其他全身性疾病。因此了解患者术前状态对减轻体外循环导致的相关损伤，及时处理术中可能出现的各种问题有重要意义。需要了解的主要内容包括以下方面。

（1）一般状态：包括体重、身高及患者的精神和身体状态。患者的体重、身高和体表面积与体外循环过程中正确选择安全的灌注流量有直接关系。根据患者的一般精神状态及身体状态可大致评估患者对手术的承受能力。

（2）循环系统功能：冠状动脉旁路移植手术患者术前循环系统功能存在不同程度的损伤。了解冠状动脉病变的范围、程度及侧支循环代偿情况，以及患者术前有无心功能不全和心肌梗死、外周血管及微循环状态、是否需要使用血管活性药物等，将对术中实施合理的心肌保护策略、及时和正确使用血管活性药物或循环辅助装置有重要帮助。

（3）重要系统器官功能：包括中枢神经系统功能、呼吸系统功能、肝功能、肾功能、凝血系统功能等。根据患者的具体情况，在体外循环及手术过程中采取相应的具体保护和治疗措施。

（4）合并其他疾病：年龄较大的患者可能合并糖尿病、高血压、脑血管意外等。了解患者术前合并疾病有助于防止术中加重其病情，有利于术后患者的复苏及康复。

（5）经济能力：根据病情需要，结合患者经济能力，可选择质量和性能较好的体外循环装置及一些保护性药品，以尽可能减少全身性组织损伤，从而提高体外循环的安全性。

2. 熟悉外科手术操作步骤 不同的外科手术操作需要与之相应的体外循环配合。熟悉外科医生的手术操作步骤、心肌保护策略可帮助灌注师顺利进行体外循环，更好地配合外科手术团队，尽可能缩短体外循环及心肌缺血时间，减少术后相关并发症。

3. 体外循环设备及装置的准备 主要根据患者术前状态和外科手术操作的要求准备，具体如下。

（1）人工心肺机和变温水箱：常规可使用滚压式人工心肺机。对于体外循环时间可能较长或可能需要较长时间辅助循环的患者，有条件时可选用离心泵作为灌注主泵，以减轻长时间体外循环导致的血液破坏，特别是大体重、心功能差及病情危重的患者。检查人工心肺机的备用电源是否工作正常和手动装置是否到位。变温水箱需要至少两个独立变温通道以分别配合循环和心脏停搏液的不同变温要求。

（2）氧合器：目前临床使用的氧合器包括膜式氧合器和鼓泡式氧合器，前者在气体交换性能、安全性及稳定性、血液保护及生物相容性等方面均有明显的优势。重症患者宜选用膜式氧合器，条件允许时可选用带肝素涂层的膜式氧合器，以提高手术的安全性。

（3）体外循环管路：主要根据临床的使用习惯使用常规的体外循环管路，包括动静脉管路、吸引管路和左心减压管路。此外根据手术操作特点对体外循环管路进行相应调整，如冠状动脉旁路移植手术常需要增加一条主动脉根部吸引管，主动脉弓部的大血管手术需要 2 条动脉灌注管路。

（4）体外循环插管：包括主动脉灌注插管、静脉引流管、左心引流管、心脏停搏液灌注管等。对于老年患者或伴有升主动脉粥样硬化病变的患者，为减少高速血流对升主动脉血管壁的冲击导致的粥样动脉硬化斑块脱落，体外循环动脉插管时通常应选用口径尽可能大的升主动脉，最好使用薄壁高流量或可形成弥散血流的动脉插管。对于冠状动脉旁路移植患者，升主动脉插管需要带有鲁尔接口侧孔，以备尽快恢复血管桥灌注。对于升主动脉插管困难如严重升主动脉粥样硬化或再次心脏手术的患者，可选用股动脉插管。静脉插管根据手术操作需要可选用腔静脉插管、右心房二级管，必要时可选用直角腔静脉插管，再次手术的患者必要时可使用股静脉插管，并在股 - 股转流下开胸以增加手术安全性。左心室引流管可防止体外循环时左心膨胀导致的心肌损伤。心脏停搏液灌注管可选用主动脉根部灌注针，需要升主动脉切开的手术则需要使用左、右冠状动脉直接灌注管，也可选用冠状静脉窦逆行灌注插管。

（5）心脏停搏液灌注装置：成人心脏手术多采用含血心脏停搏液灌注装置。

（6）动脉滤器及血液浓缩器：常规使用动脉滤器以减少体外循环过程中各种微栓进入体内和提高体外循环安全性。血液浓缩器的使用可在体外循环过程中保持理想的容量平衡、血浆胶体渗透压和血液的携氧能力。血液浓缩器还可滤除血浆中炎症介质，并可在血液电解质平衡调节方面发挥积极作用，应成为成人体外循环的标准配备。

（7）安全及监测装置：主要包括液平面报警装置、动脉血温和静脉血温监测探头、ACT 测定仪、连续静脉血氧饱和度监测仪、连续血液参数监测仪和脑氧饱和度监测仪等。

4. 体外循环预充 体外循环预充液应尽可能接近生理状态。在使用晶体液预充排气后，根据患者体外循环前的状态适当调整预充液成分。成人体外循环预充主要包括以下方面。

（1）晶体液可采用乳酸林格液或复方电解质注射液，后者因不含乳酸而更符合生理要求。

（2）必要时预充液中加入适量的胶体，如新鲜冰冻血浆、人血白蛋白、人工胶体等，使胶晶比达 0.6 左右，以减轻胶体渗透压过低导致的组织水肿。

（3）对于低体重患者或术前血红蛋白较低的患者，预充液中可加入浓缩红细胞或全血，以保证体外循环过程中 HCT 不低于 0.20，以保护血液的携氧能力。

（4）根据术前特别是体外循环前患者的生化检查及血气分析，适量补充钾、镁和碳酸氢钠，以减轻体外循环过程中出现的电解质和酸碱平衡紊乱。

（5）为进一步减轻体外循环造成的全身性组织和血液损伤，体外循环预充还可使用乌司他丁、甲泼尼龙、甘露醇等药物。

（6）肝素是体外循环预充液的重要成分之一，通常按 250U/100ml 预充液加入肝素，在预充液加入新鲜冰冻血浆或全血时，应同时或提前按 625U/100ml 血制品加入肝素，以保证预充液的抗凝状态。此外，通过选用适当的体外循环装置及对其进行合理连接，最大程度降低预充液的用量，以减少体外循环对机体循环和血液系统的干扰。

5. 体外循环前患者状态的评价

（1）循环系统功能状态：如果患者循环系统功能不稳定，出现血压波动或严重心律失常、需要使用血管活性药物或 IABP 辅助，则提示体外循环过程中和体外循环后发生循环功能障碍的可能性更大。手术过程中也要求灌注师加强心肌保护，在心脏恢复供血后更要进行充分的循环辅助，并准备相应的血管活性药物及必需的循环辅助装置。

（2）凝血及抗凝状态：在全身肝素化前测定全血活化凝血时间（ACT）基础值以备鱼精蛋白中和肝素时参考，特别是术前接受抗凝治疗的患者，更需要密切注意凝血系统的变化。全身肝素化后 5min 测定 ACT，确认患者充分肝素化后（ACT ＞ 480s）才能开始体外循环。

（3）体外循环前动脉血气状态：患者麻醉后进行血气分析可提供有关气体交换、酸碱平衡、主要电解质浓度、血红蛋白浓度和 HCT、乳酸浓度等即时信息。根据此分析结果，灌注师能够更合理地调整体外循环预充及在体外循环早期及时将上述各项指标调整至理想状态。

（二）体外循环管理要点

大多数心脏外科手术需要体外循环辅助下阻断主动脉并灌注停搏液。其体外循环分为3个阶段，即前并行循环阶段、完全体外循环阶段及后并行循环阶段。

1. 灌注流量　前并行循环时，体外循环不仅要与患者心脏一起保证组织血流灌注，还需要尽可能维持循环稳定及保护心功能。启动体外循环时灌注流量通常宜缓慢、平稳或阶梯性增加，此过程主要通过控制静脉回流量和保持氧合器中适当的血平面来实施。缓慢过渡的另一个目的是保证体外循环本身的安全性。体外循环有关人工装置的性能和连接可能会出现意想不到的问题，缓慢过渡可为发现和解决此类问题提供时间和机会。对于无主动脉瓣反流的患者，也可在开始体外循环后迅速过渡到全流量，其目的是尽早减轻心脏负荷。快速的循环过渡要求维持更严格的血容量出入平衡，以保证过渡平稳。此外，如患者在体外循环前或启动体外循环后出现严重室性心律失常或心脏停搏，或需要快速循环降温，则需要体外循环迅速达到全流量。

保证体外循环期间相对足够的灌注流量是体外循环最重要的原则。常温下体外循环灌注流量应达到 70 ～ 80ml/（kg·min）或 2.2 ～ 2.4L/（m²·min）。对于老年患者，因其动脉血管弹性较差和紧张度较高，体外循环过程中容易出现血压升高导致的灌注流量人为降低和组织灌注不良。为保证灌注流量和组织有效灌注，术中常需要使用血管扩张药物或在氧合器供气中加入七氟烷，体外循环过程中应常规在静脉管路连续监测静脉血氧饱和度并使其维持在 65% ～ 75%。此外，在升主动脉阻断和开放时尽可能降低灌注流量，避免高速血流对主动脉壁的冲击致使动脉硬化斑块脱落或气体进入冠状动脉。后并行循环过程中需要维持高流量灌注以帮助心脏偿还氧债。

2. 动脉血压　前并行循环过程中应尽可能维持动脉血压稳定，一般情况下通过灌注流量和机体的血容量可较好地控制动脉血压，慎用正性肌力药物。如患者出现显著的血压降低，首先要分析其原因并进行相应的处理，最后才考虑使用血管活性药物。开始体外循环后患者的中心静脉压（CVP）不应高于体外循环前。前并行循环过程中可能导致心脏损伤的重要因素是心腔内压力过高和心脏膨胀，因此需要进行充分的左心室减压，特别是对伴有主动脉瓣反流的患者。启动体外循环时还要密切关注动脉灌注管道内压力和泵灌注阻力的变化及动脉管路的有效氧合，以避免动脉插管位置不当导致动脉损伤或其他体外循环意外。

过低或过高的血压均可导致组织灌注不良，此外，对于冠状动脉旁路移植患者，术中血压过高还可能出现因切开的冠状动脉出血增加而影响血管吻合。因此，体外循环过程中需要维持相对稳定的动脉血压。体外循环与正常的生理循环存在较大差异，如输出流量不同、非搏动性血流、血液稀释、血液温度差异和缺乏自动调节机制等，体外循环过程中难以避免血压波动。影响体外循环时期动脉血压的因素主要包括灌注流量、外周血管紧张度、有效循环血量、血液稀释和血液成分、循环温度、药物等。为保证组织有效灌注，体外循环动脉血压的要求和相关处理措施主要包括以下方面。

（1）低血压的处理：由于体外循环的非搏动性血流、充分的静脉引流、血液稀释和血液中儿茶酚胺浓度降低、低温及药物等原因，体外循环早期将出现一过性低血压。通常在足够的灌注流量下患者可维持 50mmHg 以上的平均动脉压，如果血压下降，首先需要确认的是有效灌注流量，并在此基础上适当增加灌注流量使平均动脉压达 40mmHg 以上，慎用血管收缩药物。如在有效高流量灌注条件下血压仍低于 30mmHg，且维持时间较长，则应排除患者对药物的过敏因素并适量使用血管收缩药物如去氧肾上腺素或肾上腺素。此外，在处理低血压过程中还需要排除动脉测压不准确等干扰因素。

（2）高血压的处理：体外循环过程的一个重要特点是随着时间延长，平均动脉压逐渐升高，其主要原因是机体应激反应导致血液中儿茶酚胺浓度升高和麻醉药物代谢等。高血压并不表示组织可以得到充分灌注，特别是在灌注流量不足的条件下的高血压，更提示组织将发生灌注不良。通常认为平均动脉压超过 90mmHg 时应该使用扩血管药物，以平衡动脉血压和灌注流量的关系。体外循环过程中常用的扩血管药物有酚妥拉明、硝酸甘油、硝普钠、丙泊酚和七氟烷等。

为维持适当的平均动脉压，体外循环过程中应根据患者的状态，对灌注流量、血液成分、血管紧张度及机体有效循环血容量进行及时调整，以保证体外循环状态下充分的组织灌注。连续静脉血氧饱和度监测不仅提示了组织灌注状态，对平衡灌注流量和血管紧张度的关系也有重要的参考价值。

3. 气体交换及水、电解质和酸碱平衡　充分的气体交换是保证体外循环有效组织灌注的重要条件。根据人工肺的使用说明和不同的体外循环状态（如温度、流量等）对人工肺进行供气。体外循环过程中应密切关注人工肺的气体交换状态，定期复查动脉血气并及时对有关通气参数进行调整，通过空氧混合器的通气量调整 $PaCO_2$；通过给氧浓度调整 PaO_2。对于术前全身状态不好的重症患者，体外循环过程中采用连续动脉血气和静脉血氧饱和度监测可保证理想的气体交换状态和组织的充分氧供。动脉血气的评价标准通常是在降温或低温状态下（30℃以下）采用 pH 稳态；复温时采用 α 稳态。目前动脉血气分析除显示 pH、氧分压（PO_2）、二氧化碳分压（PCO_2）和碱剩余（BE）等指标外，还包括主要电解质浓度、HCT、血糖和乳酸水平等。体外循环过程中以各项血气指标维持在生理范围为原则。

为保证血液充分的携氧能力，手术患者需要维持一定的HCT，一般认为低温状态下HCT不低于0.20，复温后不低于0.25。为较好地控制术中的HCT和减少不必要的异体输血，术中应常规使用血液浓缩器，特别是针对术前肾功能不全和心功能较差的患者。必要时术中可使用零平衡超滤的方法，以排除机体内蓄积的有害代谢产物如尿素氮、胆红素、炎性因子等。

4. 体温　根据手术操作的不同，体外循环过程中可选择不同程度的低温水平，通常采用浅至中度低温（鼻咽温28～32℃）。如术中心肌保护采用常温连续含血心脏停搏液灌注方法，体外循环也可在常温下进行，但要求体外循环保持高流量灌注和维持较高的动脉血压。血流升降温时要注意水温与血温的温差，通常降温和复温时的温差均不宜超过10℃，避免过激降温和升温。

5. 血液抗凝　体外循环过程中要求ACT超过480s。体外循环前需要确认ACT达480s才能开始体外循环，开始体外循环后应尽快复查ACT，体外循环2h内每小时测定ACT，2h后每半小时测ACT。如ACT不足或接近480s，应按肝素剂量反应曲线补充肝素，以保证患者处于完全抗凝状态。体外循环过程中应密切注意动脉泵阻力变化，以及时发现体外循环系统内的血栓形成。

6. 心脏复苏及后并行循环　心脏再灌注时期的心脏复苏是体外循环的关键，心脏复苏过程在一定程度上反映了手术期间心脏损伤、心肌保护及冠状动脉旁路移植手术心肌再血管化效果，并与术后复苏及手术预后有一定关系。在心脏复苏过程中体外循环需要注意以下方面的问题。

（1）维持良好的机体内环境：心脏复苏期间要求体外循环高流量灌注，将平均动脉压维持在60～90mmHg水平。动脉灌注压过低将导致心肌组织低灌注，过高的动脉压会导致心脏后负荷过重，均不利于心脏复苏。心脏恢复供血前应将循环血液的有关参数尽可能调整至生理状态，包括使用血液浓缩器将HCT升高到0.3左右、血钾浓度接近正常、血气水平接近正常。由于目前广泛使用高钾心脏停搏液灌注，心脏复苏期间常需要面临高钾血症。避免和处理高钾血症的主要措施如下。

1）术中根据动脉血气适量补钾，切忌过多补钾。

2）补钙，通常在心脏复搏后给予氯化钙0.5～1g。

3）补充5%碳酸氢钠，不仅可纠正酸中毒，而且可促进钾离子向细胞内转移。

4）补充葡萄糖及胰岛素，促进糖原合成使细胞外钾进入细胞内。

5）使用呋塞米加速钾离子排泄。

6）应用生理盐水进行零平衡超滤，滤出血浆中钾离子。

升主动脉开放时鼻咽温宜复至32℃左右以利于心脏复苏，温度过高会增加心脏氧耗而不利于心脏复苏。心脏复苏后根据手术操作情况进一步进行循环复温。对于复灌后出现心室颤动的患者，在尽可能调整好机体内环境的同时，进行电除颤和辅助应用利多卡因、胺碘酮、肾上腺素等药物。为避免复灌时心律失常和帮助心脏复苏，也可使用温血诱导复苏，即在心脏血流恢复前使用温血低浓度心脏停搏液灌注。如患者出现顽固性心室颤动，也可考虑重新阻断升主动脉并使用温血心脏停搏液灌注，同时在调节好机体内环境后再开放升主动脉。

（2）心脏低负荷：心脏低负荷状态有利于心脏复苏和减轻心肌缺血再灌注损伤。心脏复苏时期应保持充分的静脉引流，此外，通过左心室引流或主动脉根部吸引可充分减轻左心前负荷。此外，在升主动脉开放早期要注意主动脉根部排气，以防止残存在左心及主动脉根部的气体进入冠状动脉及体循环造成栓塞。

（3）后并行辅助循环的管理：后并行循环主要目的是帮助心脏偿还氧债及调整患者有关状态并将体外循环过渡到自身呼吸和循环。在此期间体外循环的控制主要包括以下方面。

1）保持高流量灌注，加速心肌氧债偿还。由于此时期患者的平均动脉压通常较高，常需要使用血管扩张药物以达到高流量灌注。动脉血压的维持主要通过高流量灌注和提高血液黏滞度来实现，尽量避免使用正性肌力药物。

2）维持较高的动脉血压，特别是术前有高血压的患者。

3）保持充分左心减压，避免心脏膨胀导致新的心肌损伤。

4）维持良好的动脉血气和尽可能生理状态下的血浆电解质水平。通过血液浓缩器将HCT提高到0.3以上。良好的机体内环境不仅有助于心功能恢复，还可为体外循环向自身呼吸和循环过渡创造有利条件。

7. 脱离体外循环 在体外循环过渡到自身呼吸和循环前应对患者自身功能及状态进行评价，以便顺利过渡。通过在充分的后并行辅助循环后控制静脉回流降低体外循环灌注流量进行观察，并在此过程中评估患者的心肺功能及全身状态。主要内容如下。

（1）在后并行辅助循环时间超过心脏血流阻断时间1/4时逐渐降低灌注流量。

（2）心脏收缩有力，动脉平均血压达60mmHg以上，脉压达到或接近30mmHg，心脏充盈适度，CVP、左心房压或肺动脉楔压不高。

（3）心电图基本正常，无严重心律失常和心肌缺血表现，如心室律较慢，可使用起搏器。

（4）循环血HCT达到或超过0.3。

（5）血气和电解质正常。

（6）鼻咽温达37℃，直肠温不低于35℃。

如将灌注流量降至全流量1/5以下，患者各项指标达到上述条件，外科医生无需要体外循环帮助的有关操作及麻醉医师已做好患者自身循环和呼吸功能过渡的有关准备时，可以考虑终止体外循环。在上述过程中应根据患者实际情况，适当使用血管活性药物或其他辅助性药物，必要时可安装循环辅助装置，以帮助患者平稳过渡。

8. 脱机困难的处理 在后并行辅助循环时间超过心脏血流阻断时间1/3但患者自身呼吸和循环功能恢复仍不能达到脱离体外循环条件时可认为脱机困难。发生脱机困难时应首先分析其原因，并针对其原因进行相应的处理。有关脱机困难患者的处理主要包括以下方面。

（1）延长后并行辅助循环时间：对于部分术前心功能差及术中心肌缺血再灌注损伤严重的患者，常规的后并行辅助循环并不足以保障心功能恢复，适当延长辅助时间以帮助心脏舒缩功能充分恢复。延长时间的辅助循环应保持充分静脉引流和高流量灌注，并保持良好的动脉血压和机体内环境。通常延长辅助时间在2h以内，如果仍不能脱离体外循环，则需要考虑进一步的辅助循环措施。

（2）调整心血管活性药物的使用：在延长辅助时间的同时，根据具体情况适当调整心血管活性药物的使用，如正性肌力药物、血管扩张药物、心肌营养药物等。对于冠状动脉旁路移植手术患者，不宜过分依赖心血管活性药物，特别是正性肌力药物，后者可能加速心肌能量耗竭。大量使用正性肌力药物即使可帮助患者脱离体外循环，但对术后患者心功能的恢复及肾功能可能产生负面影响。术后肺动脉高压的患者可适当使用前列腺素 E 和吸入一氧化氮。

（3）使用机械循环辅助装置：正性肌力药物会增加心脏负担，不利于心功能恢复，目前主张在条件允许的情况下尽可能放宽机械循环辅助装置的使用指征。常用的循环辅助装置包括主动脉内球囊反搏（IABP）、心室辅助装置（VAD）。

（4）体外膜氧合心肺支持：体外膜氧合（ECMO）是近年来我国开始使用的心肺辅助技术，对术后心、肺功能不全的患者具有不可替代的作用。ECMO 采用肝素涂层的体外循环系统或使用可长时间工作的硅橡胶膜肺，以实现长时间的心、肺辅助。对于脱机困难的患者，在延长后并行循环时间 2h 后心、肺功能均不能恢复时，ECMO 可作为首选的治疗措施。此外，对于术前因血流动力学不稳定需要循环支持的患者，或估计术后难以脱离体外循环的重症患者，可在 ECMO 系统的辅助下完成冠状动脉旁路移植手术，术毕将 ECMO 系统带入复苏室继续辅助。

（三）心肌保护

心肌保护关系到手术近期效果及手术安全，是体外循环的重要部分。

1. 心肌保护方法　主要是指在心脏血流阻断期对心肌组织采取的保护方法，通常是指使用心脏停搏液灌注。成人心脏手术的心肌保护方法目前主要为含血心脏停搏液灌注冠状血管，部分先天性心脏病患者也可采用晶体心脏停搏液灌注。此外，在部分深低温手术时也可使用低温心室颤动的方法。心脏停搏液灌注通常分为诱导性灌注和维持性灌注。前者为血流阻断后心肌的首次灌注，灌注量通常为 20ml/kg；后者为较长时间心脏血流阻断时的后续性保护方法，灌注量多为 10ml/kg。

2. 心脏停搏液灌注方式　成人体外循环心脏手术的心脏停搏液灌注方式和方法主要有以下几种。

（1）冠状动脉顺行灌注：心脏停搏液多通过主动脉根部插针灌注，对于主动脉瓣相关手术或插针灌注效果不确切的患者，可通过左、右冠状动脉口插管灌注。心脏停搏液按正常的冠状循环途径对血流阻断后的心脏进行保护性灌注。顺行灌注的压力通常为 80 ～ 120mmHg。对于严重冠状动脉阻塞的心脏，冠状动脉顺行灌注的灌注液在缺血区域心肌的分布受到限制，必要时可在血管桥与靶血管吻合后通过多头灌注组件进行缺血区心脏停搏液灌注。

（2）冠状静脉窦逆行灌注：是指心脏停搏液通过冠状静脉窦插管经静脉系统逆行至心肌微循环，使心肌细胞的电机械活动停止。根据冠状循环的解剖学特点，经冠状静脉窦逆行灌注的液体约 70% 经心小静脉系统直接分流进入心腔，主要是右心腔，其余约 30% 的逆灌停搏液通过毛细血管进入小动脉，经冠状动脉开口（主要是左冠状动脉开口）至主动脉根部。冠状静脉系统不存在粥样硬化病变，而冠状动脉病变可导致静脉广泛交通支形成，使逆行灌注的停搏液在心肌组织内分布良好，特别是在冠状动脉供血不足区域的心肌组织，所以冠状静脉窦逆行灌注是一种适合于冠状动脉旁路移植手术的心脏停搏液灌注方式，特别是严重冠状动脉阻塞、急性心肌梗死和再次旁路移植手术的患者。此外，由于逆行灌注几乎不影响手术操作，特别是在主动脉瓣相关手术时，更省去左、右冠状动脉口插管灌注的操作及时间损耗。逆行灌注时需常规冠状静脉窦测压，并要求灌注压力控制在 40mmHg 以下，以避免冠状静脉窦及心肌组织损伤。

（3）血管桥灌注：对于冠状动脉旁路移植手术，在血管桥与靶血管吻合口建立后即可通过多头灌注组件经血管桥进行局部心脏停搏液灌注。灌注量通常为每条桥 50 ～ 100ml，灌注压力为 80 ～ 100mmHg。血管桥灌注的作用主要如下。

1）为缺血或心脏停搏液灌注不良的区域提供保护。

2）通过灌注流量观察和评价血管桥的通畅程度。

3）确认血管桥与靶血管吻合口的可靠性。

血管桥灌注时需要密切注意灌注压力的变化，避免压力过高导致血管桥或吻合口机械性损伤。

（4）间断性灌注：虽然侧支循环为缺血心肌提供了一定的氧及能量物质，一定程度上缓解了心肌组织氧和能量代谢的矛盾，但更为重要的是非冠状循环破坏了维持心肌电机械活动静止所必需的停搏环境，导致心脏出现电机械活动，使心肌组织对氧及能量的需求上升，其结果是加重了心肌缺血性损伤。为维持心脏的停搏环境，临床上常在诱导停搏后进行不同方式的维持性心脏停搏液灌注。间断性灌注是临床最常用的维持性灌注方式，灌注时间间隔多为 20 ～ 30min。手术时可根据手术的进程选择适当的灌注时机。

（5）连续性灌注：用于常温体外循环心脏直视手术时的常温含血心脏停搏液灌注。诱导停搏时与前述含血停搏液灌注相似，维持停搏时停搏液的灌注量通常为 80 ～ 120ml/min，可采用顺行或逆行灌注方式。常温含血心脏停搏液连续性灌注虽然在一定程度上避免了心肌缺血，但对手术野有一定的影响，停搏液用量较大，在长时间心脏血流阻断时可能出现循环容量及钾、镁离子超负荷。此外，如果常温下心肌实际灌注量不足，则可能导致比低温间断性灌注更严重的心肌缺血和再灌注损伤。

根据患者及手术操作的特点，手术过程中心脏停搏液灌注可联合使用以上多种灌注方式，以弥补单独使用某种方法的缺陷，如低温体外循环冷血心脏停搏液灌注加终末温血灌注、顺行灌注进行诱导停搏和逆行灌注进行维持灌注等。也可采用顺行灌注结合逆行灌注、冷血结合温血、连续结合间断的综合性心脏停搏液灌注方式，以取得最佳的心肌保护效果。

3. 心肌保护相关策略 心肌保护主要是针对心肌缺血再灌注采取的保护性措施。但心肌保护是一个广义的概念，除针对手术时心脏血流阻断外心肌保护的相关策略还包括以下方面。

（1）缩短心肌缺血时间：恢复冠状动脉供血主要有两种途径，即开放升主动脉阻断钳和在主动脉阻断同时通过停搏液灌注通路对心脏进行供血。在保证手术整体安全及手术操作顺利进行的前提下，根据不同手术的操作特点，合理调整手术操作步骤，将心肌缺血时间控制在最短。例如，冠状动脉旁路移植手术时尽可能在部分升主动脉阻断下进行近端吻合，以及使用多头灌注组件尽快恢复血管桥远端吻合口完成后缺血区心肌血供。此外，在不影响操作和手术整体安全的前提下采用或部分采用温血或含血心脏停搏液连续灌注技术，以尽可能缩短心肌缺血时间。

（2）心脏局部和全身低温：心肌温度是衡量心脏停搏液灌注效果及提示是否需要进行心脏停搏液灌注的重要指标。表3-7显示不同直肠温度条件下心脏氧耗与心脏缺血耐受时间的关系。

表3-7 不同直肠温度条件下心脏氧耗与心脏缺血耐受时间的关系

直肠温度（℃）	心脏氧耗（正常为100%）（%）	心脏缺血耐受时间（min）
36～37	100	5
32～35	80～90	10
25～31	40～60	20
20～24	25～35	30
＜20	10	60

（3）保证心脏在非血流阻断期间的血液供应：通过保证有效循环容量和血压、合理使用心血管活性药物或循环辅助装置，或在体外循环下通过控制灌注流量、血压、血管舒缩状态、血流稀释和血流温度等指标，配合良好的气体交换，保证心脏在非血流阻断期间充分的血液供应。

（4）快速心脏停搏和左心室减压：快速心脏停搏的主要目的为尽量减少血流阻断后心肌热缺血时间。左心室减压引流可通过降低心室内压力减轻心室壁心肌张力，以降低心肌组织的氧需求，同时避免心肌纤维过度拉长，减轻心肌组织损伤和帮助心脏复苏。

（5）充分的心脏排气：在充分左心排气后开放升主动脉。开放后重视主动脉根部排气，避免残存在左心腔内的气体造成冠状动脉栓塞。经食管超声心动图检查可为充分心脏排气提供帮助。对于出现或怀疑冠状动脉空气栓塞的患者，可通过延长后并行辅助循环时间，并在后并行循环过程中提高动脉灌注压及使用肾上腺素加强心脏收缩，帮助冠状动脉内空气排出。同时使用心肌营养药物（如磷酸肌酸）帮助心功能恢复。

二、小儿体外循环

（一）体外循环准备

1. 了解患者术前状态　绝大多数小儿体外循环手术患者为先天性心脏病患者，由于心脏病变及患儿本身的个体差异较大，了解患者术前状态对体外循环相关准备、体外循环风险评估及术中处理有重要意义。

2. 了解外科手术操作　不同的畸形纠治需要不同的体外循环配合。了解外科医生的手术操作步骤可保持体外循环过程紧凑，以尽可能缩短体外循环及心肌缺血时间。

3. 体外循环设备及装置的准备　小儿体外循环要求设备及装置的准备以尽可能减少

预充量、精确控制体外循环灌注流量及减少血液损伤为原则，主要准备的内容包括以下方面。

（1）人工心肺机和变温水箱：通常使用滚压式人工心肺机以精确控制灌注流量。由于部分复杂先天性心脏病手术需要在深低温停循环下进行，小儿体外循环需要使用高效的变温水箱以配合术中快速血流降温。

（2）氧合器：选用具备充分气体交换能力、性能稳定和预充量小的集成动脉滤器的膜式氧合器。

（3）体外循环管路：在保证充分静脉引流的前提下尽可能先用管径小的体外循环管路以减少预充量。发绀型或复杂先天性心脏病手术必要时可增加一条血液回收吸引管路。

（4）体外循环插管：由于小儿主动脉较细及体外循环使用的灌注流量相对较大，动脉灌注宜选用薄壁高流量动脉插管。静脉插管可根据手术操作需要选用直或直角腔静脉插管。根据患者体重和手术情况选用不同规格的左心室引流管。心脏停搏液灌注管可选用套管针或专用主动脉根部灌注针，需要升主动脉切开的手术需要使用冠状动脉直接灌注管，必要时也可选用小儿冠状静脉窦逆行灌注管。

（5）心脏停搏液灌注装置：小儿心肌保护常规使用晶体心脏停搏液灌注系统（单泵），必要时也可选用含血（4：1或1：4）心脏停搏液灌注装置。

（6）血液浓缩器：小儿体外循环对液体平衡的要求较高，血液浓缩器应成为小儿体外循环的标准配备。

（7）安全及监测装置：常规使用血平面报警装置和ACT测定仪，此外根据手术需要使用动脉和静脉血温监测仪、连续静脉血氧饱和度监测仪、连续血液参数监测仪和脑氧饱和度监测仪等。

4. 体外循环预充 在使用晶体液预充排气后，根据患儿体外循环前的状态适当调整预充液成分。小儿体外循环常规预充液成分如下。

（1）复方电解质注射液。

（2）加入适量的胶体，如人血白蛋白、人工胶体等，使胶晶比不低于0.6，以减轻胶体渗透压过低导致的组织水肿。

（3）对于低体重小儿或术前血红蛋白较低的患者，可加入浓缩红细胞或全血，以保证体外循环下HCT不低于0.24。

（4）根据术前特别是体外循环前患者的生化检查及血气分析结果，适量补充钾、镁和碳酸氢钠，使用库存血时慎重补钾。

（5）肝素常按250U/100ml预充液加入，在预充液加有新鲜冰冻血浆或全血时，应同时或提前按625U/100ml血制品加入肝素，并根据全身肝素化后ACT值进行调整。

由于小儿体外循环的预充量占循环血量的比例较大，体外循环预充后需要对预充液进行保温，以避免开始体外循环后循环血液温度骤降导致血流动力学不稳定。

（二）体外循环管理要点

1. 灌注流量 生理状态下小儿心脏指数较成人高20%～50%，小儿体外循环的灌注流量偏大是小儿体外循环的重要特点之一。根据手术过程中血流降温的程度，小儿体外循环分别使用不同的灌注流量。常温及浅低温状态下体外循环灌注流量应达到 100 ～ 200ml/（kg·min）或 2.4 ～ 3.0L/（m² · min）；中度及中度以下低温状态下则根据不同的降温程度使用 35 ～ 100ml/（kg·min）或 0.8 ～ 2.4L/（m² · min）的灌注流量；深低温时可短时间停止体外循环，停循环时间通常控制在 60min 以内。

小儿体外循环通常不控制静脉回流，因此启动体外循环时灌注流量增加较快。为保持相对较平稳的动脉血压，此过程主要通过及时增加灌注流量和维持更严格的出入平衡保持足够的动脉灌注和机体内有效循环血容量。在体外循环后期的血流复温阶段及后并行循环时期，因血管收缩引起血压升高，为保证灌注流量和组织有效灌注，需要使用血管扩张药物（酚妥拉明）或在氧合器供气中加入七氟烷。为动态监测组织的灌注情况，体外循环过程中可在静脉管路上连续监测静脉血氧饱和度，并通过平衡灌注流量、血管紧张度、体外循环系统的供气和血流复温速度，将静脉血氧饱和度维持在 65% ～ 75%。

2. 动脉血压　通常认为小儿体外循环过程中维持平均动脉压在 30 ～ 60mmHg。由于小儿血管壁弹力纤维较少和血管顺应性高，加上高流量非搏动性血流对血管壁的冲击和血液稀释使血液黏滞度降低，小儿体外循环时动脉血压通常偏低，特别是在体外循环开始阶段和低温状态下。并行循环时通过控制灌注流量和保持机体血容量平衡维持相对平稳的动脉血压。如患者出现显著血压降低，首先要分析其原因，如有效灌注流量不足、药物过敏、严重低钾血症、血液过度稀释和动脉测压不准确等，针对有关原因进行相应处理，最后才考虑使用血管活性药物。正常情况下体外循环过程中动脉血压呈缓慢上升的表现。如术中血压异常升高，则需要排除静脉引流不良、过度灌注等因素，必要时使用扩张血管药物如酚妥拉明、七氟烷等。此外，为保证良好的组织灌注和均匀的血流复温，在血流复温阶段如患者血压不低（超过 40mmHg），可加入酚妥拉明（0.02mg/kg）。连续静脉血氧饱和度监测不仅提示了组织灌注状态，而且对判断平衡灌注流量和血管紧张度的关系也有重要的参考价值，特别是在血流复温阶段。

3. 气体交换及水、电解质和酸碱平衡　根据人工肺的使用说明和不同的体外循环状态（如温度、流量等）对人工肺进行供气。体外循环过程中应密切关注人工肺的气体交换状态，定期复查动脉血气并及时对有关通气参数进行调整，通过空氧混合器的通气量调整 $PaCO_2$，通过给氧浓度调整 PaO_2。对于长时间体外循环的复杂先天性心脏病患儿，体外循环过程中宜采用连续动脉血气和静脉血氧饱和度监测以保证理想的气体交换状态和组织的充分氧供。动脉血气的评价标准通常是在降温或低温状态下（30℃以下）采用 pH 稳态，复温时采用 α 稳态。此外还需要注意乳酸水平和血浆胶体渗透压（COP）的变化，术中保持 COP 不低于术前的 65%。小儿体外循环需要维持较高的 HCT，特别是新生儿和婴幼儿，一般认为低温状态下 HCT 应不低于 0.21，复温后不低于 0.25，终止体外循环时达到 0.30 以上。为较好地控制术中 HCT，应常规使用血液浓缩器进行超滤，超滤的方法可以是常规超滤或改良超滤。由于小儿体外循环时库存血使用相对较多，长时间保存的库存血钾离子浓度较高，因此小儿体外循环补钾需要更谨慎，对于可能要输入库存血的患儿，暂不补钾。小儿基础代谢率较高，术中易出现组织供血或供氧不足导致的酸性代谢产物积聚，体外循环过程中需要根据动脉血气结果及时纠正代谢性酸中毒。

4. 体温　低温是小儿体外循环的另一个重要特点。根据手术操作的不同，体外循环过程中可选择不同程度的低温水平，通常采用浅至深度低温（18～32℃）。为确保全身低温状态，小儿体外循环时除进行鼻咽温监测外，还需要常规监测直肠温。血流升降温时要注意水温与血温的温差，通常降温和复温时的温差不宜超过10℃，以保证均匀降温和升温。对于深低温停循环手术，通常在恢复循环5～10min后才进行血流复温，严格控制水温与血温的温差，避免过度复温。

5. 血液抗凝　小儿心脏手术操作节奏较快，全身肝素化5min后应检测ACT，动脉插管时ACT值需要超过200s，开始体外循环时要求ACT超过480s。使用库存血预充时还应测定预充液的ACT值（要求不低于480s）。开始体外循环后应尽快复查ACT，体外循环2h内每小时测定ACT，2h后每半小时测ACT。如ACT不足或接近480s，则应按肝素剂量反应曲线补充肝素，以保证患者处于完全抗凝状态。

6. 心脏复苏及后并行循环　心脏复苏过程反映了手术期间心脏损伤、心肌保护及心脏畸形纠正效果。心脏复苏过程中的体外循环目标是帮助心功能恢复和为脱离体外循环做准备。此过程要注意以下方面的问题。

（1）良好的机体内环境与心脏复苏：心脏复苏期间要求体外循环高流量灌注，并将平均动脉压维持在40mmHg以上。心脏恢复供血前应将循环血液的有关参数尽可能调整到生理状态，包括使用血液浓缩器将HCT升高到0.28左右、正常的血钾浓度和血气水平。升主动脉开放时鼻咽温宜恢复至32℃左右以利于心脏复苏，心脏复苏后根据手术操作情况进一步进行循环复温。心脏复苏时期应保持充分的左心室引流和静脉引流。由于利多卡因的负性肌力作用及对神经系统的影响，心脏复灌后心室颤动的小儿目前不主张使用利多卡因，而首先电除颤。在心脏复搏后注意纠正低钙血症，常规使用氯化钙0.02g/kg，对于使用库存血的患者，宜适量增加补钙量（氯化钙0.05～0.1g/100ml库血）。钙剂通常在心脏复搏后3～5min及体温升至34℃以上使用。对于复灌后心脏复搏困难的患者，首先要分析原因并进行相应的处理，如患者出现顽固性心室颤动，也可考虑重新阻断升主动脉并灌注温血心脏停搏液，在调整好机体内环境后再开放升主动脉。

（2）后并行辅助循环的管理：后并行循环的主要目的是帮助心脏偿还氧债及调整患者有关状态并将体外循环过渡到患者自身呼吸和循环。其间体外循环的控制主要包括以下方面。

1）保持高流量灌注以加速心肌氧债偿还，如患者的平均动脉压过高，可使用血管扩张药物以达到高流量灌注。

2）通过高流量灌注和提高血液黏滞度维持40mmHg以上的平均动脉压，尽量避免使用正性肌力药物，特别是在后并行循环的早期。

3）保持充分的左心减压，避免心脏膨胀导致新的心肌损伤。

4）维持良好的动脉血气和尽可能生理的血浆电解质水平。

5）通过血液浓缩器和血制品的使用将HCT提高到0.28以上，以保证复温后血液的携氧能力及血浆胶体渗透压。

6）复搏后心率慢的患者可使用心脏起搏器，不要过早应用β受体激动剂，以避免掩盖手术误操作导致的三度房室传导阻滞。

7）必要时使用血管活性药物调节循环系统的功能状态。

后并行循环不仅为缺血后心功能的恢复提供了保障，更为体外循环向自身呼吸和循环过渡创造条件。

（3）脱离体外循环：在充分的后并行辅助循环后，控制静脉回流以降低体外循环灌注流量。在此过程中评估患者的心、肺功能及全身状态。脱离体外循环的主要条件如下。

1）后并行辅助循环时间超过心脏血流阻断时间 1/4。

2）心脏收缩有力，动脉平均血压达 40mmHg 以上。

3）心电图基本正常，无严重心律失常或心肌缺血表现，心率慢时可使用起搏器。

4）循环血 HCT 超过 0.3。

5）血气和电解质正常。

6）鼻咽温达 37℃，直肠温不低于 35℃。

在将灌注流量降至全流量 1/5 以下，患者各项指标达到上述条件时，如外科医生无需要体外循环帮助的有关操作及麻醉医师已做好患者自身循环和呼吸功能过渡的有关准备，可以考虑终止体外循环。

（4）在后并行辅助循环时间超过心脏血流阻断时间 1/3 但患者自身呼吸和循环功能恢复仍不能达到脱离体外循环时可认为脱机困难。发生脱机困难时，应首先分析原因，并针对原因进行相应的处理。脱机困难的处理主要包括以下方面。

1）延长后并行辅助循环时间，通常延长辅助时间在 2h 以内，如果仍不能脱离体外循环，则需要考虑畸形纠正是否完全或合理，或采取进一步的辅助循环措施。

2）延长辅助时间的同时调整心血管活性药物的使用，术后肺动脉高压的患者可使用前列腺素 E 和吸入一氧化氮。

3）由于目前仍缺乏小儿专用的机械循环辅助装置（如 IABP 和 VAD），对于不能脱离体外循环的患者，多采用体外膜氧合（ECMO）进行心脏或心肺支持。

7. 深低温低流量或停循环手术的体外循环　深低温低流量（DHLF）或深低温停循环（DHCA）主要是针对新生儿及小婴儿复杂先天畸形纠治手术的一种体外循环方法。在不影响手术操作前提下，为最大程度减轻重要器官缺血性损伤和减少术后近期及远期并发症，近年来多主张采用 DHLF 而尽量避免采用 DHCA。无论是 DHLF 还是 DHCA，除常规小儿体外循环的特点外，均还具有明显的特殊性，主要包括以下方面。

（1）循环降温：需要保持患者全身深低温状态，通常鼻咽温降至 15～18℃，直肠温降至 18～20℃。在深低温条件下停循环时间应控制在 60min 以内。降温过程中注意观察鼻咽温与直肠温的温差，避免降温过快导致降温不均匀。

（2）循环复温：在恢复正常的体外循环后 5～10min 才开始进行血流复温，复温时水温与血温的温差控制在 10℃ 以内，动脉血温控制在 38℃ 以内。复温过程中应保持高流量灌注，并密切注意静脉血氧饱和度变化，如静脉血氧饱和度低于 65%，则应暂停血流复温，并通过增加灌注流量、扩张血管等方法保持均衡复温。

（3）脑保护：停循环前降低手术室温度并在患者头部放置冰袋。复温开始后应用 20% 甘露醇，按 2.5ml/kg 加入循环，术中避免血浆胶体渗透压过低。选择性灌注是 DHCA 状态下对大脑采取的保护性措施，方法是通过颈总动脉或无名动脉插管为全身循环停止的患者提供一定的血液灌注，以延长停循环的安全时限。连续经皮脑氧饱和度监测可为 DHCA

或 DHLF 安全提供重要参考。

（4）机体内环境的调节：深低温状态下使用 pH 稳态管理血气。停循环或低流量前后均应进行血气检查，特别是恢复循环后，要及时纠正机体的水、电解质和酸碱平衡失调。通过使用超滤和使用库存血 [浓缩红细胞和（或）血浆] 恢复血液的携氧能力（HCT ≥ 0.30）和胶体渗透压（COP，≥ 15mmHg），帮助组织偿还氧债及避免或减轻组织水肿。

（三）心肌保护

根据小儿心肌发育特点，小儿心肌可分为两类，即学龄儿童的成熟心肌及新生儿和婴幼儿的未成熟心肌。未成熟心肌的特点：①对缺氧的耐受能力较强；②有效灌注压较低；③易出现组织水肿；④易出现"钙反常"现象；⑤容易出现心脏膨胀导致心肌纤维拉长。小儿心肌保护主要是针对未成熟心肌的特点进行。

1. 心脏停搏液及灌注方式　目前笔者所在单位使用的小儿心脏停搏液主要有三种：①改良 St.Thomas 晶体心脏停搏液；② 4：1 含血心脏停搏液；③ 1：4 含血心脏停搏液。心脏停搏液灌注通常分为诱导性灌注和维持性灌注，前者为血流阻断后心肌的首次灌注，灌注量通常为 20ml/kg 体重；后者为较长时间心脏血流阻断时的后续性保护方法，灌注量为 10ml/kg 体重。小儿心脏手术的心脏停搏液灌注多采用主动脉根部插针一次性顺行灌注。对于需要主动脉根部切开的手术，可通过左、右冠状动脉口插管灌注或行冠状静脉窦逆行灌注。

2. 心肌保护相关策略　除针对手术时心脏血流阻断采取的心肌保护措施外，小儿心肌保护的相关策略还包括以下方面。

（1）缩短心肌缺血时间：根据手术的操作特点，合理调整手术操作步骤，将心肌缺血时间控制在最短。在不影响手术操作的前提下，右心系统外科操作可安排在心脏恢复供血后进行。

（2）心脏局部和全身低温：小儿心肌保护在很大程度上有赖于心脏局部深低温，特别是一次性心脏停搏液灌注。心包腔内置入冰水或冰屑和全身低温状态对维持心脏局部低温和确保心肌保护效果有重要意义，特别是侧支循环丰富的发绀型先天性心脏病手术，心脏的非冠状循环供血使心脏在升主动脉阻断后仍有一定的血液供应，后者可破坏心脏的停搏环境和局部深低温。

（3）保证心脏在非血流阻断期间的血液供应：在心脏血流阻断前采用高流量灌注以保证心脏的供血，提高心脏对缺血的耐受性。在心脏恢复供血后，通过高流量灌注、适当扩血管措施、提高 HCT 和血浆胶体渗透压、良好的气体交换和电解质及酸碱平衡，保证缺血后心脏充分的血液供应，帮助心功能恢复。

（4）充分的心脏减压：充分的右心引流和左心室减压可通过降低心室内压力减轻心室壁心肌张力，以降低心肌组织的氧需求；同时避免心肌纤维过度拉长，减轻心肌组织损伤和帮助心脏复苏。

（5）充分的心脏排气：在充分左心排气后开放升主动脉。开放后重视主动脉根部排气，避免残存在左心腔内的气体造成冠状动脉栓塞。经食管超声心动图检查可为充分心脏排气提供帮助。对于出现或怀疑冠状动脉空气栓塞的患者，可通过延长后并行辅助循环时间，并在后并行循环过程中提高动脉灌注压及使用肾上腺素加强心脏收缩,帮助冠状动脉内空气排出。同时使用心肌营养药物(如磷酸肌酸)帮助心功能恢复。

三、体外膜氧合

据统计 0.5% ~ 1.2% 的心脏手术患者会出现术后不能脱离体外循环或脱机后在 ICU 中出现使用常规血管活性药物和 IABP 辅助治疗仍然无法缓解的低心排现象,患者需要进一步机械循环辅助治疗挽救生命。通常这部分患者同时具有双心室功能衰竭和(或)肺部疾病时,应首先考虑建立静脉–动脉体外膜氧合(VA-ECMO)辅助。VA-ECMO 由于自身的特点,近几年广泛应用于各种原因导致的急性循环衰竭患者的抢救性治疗,并积极促进器官移植的发展。ECMO 适用于所有年龄段患者,包括新生儿、儿童和成人;在提供双心室辅助的同时又可以进行呼吸辅助;操作简单、快捷,成人多不需要开胸,经外周血管插管,可在手术室或 ICU 床旁局部麻醉下完成操作。ECMO 可以理解为长效、简易版的体外循环。ECMO 只是辅助手段,而非治疗方法,积极治疗患者原发病才是关键。

目前在国内,越来越多的护理人员参与 ECMO 的安装与准备工作,通过 ECMO 系统化培训,有 ECMO 资质的护士对 ECMO 运转的维护起到了举足轻重的作用。

(一)前期准备

1. 人员准备 值班人员 24 小时在岗,在接到 ECMO 的电话请求后,第一时间联系具有 ECMO 资质的医师,医师评估上机指征,同时负责与家属签署 ECMO 知情同意书。

2. 用物准备(参考笔者所在单位,以成人 ECMO 为例)

(1)ECMO 物品:ECMO 套包包括泵头、管道、长效氧合器;动、静脉插管;动脉鞘管、夹管钳、2 袋复方电解质注射液、若干三通、无菌剪刀、无菌手套。

(2)设备:ECMO 架车、ECMO 主机、手摇柄、变温水箱、空氧混合器、插板。检查并测试性能是否完好。

(3)手术物品:手术器械(穿刺包或成人器械包)、治疗巾、中单、手术衣、无菌手套、消毒液、穿刺针、导丝、缝线、电烙机、负极板及连接线等。

3. 患者准备

(1)密切监测患者生命体征,备齐抢救药品。

(2)化验检查:血气分析、血常规等。

(3)评估插管部位血运。

(4)备皮、备血。

4. 安装前准备

(1)保证床单位有足够的空间摆放设备与治疗车。

(2)ECMO 相关设备处于有效制动状态,报警功能处于开启状态。

(3)空氧混合器、氧源、电源连接无误。

（二）安装与预充排气

1. 耗材检查

（1）打开包装前，检查有效期与包装完整性。

（2）安装离心泵头、氧合器之后，依次连接管道，管道需妥善放置，避免打折。

（3）连接变温水箱的水管，开启水箱，检查氧合器是否漏水。

2. 预充排气（图 3-10）

（1）在泵头前段 2 个三通依次连接两条排气管，近泵头端为液体入路，远泵头端为气体、液体出路。

（2）夹闭三通中间管路，通过重力将晶体液排入泵头前段与氧合器膜前处，夹闭管路。注意排净此段空气。

（3）通过动力排气，开启离心泵，可轻轻敲打氧合器与接头处，将管路中空气完全排至集气袋。

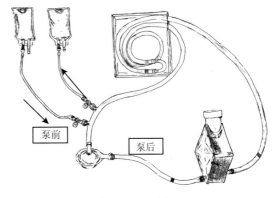

图 3-10 预充排气

（4）液体入路排气管连接集气袋，自循环排气完全。

（三）置管方式

（1）VA-ECMO 模式，成人首选股静脉 – 股动脉或股静脉 – 腋动脉（图 3-11），即引流管经股静脉插入下腔静脉或右心房，氧合血经股动脉或腋动脉泵入体内。

（2）新生儿或低体重婴幼儿可选择颈部动、静脉插管，如右颈内静脉 – 颈总动脉转流（图 3-12）；心脏手术后患儿可以经主动脉与右心房插管。

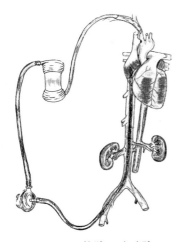

图 3-11 股静脉 – 腋动脉

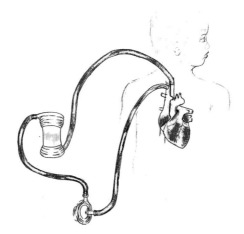

图 3-12 右颈内静脉 – 颈总动脉

近年来，VA-ECMO 技术发展极为迅速，已成为医院内各种原因导致的急性循环呼吸衰竭的抢救性治疗首选机械循环辅助技术。体外心肺复苏技术的成功开展，使得 VA-ECMO 不仅能够走出手术室，而且能够在医院外，突破空间限制，对危重症患者进行抢救性生命支持。随着 ECMO 被国家卫生健康委员会纳入限制类技术，进一步规范化逐渐成为今后工作的重点。

（孟挈挈　章晓华　周成斌　肖灯科）

第四节　体外循环的建立

一、不同的转流途径

（一）全身体外循环，整体灌注

全身体外循环，整体灌注，是施行心内直视手术所必需的基本支持技术，体静脉血液通过人工管道引流至体外的人工心肺机内，在充分氧合后再由血泵灌注于体循环的动脉系统。在阻断腔静脉和主动脉后心腔内为无血手术野，而全身其他器官仍能保持基本的血液供应。

体静脉血引入心肺机的插管方式有两种：在右心手术时采用上、下腔静脉分别插管法，腔静脉绕以阻断带，体静脉血液经腔静脉管分别引入心肺机。左心手术时可用单管经右心耳插于右心房内进行引流。

动脉系统的插管部位通常选用升主动脉远端，在特殊情况下可选择股动脉或腋动脉插管。

（二）全身体外循环，上、下身分别灌注

此适用于主动脉弓部或弓降部手术。在手术区的近心端和远心端阻断后仍能保证脑部和全身其他部位的血液供应。

体静脉的插管部位视胸部切口而异，正中开胸时可行上、下腔静脉或右心房插管，左侧开胸时可经右心耳或肺总动脉插管。

动脉系统灌注，通常选择升主动脉或股动脉插管，主动脉弓部动脉瘤时，升主动脉无法插管者可经右腋动脉插管灌注脑部。主动脉弓中断根治术也可经粗大的动脉导管向降主动脉插灌注管以保证下半身血液供应。

（三）左心转流辅助循环

左心转流辅助循环用于左心衰竭患者，将左心房内的氧合血经过旁路由体外血泵注入主动脉，左心室的功能能被部分甚至全部代替，因此这种左心转流系统也称为左心室辅助装置。

插管途径可分为两类，一种是短期辅助，其特点是便于安装和拆除，管道拆除后患者自体心脏可正常工作。通常是左心房插管引出氧合血，通过辅助循环泵经过股动脉插管返回体内。拆除这些管道不需要再次开胸。另一种是中长期辅助，通常自左心室插管引出血

液，然后由血泵通过升主动脉灌注返回体内，血泵可植入体内，此法可持续较长时间，但不能轻易拆除，主要作为同种心脏移植的过渡手段。

（四）冠状动脉灌注

心脏手术中灌注冠状动脉有不同目的，一种是灌注心脏停搏液使心脏停搏，又避免缺血时对心肌的损害，另一种灌注是用常温氧合血持续灌注使心脏维持血运，在心脏不停搏保持空搏的情况下进行手术。

冠状动脉灌注方式分顺行灌注与逆行灌注两种。顺行灌注是在升主动脉放置灌注管或切开升主动脉直接将灌注管插入冠状动脉开口处进行灌注；逆行灌注是经右心房将灌注管插入冠状静脉窦内，灌注液经升主动脉流出。

（五）阻断循环后的心腔内引流

阻断循环后仍会有血液自肺静脉或冠状静脉窦回流至心腔，因此手术中需使用左、右心腔吸引管吸引排空，这不仅使手术野清晰，而且有利于心肌及血液保护。左心引流管的插管途径很多，包括经左心尖插入左心室，经房间隔入左心房，经房间沟插入左心房或直接经升主动脉吸引。

二、可能存在的风险

（一）游离操作时

1. 升主动脉损伤 正中开胸时电刀可能损伤主动脉前壁，尤其在心包有粘连时，更易误伤，在分离升主动脉与肺动脉间结缔组织时可能切破主动脉侧壁或肺动脉壁。发现升主动脉损伤后应立即采取紧急措施，若破口较小，手指压迫可以止血，可用 3-0 聚丙烯线带垫片双头针在手指下的出血口进行褥式缝合。如撕裂口甚大，手指压迫不能有效控制，则必须尽快游离股动脉插管，同时全身肝素化连接心肺机将心包内血液回收，然后在血压平稳的情况下缝合主动脉破口。如果仍然无法控制，则不应勉强缝合，尽快插好静脉引流管以建立全身体外循环，在并行循环下比较可靠地闭合升主动脉破口。

2. 升主动脉瘤破裂 巨大升主动脉瘤尤其是夹层动脉瘤的壁菲薄，在正中开胸后，试图游离瘤体时极易导致其破裂，原则上在建立体外循环之前不要游离动脉瘤。一旦破裂，不应直接缝合止血，也不应轻易上侧壁钳，因为可能造成更大的破口。需要在体外循环下升主动脉张力下降后缝合或暂时止血，待全身降温至安全范围时才可处理动脉瘤。在升主动脉瘤出血时最忌在慌乱中夹止血钳或不适当操作，因为这样不仅出血不易控制而且易误伤右冠状动脉起始部。

3. 右冠状动脉主干损伤 再次心脏直视手术时由于心包严重粘连，右心房与右心室界限不清楚，右侧房室沟显露不清，若右心室扩大房室沟位置偏移，在切开右心房时可能过于靠近右心房室沟而损伤甚至切断右冠状动脉主干，一旦发现右冠状动脉损伤出血，应尽量防止完全断开以免残端缩入脂肪层内。通常的方法是游离出破口的远端和近端，将近端缝扎，在升主动脉与右冠状动脉远端行旁路移植术。

严重心包粘连、右心房壁薄、右心房室沟位置不清楚时，建议不游离右心房室表面的心包而直接打开右侧胸腔，即可清楚看到右心房全貌，又可通过心包直接在右心房插管，避免损伤右冠状动脉。

4. 腔静脉后壁破裂穿孔 在游离上腔静脉或下腔静脉套绕阻断带时，腔静脉后壁可能被捅破。通常先开始体外循环，心内直视手术完成后撤出腔静脉阻断带，在全身并行循环条件下充分显露腔静脉后壁仔细止血。下腔静脉位置较深，在绕阻断带时手术钳可能捅入左心房，也可在不影响全身灌注的条件下直接缝合。

5. 膈神经损伤 切开心包时使用电刀可能损伤膈神经，阻断循环期间冰块长时间压迫膈神经处也会有一定程度冻伤。下腔静脉绕阻断带时不应将膈神经包括在阻断带内。

（二）插管技术失误

1. 主动脉插管误插入夹层 插管直径太大或主动脉的切口过小、主动脉外膜未剪开，可能出现插管困难。灌注管前端不能插入主动脉腔内而滑入主动脉外膜层下方，此时连接人工心肺机后动脉端血液灌注于动脉内膜下，在升主动脉前方形成血肿，体外循环不能建立，如心脏已停搏，则会导致脑缺氧甚至死亡。此时比较妥当的方法是在插管处安置侧壁钳，退出动脉插管看清主动脉壁上切口后插入适当口径的灌注管，也可以在升主动脉前方另做一荷包，按常规插入灌注管。

2. 股动脉损伤 股动脉过细或动脉插管管径过粗可能导致股动脉切口撕裂、内膜翻转甚至累及股深动脉，手术后可能导致狭窄以致远端缺血，儿童或体重较小的患者宜选用合适直径的插管。

3. 右心房或右心室紧急插管致大出血 心包粘连或高度扩张的右心房可能突然撕破而造成无法控制的大出血，由于心脏壁薄且脆弱无法用血管钳止血，此时只能尽快建立体外循坏，在心脏排空的情况下修补。不要试图在体外循环建立之前盲目缝合止血，以免失去抢救机会。

4. 冠状静脉窦损伤 冠状静脉窦插管行逆向灌注时，暴力可能损伤冠状静脉窦后壁，多半出现在经右心房壁的非直视插入法，如有破裂，应立即抬起心脏加以修补。

5. 冠状动脉开口部损伤 主动脉瓣手术时，心脏停搏液需要在升主动脉切开后直接将灌注管插入左、右冠状动脉口内，金属灌注头的使用或暴力操作可能使冠状动脉开口部夹层剥离或损伤，也可能导致手术野中一些组织碎片进入冠状动脉开口内，在心内手术完成后出现心肌急性供血不足。必要时应重新阻断循环直视探查。

（李力夫　岑坚正）

参 考 文 献

龙村，李欣，于坤，2017. 现代体外循环学 . 北京：人民卫生出版社：338-351.

徐光亚，吴叔明，2010. 图解心脏外科手术学 . 2 版 . 北京：科学出版社：18-22.

Park S，Kim J，Jung S，et al，2014. Outcomes of extracorporeal life support for low cardiac output syndrome after major cardiac surgery. J Thorac Cardiovasc Surg，147（1）：283-289.

第四章 心血管外科手术常用器材与药品

第一节 心血管外科手术常用器械

心血管外科手术器械包通常由基础器械包和特殊附加包组成，基础器械包按患者年龄、体重分为成人手术器械包、儿童手术器械包、婴儿手术器械包；特殊附加包根据手术方式和特点按需搭配使用。

一、心血管外科手术基础器械包

1. 成人心脏手术器械包　　见表 4-1。

表 4-1　成人心脏手术器械包

名称	数量	名称	数量	名称	数量
海绵钳 250mm	2	小弯血管钳 140mm	20	成人胸骨牵开器	1
长弯血管钳 250mm	1	蚊弯血管钳 125mm	10	粗线钩 300mm	1
肾蒂钳 220mm	1	胶头蚊式钳 125mm	10	细线钩 260mm	1
解剖钳 180mm	1	微血管钳 125mm	1	棉绳 600mm	2
小直角钳 180mm	1	主动脉阻断钳	1	28 号阻断管 170mm	2
中直角钳 220mm	1	主动脉侧壁钳	1	14 号阻断管 170mm	6
扁桃钳 200mm	2	心耳钳	1	特快型组织剪 200mm 弯	1
镶片持针钳 180mm	2	心房钳	1	综合组织剪 200mm 弯	1
镶片持针钳 200mm	2	心内吸引器 300mm×8mm	1	直组织剪 200mm	1
持针钳 180mm	2	胸腔吸引器 270mm	1	2mm 无损伤镊 220mm	2
钢丝结扎钳 150mm	1	左房吸引器 120mm	2	2mm 无损伤镊 200mm	3
管道钳 180mm	2	主动脉排气针 50mm	1	刀柄 3 号	1
有齿直钳 180mm	2	甲状腺拉钩	1	刀柄 7 号	1
组织钳 180mm	10	心房拉钩（宽扁）	2		
中弯血管钳 180mm	10	双头心室拉钩（直角）	2		

2. 儿童心脏手术器械包 见表 4-2。

表 4-2　儿童心脏手术器械包（体重 20kg 以上）

名称	数量	名称	数量	名称	数量
海绵钳 250mm	2	中弯血管钳 180mm	10	儿童胸骨牵开器	2
镶片持针钳 180mm	1	微血管钳 125mm	1	直组织剪 200mm	1
镶片持针钳 200mm	1	小弯血管钳 140mm	2	精细剪 180mm	1
小直角钳 180mm	1	蚊弯血管钳 125mm	15	综合组织剪 180mm	1
中直角钳 220mm	1	胶头蚊式钳 125mm	15	特快型解剖剪 180mm	1
扁桃钳 180mm	2	儿童主动脉阻断钳 160mm×35mm	1	心内吸引器 180mm×4mm	2
解剖钳 180mm	1	儿童主动脉阻断钳 180mm×43mm	1	心内吸引器 180mm×3mm	1
解剖钳 220mm	1	儿童心房钳	1	2mm 无损伤镊 200mm	3
持针钳 180mm	2	儿童心耳钳	1	细线钩 260mm	1
钢丝结扎钳 150mm	1	儿童主动脉侧壁钳	1	儿童心室拉钩（直角）	2
管道钳 180mm	2	钢丝剪	1	儿童心房拉钩（扁圆）	2
组织钳 180mm	8	冰匙	1	上颌窦拉钩	1
刀柄 3 号	1	刀柄 7 号	1	12 号阻断管 120mm	8

3. 婴儿心脏手术器械包 见表 4-3。

表 4-3　婴儿心脏手术器械包（体重 20kg 以下）

名称	数量	名称	数量	名称	数量
海绵钳 250mm	2	微血管钳 125mm	1	上颌窦拉钩	1
解剖钳 180mm	1	婴儿主动脉阻断钳	1	细线钩 260mm	1
小直角钳 180mm	1	婴儿心房钳	1	10 号阻断管 120mm	8
中直角钳 220mm	1	婴儿心耳钳	1	综合组织剪 180mm	1
扁桃钳 200mm	2	婴儿主动脉侧壁钳	1	特快型解剖剪 180mm	
镶片持针钳 180mm	2	左房吸引器	1	直组织剪 200mm	1
持针钳 180mm	2	心内吸引器 180mm×3mm	2	儿童精细剪 180mm	1
管道钳 180mm	2	心内吸引器 180mm×4mm	1	2mm 无损伤镊 200mm	2
组织钳 180mm	8	婴儿胸骨牵开器	1	刀柄 3 号	1
小弯血管钳 140mm	2	儿童胸骨牵开器	1	刀柄 7 号	1
蚊弯血管钳 125mm	15	婴儿心室拉钩（直角）	2		
胶头蚊式钳 125mm	15	婴儿心房拉钩（扁圆）	2		

4. 成人急诊开胸止血手术器械包 见表 4-4。

表 4-4　成人急诊开胸止血手术器械包

名称	数量	名称	数量	名称	数量
海绵钳 250mm	1	钢丝剪	1	2mm 无损伤镊 200mm	2
扁桃钳 200mm	2	中直角钳 220mm	1	综合组织剪 200mm	1

续表

名称	数量	名称	数量	名称	数量
有齿直钳 180mm	2	小弯血管钳 140mm	4	弯细线钩	1
中弯血管钳 180mm	10	组织钳 180mm	2	14 号阻断管 170mm	4
镶片持针钳 200mm	1	管道钳 180mm	2	刀柄 3 号	1
镶片持针钳 180mm	1	甲状腺拉钩	1	刀柄 7 号	1
持针钳 180mm	1	胸腔吸引器 270mm	1		
钢丝结扎钳 150mm	1	成人胸骨牵开器	1		

5. 儿童急诊开胸止血手术器械包 见表 4-5。

表 4-5 儿童急诊开胸止血手术器械包

名称	数量	名称	数量	名称	数量
海绵钳 250mm	1	儿童心耳钳	1	心内吸引器 180mm×3mm	2
解剖钳 180mm	1	蚊弯血管钳 125mm	2	心内吸引器 180mm×4mm	1
扁桃钳 180mm	1	胶头蚊式钳 125mm	6	小儿牵开器	1
小直角钳 180mm	1	儿童主动脉阻断钳	1	婴儿牵开器	1
中弯血管钳 180mm	6	直组织剪 200mm	1	上颌窦拉钩	1
镶片持针钳 180mm	1	综合组织剪 180mm	1	刀柄 3 号	1
持针钳 180mm	1	特快型解剖剪 180mm	1	刀柄 7 号	1
钢丝结扎钳 150mm	1	显微持针钳	2	10 号阻断管	4
管道钳 180mm	2	2mm 无损伤镊 200mm	2	细线钩	1
组织钳 180mm	2	1.5mm 精细镊 180mm	2		

6. ECMO 置管专用器械包 见表 4-6。

表 4-6 ECMO 置管专用器械包

名称	数量	名称	数量	名称	数量
海绵钳 250mm	1	蚊弯血管钳 125mm	6	甲状腺拉钩	1
小直角钳 180mm	1	胶头蚊式钳 125mm	2	双头心室拉钩	1
中直角钳 220mm	1	血管阻断钳 130mm	1	2mm 无损伤镊 200mm	2
镶片持针钳 180mm	1	血管阻断钳 155mm	1	1.5mm 精细镊 180mm	1
镶片持针钳 200mm	1	直组织剪 200mm	1	乳突牵开器	1
持针钳 180mm	1	弯综合组织剪 200mm	1	胸腔吸引器 270mm	1
显微持针钳 200mm	1	弯综合组织剪 160mm	1	心内吸引器 180mm×3mm	1
管道钳 180mm	4	刀柄 3 号	1	心内吸引器 180mm×4mm	1
组织钳 180mm	4	刀柄 7 号	1	细线钩	1
11mm×17mm 圆针	2	10mm×20mm 角针	2	10 号阻断管 120mm	6

7. 供心获取手术器械包　见表 4-7。

表 4-7　供心获取手术器械包

名称	数量	名称	数量	名称	数量
海绵钳 250mm	1	直组织剪 200mm	1	2mm 无损伤镊 240mm	3
直角钳 220mm	1	弯特快型组织剪 220mm	2	甲状腺拉钩	1
扁桃钳 200mm	1	弯综合组织剪 220mm	1	粗线钩	1
镶片持针钳 200mm	4	心耳钳	1	细线钩	1
持针钳 180mm	1	2mm 无损伤镊 220mm	1	棉绳 600mm	5
钢丝结扎钳 150mm	1	骨凿	1	刀柄 3 号	1
组织钳 180mm	2	骨锤	1	刀柄 7 号	1
小弯血管钳 140mm	4	成人胸骨牵开器	1	14 号阻断管 170mm	2
胶头蚊式钳 125mm	2	胸腔吸引器 270mm	2	不锈钢洗涤盆 Φ220mm	2
主动脉阻断钳	2				

8. 不锈钢器皿附加包　见表 4-8。

表 4-8　不锈钢器皿附加包

名称	数量	名称	数量	名称	数量
不锈钢刻度量杯 500ml	1	不锈钢换药碗 Φ140mm	1	不锈钢弯盘	1
不锈钢洗涤盆 Φ220mm	1	不锈钢换药碗 Φ160mm	1		
不锈钢蝶 Φ70mm	1	不锈钢服药杯 40ml	1		

二、心血管外科手术特殊附加包

1. 成人特殊器械附加包

（1）瓣膜置换手术附加包：见表 4-9、图 4-1。

表 4-9　瓣膜置换手术附加包

名称	数量	名称	数量	名称	数量
持瓣钳	1	特快型组织剪 200mm	1	机械瓣持瓣器	3
镶片持针钳 220mm	4	瓣膜剪 220mm	1	双头腹壁拉钩	1
45° 枪状瓣膜咬钳	1	瓣膜剪 240mm	1		
枪状瓣膜咬钳	1	膀胱肿瘤钳	1		

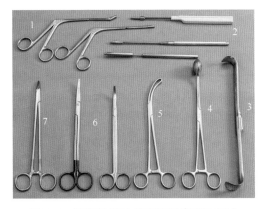

图 4-1　瓣膜置换手术附加包代表性器械

1. 枪状瓣膜咬钳；2. 持瓣器；3. 腹壁拉钩；4. 膀胱肿瘤钳；5. 持瓣钳；6. 特快型组织剪 / 瓣膜剪；7. 镶片持针钳

（2）瓣膜成形手术附加包：见表 4-10、图 4-2。

表 4-10　瓣膜成形手术附加包

名称	数量	名称	数量	名称	数量
双关节微创持针钳 280mm	1	45° 角度剪 185mm	1	钛夹钳 200mm	1
双关节微创镊 280mm	1	腱索测量尺	1	持瓣器	1
弯头持针钳 215mm	1	腱索拉钩	2	持环器	1
镶片持针钳 185mm	1	腱索重建平台	1		
精细组织剪 180mm	1	心房拉钩	1		

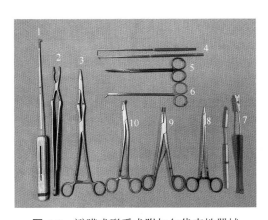

图 4-2　瓣膜成形手术附加包代表性器械

1. 腱索测量尺；2. 双关节微创镊；3. 双关节微创持针钳；4. 腱索拉钩；5. 精细组织剪；6. 45° 角度剪；7. 爱德华持瓣 / 环器；
8. 镶片持针钳；9. 钛夹钳；10. 弯头持针钳

（3）冠状动脉旁路移植手术附加包：见表 4-11、图 4-3。

表 4-11　冠状动脉旁路移植手术附加包

名称	数量	名称	数量	名称	数量
45° 冠状动脉剪	1	冠状动脉探条 1.5mm	1	冠状动脉刀柄	1
90° 冠状动脉剪	1	冠状动脉探条 2.0mm	1	刀柄 7 号	1
125° 冠状动脉剪	1	直血管夹	2	分线钩	1
显微持针钳 210mm	3	弯血管夹	2	主动脉侧壁钳 210mm	2
钛夹钳（中号）	1	1mm 精细平台镊 210mm	3	特快型组织剪 180mm	1
钛夹钳（小号）	1	1.5mm 精细镊 200mm	2	综合组织剪 175mm	1
脂肪牵开器	1	1.0mm 精细镊 210mm 圆柄	2	乳突牵开器	1
冠状动脉探条 1.0mm	1	心内吸引器 270mm×4mm	1		

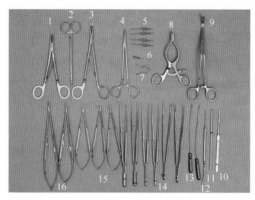

图 4-3　冠状动脉旁路移植手术附加包代表性器械

1. 中号钛夹钳；2. 精细组织剪；3. 小号钛夹钳；4. 镶片持针钳；5. 血管夹；6. 血管冲洗针头；7. 脂肪牵开器；8. 乳突牵开器；9. 主动脉侧壁钳；10.7 号刀柄；11. 冠状动脉刀柄；12. 分线钩；13. 冠状动脉探条；14. 无创精细镊与显微平台镊；15. 冠状动脉剪；16. 显微持针钳

（4）主动脉置换手术附加包：见表 4-12、图 4-4。

表 4-12　主动脉置换手术附加包

名称	数量	名称	数量	名称	数量
管道钳 180mm	2	曲柄颈动脉阻断钳 200mm	3	冠状动脉探条 2mm	1
镶片持针钳 180mm	2	分支动脉阻断钳 130mm	2	显微持针钳	2
直角钳 180mm	1	主动脉侧壁钳 180mm	1	乳突牵开器	2
综合组织剪 200mm	1	主动脉阻断钳 250mm	1	分线钩	2
特快型组织剪 220mm	1	1.0mm 圆柄精细镊 210mm	1	钛夹钳	1
小血管阻断钳 150mm	3	心内吸引器 270mm×4mm	1	12 号阻断管 120mm	4

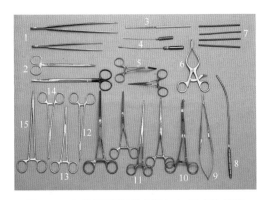

图 4-4　主动脉置换手术附加包代表性器械

1. 无创组织镊；2. 综合组织剪；3. 分线钩；4. 冠状动脉探条；5. 小血管阻断钳；6. 乳突牵开器；7.12 号阻断管；8. 心内吸引器；9. 显微持针钳；10. 主动脉侧壁钳；11 各式血管阻断钳；12. 直角钳；13. 管道钳；14. 组织钳；15. 镶片持针钳

（5）成人先天性心脏病手术附加包：见表 4-13、图 4-5。

表 4-13　成人先天性心脏病手术附加包

名称	数量	名称	数量	名称	数量
直角钳 220mm	1	综合组织剪 220mm	1	心内吸引器 180mm×4mm	1
主动脉阻断钳 200mm	1	2mm 无损伤镊 240mm	3	心内吸引器 270mm×4mm	1
镶片持针钳 220mm	1	腱索拉钩	2	分线钩	1

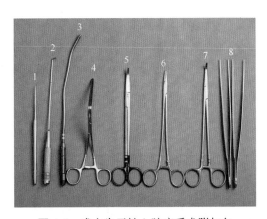

图 4-5　成人先天性心脏病手术附加包

1. 分线钩；2. 腱索拉钩；3. 心内吸引器；4. 主动脉阻断钳；5. 综合组织剪；6. 镶片持针钳；7. 直角钳；8. 无损伤镊

（6）胸腹主动脉手术模块拉钩：见表 4-14、图 4-6。

表 4-14　胸腹主动脉手术模块拉钩

名称	数量	名称	数量
分枝杠	3	主动脉钩升降器	2
异形拉钩片	3	辅助拉钩固定器	3

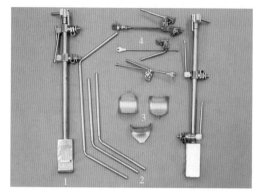

图 4-6　胸腹主动脉手术模块拉钩

1.主动脉钩升降器；2.分枝杠；3.异形拉钩片；4.辅助拉钩固定器

（7）心脏移植手术专用附加包：见表 4-15。

表 4-15　心脏移植手术专用附加包

名称	数量	名称	数量	名称	数量
无损伤镊 240mm	2	特快型组织剪 220mm	1	分线钩	1
135° 无损伤镊 240mm	1	镶片持针钳 240mm	1		

（8）胸腔镜心脏手术专用附加包：见表 4-16、图 4-7。

表 4-16　胸腔镜心脏手术专用附加包

名称	数量	名称	数量	名称	数量
微创抓钳 360mm	1	特快型组织剪 200mm	1	刀柄 300mm	1
微创组织镊 360mm	2	精细组织剪 180mm	2	线钩 300mm	1
微创推结器 300mm	1	微创主动脉阻断钳 370mm	1	乳突牵开器	1
微创持针器 360mm	3	30° 微创手术剪 360mm	1	10 号阻断管 120mm	1
显微持针钳 210mm	2	70° 微创瓣膜剪 360mm	1	12 号阻断管 120mm	1
镶片持针钳 265mm	1	心内吸引器 270mm×4mm	1		
综合组织剪 245mm	1	神经拉钩	1		

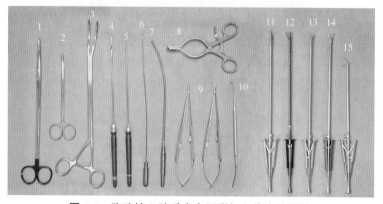

图 4-7　胸腔镜心脏手术专用附加包代表性器械

1.特快型组织剪；2.精细组织剪；3.微创主动脉阻断钳；4.微创刀柄；5.过线器；6.线钩；7.心内吸引器；8.乳突牵开器；
9.显微持针钳；10.分线钩；11.30° 微创手术剪；12.微创抓钳；13.微创持针器；14.微创组织镊；15.微创推结器

（9）胸腔镜手术心房自动拉钩：见表 4-17、图 4-8。

表 4-17　胸腔镜手术心房自动拉钩

名称	数量	名称	数量	名称	数量
叶片夹持钳	1	拉钩叶片（大）	1	穿刺针芯	1
二氧化碳连接杆	1	拉钩叶片（中）	1	螺纹穿刺针	1
心房撑开叶片（可塑性）	1	拉钩叶片（小）	1	拉钩固定器	1

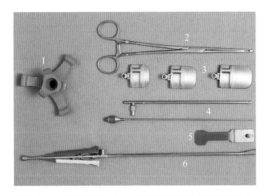

图 4-8　胸腔镜手术心房自动拉钩代表性器械

1. 拉钩固定器；2. 叶片夹持钳；3. 拉钩叶片；4. 螺纹穿刺针芯与连杆；5. 心房撑开叶片（可塑性）；6. 可塑性叶片夹持钳

（10）胸腔镜冠状动脉旁路移植手术附加包：见表 4-18、图 4-9。

表 4-18　胸腔镜冠状动脉旁路移植手术附加包

名称	数量	名称	数量
微创钛夹钳 350mm	1	微创组织镊 330mm	1
45° 微创冠状动脉剪 350mm	1	微创持针钳 330mm	1

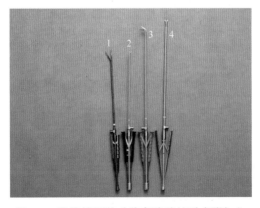

图 4-9　胸腔镜冠状动脉旁路移植手术附加包

1. 微创持针钳；2. 微创组织镊；3. 45° 微创冠状动脉剪；4. 微创钛夹钳

（11）胸腔镜射频消融手术附加包：见表 4-19、图 4-10。

表 4-19 胸腔镜射频消融手术附加包

名称	数量	名称	数量	名称	数量
微创组织镊 350mm	2	心内吸引器 270mm×4mm	1	TROCA（套）	1
微创推结器 350mm	2	磨砂头吸引器 270mm	2	不锈钢尺	1
30° 微创手术剪 350mm	1	特快型组织剪 220mm	1	线钩 270mm	1
微创持针钳 350mm	1	超锋利组织剪 280mm	1		
10 号阻断管 120mm	2	TROCA（针芯）	1		

（12）悬吊式胸廓牵开系统：见图 4-11。

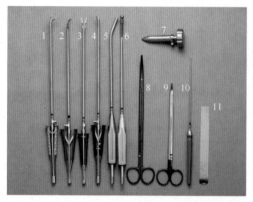

图 4-10 胸腔镜射频消融手术附加包代表性器械

1. 微创推结器；2. 30° 微创手术剪；3. 微创组织镊；4. 微创
持针钳；5. 心内吸引器；6. 磨砂头吸引器；7. TROCA；8. 深部
超锋利组织剪；9. 特快型组织剪；10. 线钩；11. 钢尺

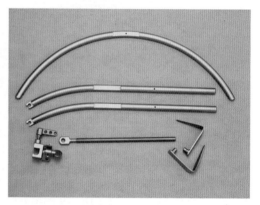

图 4-11 悬吊式胸廓牵开系统

（13）胸骨钢板固定附加包：见图 4-12。

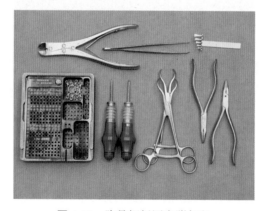

图 4-12 胸骨钢板固定附加包

（14）介入手术附加包：见表 4-20。

表 4-20　介入手术附加包

名称	数量	名称	数量	名称	数量
海绵钳 250mm	1	综合组织剪 180mm	1	刀柄 7 号	1
小弯血管钳 140mm	6	直组织剪 180mm	1	方纱	10
镶片持针钳 180mm	1	2mm 无损伤镊 180mm	1		

2. 儿童特殊附加器械包

（1）儿童手术精密器械附加包：见表 4-21、图 4-13。

表 4-21　儿童手术精密器械附加包

名称	数量	名称	数量	名称	数量
显微持针钳 210mm	3	小直角钳 180mm	1	分线钩	1
1.5mm 精细镊 210mm	4	婴儿主动脉阻断钳	1		

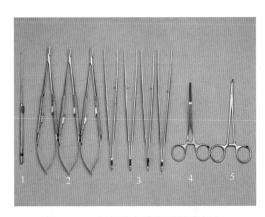

图 4-13　儿童手术精密器械附加包

1. 分线钩；2. 显微持针钳；3. 1.5mm 精细镊；4. 婴儿主动脉阻断钳；5. 小直角钳

（2）主动脉缩窄手术专用附加包：见表 4-22、图 4-14。

表 4-22　主动脉缩窄手术专用附加包

名称	数量	名称	数量	名称	数量
小号钛夹钳 180mm	1	血管侧壁钳 170mm	2	15° 血管阻断钳	1
中号钛夹钳 200mm	1	血管侧壁钳 190mm	1	2mm 无损伤镊 240mm	1
大号钛夹钳 270mm	1	45° 血管阻断钳	2	可塑性脑压板一套	5
血管侧壁钳 150mm	1	60° 血管阻断钳	1		

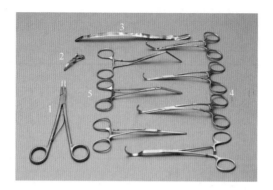

图 4-14 主动脉缩窄手术专用附加包代表性器械

1. 钛夹钳；2. 弯血管夹；3. 可塑性脑压板；4. 不同规格血管侧壁钳；5. 不同规格血管阻断钳

（3）Fontan 手术专用附加包：见表 4-23、图 4-15。

表 4-23 Fontan 手术专用附加包

名称	数量	名称	数量	名称	数量
血管侧壁钳 180mm	1	血管阻断钳 190mm	1	综合组织剪 220mm	1
血管侧壁钳 200mm	1	血管阻断钳 220mm	1	特快型组织剪 220mm	1
血管阻断钳 175mm	1	镶片持针钳 220mm	2		
血管阻断钳 185mm	1	2mm 无损伤镊 240mm	2		

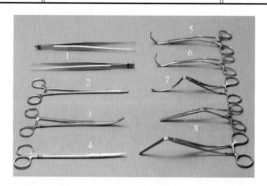

图 4-15 Fontan 手术专用附加包代表性器械

1. 无损伤镊；2. 镶片持针钳；3. 深部解剖钳；4. 特快型组织剪；5、6. 血管侧壁钳；7、8. 血管阻断钳

（4）动脉调转手术专用附加包：见表 4-24、图 4-16。

表 4-24 动脉调转手术专用附加包

名称	数量	名称	数量	名称	数量
超锋利组织剪 120mm	1	60° 冠状动脉剪	1	1mm 精细镊 180mm	2
超锋利组织剪 130mm	1	冠状动脉探条 1.0mm	1	1mm 精细镊 210mm	2
新生儿主动脉阻断钳	1	冠状动脉探条 1.5mm	1	弯血管夹	1
显微持针钳 180mm	1	冠状动脉刀柄	1		
45° 冠状动脉剪	1	1mm 精细平台镊	1		

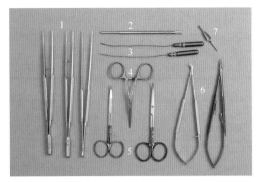

图 4-16　动脉调转手术专用附加包代表性器械

1. 1mm 精细镊及平台镊；2. 冠状动脉刀柄；3. 冠状动脉探条；4. 新生儿主动脉阻断钳；5. 超锋利组织剪；6. 冠状动脉剪 45°
及显微持针钳；7. 弯血管夹

（5）主动脉瓣膜修补手术专用附加包：见表 4-25、图 4-17。

表 4-25　主动脉瓣膜修补手术专用附加包

名称	数量	名称	数量	名称	数量
成人瓣膜测量器 19～35	9	测量模板	1	瓣叶盛装盒	1
儿童瓣膜测量器 13～17	3	瓣叶固定及剪裁板	1	固定液盒	1
器械盒	1				

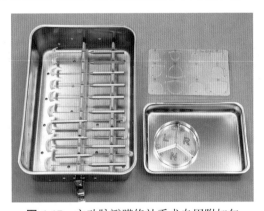

图 4-17　主动脉瓣膜修补手术专用附加包

左为各型号瓣膜测量器；右上为塑料测量模板和金属裁剪板（重叠）；右下为固定液盒（大）及瓣叶盛装盒（小）

三、心血管外科手术常用器械图谱

手术器械是外科手术操作的必备工具，具有精细轻便、结构圆润、易于使用、弹性好、韧性强、不生锈、耐高温等特点。心血管外科手术器械以精细、无损伤器械为主。正确了解心血管外科手术各种专科器械及基础器械的结构特点、基本性能是正确使用的前提。本部位列举部分常用的心血管手术器械图谱。

1. 各式持针钳（图 4-18）　普通持针钳、镶片持针钳、钢丝持针钳、显微持针钳。

2. 各式手术剪（图 4-19）　精细组织剪、直组织剪（管道剪）、综合组织剪、超锋利剪（瓣膜剪）、冠状动脉剪（图 4-20）。

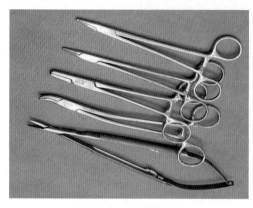

图 4-18　各式持针钳

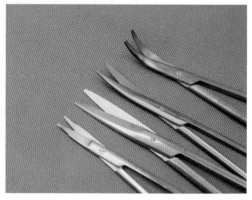

图 4-19　各式手术剪

3. 无损伤组织镊（DeBakey 镊）（图 4-21）　135° 无损伤镊、无损伤镊 2mm、无损伤镊 1.5mm、圆柄精细镊 1mm、精细平台镊 1mm、圈镊。

4. 无损伤血管钳　各式 Cooley 血管钳或侧壁钳（图 4-22）、各式 Potts 血管钳或阻断钳（图 4-23）。

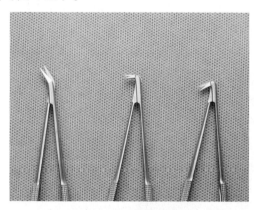

图 4-20　冠状动脉剪

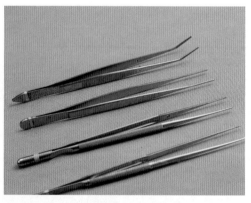

图 4-21　无损伤组织镊

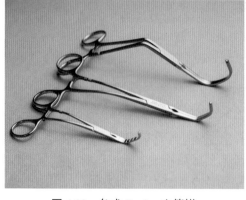

图 4-22　各式 Cooley 血管钳

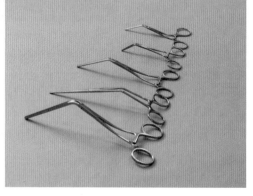

图 4-23　各式 Potts 血管钳

5. 外科自动拉钩（牵开器）　各式胸骨牵开器（图 4-24）、活叶胸骨牵开器（图 4-25）、胸廓牵开器（显露胸廓内动脉）（图 4-26）、乳突牵开器。

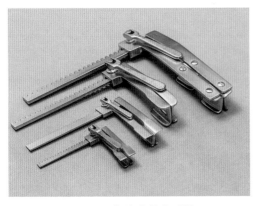

图 4-24　各式胸骨牵开器

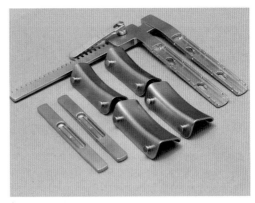

图 4-25　活叶胸骨牵开器

6. 各式心脏拉钩（图 4-27）　心房拉钩、心室拉钩、瓣膜拉钩、腱索拉钩、分线钩。

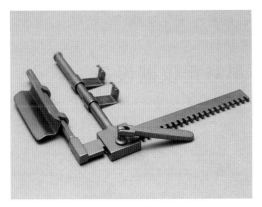

图 4-26　胸廓牵开器

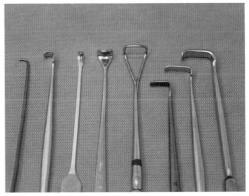

图 4-27　各式心脏拉钩

7. 各式探条　心室流出道探条（图 4-28，图 4-29）、冠状动脉探条（图 4-30）。

8. 瓣膜 / 瓣环测量器（图 4-31）　机械瓣测量器（测瓣器）、生物瓣测量器（测瓣器）、瓣环测量器（测环器）。

9. 缝线固定器　见图 4-32。

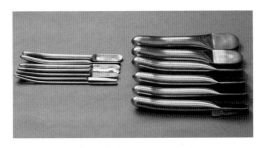

图 4-28　心室流出道探条（1）

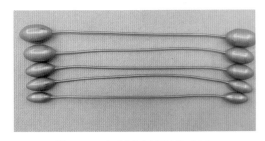

图 4-29　心室流出道探条（2）

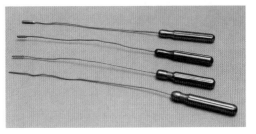

图 4-30　冠状动脉探条

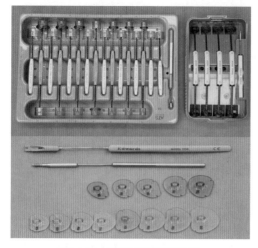

图 4-31　瓣膜/瓣环测量器

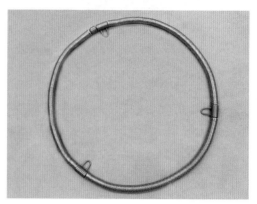

图 4-32　缝线固定器

第二节　心血管外科常用仪器设备

一、基础设备

基础设备有高频电刀、恒温箱、电动胸骨锯（往复锯和摆动锯）（图 4-33）、吹风式保温仪、微电脑输液泵、加温加压输液器、血气分析仪、制冰机、胸腔镜。

二、专科设备

专科设备有射频仪（图 4-34）、除颤仪（图 4-35）、心脏起搏器（图 4-36）、血管流量仪（图 4-37）、血液回收机（图 4-38）、主动脉内球囊反搏器（IABP 器）（图 4-39）、体外膜氧合装置（ECMO 装置）（图 4-40）。

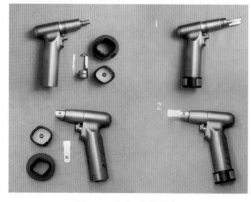

图 4-33　电动胸骨锯

1. 往复锯；2. 摆动锯

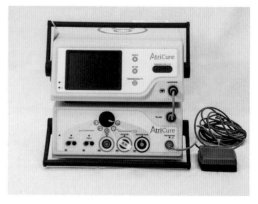

图 4-34　射频仪

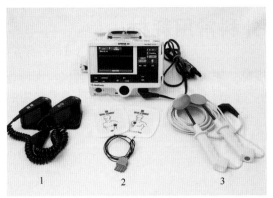

图 4-35　除颤仪

1. 胸外除颤电极；2. 一次性多功能除颤 / 复律电极片；3. 胸
内除颤电极

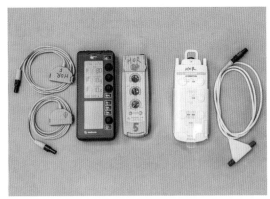

图 4-36　心脏临时起搏器

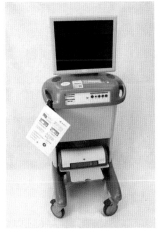

图 4-37　血管流量仪

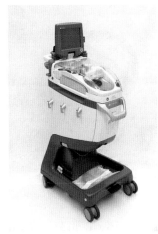

图 4-38　血液回收机

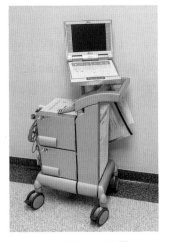

图 4-39　IABP 器

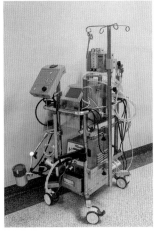

图 4-40　ECMO 装置

第三节　心血管外科常用耗材

　　一次性使用医用高值手术耗材是指种植、埋藏、固定于机体受损或病变部位，支持、修复、替代其功能的一类特殊医用消耗性材料。本节列举了部分心血管外科手术常用的耗材。

一、心脏瓣膜类

　　1. 人工心脏瓣膜　可分为人工机械瓣膜（图 4-41）和人工生物瓣膜（图 4-42）两大类，机械瓣膜有单叶瓣和双叶瓣，生物瓣膜有牛心包瓣、猪心包瓣及同种异体瓣。

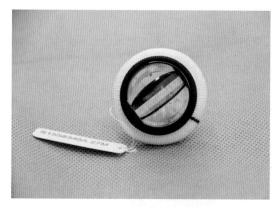

图 4-41　人工机械瓣膜

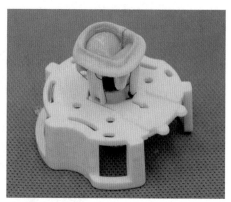

图 4-42　人工生物瓣膜

　　2. 瓣膜成形环　有全环、C 形环和缺血环；三尖瓣成形环为 C 形环（图 4-43）。

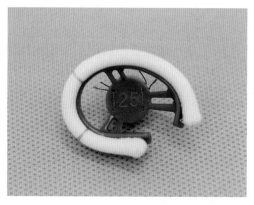

图 4-43　C 形环

二、人工血管类

　　人工血管按材质可分为涤纶血管、聚四氟乙烯血管（图 4-44），有带环人工血管或不带环人工血管；生物制品血管可分为同种异体血管和异种异体血管（如带瓣牛颈静脉）（图 4-45）。涤纶血管又分为四分支血管（图 4-46）、直型血管（图 4-47）和二分支血管（图 4-48）、术中支架系统（图 4-49）等。

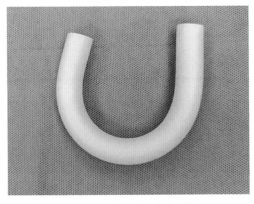

图 4-44　聚四氟乙烯血管

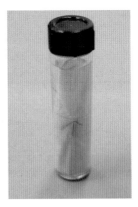

图 4-45　带瓣牛颈静脉

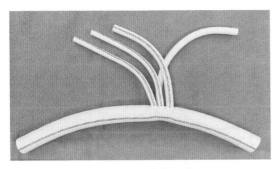

图 4-46　四分支血管

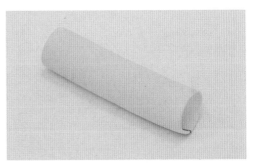

图 4-47　直型血管

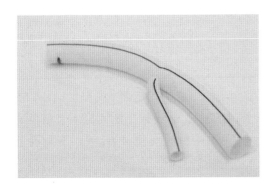

图 4-48　二分支血管

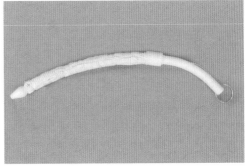

图 4-49　术中支架系统

三、心脏补片类

心脏补片包括涤纶补片、毡型补片（图 4-50）、聚四氟乙烯补片和生物补片（图 4-51）等。

四、微创手术类

微创手术类耗材有血管穿刺用品（穿刺针、一次性使用导引导丝、血管鞘）（图 4-52）、切口保护套（图 4-53）等。

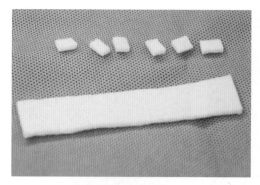

图 4-50 毡型补片

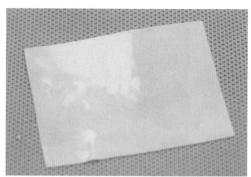

图 4-51 生物补片

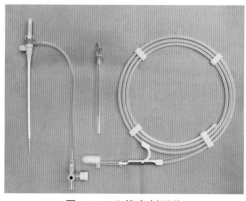

图 4-52 血管穿刺用品

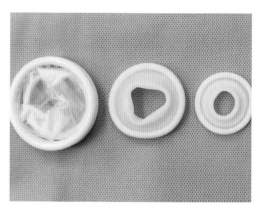

图 4-53 切口保护套

五、旁路移植类

旁路移植类耗材有心脏固定器（八爪鱼）（图 4-54）、心尖固定器（海星）（图 4-55）、二氧化碳吹雾管（图 4-56）、血管流量探头（图 4-57）、分流栓（图 4-58）、硅酮血管吊带（图 4-59）、冠状动脉刀（图 4-60）、钛夹钳＋钛夹（图 4-61）、主动脉打孔器（图 4-62）、吻合辅助器械（易扣）（图 4-63）等。

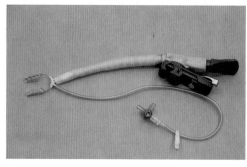

图 4-54 心脏固定器（八爪鱼）

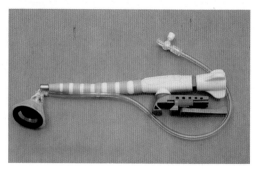

图 4-55 心尖固定器（海星）

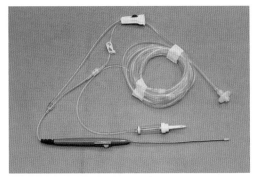

图 4-56　二氧化碳吹雾管

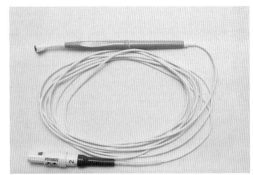

图 4-57　血管流量探头

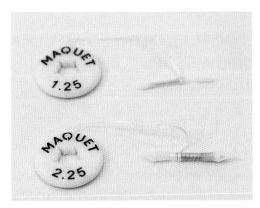

图 4-58　分流栓

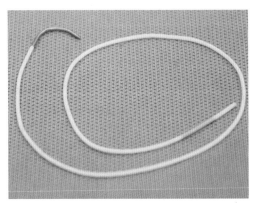

图 4-59　硅酮血管吊带

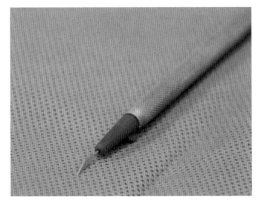

图 4-60　冠状动脉刀

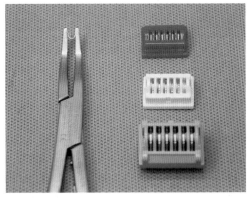

图 4-61　钛夹钳＋钛夹

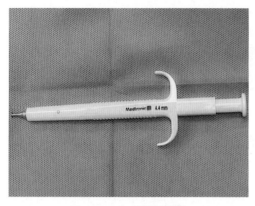

图 4-62　主动脉打孔器

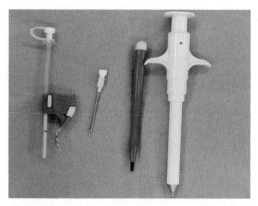

图 4-63　吻合辅助器械（易扣）

六、射频消融类

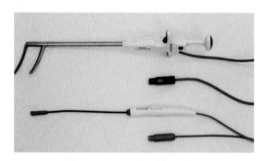

图 4-64　射频消融钳（笔）

射频消融类耗材有射频消融笔（单极）、射频消融钳（双极）（图 4-64）、带灯导航 – 软组织剥离器。

七、缝线类

缝线类耗材有可吸收线、倒刺线（鱼骨线）、涤纶线、聚丙烯线、聚四氟乙烯线、丝线、不锈钢线。

八、介入类

介入类耗材包括各种规格穿刺针、注射器、鞘管、换能器、测压管、三通接头等常用耗材（图 4-65），以及超硬导丝（图 4-66）、猪尾造影导管（图 4-67）、瓣膜支架输送器（图 4-68）等。

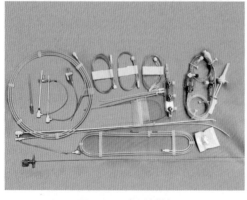

图 4-65　常用耗材

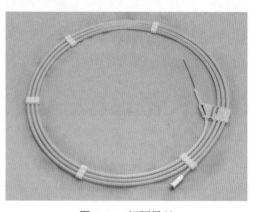

图 4-66　超硬导丝

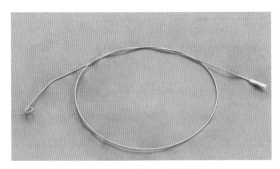

图 4-67　猪尾造影导管

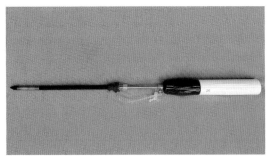

图 4-68　瓣膜支架输送器

九、其他耗材

还有其他耗材，如生物蛋白胶（图 4-69）、阻断管、尿管、线钩、丝线、棉绳（图 4-70）、常用敷料（图 4-71）、测压装置（图 4-72）、冲洗器（图 4-73）、一次性便携电凝刀（图 4-74）。

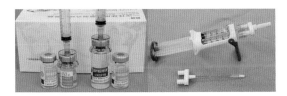

图 4-69　生物蛋白胶

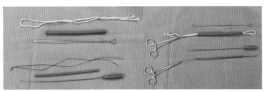

图 4-70　阻断管 + 线钩 + 丝线 / 棉绳 + 蚊式钳

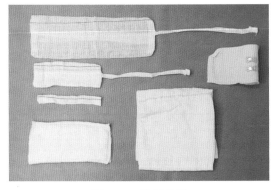

图 4-71　常用敷料

自左上向下依次为成人、儿童、婴儿显影纱布及普通棉垫。
右上为弹性绷带，右下为显影腹垫

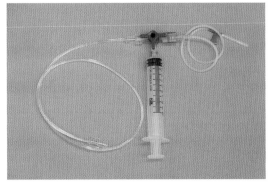

图 4-72　测压装置

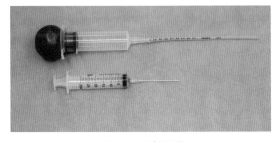

图 4-73　冲洗器

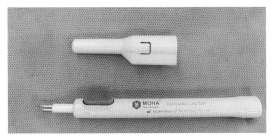

图 4-74　一次性便携电凝刀

第四节　心血管外科手术单配置参数（以一次性手术单为例）

1. 成人心脏手术单参数　见表 4-26。

表 4-26　成人心脏手术单参数

名称	规格	数量	名称	规格	数量
器械包布	200cm×220cm	1	塑料杯	120ml	2
心脏手术主单	260cm/200cm×330cm	1	消毒纱球	5cm×6cm	6
心脏手术洞巾	150cm×320cm	1	吸水巾	60cm×95cm	1
带胶治疗巾	60cm×60cm	5	塑料治疗碗	16cm/500ml	1
器械托盘套	60cm×135cm	1	透明防护膜	250cm×150cm	1
双层压线单	62cm×52cm	1	聚乙烯收纳袋	35cm×35cm	1

2. 小儿心脏手术单参数　见表 4-27。

表 4-27　小儿心脏手术单参数

名称	规格	数量	名称	规格	数量
心脏手术主单	260cm/200cm×330cm	1	塑料治疗碗	16cm/500ml	1
器械包布	200cm×220cm	1	消毒纱球	5cm×6cm	3
器械托盘套	60cm×135cm	1	塑料杯	120ml	2
双层压线单	62cm×52cm	1	透明防护膜	250cm×150cm	1
心脏手术洞巾	150cm×300cm	1	聚乙烯收纳袋	35cm×35cm	1
带胶治疗巾	60cm×60cm	4			

3. 心脏旁路移植手术单参数　见表 4-28。

表 4-28　心脏旁路移植手术单参数

名称	规格	数量	名称	规格	数量
旁路移植手术主单	260cm/200cm×330cm	1	带胶治疗巾	60cm×60cm	5
器械包布	200cm×220cm	1	塑料治疗碗	16cm/500ml	2
器械盘套	60cm×135cm	1	消毒纱垫	35cm×35cm	6
双层压线单	62cm×52cm	1	消毒纱球	5cm×6cm	1
旁路移植手术洞巾套单	150cm×320cm	1	塑料杯	120ml	3
上单	100cm×150cm	1	吸水巾	60cm×95cm	1
足套	34cm×25cm	2	透明防护膜	250cm×150cm	1
下单	100cm×150cm	1	聚乙烯收纳袋	35cm×35cm	1

4.心脏复合手术单参数　见表 4-29。

表 4-29　心脏复合手术单参数

名称	规格	数量	名称	规格	数量
复合手术主单	260cm×430cm	1	消毒纱球	5cm×6cm	6
器械包布	200cm×220cm	1	吸水巾	60cm×95cm	1
双层压线单	60cm×50cm	1	塑料杯	120ml	2
复合手术洞巾	1150cm×370cm	1	透明防护膜	250cm×150cm	1
带胶治疗巾	60cm×60cm	5	聚乙烯收纳袋	35cm×35cm	1
塑料治疗碗	16cm/500ml	1			

5.心脏复合手术单附加包参数　见表 4-30。

表 4-30　心脏复合手术单附加包参数

名称	规格	数量	名称	规格	数量
塑料方盆	33cm×25cm×7.5cm	1	纱布块	7cm×8cm-8P	30
塑料治疗碗	200ml	1	铅屏罩	80cm×80cm	1
塑料小杯	120ml	1	器械包布	150cm×200cm	1
塑料弯盘	250ml	1			

第五节　心血管外科常用药品

1.血管活性药　见表 4-31。

表 4-31　血管活性药

名称	规格	名称	规格
盐酸肾上腺素（adrenaline）	1mg/1ml	多巴胺（dopamine）粉针	20mg/支
去甲肾上腺素（noradrenaline）	2mg/1ml	多巴酚丁胺（dobutamine）	20mg/2ml
去氧肾上腺素（phenylephrine）	10mg/1ml	甲磺酸酚妥拉明注射液	10mg/1ml
异丙肾上腺素（isoprenaline）	1mg/2ml	注射用甲泼尼龙琥珀酸钠	0.5g/粉剂
硝酸甘油（nitroglycerin）	5mg/1ml	酚妥拉明针（双益）	10mg/支
硝普钠（sodium nitroprusside）	50mg/支	米力农针（鲁南力康）	10mg/10ml

2. 抗心律失常、强心解痉药 见表 4-32。

表 4-32 抗心律失常、强心解痉药

名称	规格	名称	规格
利多卡因（lidocaine）	0.2g/10ml	去乙酰毛花苷（deslanoside）	0.4mg/2ml
胺碘酮针（可达龙）	150mg/支	阿托品（atropine）	0.5mg/1ml
美托洛尔（美多安，metoprolol）	5mg/5ml	罂粟碱（papaverine）	30mg/支
磷酸肌酸钠针	0.1g/瓶	尼卡地平针（nicardipine）	10mg/10ml

3. 抗凝血、止血药 见表 4-33。

表 4-33 抗凝血、止血药

名称	规格	名称	规格
氨甲环酸氯化钠注射液	1g/100ml	肝素钠（heparin sodium）	12500U/2ml
维生素 K_1（vitamin K_1）	10mg/1ml	鱼精蛋白（protamine）	50mg/5ml
矛头蝮蛇血凝酶针（巴曲亭）	2U/支	人凝血因子Ⅷ	200IU/10ml
人纤维蛋白原（Human Fibrinogen）	0.5g/瓶	人凝血酶原复合物（human prothrombin complex）	300IU/10ml

4. 电解质类及其他 见表 4-34。

表 4-34 电解质类及其他

名称	规格	名称	规格
5% 碳酸氢钠注射液	250ml	呋塞米注射液	20mg/2ml
10% 氯化钾针	1g/10ml	地塞米松	2mg/1ml
25% 硫酸镁针	2.5g/10ml	20% 甘露醇	40g/200ml
5% 氯化钙针	0.5g/10ml	亚甲蓝注射液	20mg/2ml
50% 葡萄糖注射液	10g/20ml		

（王　婷　刘富能　谢　庆）

参 考 文 献

高兴莲，郭莉，2014. 手术室专科护理学 . 北京：科学出版社：6-21.

魏革，刘苏君，2005. 手术室护理学 . 2 版 . 北京：人民军医出版社：122-173.

第五章　心血管外科手术护理概述

围术期（perioperative period）是围绕手术的全过程，从患者决定接受手术治疗开始，到手术治疗期间直至基本康复，包含手术前、手术中及手术后的一段时间。围术期护理包括手术前期对患者心理、身体的评估与护理，各种手术仪器设备、专用耗材及药品的准备；手术中期对患者的评估与护理、全程手术配合与照护；手术后期对患者的评估与护理、术后随访与总结。

心血管手术团队包括但不限于心外科医生、心内科医生、儿科医生、麻醉科医生、影像科医生、体外循环灌注师、手术室护士、麻醉科护士、放射科技师和康复科技师等。心血管手术围术期护理工作涉及病房护士、手术室护士、复苏室或监护室护士，需要各部门共同合作完成，本章重点阐述由手术室护士承担的护理工作内容及亚专科手术护理团队建设与管理相关内容。

第一节　心血管外科手术护理团队建设与管理

随着现代心血管外科的日益发展，心血管外科手术技术已趋向于精细化、微创化、智能化和一体化。21世纪初，心血管外科进一步细化为瓣膜疾病、主动脉疾病、结构性心脏病、先天性心脏病及微创心脏手术等多个亚专业组，对手术室护理人员也提出更高、更专业的要求，亚专业护理团队运作模式逐渐成为手术室专科护理发展的主流，也是保障手术安全、优化手术流程、提高手术效率的重要手段。在心血管外科亚专科手术护理团队建设与管理方面，着力培养优秀的专科护士，提高其理论知识水平、专业技能和个人素养最为关键。

一、组织学习理论知识

（一）医生授课

无论是否具有手术室工作经验，护士从进入心血管外科专业组开始，都需要重新学习心血管相关知识，从心血管解剖到心血管外科疾病的病理生理、临床表现、诊断与治疗、手术方式、麻醉及体外循环等相关知识，进行全方位普及。通过系统学习，提高护士对专科疾病知识的了解，做到知其然，并知其所以然。

（二）资深护理组长授课

由护士长和教学组长负责制订教学培训计划，亚专业组长或资深专科护士承担授课任务，课程包括各种心血管手术的术前评估、物品准备、体位安置、术中配合重点、围术期护理关注点、仪器设备和高值耗材的使用与维护等，结合所在亚专业组培训重点，有针对性授课。可通过案例讨论、教学查房、网络教学等方式进行专业知识更新，增加其临床思维能力。

（三）参加专科培训班课程

建议手术室亚专业组护士跟随专业组医生一同参加各种学术会议，聆听国内外医疗、护理专家对新技术、新理念的介绍及经验分享，了解日新月异的医疗发展动态，学习各种心血管疾病外科治疗的专家共识和指南，跟上时代的步伐。

二、安排亚专业组轮转

（1）对于大多数综合性医院，心外科只是大外科中的一个（二级）医学专科，没有进一步细分亚专业组，手术室低年资护士通常按照轮转计划被安排在心外专科组培训，在专科组长或高年资带教老师指导下配合各种手术。专科组长负责与手术医生沟通，制订手术配合流程，建立医生喜好卡，维护专科设备和器械，承担和指导疑难手术的配合等。建议专科组长相对固定 2 年以上，组员轮转 3～6 个月，有利于专科护士培养，稳定专科护理团队。

（2）对于心血管专科医院 / 中心，心外科通常会细分为不同的亚专业组。在心外专科手术室，不同层级护士按照培训计划参与各心外专业组轮转，如 N1～N2 级每 3 个月轮转，资深亚专业组长（N2 级以上）每年轮转。

（3）制订详细的个性化专科护士培训计划（参见附录一），包括规培护士和进修护士，每 3 个月进行考核与评价，因材施教，确保能独立完成心血管手术的器械配合与巡回配合，才能安排独立上岗，以保证每台手术顺利进行。

三、组织应急演练培训

根据心血管外科围术期手术护理特点，组织有针对性的护理风险应急预案培训，从而提高手术室护士风险意识与应急配合能力，采用情景模拟演练法和站点式综合技能考核模式进行应急预案演练，不断调整完善，创造浓厚的现场演练气氛，让参加培训的人员身临其境，增强团队凝聚力及合作意识，提高工作效率。加强多部门协作，邀请心外科医生、麻醉科医生和体外循环灌注师共同参与演练，提高相互配合与协调能力，针对演练过程中存在问题，共同讨论提出改进意见，逐步完善流程。定期实施护理应急预案演练，实时进行效果评价，能有效促进应急预案持续改进，保证护理安全，提高护理质量与风险应急实战的有效性。

四、提供设备与器材

心血管外科手术器械多以精细器械为主，且价格高昂、易磨损，需定期维护和实时更新，成本耗费相当大。作为专科护士，应对其加倍爱惜和保护，减少人为耗损。亚专业组长应对所有器械的状态有所了解，及时与外科主任沟通，每年根据手术量变化提出申购器械需求。

总之，一支优秀的专科护理团队，除了专业知识扎实，手术配合流畅，情商高，职业素养好，执行力强，还应具备关爱患者、善于思考、工作效率高等核心能力，才能得到医生和同行的认可，达到无声配合境界。

第二节　心血管外科手术围术期护理评估与护理措施

一、术前评估与护理

（一）术前访视

1. 病史及心理 – 社会反应评估

（1）评估患者既往手术史及手术方式，包括心脏手术和其他器官组织的手术；评估是否有体内植入物如心脏瓣膜、瓣膜成形环、血管支架、心脏起搏器、金属内固定植入物及人工心包膜等。

（2）评估患者既往病史如高血压、糖尿病、风湿热、心内膜炎等，既往用药情况及药物过敏史，特别要了解清楚是否正在服用影响凝血功能的药物，如氯吡格雷、华法林及阿司匹林等。评估本次合并症情况及是否得到处理；了解传染病史和家族史。

（3）评估患者本次发病的类型、特征及诊疗过程。

（4）评估患者文化程度及对疾病的认知程度和配合度。

（5）评估患者及其家属是否存在焦虑、恐惧和无助的心理；了解家庭和社会支持情况。

2. 身体评估

（1）评估患者生命体征、意识状态及疼痛、皮肤和黏膜等情况。

（2）评估患者生活自理能力，有无发生血栓、跌倒、坠床、压力性损伤等风险。

（3）评估患者皮肤及口腔黏膜有无感染病灶、溃疡及有无蛀牙残根。

（4）评估患者营养状况、生活习惯、嗜好、睡眠、胃纳、二便情况。

（5）评估女性患者月经史及月经周期。

（6）评估小儿患者生长发育情况，如身高、体重、反应能力、语言表达能力、自主活动能力。

（7）评估心力衰竭患者体位、是否能平卧，皮肤黏膜发绀、水肿的部位及程度，有无压力性损伤。

3. 专科检查　包括胸部 X 线片、超声心动图、12 导联心电图、冠状动脉造影及其他相关影像学检查和实验室检查等。

4. 手术相关要求　对新开展的手术或重大手术要了解手术方式及手术特殊用物，必要时参加术前讨论。

（二）手术等候区交接评估

（1）与病房护士共同核查患者身份信息及术前准备情况，查看各种文书资料、影像学资料、药物过敏试验结果，评估患者四肢活动情况、皮肤完整性、手术区备皮、术晨体温、配血、月经情况等，重点关注术中可能受压部位的皮肤术前状态，双方确认。

（2）评估患者生命体征，判断有无气促、缺氧、心力衰竭，带入的各种管道是否通畅、输液部位和输液药物是否正常，如有病情变化，应立即将患者推入手术间进行相应处理。

（3）评估患者神志、面容、自理能力、配合程度、心理状况。

（4）评估患者是否佩戴首饰、隐形眼镜、助听器等，有无义齿、松动牙齿、义肢、金属植入物、内置永久起搏器等。

（三）术前护理措施

（1）术前访视时向患者或家属进行必要的介绍和沟通，取得患者及其家属信任，适度讲解与手术相关的知识、进入手术室的流程、可能见到的场景、家属等候室的位置、有需求找谁求助等，建立友好和谐的护患关系，缓解紧张情绪。

（2）告知患者或家属术前需要配合完成的事情，如禁饮、禁食、沐浴、更衣、排便及取下首饰、义齿、贵重物品等，确定患者或家属理解并能主动配合。

（3）用转运车转运手术患者时必须拉上床挡，约束带固定，保障安全，注意保暖，重症患者由病区医生一起护送。婴幼儿（特别是发绀型先天性心脏病患儿）手术时可让其家属进入等候区陪伴，减少患儿的恐惧感，避免哭闹引起缺氧发作。

（4）术前交接患者时，首先核对患者身份信息、手术名称、手术部位及手术标记；如发现术前准备不完善、患者身体不适等情况，应及时与主刀医生和责任护士联系，尽早解决问题。发现佩戴首饰、义齿入室者，应嘱患者取下，当面交给家属。如手镯太紧无法取出，在不影响麻醉医师穿刺桡动脉的前提下，可用纱布缠绕保护。

（5）等候区护士应关注患者动态，对于焦虑不安的患者，予以疏导，聊一些轻松话题，告知约需要等候的时间；有条件可播放背景音乐，舒缓患者紧张情绪。

二、术中评估与护理

（一）护理评估

1. 对手术间环境的评估

（1）评估手术室内温度、湿度及静压差是否正常，保温设施是否开启，床单位是否齐备，所有医疗设备是否处于正常状态，麻醉机、除颤仪等是否通过自检测试，手术室照明系统（包括无影灯、手术头灯系统）是否正常工作。

（2）评估手术团队是否到位，包括外科医生、麻醉医生、体外循环灌注师和手术护士。

（3）评估麻醉药品、血管活性药品、静脉输液管、吸引器和氧气管等是否齐备。

（4）评估冰箱、暖箱内冰盐水和温盐水是否备齐足够数量。

2. 对患者的评估

（1）评估患者的心理状态是否稳定，能否配合麻醉前核查与动静脉穿刺。

（2）评估患者入室体温，是否存在低体温风险。

（3）评估患者身高、体重、营养状态和皮肤完整性、干燥度及毛发，是否存在手术压力性损伤的风险。

（4）评估患者生命体征，判断是否有缺氧、心律失常、呼吸急促、心力衰竭等征象。

（5）评估患者手术标记、切口部位皮肤清洁度、手术体位、手术时长、失血量及手术可能出现的意外风险。

（6）评估术中患者液体出入量是否平衡、皮肤受压部位是否需要干预、体温升降幅度是否正常、心脏复搏后生命体征是否平稳、各种血管活性药物配置及使用情况、是否需要血制品和促凝血药物。

3. 对手术器械、用品的评估

（1）评估手术名称与手术方式，判断是否为再次开胸手术，是否需要体外循环辅助，是否为微创手术，是否需要特殊器械和用品。

（2）评估器械及用品是否符合主刀医生的习惯和要求，评估器械包完整性及有效期，评估特殊缝线和植入性耗材数量及型号是否齐全。

（3）评估手术进程及变化，是否需要改变术式。

（二）护理措施

1. 核对信息 严格执行《手术安全核查制度》，确认患者身份信息和带入的药品用物，完成术前评估。根据患者的精神状态给予必要的安慰和解释，消除患者紧张情绪。在麻醉前、手术开始前、患者离室前与外科医生和麻醉医生、体外循环灌注师共同完成四方核查项目，切皮前确定手术名称、手术部位、手术方式及所有准备工作就绪。

2. 温度管理

（1）设置入室室温为25℃，铺设一次性保温毯（身下型）为患者保温，保温仪设置为38℃；开始体外循环后降低室温至20℃，关停保温仪；心脏复搏后开启保温仪，温度设置为38℃，持续吹风。新生儿患者体表散热快、升温慢，保温仪温度可设置为38～42℃交替运行，维持体温不低于36℃。行麻醉穿刺和导尿时可用两张小被（约100cm×120cm）分段遮盖患者裸露的身体。

（2）手术期间需要保持两种核心温度的持续监测，通常为鼻咽温和膀胱温（或直肠温）。

（3）术中宜用38℃温盐水冲洗心包腔和胸腔，心脏停搏期间，可在心脏表面放置冰屑配合降温，减少心肌消耗能量。小婴儿手术不宜使用冰屑，可在心包腔内注入冰盐水降温。

3. 体位安置 根据手术方式正确安置手术体位，合理应用凝胶体位垫及防压力性损伤敷料，减少局部压力与剪切力，建立标准防护流程（参见附录五），预防皮肤压力性损伤和神经损伤等并发症，确保患者安全、舒适和处于功能位。安置电刀回路板时尽量选择靠近切口、肌肉血管丰富、毛发少、无瘢痕、无破损、无金属植入物的部位，并根据体重（体表面积）选择不同型号电刀回路板：13.6kg以上选用成人型；2.7～13.6kg选用婴幼儿型；2.7kg以下选用新生儿型。

4. 麻醉配合

（1）药物配制：按医嘱配备0.1%肝素盐水、鱼精蛋白、血管活性药物及止血药，并做好标记。通常按照预计体内肝素用量（400U/kg）配制足量肝素，鱼精蛋白用量为肝素总量的 1 ～ 1.2 倍。

（2）动、静脉穿刺置管：准备一次性穿刺包，提供肝素盐水、皮肤消毒剂、手术衣等用品，协助显露并固定穿刺部位，随时调整手术床高度和倾斜度。

（3）安置体位时注意保护上、下肢动脉穿刺部位不受压迫，保持动静脉管路通畅，贴好输液标签和管道标识，协助抽动脉血进行血气分析。

5. 感控措施 遵医嘱预防性应用抗生素，于切皮前 30 ～ 60min 给药，手术时长超过 3h 或失血量超过 1500ml 时需追加第 2 剂，必要时用第 3 剂；督促所有手术人员执行无菌操作，控制手术间人员数量，特别是一站式心脏复合手术，多学科团队参与人数多，需重点关注；保持手术间电动门关闭，发现违反无菌原则者，巡回护士应立即予以纠正。

6. 认真清点器械、敷料 心血管手术器械多、耗材多，器械护士至少提前 30min 刷手上台，与巡回护士共同清点器械、纱布、缝针及所有杂项物品，所有使用后缝针用一次性磁性针盒收集，便于固定和清点。

7. 动态提供手术用品 熟悉手术步骤和医生习惯，随时提供手术所需器械和物品，开启人工瓣膜、成形环、人工血管、人工血管支架等高值耗材时，务必与手术医生、器械护士核对名称、型号、有效期，保留耗材标签，贴在相应的文书中，作为追溯依据。保持手术间整洁、安静，实时调整灯光。保证输液通畅，用药和输血必须双人核对，避免发生差错。

8. 严密监测病情变化 心脏手术变化快，意外情况随时发生，巡回护士要坚守岗位，密切观察患者生命体征；一旦出现大出血、突发心室颤动、心搏骤停等紧急情况，快速准备抢救器材，按医嘱配置抢救药品，配合医生实施抢救。

9. 完善各项文书记录 认真填写手术护理记录单，统计出入总量包括输液、输血、用药、出血、尿量等。做好各种文书记录，认真核实各项目，规范处理手术标本。

三、术后评估与护理

心血管外科手术患者术后直接带气管插管转运至重症监护室（ICU）复苏，待患者清醒、停呼吸机、拔管，生命体征平稳后再转回普通病房继续康复。

（一）护理评估

（1）手术结束后评估患者伤口及皮肤清洁度及有无残留血迹，判断是否延迟关胸；评估各种管道标识是否齐备、生命体征是否平稳；评估患者转运去向及随同转运需要携带的仪器。

（2）评估监护室是否准备好床单位、是否调试好呼吸机参数，评估监护室医护人员是否到位、能否接收手术患者。

（3）评估转运患者的呼吸囊与氧气袋 / 瓶是否备好，血管活性药是否能够维持用量，评估患者过床是否需要辅具，婴儿转运床温感器是否正常，预热装置是否开启。

（4）评估手术器械是否完整无缺，数目是否相符，护理文书是否完备，评估受压部位皮肤状况、穿刺部位是否外渗、输液管路是否通畅。

（二）护理措施

（1）术后物品清点无误后，巡回护士须提前与 ICU 进行针对患者手术情况的电话交班，并且确认监护室床位。具体交接内容包括患者身份信息、手术名称和术中意外事件（如有）、过敏史、动静脉穿刺部位、术后带药、引流管置管情况、患者术后体温、皮肤情况、有无延迟关胸及携带临时心脏起搏器等特殊情况；电话双方确认信息后互报工号并记录于"电话交班本"。

（2）手术完毕包扎伤口，擦净患者皮肤表面血迹，连接闭式胸腔引流瓶（水封瓶），再次确定手术信息、手术器械及用品数量正确。

（3）提前通知监护室将监护病床送至手术室，应用辅具将患者平移至监护病床，理顺全身管路，确保中心静脉测压管、动脉测压管、胸腔引流管、导尿管、心脏起搏导线、气管导管、输液管等标识清晰，拉上床挡，注意保暖及保护隐私。

（4）转运途中携带氧气瓶 / 氧气袋、血氧饱和度监测仪、心电监护仪、心脏起搏器、输液泵等设备，保证患者生命体征监测不间断。转运时床尾在前，床头在后，方便麻醉医生在后面边按压呼吸囊边观察病情。重症患者可能需要携带 IABP 器或 ECMO 装置一同转运，至少需要 5 名医护人员护送，小心慢行，防止脱管。

（5）到达 ICU 床边，首先固定床轮，协助 ICU 护士连接呼吸机螺纹管、动 / 静脉测压管换能器，监测生命体征是否平稳，然后逐项交接术中情况，血管活性药物名称、剂量及输注速度，病历及相关用品等。病情许可时查看患者受压部位皮肤，如有压红，应评估压红面积及受压程度、是否压之褪色，在护理记录单描述详情；对于病情危重或延迟关胸的患者（通常会有禁止翻身医嘱），不宜翻动患者查看皮肤压力性损伤情况，应在解除"禁翻身"医嘱后再查看。

（6）对于延迟关胸的患者，出室前应详细记录留置在心包腔内的器械及纱布、阻断管等，以便在下一次关胸手术（或 ICU 床边关胸）时作为核查依据。如果在 ICU 行床边开胸止血或关闭胸腔，手术室护士参与床边关胸手术，按常规清点器械、纱布，如患者胸腔填塞了纱布，取出纱布后做好护理记录。

（7）迅速整理手术间用物，清洁手术间，待房间自净完成后，准备下一台手术器械和用品。

（8）术后 1～3 天酌情回访患者，了解患者恢复情况，观察伤口、皮肤、引流液、输液管、导尿管等情况。

第三节　心血管外科手术切口与体位安置

一、仰卧位

仰卧位是心血管外科手术最常采用的手术体位，适宜于胸部正中切口及同时行腹股沟切口、下肢内侧切口和锁骨外切口（图 5-1）。

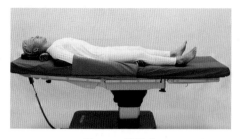

图 5-1 仰卧位

1. 用物准备 根据患者年龄准备不同尺寸的凝胶胸垫和头圈、膝枕、踝垫、约束带、棉布中单、棉垫若干。

2. 安置方法

（1）患者自然平卧，头部垫 C 形或 O 形头圈，肩背部垫长形胸垫，使胸部抬高、头部后仰，颈下置颈垫以避免悬空。

（2）双上肢呈功能位平行于身体两侧，掌心朝向身体，手臂用布单固定。

（3）腘窝下垫软枕，保持双膝处于微屈功能位，膝关节上约 5cm 处用约束带固定（冠状动脉旁路移植手术除外），踝关节垫踝垫。

3. 注意事项

（1）仰卧位时受压部位为枕部、肩胛部、肘部、骶尾部和足跟，应重点保护这些部位，可联合应用液体敷料、泡沫敷料、充气式保温毯和体位垫等工具，防止压力性损伤发生。

（2）2.7kg 以下新生儿宜使用新生儿型电刀回路板，将其安置在臀部与腰部位置，建议在完成导尿操作后再安置，避免消毒液浸湿回路板，同时避免与心电图电极片重叠。

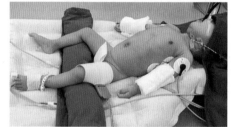

图 5-2 儿童仰卧位

（3）儿童仰卧位时注意四肢保暖，腘窝可垫长条形水囊袋，摆成功能位；口腔气管插管和 B 超探头可用纱布包裹，经鼻插管时应调整好插管角度，将气管导管和经食管超声心动图探头绕大弯固定，防止鼻翼压伤（图 5-2）。

二、侧卧位

（一）标准侧卧位

1. 适用于侧胸部手术的侧卧位 如动脉导管结扎术、主动脉缩窄矫治术、降主动脉置换术、腋下小切口体外循环手术及部分类型血管环解除手术。

（1）用物准备：根据患者年龄准备合适尺寸的胸垫及头圈，固定挡板、下肢支撑垫、托手板、软枕、足跟垫、约束带，棉布中单，棉垫，小抱枕；婴幼儿可用马蹄形踝垫代替胸垫。

（2）安置方法

1）患者自然侧卧，头部垫 C 形头圈保护耳廓，头圈高度平下侧肩高，使颈椎处于水平位置。

2）腋下垫长胸垫使胸部抬高（根据患者身高、体重选择相应的体位垫），成人对侧上肢外展于托手板上，远端略高于肘关节，术侧臂屈曲呈抱球状置于可调节托手架上，关节处用棉垫和软布保护，肩关节外展或上举不超过 90°，远端关节稍低于肘关节（图 5-3）。儿童双上肢屈曲呈抱球状置于床沿或托手架上，双臂间夹松软的棉布（图 5-4）。

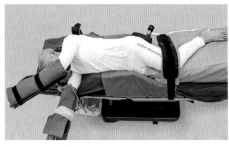

图 5-3　成人侧卧位

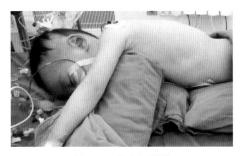

图 5-4　儿童侧卧位

（3）双下肢自然弯曲，前后分开放置，双腿间夹软枕，注意踝部与足跟保护。

（4）腹侧设置一长形凝胶垫，用布单固定，使身体呈侧俯位，约束带固定髋部。

2. 适用于胸腹联合手术的侧卧位　如胸降主动脉置换 + 腹主动脉置换术（图 5-5）。

（1）用物准备：长形胸垫（50cm×15cm×8cm），增厚头圈，软枕、足跟垫，约束带，棉布中单，棉垫，抽真空凝胶塑形垫（图 5-6），腿支撑架，臀部挡板，可调节托手架，15cm×15cm 黏胶型泡沫敷料若干。

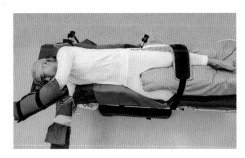

图 5-5　胸腹联合手术侧卧位

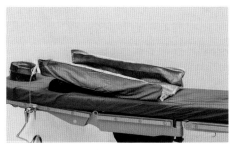

图 5-6　凝胶塑形垫

（2）安置方法

1）备床时将凝胶塑形垫铺于手术床中部（上缘对齐腋下），连接负压吸引装置备用；再将方形凝胶垫铺于塑形垫上面，然后铺一次性吹风毯和床单；提前在患者右侧肩部、右侧胸部腋下、右髋部、右膝外侧及右踝部贴黏胶型泡沫敷料，保护骨突出部位。

2）取右侧卧位，头下置 C 形头圈保护耳廓，酌情添加头枕使头圈高度平下侧肩高，使颈椎处于水平位置。

3）腋下距肩峰 15cm 处垫长形胸垫（胸垫置于塑形垫下层），右上肢外展于托手架上，远端略高于肘关节。

4）左臂屈曲呈抱球状置于可调节托手架上，关节处用棉垫和软布保护，肩关节外展或上举不超过 90°，远端关节稍低于肘关节。

5）打开负压装置持续抽真空，使塑形垫逐渐变硬，同时将塑形垫前后侧缘向上反折，按身体形状塑形，使患者保持 90° 侧卧位，将柔软棉布填塞于塑形垫与皮肤之间的空隙作为缓冲，骶尾部用挡板固定。

6）在下方的右腿屈曲约 45°，注意保护外踝，两腿间加数个软枕（充当支撑垫），使左腿抬高与髋同高并伸直、外旋，充分显露左腹股沟切口，用中单包裹左小腿向后侧牵拉，将中单塞于床垫下固定。

（3）注意事项

1）手术时间长，受压皮肤有压力性损伤风险，建议患者进室后将液体敷料均匀涂抹于患者右侧腋下至髋部、腿部的皮肤，形成保护膜；安置体位时在各受压骨突部位贴泡沫敷料，包括右侧腋下、肋部、髋部、膝外侧、外踝等。

2）凝胶塑形垫抽负压后变硬，不能紧贴皮肤，可用一次性吸水软布或棉垫隔开。

3）注意各类动静脉管路接口下皮肤的保护，可用一次性吸水软布或棉垫隔开，避免术中发生压力性损伤。

4）使用约束带或中单约束固定时，可用棉垫隔开皮肤，确保预留两横指约束空隙，防止压力性损伤。

（二）特殊侧卧位

1. 30° 左侧卧位　适用于右侧胸部微创小切口心脏手术，如胸腔镜下二尖瓣及三尖瓣置换/成形术、房间隔缺损修补术、室间隔缺损修补术、心房黏液瘤摘除术、室间隔心肌切除术等。

（1）用物准备：长形胸垫，颈垫，头圈，凝胶垫，膝枕、足跟垫，下肢约束带，棉布中单，棉垫，可调节托手板。

（2）安置方法

1）患者平卧，头部垫头圈，肩背部垫一长形胸垫使胸部抬高，头部后仰，颈下置颈垫避免悬空。

2）右侧躯干下沿身体长轴另设置长形凝胶垫，与肩部胸垫部分重叠，向下延伸至腰部，使右侧躯干垫高向左侧倾斜约30°。

3）右上肢抬高约110°屈肘呈功能位，用棉垫加软布保护关节，将前臂固定于可调节托手板或麻醉头架上（图5-7）；或者将右上肢呈功能位垂放床缘、低于躯干10cm使切口位置充分显露，用布单固定前臂（图5-8）。

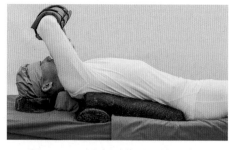
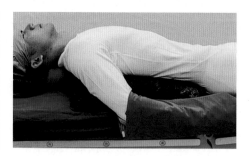

图 5-7　30° 左侧卧位（悬挂上肢）　　图 5-8　30° 左侧卧位（垂放上肢）

4）对侧上肢与身体平行放置于床缘，腘窝下垫软枕以保持双膝呈微屈功能位，膝关节上约5cm处用约束带固定，踝关节垫踝垫。

2. 30° 右侧卧位　适用于左侧胸部微创小切口心脏手术，如胸腔镜射频消融术、冠状动脉旁路移植术、心包剥离术、永久性起搏器植入术等。用物准备及安置方法同左侧卧位，呈反向安置。

第四节　心血管外科手术野皮肤消毒与铺巾

一、皮肤消毒

（一）消毒剂选择

手术野皮肤消毒剂宜选用含醇消毒剂如氯己定醇、含碘皮肤消毒液，碘过敏者应用 0.1% 氯己定，会阴部消毒及 2 个月内婴儿皮肤消毒可选用不含醇的消毒剂，如聚维酮碘、碘伏等。

（二）皮肤消毒范围

1. 儿童胸部正中切口手术（仰卧位）　上至下颌、颈部及上臂，左右至腋中线，下至耻骨联合（图 5-9）。

2. 成人胸部正中切口手术（仰卧位）　上至下颌、颈部及上臂，左右至腋中线，下至大腿上 2/3，包括会阴部（图 5-10）。

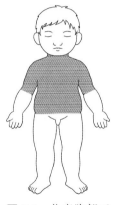 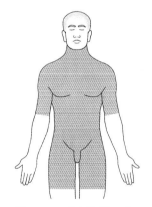

图 5-9　儿童胸部正　　　　**图 5-10**　成人胸部正中/
中切口手术消毒范围　　　　右前外切口手术消毒范围

3. 冠状动脉旁路移植手术（仰卧位）　上至下颌、颈部及上臂，左右至腋中线（如为获取桡动脉手术，则消毒整个左上肢至指尖），下至双下肢（包括会阴部），双下肢悬吊消毒至足趾（图 5-11）。

4. 胸腔镜下心脏手术（30° 侧卧位）　上至下颌、颈肩及上臂，下至大腿上 2/3，包括会阴部，左右至对侧腋中线和术侧腋后线。

5. 胸部侧卧位手术（标准侧卧位）　前后过中线，上肩及上臂上 1/3，包括同侧腋窝，下至髂嵴（图 5-12）。

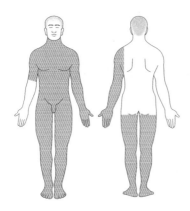

图 5-11　冠状动脉旁路移植手术
消毒范围

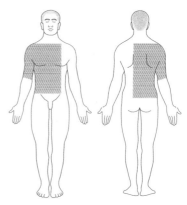

图 5-12　胸部侧卧位手术消毒范围

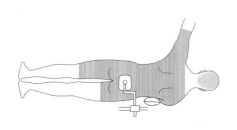

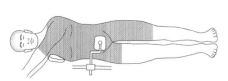

图 5-13　胸腹联合切口手术消毒范围

6. 胸腹联合切口手术（侧卧位）　上肩及上臂上 1/3，前至对侧锁骨中线、同侧腋窝，后至对侧肩胛骨线，下至大腿上 2/3，包括会阴部（图 5-13）。

（三）消毒方法

（1）胸部切口按平行形或叠瓦形消毒，以胸部切口为中心，自上而下，自内而外进行消毒。

（2）使用 2%～3% 碘酊涂擦手术区，需待其干燥后应用医用酒精涂擦 2～3 遍；使用 1% 碘伏或安尔碘直接涂擦手术区至少 2 遍，每遍更换消毒纱球和卵圆钳。

（3）冠状动脉旁路移植手术时先消毒胸部皮肤 2 遍，然后消毒腿部皮肤各 2 遍。术者戴医用手套，用饱蘸消毒液的大纱垫自上而下涂抹双腿至足尖，包括悬吊双足的绷带，最后消毒会阴部。

二、手术铺单

（一）手术铺单要求

（1）可选择重复使用手术单和一次性使用非织造布手术单，产品型号规格与性能指标应复合 YY/T 0506.2—2016《病人、医护人员和器械用手术单、手术衣和洁净服》要求。

（2）一次性使用非织造布手术单切口周围不少于 2 层，可重复使用手术巾切口周围不少于 4 层。

（3）心血管手术主单宜选用 T 形，应能保证覆盖患者身体全部，铺单时确保无菌单四周下垂 50cm，不接触地面。

（4）切口巾距离切口 2～3cm，折边边缘有粘胶条。

（5）手术医生外科手消毒后，戴无菌手套，站立于手术床右侧消毒皮肤、铺单。

（6）建议体外循环机与术者之间用一张透明防护单隔开，既可作为无菌屏障，又方便术者与灌注师观察沟通。

（二）手术铺单方法（以一次性手术铺单为例）

1. 常规心脏手术铺单

（1）先递 1 张加厚吸水巾对折成长方形，纵行覆盖会阴部，下端塞入双腿间。

（2）铺胸部切口巾：依次递 4 张治疗巾，撕开粘条纸，反折面向下覆盖切口四周，铺巾顺序为下方—对侧—头侧—近侧，下单盖住会阴部与脐，对侧与近侧单平锁骨中线，上单平胸骨上窝（图 5-14）。

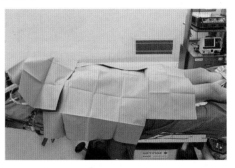

图 5-14　铺胸部切口巾

（3）如需经股动/静脉插管建立体外循环（如微创心脏手术），切口范围扩大至双侧腹股沟，备 6 张治疗巾。先递 1 张加厚吸水巾纵行覆盖会阴部，再依次从对侧髋部开始逆时针方向铺 5 张治疗巾：第 1 张从对侧髋部斜铺至近侧大腿；第 2 张铺对侧平锁骨中线；第 3 张铺头侧平胸骨上窝；第 4 张铺近侧平腋中线；第 5 张从近侧髋部斜铺至对侧大腿；第 6 张对折横铺在腹部。分别露出胸部切口和双侧腹股沟切口，粘条固定（图 5-15）。

（4）铺洞巾：按单上图示将洞巾放在胸部切口位置，器械护士与医生分站床边两侧，两人同时拉开单，先将头侧单覆盖至麻醉架上，再将足侧单覆盖至床尾。

（5）铺主单：外科医生与器械护士一起粘贴手术薄膜，按图示将主单放在切口位置，先将主单向左右两侧展开，各用一只手轻按住主单中部，另一只手向头侧展开主单，覆盖麻醉架及两侧输液架，用铁夹固定；再向足侧展开主单覆盖床尾，周边下垂（图 5-16）。

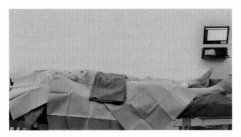

图 5-15　铺胸部 + 腹股沟切口巾

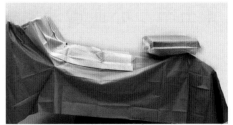

图 5-16　铺主单

（6）铺透明防护膜，在灌注师协助下固定于体外循环机输液架上。

2. 冠状动脉旁路移植手术铺单

（1）双腿悬吊，用 6 块大纱垫沾消毒液为患者进行全身皮肤消毒（图 5-17）。

（2）递 1 张加厚吸水巾覆盖会阴部，递 4 张治疗巾覆盖胸部切口四周；协助医生铺 1 张大单在悬吊的双腿下方，覆盖床板并垂下床面（图 5-18）。

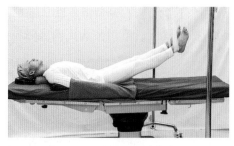

图 5-17　双腿悬吊消毒

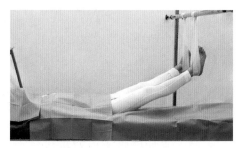

图 5-18　铺胸部巾 + 下单

（3）铺特制洞巾：器械护士与一助双人合作，从胸部切口开始展开铺巾，先拉头侧单覆盖至麻醉架上；再拉足侧单（分成左 / 右两张）至会阴部，一助与器械护士分别从两侧拉单包绕患者髋部至双腿下方会合，两张单重叠铺至床尾，用粘条固定；递足套托住患者足跟，待巡回护士解除悬吊带、移走悬吊架后放平下肢，依次包裹双足，露出足踝，边缘用粘胶条固定，腘窝处垫中单使之外翻（图 5-19）。

（4）铺主单，先拉头侧覆盖麻醉架，再拉足侧至床尾下垂，中间留出长切口显露需要获取静脉血管桥侧的下肢，切口边缘用粘条固定（图 5-20）。

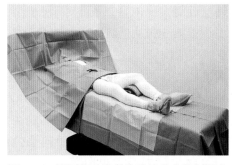

图 5-19　铺冠状动脉旁路移植手术特制洞巾

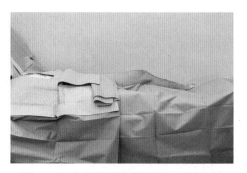

图 5-20　铺冠状动脉旁路移植手术主单

第五节　心血管外科手术基本步骤与护理配合

一、成人心血管手术正中开胸手术

（一）常用手术器材准备

1. 手术器械与敷料

（1）成人心血管手术器械包＋专用手术器械附加包，按手术名称准备相应附加包，如瓣膜置换手术附加包、瓣膜成形手术附加包、冠状动脉旁路移植手术附加包或主动脉置换手术附加包等。

（2）成人心血管手术单，手术衣，不锈钢器皿附加包，棉布切口巾包，棉布器械收纳袋。

2. 仪器设备

（1）标配设备：高频电刀、电动胸骨锯、充气式保温仪、微电脑输液泵、头灯、加温加压输液器、心脏临时起搏器、除颤仪、除颤手柄及胸内电极板、血气分析仪、制冰机、血液回收机、体温监测模块。

（2）特殊设备：血管流量仪、射频消融仪、主动脉内球囊反搏器（IABP 器）、摆动式胸骨锯（简称摆动锯）、超声刀、胸腔镜、低负压吸引器、心室辅助装置等。

3. 医用耗材

（1）常规开台耗材：吸引管、冲洗器、骨蜡、磁性针盒、电刀、电刀清洁片、10 号刀片、11 号刀片、无影灯手柄或一次性手柄套、5 号胸骨钢丝、7 号丝线、10 号丝线、1-0 可吸收线圆针、2-0 可吸收线圆针、3-0 可吸收线角针、3-0 ～ 5-0 聚丙烯线、2-0 涤纶线；10mm×20mm 圆针 2 枚、10mm×20mm 角针 2 枚、有尾显影纱布 20 块。

（2）备用耗材：临时起搏导线、人工心脏瓣膜、人工血管、人工心脏补片、其他特殊缝线、止血材料、心脏固定器、射频消融钳等。

（3）其他耗材：一次性导尿包、带测温探头气囊导尿管、精密计量集尿器、中心静脉穿刺包、一次性水封瓶、手术贴膜、伤口敷料。预防压力性损伤的液体敷料、泡沫敷料、凝胶垫、吸水纸巾等。

4. 常用药品　参见第四章第五节。

（二）成人胸骨正中开胸手术步骤与手术配合

成人胸骨正中开胸手术步骤与手术配合见表 5-1。

表 5-1　成人胸骨正中开胸手术步骤与手术配合

手术步骤	手术配合
（1）皮肤消毒	卵圆钳夹持含有消毒液的纱球，以切口为中心向周围涂擦消毒
（2）铺手术巾	参见本章第四节
（3）人员、设备就位	使铺好无菌盘套的器械升降盘、手术器械台就位，铺透明保护膜于体外循环机支架，连接高频电刀、负压吸引器，安装胸骨锯电池
（4）连接体外循环管路	依次递动／静脉循环管路、心内吸引管、左心引流管、心肌灌注管给主刀医生，按照插管位置和顺序分布排列，递数把组织钳将管路固定于手术主单，并分别与体外循环机连接
（5）手术安全核查	与主刀医生、麻醉医生及体外循环灌注师再次核查患者信息及手术名称
（6）自胸骨上窝切迹下 3cm 至剑突尖端下 1 ～ 2cm 切开皮肤（图 5-21）	递组织锯、圆刀切皮，纱布拭血，电刀切开皮下组织、肌肉、骨膜，切开两锁骨头之间纤维带
（7）经胸骨中线纵向锯开胸骨（图 5-22）	递直角钳撑开胸骨上窝肌肉组织；递大弯钳游离胸骨后壁；递电刀或直组织剪剪开剑突软骨，麻醉医生关闭呼吸机使肺塌陷。递胸骨锯纵行切开胸骨，递纱布、骨蜡，用骨蜡填塞骨髓腔止血（胸骨小切口的皮肤切口控制在 6 ～ 8cm，胸骨锯开至第 3 或第 4 肋间隙，然后做"J"形或"T"形切口横断部分胸骨）
（8）提吊心包，显露心脏（图 5-23）	递胸骨牵开器撑开胸骨，齿置于头侧；递电刀或组织剪、无损伤锯游离胸腺，显露前纵隔及心包；递 11 号尖刀切开心包，递圆针 7 号丝线或 2-0 编织线间断缝置提吊线约 4 针，提吊于切口两侧皮下组织，显露心脏

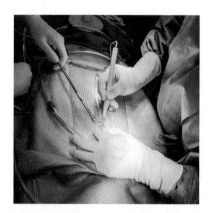

图 5-21　正中切开皮肤

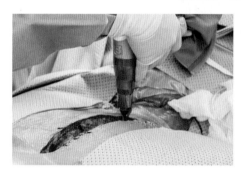

图 5-22　锯开胸骨

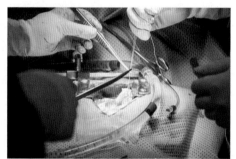

图 5-23　提吊心包

（三）成人建立体外循环手术步骤与手术配合

成人建立体外循环手术步骤与手术配合见表 5-2。

表 5-2　成人建立体外循环手术步骤与手术配合

手术步骤	手术配合
（1）肝素化、游离主动脉	按 400U/kg 准备肝素，经中心静脉注射或经右心耳注射（5min 后测 ACT，480s 符合插管要求）。递组织镊、电刀或组织剪游离主动脉与肺动脉之间结缔组织，解剖钳游离主动脉后方。探查升主动脉表面，观察是否存在动脉粥样硬化斑块或钙化斑块，选择合适的插管位置
（2）在无名动脉开口下方、主动脉 – 心包反折处缝置主动脉荷包（图 5-24）	递 2-0 涤纶线、无损伤镊，缝置 2 针主动脉荷包（逆时针和顺时针方向各缝一圈），套阻断管（14 号橡胶导尿管＋小弯钳）。高龄患者（70 岁以上）可备 3-0 聚丙烯线带毡型垫片（5mm×7mm）缝置荷包
（3）主动脉插管（图 5-25）	递无损伤镊、电刀，切开主动脉壁外膜，递主动脉插管给主刀左手、11 号尖刀给主刀右手，用 11 号尖刀在荷包中心做一切口，插入主动脉插管；收紧 2 根荷包线，小弯钳夹住阻断管尾部；递小弯钳带 10 号丝线给助手，双重绑扎主动脉插管和阻断管
（4）连接体外循环管路、固定主动脉插管	递夹管钳给助手，钳夹主动脉插管远端；递管道剪、治疗碗及干纱布给主刀，剪断动静脉循环管路，连接主动脉插管与循环管路，必要时用冲洗器注水排气。递 2 把组织钳将主动脉管路固定于患者头侧主单，必要时用角针 10 号丝线将主动脉插管悬吊缝扎于皮肤

手术步骤	手术配合
（5）缝置荷包线行腔静脉插管	应根据不同手术方式选择不同的腔静脉插管
1）经右心耳插单根二级管（图 5-26）	递心耳钳夹住右心耳基底部，用 4-0 聚丙烯线或 3-0 编织线（双头、正针）在心耳钳上方缝置荷包，套阻断管；剪去右心耳尖端小块组织及肌小梁，插入二级静脉管至右心房，并送至下腔静脉。缩带固定，10 号丝线绑扎
2）上腔静脉插管（图 5-27）	①直角静脉管：用 4-0 聚丙烯线（双头、正针）在上腔静脉与右心房交界上方缝置荷包，套阻断带；递 11 号尖刀切开上腔静脉，递扁桃钳扩大切口，递直角上腔静脉管插入，收紧荷包线，10 号丝线绑扎管道 ②直型静脉管：用 4-0 聚丙烯线在右心耳尖端缝置荷包，套阻断带；递 11 号尖刀在右心耳尖端切一小口，递直型上腔静脉管插入，收紧荷包线，10 号丝线绑扎管道
3）下腔静脉插管	递 4-0 聚丙烯线（双头、反针）、无损伤镊，在下腔静脉与右心房交界上 2cm 处缝置荷包，套阻断带；递 11 号尖刀切开右心房壁，递扁桃钳扩大切口；递直角或直型静脉管插入，收紧荷包线，10 号丝线绑扎管道
（6）连接静脉循环管路，体外转流，降温	递 Y 形接头将上腔静脉管和下腔静脉管与静脉管路连接；松开主动脉夹管钳，开始体外转流，通过变温水箱降低血温至 30℃ 及以下
（7）游离上腔静脉，套阻断带	递无损伤镊、电刀或组织剪，剪开上腔静脉与肺静脉隐窝，递直角钳游离上腔静脉，递中弯钳带细棉线（阻断带）绕过上腔静脉，套 28 号阻断带，中弯钳夹住棉线尾端
（8）游离下腔静脉，套阻断带	递大弯钳夹花生米剥离子显露下腔静脉下缘，肾蒂钳游离下腔静脉，中弯钳带细棉线（阻断带）绕过下腔静脉，套阻断带，中弯钳夹住棉线尾端
（9）缝置主动脉根部荷包线，插灌注管（图 5-28）	递 2-0 涤纶线或 3-0 聚丙烯线，在主动脉根部缝置荷包，套阻断管，递灌注针从主动脉根部插入，收紧荷包线，10 号丝线绑扎管道。排气后连接心肌灌注装置
（10）必要时经右心房插入逆行灌注管（图 5-29）	递 5-0 聚丙烯线，在右心房前壁缝置荷包，递 11 号尖刀切开一小口，经右心房切口插入带有球囊的逆行灌注管，并将之送入冠状静脉窦口，收紧荷包线阻断管。排气后连接心脏停搏液灌注管和测压管，递 10 号丝线绑扎固定管道
（11）在右上肺静脉处缝置左心引流荷包线，插左心引流管（图 5-30）	递无损伤镊、4-0 聚丙烯线（双头、反针）缝置荷包，套阻断带；递 11 号尖刀切开右上肺静脉，递扁桃钳扩大切口，插入可塑形左心引流管，递 10 号丝线绑扎固定插管，连接体外循环管路
（12）阻断腔静脉及主动脉血流，灌注心脏停搏液	收紧下腔静脉、上腔静脉阻断带，递主动脉阻断钳夹闭升主动脉远端，开始于主动脉根部灌注，心包腔给予冰屑或冰水降温，心脏停搏后开始心内操作

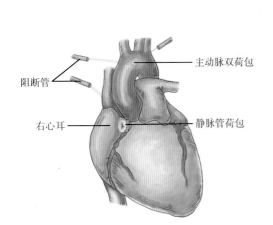

图 5-24　缝置主动脉荷包

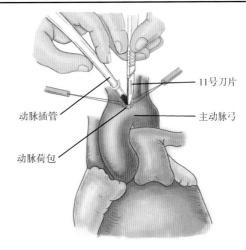

图 5-25　经升主动脉远端插管

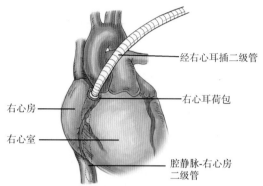

经右心耳插二级管

右心耳荷包

右心房

右心室

腔静脉-右心房
二级管

图 5-26 经右心耳插单根二级管

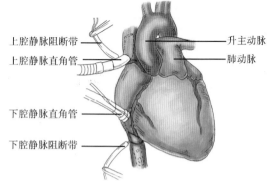

上腔静脉阻断带

上腔静脉直角管

升主动脉

肺动脉

下腔静脉直角管

下腔静脉阻断带

图 5-27 经上、下腔静脉插管

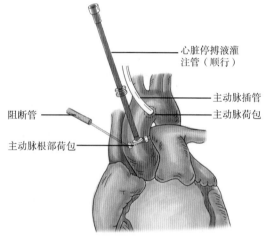

心脏停搏液灌
注管（顺行）

主动脉插管
主动脉荷包

阻断管

主动脉根部荷包

图 5-28 经主动脉根部插灌注管

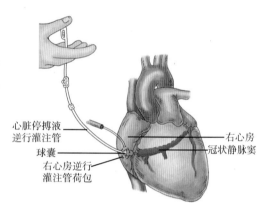

心脏停搏液
逆行灌注管

球囊

右心房逆行
灌注管荷包

右心房

冠状静脉窦

图 5-29 经右心房插入逆行灌注管

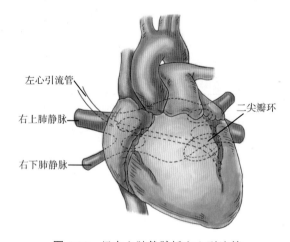

左心引流管

右上肺静脉

二尖瓣环

右下肺静脉

图 5-30 经右上肺静脉插左心引流管

（四）成人撤离体外循环手术步骤与手术配合

成人撤离体外循环手术步骤与手术配合见表 5-3。

表 5-3　成人撤离体外循环手术步骤与手术配合

手术步骤	手术配合
（1）开放主动脉循环，恢复心脏血流，经主动脉根部灌注管排气	调节手术床至头低足高位，缓慢松开主动脉阻断钳，经主动脉根部灌注管喷血排气，或将左心引流管连接灌注针倒吸排气。提高室温至25℃，开启保温仪至38℃
（2）备除颤仪，使心脏复搏	等待心搏自动恢复，必要时备体内除颤板电击复搏，成人充电以20J起，不超过50J
（3）将上腔静脉、下腔静脉管道退回右心房	递无损伤镊、组织剪，剪断固定管道的丝线，放松荷包线，分别将上腔静脉、下腔静脉管道退回右心房，重新收紧荷包线，递10号丝线绑扎固定
（4）拔除左心引流管	递无损伤镊、组织剪，剪断固定管道的丝线，放松荷包线，拔除左心引流管，膨肺排出左心房空气，收紧荷包线打结，剪线，应用4-0聚丙烯线缝合加固
（5）拔除主动脉根部灌注管	递无损伤镊、组织剪，剪断固定管道的丝线，放松荷包线，拔除主动脉根部灌注管，收紧荷包线，暂不打结
（6）拔除下腔静脉插管	递夹管钳夹住下腔静脉管道，递组织剪剪断固定管道的丝线，放松荷包线，拔除下腔静脉插管，收紧荷包线，打结，剪线，应用5-0聚丙烯线缝合加固
（7）利用经食管超声心动图评估手术效果，待生命体征稳定后停止体外转流，拔除上腔静脉插管	递夹管钳夹住上腔静脉插管，递组织剪剪断固定管道的丝线，放松荷包线，拔除上腔静脉插管，荷包线收紧，阻断，不打结，待体外循环机内血液输回体内、患者平稳后再打结
（8）缓慢推注鱼精蛋白中和肝素，拔除主动脉插管	递组织剪、无损伤镊，剪断固定主动脉插管的固定线，放松荷包线，拔除主动脉插管，收紧荷包线，打结；递4-0聚丙烯线、无损伤镊，缝合加固
（9）检查切口出血情况，缝扎止血	递无损伤镊、纱布、冲洗器（温盐水），仔细检查各插管口出血情况，递5-0聚丙烯线、无损伤镊，缝扎止血，必要时带毡型垫片缝扎

（五）成人关闭胸腔手术步骤与手术配合

成人关闭胸腔手术步骤与手术配合见表5-4。

表 5-4　成人关闭胸腔手术步骤与手术配合

手术步骤	手术配合
（1）根据病情决定是否放置临时起搏导线	递持针器、临时起搏导线、纱布，在右心室表面和胸骨旁皮下组织缝置起搏导线，递角针丝线缝合固定。递5-0聚丙烯线缝合右心室表面，递角针7号丝线缝合皮肤固定起搏导线
（2）检查心脏出血情况	递温盐水、纱布，依次检查心脏切口及各动静脉插管口有无出血，备5-0聚丙烯线加固缝合，必要时加毡型补片缝合止血，或用其他止血材料。递电刀烧灼心包切缘
（3）清点手术器械	器械护士与巡回护士双人清点手术器械、敷料、缝针和杂项物品
（4）缝合心包及放置引流管	递电刀止血，递2-0涤纶线或7号丝线连续缝合心包；递11号尖刀分别做2个小切口，中弯钳引出心包引流管和纵隔引流管，分别用角针7号丝线缝扎固定
（5）闭合胸骨	递钢丝持针钳夹持5号带针钢丝（8mm），间断"8"字缝合胸骨（4～6根），递钢丝剪剪断钢丝，递10把或12把粗头中弯钳夹住钢丝两端；拧紧钢丝后递钢丝剪剪断残端，递钢丝钳和粗头持针器拧紧；骨质疏松或脆弱患者可加用八孔H形钢板螺钉固定，或用胸骨结扎带加固，防止胸骨裂开；胸骨出血点用电刀、骨蜡止血，钢丝眼出血用圆针7号丝线缝扎止血

续表

手术步骤	手术配合
（6）关闭伤口	递纱布、无损伤镊和用温盐水对半稀释的碘伏溶液，冲洗伤口；递1-0圆针可吸收线缝合骨膜、肌肉，递2-0圆针可吸收线缝合皮下组织；递安尔碘纱球消毒皮肤，递3-0可吸收线缝合皮肤
（7）整理器械用物	清洁伤口周围皮肤，贴伤口敷料，协助清理各种管道，连接水封瓶，再次清点手术器械、敷料及用物，在护理文书签字

二、再次心脏手术正中开胸建立体外循环手术

1. 术前评估　评估患者既往手术史（是否分期手术），上一次手术是否放置防粘连人工心包膜、患者年龄、是否使用钢丝缝合胸骨及钢丝数量等。根据术前影像学资料判断心脏前壁及大血管与胸骨之间有无粘连、粘连部位及严重程度。

2. 特殊器材准备　除常规心脏手术器械包和用品外，另备摆动锯、齿状皮肤拉钩、血液回收机、乳突牵开器、小儿胸骨牵开器及股动/静脉穿刺用品、毡型补片。

3. 再次心脏手术正中开胸建立体外循环手术步骤与手术配合　见表5-5。

表5-5　再次心脏手术正中开胸建立体外循环手术步骤与手术配合

手术步骤	手术配合
（1）沿胸部正中切口切开皮肤、皮下组织及肌层	递圆刀、有齿镊、干纱布，切开皮肤，递组织钳提夹瘢痕组织，切除整条瘢痕；递电刀逐层切开皮下组织、肌层，显露出每一根胸骨钢丝，清除可见的线头
（2）酌情置缝丝线牵引束（多见于先天性心脏病再次手术）（图5-31）	递大圆针、10号丝线，在切口两侧骨膜上缝置数根牵引线，各分成2～3组，分别用小弯钳夹住每组线尾汇集成束，便于锯胸骨和分离胸骨后壁时向上牵引胸骨
（3）锯开胸骨（图5-32）	递钢丝剪，逐条剪断上一次手术缝合的胸骨钢丝（可暂不拔除，作为胸骨后方的阻力）；主刀医生和助手各自向上提起一侧牵引束，使胸骨与心脏分离，递摆动锯，从胸骨表面纵向锯开骨外板、内板；递有齿直钳或钢丝钳逐条拔出钢丝
（4）分离胸骨后粘连（图5-33）	递小儿胸骨牵开器适度撑开胸骨；递组织剪或电刀小心分离胸骨后瘢痕组织；分开一定间隙后，递有齿皮肤拉钩牵拉胸骨，提起牵引束抬高左侧胸骨切缘，用电刀分离左侧胸骨及胸壁与心脏表面粘连的瘢痕组织，要紧贴胸骨后分离，以免损伤右心室、冠状动脉分支、主动脉及无名静脉。同样方法分离右侧胸骨后及胸壁粘连组织，显露心包
（5）分离脏层心包	更换成人胸骨牵开器撑开胸骨，递电刀、综合剪剪切开增厚及钙化的心包壁层和脏层纤维板，采用锐性和钝性交替的方法剥离心包，从心脏正前方偏左，依次分离左心室正面、右心室正面、升主动脉远端、右心房及上下腔静脉（不涉及右心系统手术可以不分离上下腔静脉），避免损伤右心室、主动脉、无名静脉及冠状动脉分支。备5-0或4-0聚丙烯线、毡型补片缝扎止血
（6）插管建立体外循环	方法同"成人建立体外循环手术步骤与手术配合"，不同的是主动脉荷包线以2根3-0聚丙烯线带5mm×10mm毡型垫片缝置，腔静脉管和左心引流管荷包线以4-0聚丙烯线带5mm×10mm毡型垫片缝置，防止组织撕裂出血

续表

手术步骤	手术配合
（7）撤离体外循环管道	见表 5-3
（8）止血、关胸	递干纱布、温盐水，检查心脏切口和创面；递 4-0 和 5-0 聚丙烯线、毡型垫片缝扎止血；必要时备可吸收止血纱布、生物蛋白胶等材料；如使用血液回收机，备 0.02% 肝素盐水 500ml，吸血纱布经肝素盐水浸泡后拧干，血水回收，其余步骤同表 5-4

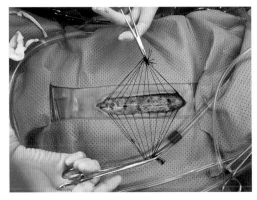

图 5-31　缝置丝线牵引束

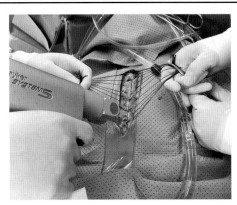

图 5-32　用摆动锯锯开胸骨

4. 护理关注点

（1）开胸前备好腹股沟切口，必要时游离股动脉、股静脉备用，并安装好体外循环机管道，以备随时开始部分心肺转流。开胸过程中如发生大出血、心室颤动等紧急情况，可经股动脉、股静脉插管，快速建立体外循环。

（2）术前安置一次性多功能除颤 / 复律电极片，一片贴在患者背侧右肩胛骨位置，另一片贴在左前外侧胸部腋前线第 4、5 肋间（左侧乳头外侧），并以皮肤薄膜

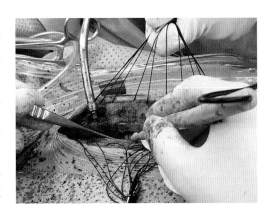

图 5-33　分离胸骨后粘连

封住电极片上缘，防止皮肤消毒液将其浸湿。两个电极的安置必须使心脏位于电流的路径中心，使电流能流过整个心脏，又不影响外科手术无菌区域操作。通常在患者进入手术间开始麻醉之前设置好，以备麻醉期间或手术过程中发生心搏骤停时予以电击除颤。

（3）术前侧位胸部 X 线片和 CT 检查可准确判断右心室和升主动脉与胸骨的关系，如发现升主动脉与胸骨后粘连，在锯开胸骨前必须采取预防措施，如在胸骨右侧做小切口，从胸骨下面分离主动脉；或直接从股动静脉插管建立体外循环，再小心锯开胸骨进行分离。

三、经外周血管插管建立体外循环手术

经外周血管插管建立体外循环常用于微创心脏手术，如左 / 右前外侧胸部切口心脏手术、胸腔镜或机器人心脏手术等。

（一）术前准备

1. 手术器械与敷料

（1）成人心脏手术器械包、胸腔镜心脏手术专用附加包、不锈钢器皿附加包、上腔静脉插管包、上腔静脉拔管包。

（2）一次性成人心脏手术单、手术衣、棉布切口巾、棉布器械收纳袋。

2. 仪器设备 高清胸腔镜、高频电刀、充气式保温仪、微电脑输液泵、加温加压输液器、心脏起搏器、除颤仪、一次性多功能除颤 / 复律电极片、电动胸骨锯（备用）

3. 一次性耗材 吸引管、冲洗器、磁针盒、电刀、152mm 长消融电极（扁刀）、电刀清洁片、10 号刀片、11 号刀片、无影灯手柄或一次性手柄套、7 号丝线、10 号丝线、1-0 可吸收线圆针、2-0 可吸收线圆针、3-0 可吸收线角针、3-0 ～ 5-0 聚丙烯线、5-0 聚丙烯线（13mm 针）、心包提吊线（2-0 涤纶线或丝线）、18G 穿刺针、150cm 导引导丝、8F 桡动脉鞘组、一次性切口牵开固定套（15D、25D、100B）、180cm×20cm 医用保护套、20 号胸腔引流管、输液器。

（二）经外周血管建立体外循环手术步骤与手术配合

经外周血管建立体外循环手术步骤与手术配合见表 5-6。

表 5-6 经外周血管建立体外循环手术步骤与手术配合

手术步骤	手术配合
（1）全身麻醉	备双腔气管插管，便于术中控制右肺呼吸
（2）经皮穿刺右颈内静脉行上腔静脉插管（通常由麻醉医生术前行中心静脉穿刺时一并完成）（图 5-34）	①协助摆体位，显露患者右侧颈部，头偏向对侧 ②协助打开一次性中心静脉穿刺包和上腔静脉插管包 ③准备皮肤消毒液、肝素盐水（6250U/200ml）、7 号丝线、三通接头、30ml 注射器及 10cm×20cm 皮肤薄膜 ④开无菌手术衣，协助麻醉医生穿手术衣、戴外科手套 ⑤上腔静脉插管插入后，递夹管钳阻断上腔静脉插管，连接体外循环管路备用，角针 7 号丝线缝合固定插管 ⑥用肝素盐水封管，擦干穿刺部位皮肤血迹，贴皮肤薄膜覆盖穿刺部位，用无菌治疗巾包裹插管及阻断管
（3）消毒皮肤、铺巾	见本章第四节
（4）在右侧腹股沟韧带和腹股沟皱褶之间做 2cm 切口，游离股动脉 / 股静脉	递圆刀、纱布，切开皮肤、皮下组织，递乳突牵开器显露术野，递电刀、无损伤镊及蚊式钳，游离股动脉、股静脉；递小直角钳、10 号线套阻断管。递精细镊、笔式针夹持 5-0 聚丙烯线（13mm 针），在股动脉缝置双荷包线，股静脉缝单荷包线，分别套阻断管备用

续表

手术步骤	手术配合
（5）穿刺行股静脉插管（图5-35）	①递纱布、18G穿刺针，向心性刺入股静脉（递弯盆、治疗巾挡住针头喷血）
	②递150cm长导丝，经穿刺针进入股静脉，插入导丝约70cm深，退出穿刺针
	③递导管鞘，沿导丝送至穿刺口，扩张穿刺口，退出导管鞘
	④递股静脉插管，沿导丝送至穿刺口，递11号尖刀扩大皮肤切口，继续将股静脉插管送至右心房位置，器械护士协助用手捏住股静脉插管尾端，防止管芯与管鞘分离
	⑤拔除管芯和长导丝（器械护士直接用导丝管收纳导丝，以免弹射）
	⑥递夹管钳夹住静脉插管，收紧荷包线阻断管；连接静脉管与体外循环管路，递组织钳固定插管于主单
（6）穿刺行股动脉插管	递18G穿刺针、纱布，以同样方法行股动脉穿刺，插入股动脉插管并与体外循环管路连接；收紧双荷包线阻断管；递角针10号丝线缝扎固定动脉管；调整管路位置并用组织钳将其固定于主单上；干纱布填塞切口防止渗血

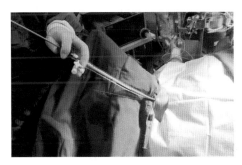 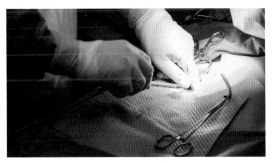

图5-34　经皮穿刺右颈内静脉行上腔静脉插管　　图5-35　经腹股沟切开穿刺行股动脉/股静脉插管

（三）护理关注点

（1）经皮上腔静脉插管一般在全身麻醉＋气管插管下完成后，由麻醉医生或外科医生操作，巡回护士协助摆体位、准备插管用品。

（2）穿刺前必须严格消毒、铺巾，操作者刷手、穿手术衣、戴无菌手套，孔巾覆盖面积为90cm×90cm。

（3）上腔静脉插管固定后用无菌纱布覆盖穿刺部位，贴20cm×30cm手术薄膜保护无菌区域。

（4）目镜用60℃热水浸泡前端约5min，做防雾处理，同时备一块碘伏纱布，术中擦拭目镜（三维腔镜则用盐水纱布擦拭）。

四、儿童心血管手术正中开胸手术

（一）常用手术器材准备

1. 手术器械与敷料

（1）常规器械：儿童或婴幼儿心脏手术器械包、儿童精密手术器械附加包、不锈钢器皿附加包。

（2）特殊器械：按手术名称准备，如主动脉缩窄手术专用附加包、动脉调转手术专用附加包、Fontan手术专用附加包、心室流出道探条等。

（3）小儿心脏手术单、手术衣、棉布切口巾包、棉布器械收纳袋。

2. 仪器设备 高频电刀、电动胸骨锯、充气式保温仪、微电脑输液泵、头灯、加温加压输液器、心脏临时起搏器、除颤仪、除颤手柄及胸内电极板、血气分析仪、制冰机、血液回收机、体温监测模块。

3. 一次性耗材 吸引管、30ml注射器、16G直型静脉留置针、骨蜡、磁性针盒、电刀、电刀清洁片、10号刀片、11号刀片、无影灯手柄或一次性手柄套、起搏导线、4号丝线、7号丝线、10号丝线、小儿胸骨钢丝或1-0可吸收抗张缝线圆针、2-0或3-0可吸收编织线圆针、4-0或5-0可吸收单股线角针、5-0～7-0聚丙烯线、2-0～4-0涤纶线、11mm×17mm圆针、11mm×17mm角针、儿童显影纱布、婴儿显影纱布。

4. 特殊药品 配制0.6%戊二醛溶液1瓶，配制方法如下。

（1）准备无菌注射用水1瓶（500ml）、25%戊二醛原液1瓶（100ml）、20ml注射器1具。

（2）消毒瓶盖，操作者戴手套，抽取戊二醛原液12ml，注入注射用水瓶中，轻轻摇匀。

（3）贴剧毒药品标签，写上药品名称、浓度、配制时间并签名。

（4）仅供当天手术使用。

（二）儿童正中开胸及建立体外循环手术步骤与手术配合

儿童正中开胸及建立体外循环手术步骤与手术配合见表5-7。

表5-7 儿童正中开胸及建立体外循环手术步骤与手术配合

手术步骤	手术配合
（1）切开皮肤、锯开胸骨	递圆刀、纱布，切开皮肤；递电刀、无损伤镊、上颌窦拉钩，依次切开皮下组织、肌肉、骨膜；递小直角钳分离胸骨上窝，递胸骨锯纵行锯开胸骨，骨蜡填塞止血
（2）切除胸腺组织	根据患儿年龄递相应大小的胸骨撑开器，撑开胸骨，齿面朝向头侧；递无损伤镊、电刀分离胸腺组织（功率调节为15～25W）；递小直角钳夹住胸腺根部，递电刀切除胸腺，必要时递蚊式钳带4号丝线结扎
（3）留取自体心包（图5-36）	递电刀、无损伤镊，显露前纵隔及心包，递11号尖刀或电刀切开心包，递组织剪切取一块心包组织，将其平摊于干纱布上，连同纱布浸泡于0.6%戊二醛溶液中约10min，待心包片固定，放在生理盐水中反复涮洗，更换3次生理盐水，尽量减少戊二醛残留。递3-0涤纶线间断行悬吊心包
（4）游离主动脉和肺总动脉	递无损伤镊、电刀，游离主动脉与肺动脉之间结缔组织；递小解剖钳游离主动脉后方，递蚊式钳带10号丝线（阻断带）套阻断管，蚊式钳夹线尾，如为主动脉弓或肺动脉病变，需要充分游离两大动脉至远端
（5）缝置主动脉荷包	全身肝素化（400U/kg）；递弹簧（笔式）持针器、5-0聚丙烯线缝置主动脉双荷包（5kg以内用6-0聚丙烯线），套10号阻断管，胶头蚊式钳夹住线尾待固定
（6）主动脉插管	递11号尖刀和主动脉插管，在荷包线中央切开主动脉壁，插入主动脉管，收紧荷包线，套阻断管；递10号丝线绑扎固定插管。递夹管钳夹闭主动脉插管

手术步骤	手术配合
（7）连接主动脉插管与体外循环管路	递管道剪、治疗碗及干纱布，剪断动脉/静脉循环管路；协助主刀医生将动脉管与主动脉插管连接，必要时用注射器注生理盐水排气；递组织钳固定动脉管路于头侧主单上，将静脉管路连接 1 个 6mm×6mm×6mm Y 形接头，同时将下腔静脉插管与 Y 形接头连接，夹管钳夹闭下腔静脉管尾端（有时腔静脉插管接口偏大，与 6mm 接头不匹配，可剪掉一段粗管，或增加 1 个 6mm×10mm 过渡接头）
（8）缝置荷包线行上腔静脉插管	①插直型管：递心耳钳夹住右心耳，递 11 号尖刀、无损伤镊，切开右心耳尖端；递 5-0 聚丙烯线于右心耳缝置荷包（5kg 以内用 6-0 聚丙烯线），套阻断管；递直型上腔静脉管插入，收紧荷包线，递 10 号丝线绑扎固定管道 ②插直角管：递 5-0 聚丙烯线（双头、正针）在上腔静脉与右心房交界上方缝置荷包（5kg 以内用 6-0 聚丙烯线），套阻断管；递尖刀切开上腔静脉，递蚊式钳扩大切口，递上腔静脉直角管插入，收紧荷包线；递 10 号丝线绑扎固定管道
（9）连接管路，开始体外转流，降温	将上腔静脉插管连接体外循环管路 Y 形接头的另一侧，开始单管引流下体外转流
（10）缝置荷包线行下腔静脉插管	递 5-0 聚丙烯线（双头、反针），在右心房底（或下腔静脉-右心房交界上 2cm 处）缝置荷包（5kg 以内用 6-0 聚丙烯线），套阻断管；将连接于静脉管路的下腔静脉管递给主刀医生插入，收紧荷包线，递 10 号丝线绑扎固定；松开夹管钳，开始上腔静脉管、下腔静脉管同时引流
（11）上腔静脉套阻断带	递无损伤镊、小直角钳，游离上腔静脉，递弯蚊式钳带 10 号丝线套阻断带、阻断管
（12）下腔静脉套阻断带	小解剖钳游离下腔静脉，弯蚊式钳带 10 号丝线套阻断带、阻断管
（13）在主动脉根部缝置荷包线，插灌注针	递 5-0 聚丙烯线、无损伤镊，在主动脉根部缝置荷包线，套阻断管；递灌注针，从主动脉根部插入，收紧荷包线；灌注针排气，连接灌注装置，收紧荷包线，递 10 号丝线绑扎固定
（14）收紧腔静脉阻断带，阻断主动脉，心脏停搏，开始心内操作	收紧腔静脉阻断带，递主动脉阻断钳、无损伤镊，在升主动脉远端夹闭主动脉，开始灌注心脏停搏液。递 11 号尖刀切开右心房排出灌注液，心包腔给予冰水降温

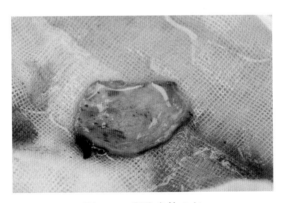

图 5-36 留取自体心包

（三）儿童撤离体外循环及关胸手术步骤与手术配合

儿童撤离体外循环及关胸手术步骤与手术配合见表 5-8。

表 5-8　儿童撤离体外循环及关胸手术步骤与手术配合

手术步骤	手术配合
（1）开放主动脉循环，恢复心脏血流，经主动脉根部灌注管排气	调节手术床至头低足高位，缓慢松开主动脉阻断钳，断开根部灌注管，通过灌注针喷血排气；或将根部灌注针连接左心吸引排气
（2）备电击除颤，使心脏复搏，循序渐进复温	提高室温至 25℃，开启保温仪，温度设置为 38℃。如果术中降温至深低温（20℃）或中低温（25℃），则设置保温仪为 32℃，保持温差在 10℃以内，待鼻咽温升至 30℃时再将保温仪调至 38℃。备体内除颤电极板，等待心搏自动恢复，必要时电击复搏，设置功率从 5J 开始，不超过 20J
（3）在心脏搏动下缝闭右心房切口或肺动脉切口	递无损伤镊、5-0 或 6-0 聚丙烯线，连续缝合右心房壁或肺动脉切口；递夹管钳，临时夹闭下腔静脉管路，增加回心血量以帮助排除右心房气体
（4）将上腔静脉管、下腔静脉管退回至右心房	递无损伤镊、11 号尖刀，切断固定管道的丝线，放松荷包线，将上腔静脉管、下腔静脉管分别退回至右心房；收紧荷包线，递 10 号丝线重新绑扎固定
（5）拔除根部灌注管	递无损伤镊、剪刀，剪断结扎线，拔出灌注管，收紧荷包线，打结
（6）评估手术效果，后并行循环时间足够后停止体外转流	经食管超声心动图验证手术效果，待生命体征稳定后停止体外转流
（7）拔除下腔静脉插管	递夹管钳夹住下腔静脉管道，递无损伤镊、11 号尖刀，切断固定管道的丝线，放松荷包线，拔除下腔静脉插管，收紧荷包线打结；递综合剪剪线，递 5-0 聚丙烯线缝合加固
（8）拔除上腔静脉插管	递夹管钳夹住上腔静脉管道，剪断固定管道的丝线，放松荷包线，拔除上腔静脉插管，荷包线收紧不打结，待主动脉插管拔除后打结
（9）拔除主动脉插管	缓慢推注鱼精蛋白中和肝素，递无损伤镊、11 号尖刀，切断固定主动脉插管的丝线，放松荷包线，拔除主动脉插管，收紧荷包线、打结，递 5-0 聚丙烯线缝合加固
（10）根据病情放置临时起搏导线	递持针器夹住临时起搏导线、纱布，将阴极导线缝于右心室表面，递 5-0 聚丙烯线缝合止血，穿出皮肤处用角针 4 号丝线缝合固定；递阳极导线缝于胸骨旁皮下组织，固定后连接起搏延长线及起搏器；递组织钳将起搏导线固定于主单上，遵医嘱调节起搏参数，开始起搏
（11）检查心脏出血情况	递 30ml 注射器注温盐水，递纱布、无损伤镊，检查心脏表面切口有无出血，备 5-0 或 6-0 聚丙烯线缝合止血
（12）缝合心包，放置引流管	递 3-0 涤纶线缝合心包；递 11 号尖刀在切口右下方皮肤做一小切口，电刀、纱布止血，用蚊式钳从切口向胸腔内分离并穿透进入心包腔，引出心包引流管，应用 5×14 角针 4 号丝线做 8 字缝合，缝线缠绕引流管数圈后打结，固定管道
（13）清点手术用物	双人清点所有手术器械、敷料和杂项物品
（14）闭合胸骨	15kg 及以上患儿用 6mm 带针钢丝间断褥式缝合胸骨，15kg 以下患儿用 1-0 PDS 缝线连续缝合胸骨；用电刀、骨蜡止血，钢丝眼出血点用圆针 7 号丝线缝扎止血
（15）逐层缝合伤口	备温盐水和碘伏对半稀释冲洗伤口，递 2-0 或 3-0 可吸收线连续缝合骨膜及皮下组织；安尔碘消毒皮肤，递 5-0 可吸收线连续缝合皮肤
（16）清理伤口，整理用物	用盐水纱布清洁伤口周围皮肤，贴伤口敷料，连接水封瓶，清理各种管道，撤除手术铺巾；再次清点手术器械、敷料及杂项物品，送至清洗间处置

第六节 心血管外科手术围术期应急抢救配合

一、急性缺氧发作

（一）概述

急性缺氧发作（anoxic spell）多见于发绀型先天性心脏病患儿，特别是婴幼儿期法洛四联症和法洛三联症患儿，因右向左分流、肺动脉狭窄严重导致缺氧，当哭闹、情绪激动、剧烈活动及寒冷时，患儿出现呼吸急促或呼吸困难、烦躁不安、发绀加重、心率增快或减慢、心脏杂音减轻或消失等症状，如不能及时予以控制，可出现惊厥甚至死亡。

（二）术前病房内缺氧发作的抢救配合

1. 减少右向左分流 取膝胸位，遵医嘱给予α受体激动剂去氧肾上腺素 5 ~ 10μg/（kg·min）。

2. 解除右心室流出道梗阻 遵医嘱给予β受体阻滞剂，如普萘洛尔（心得安）0.1 ~ 0.2mg/kg，或艾司洛尔 0.5 ~ 1mg/kg，缓慢静脉注射，用药时连接心电图监护仪。

3. 镇静 遵医嘱肌内注射或静脉滴注异丙嗪 0.5 ~ 1mg/kg；水合氯醛 30 ~ 40mg/kg 口服或灌肠；必要时皮下注射吗啡 0.1 ~ 0.2mg/kg；如出现惊厥，可缓慢静脉注射地西泮 0.2mg/kg，注意防止出现呼吸中枢抑制。

4. 纠正酸中毒 遵医嘱给予 5% 碳酸氢钠注射液（3 ~ 5ml/kg），稀释后静脉注射。

5. 其他 严重者应急诊手术。

（三）入手术室等候时缺氧发作的抢救配合

（1）立即将患儿接入手术间，予以面罩给氧，保持呼吸道通畅。

（2）建立静脉通道，配合麻醉医生完成各种静脉给药及全身麻醉下气管插管。

（3）通知主刀医生尽快到手术室，准备手术。

（4）器械护士立即刷手上台准备器械、用品，整理体外循环管路。

（5）巡回护士协助进行动脉血气分析，遵医嘱给予 5% 碳酸氢钠等药品，纠正酸中毒。

（6）迅速完成导尿、体位安置等术前准备，协助消毒、铺巾，尽快开始手术，建立体外循环。

二、围术期应激性心律失常及心搏骤停

（一）概述

非体外循环下行冠状动脉旁路移植术、心包剥脱术、微创射频消融术、介入心脏手术等时，在麻醉过程中或手术过程中常见突发心律失常甚至心搏骤停。

（二）抢救配合

（1）术前常规安置一次性多功能除颤/复律电极片，或备好无菌胸内/胸外除颤板，电极线通过延长线连接到除颤仪备用。

（2）发生心室颤动时立即准备电击除颤：调节除颤模式为非同步，按生产厂家说明书操作，遵医嘱或按照生产厂家推荐参数选择能量。

1）成人除颤能量选择：胸外除颤单向波能量选择360J，双向波初始能量为120～200J，最大不超过360J；胸内除颤能量首次选择10J，之后为20J，最大为30J。

2）儿童除颤能量选择：胸外除颤初始能量选择2J/kg，第2次能量选择4J/kg，最大能量为10J/kg或不高于成人剂量。胸内除颤能量首次选择5J，之后增至10J，最大为20J。

（3）按口头医嘱配置抗心律失常药物如利多卡因、胺碘酮，配置抢救药物如盐酸肾上腺素、去氧肾上腺素等，按医嘱静脉注射或经注射泵维持给药。

（4）多次除颤不成功或病情不稳定时，通知体外循环灌注师到位，协助将体外循环管路和动静脉插管、插管缝线等拆开至手术台上，迅速准备肝素（375U/kg）静脉注射，酌情准备心脏停搏液，插管建立体外循环。

（5）如果无法经正中开胸建立体外循环（心包粘连或微创切口），则经股动脉、股静脉插管，迅速提供穿刺针、导丝及导管鞘等。

（6）头部放冰袋保护大脑；按医嘱进行动脉血气分析，输注碳酸氢钠注射液，观察患者瞳孔、尿量及生命体征变化，待生命体征平稳，继续完成手术。

三、再次开胸手术中大出血

（一）风险识别

再次开胸手术患者心包或心脏直接与胸骨后壁粘连，开胸过程中容易损伤主动脉、无名静脉、右心室前壁等，严重者出现心脏撕裂大出血，危及生命，需做好充分准备，随时应对。

（二）抢救配合

（1）当即停止分离，用纱布压迫出血部位，应用4-0聚丙烯线加毡型垫片缝合止血。

（2）如破口大，无法修补，旋闭胸骨牵开器并取出，降低破口张力，助手提紧切口两侧预先缝置的两排牵引线，对合皮肤压迫止血。

（3）应用血液回收机回收血液，出血量大时补充血容量，体重小于10kg患儿快速输血，头部放冰袋降温做好脑保护。

（4）配合主刀医生迅速从股动脉、股静脉插管建立体外循环，逐步降温至可以随时停循环的低温状态，探查出血部位，用聚丙烯线和毡型垫片缝合止血。

（三）护理关注点

（1）手术风险极高，术前了解病史，器械、物品准备充分，反应快速，巡回护士切勿离岗。

（2）最常见并发症是大出血及心搏骤停，术前设置一次性多功能除颤/复律电极片或胸外除颤板，并确认除颤仪能够自动识别心电图波形；血制品及抢救药物必须提前准备好。

（3）对于预计可能会分期或再次手术的患者，关闭胸骨前，应在心脏表面常规放置防粘连心包膜，减少再次手术时组织粘连风险；股动脉、股静脉插管时，术后尽早拔除插管，注意下肢皮肤温度、颜色及动脉搏动情况。

四、建立体外循环突发意外

（一）概述

正中开胸建立体外循环操作时，主动脉插管可能误插入夹层（即主动脉外膜层下方），体外转流后升主动脉前壁血肿甚至夹层撕裂；在游离上腔静脉或下腔静脉套绕阻断带时，可能突发腔静脉后壁破裂穿孔；经外周血管建立体外循环时，因股动脉过细或动脉插管管径过粗，可能出现股动脉切口撕裂、内膜翻转甚至累及股深动脉等。

（二）抢救配合

（1）当发现主动脉插管误入夹层，应立即递管道钳夹闭主动脉插管，退出插管后收紧荷包线，必要时备主动脉侧壁钳封住插管口。递尖刀切开主动脉内壁，重新插入主动脉插管，用 10 号丝线双重绑扎固定管道。如果主动脉夹层撕裂范围较大，可能需要行升主动脉成形术或置换术，巡回护士遵医嘱备齐相应人工血管、心脏补片及缝线，密切关注术式变化，保证术中物品供应。

（2）当突发腔静脉后壁破裂穿孔时，可以在体外循环下直视撤除腔静脉阻断带，充分显露腔静脉后壁，递 4-0 聚丙烯线带毡型垫片缝合止血。

（3）当发生股动脉损伤时，立即备阻断钳夹闭股动脉近端，配合外科医生检查股动脉损伤情况，用精细器械和 5-0 或 6-0 聚丙烯线修补股动脉破口。

（4）评估出血情况，酌情准备血制品、止血材料和头部降温冰袋，降低手术间室温。

五、围术期行主动脉内球囊反搏置管术配合

（一）护理评估

评估手术患者一般情况如性别、体重、身高、病情，手术进展情况及术前留置股动脉穿刺管道情况。

（二）准备用物

1. 手术台下 IABP 器、压力监测套件、加压袋、0.01% 肝素盐水 1 袋。
2. 手术台上 IABP 管道套包、0.01% 肝素盐水、30ml 注射器。

（三）手术中置管配合

（1）IABP 器插上电源、开机，检查机器性能及各导线连接完好性，打开氦气瓶阀门

并且确认氦气压力,连接 IABP 心电导线和压力传感器导线。

（2）打开一次性压力传感器,接肝素盐水加压进行管道排气,放置压力传感器于手术患者心脏水平面高度位置并固定。

（3）根据手术患者性别、身高选择 IABP 管道套包,打开鞘包,外科医生穿刺成功后打开球囊导管包,协助置管,利用经食管超声心动图确认球囊位置。

（4）将压力连接管与压力传感器管道连接后排气,持续按压力调零键 2s 进行调零,将氦气延长管连接至 IABP 器安全盘的氦气接口处。

（5）按外科医生要求调节触发模式、反搏比例后按“开始”键反搏,配合固定 IABP 导管并做标记。

（6）将各导线整理好并固定,严密观察手术患者病情变化、足背动脉搏动及肢体循环情况。

（四）术毕转运

妥善固定 IABP 导管及机器各导线,保证机器有足够蓄电供给,参与转运人员各司其职进行安全转运。

（五）护理关注点

（1）加压袋加压（150～300mmHg）,应用肝素盐水持续冲管并每小时 1～2ml 间断冲洗,保持通畅。

（2）管道内不能有气泡,保证充分排气;氦气瓶内气体保持 ≥ 1/3。

（3）确保氦气延长管远端与 IABP 器的氦气接口正确连接。

六、术后胸腔内出血及心脏压塞

心血管外科手术后出血是发生并发症和死亡的独立风险因素,如术后早期胸腔引流量每小时超过 100ml,应对血细胞计数和凝血功能进行评估,通过成分输血和应用促凝药物纠正凝血功能紊乱。如果仍大量出血,则必须进入手术室探查止血。

（一）再次开胸止血术

1. 手术间准备　根据患者年龄和第 1 次手术情况准备成人或儿童开胸器械包、相应的特殊器械、一次性手术敷料包、高频电刀等。第 1 次手术为腔镜手术者需要准备腔镜设备及器械。室温调至 25℃,手术床上摆好头圈和胸垫,准备一次性升温毯并且开启充气式保温仪预热。根据情况通知体外循环灌注师,备好血液回收机,器械护士刷手上台整理器械。

2. 接患者入手术间　患者多为术后当天或第 2 天,仍未脱离呼吸机,全身管道很多,输液泵维持使用各种血管活性药物,巡回护士与麻醉医生、手术医生一同在监护室床边交接,将监护病床直接推入手术间,途中使用简易呼吸囊（配氧气袋或氧气钢瓶）。

3. 过床　应用移位机将患者平移至手术床,迅速安置体位及心电图电极片、电刀负极板,连接动静脉测压装置。

4. 手术配合　协助医生消毒皮肤、铺巾，从原切口入路快速打开胸腔，探查出血部位，根据出血部位选用止血方法，备聚丙烯线、丝线、毡型补片等缝合止血。

5. 止血措施　如出血多，使用血液回收机，提供各种止血材料如可吸收止血纱布、生物蛋白胶等，遵医嘱配置凝血因子、纤维蛋白原等止血药；必要时输注红细胞或血小板、冷沉淀等血制品；如果左心室或左心房出血，则需要在体外循环下显露出血部位进行止血。

6. 其他　用温盐水冲洗胸腔，仔细检查伤口，关闭胸腔。术后更换胸腔引流瓶，记录出血量。

（二）重症监护室床边紧急开胸术（心脏压塞）

1. 评估　接到 ICU 紧急开胸电话，手术室护士核实清楚患者床号、姓名、年龄、手术方式，立即推上"床边手术抢救车"赶赴现场参与抢救。

2. 准备用物　ICU 护士提前准备好皮肤消毒用品及手术铺巾，打开床边开胸包（由手术室提供，放于 ICU 抢救车备用），外科医生取出开胸包最上层的 10 件急诊器械（包括刀柄刀片、无损伤镊、综合组织剪、钢丝剪、吸引器、胸骨撑开器等），快速打开胸腔，清除凝血块。

3. 手术配合　手术室护士到位后即刻上台整理器械及清点器械、纱布、缝针，重整无菌区域，巡回护士提供必要的止血用品、缝线，配合医生止血。

4. 术后处理　术闭将开胸器械及抢救车运回手术室整理、补充，更换开胸包在 ICU 备用；补录护理文书，执行手术医嘱。

（三）重症监护室床边紧急体外膜氧合器置管术

1. 组织人力　接到手术医生通知后，立即组织协调人力。

2. 评估　手术患者年龄、病情、既往心脏手术史。

3. 准备用物　成人备 ECMO 置管器械包，儿童备婴儿心脏手术器械包，以及一次性手术单、手术衣、床边手术抢救车等，运到患者床边。

4. 手术配合要点

（1）儿童患者：配合手术医生紧急开胸，按体外循环插管方式行主动脉、上腔静脉插管，固定开启在台上的 ECMO 无菌管道，配合连接插管。配合手术医生用 4-0 聚丙烯线连续缝合胸部切口皮肤后，于伤口覆盖敷料，应用医用保护膜密封，妥善固定管道。

（2）成人患者：配合手术医生紧急行股动静脉插管，固定开启在台上的 ECMO 无菌管道，配合连接插管。配合手术医生用角针丝线间断缝合腹股沟切口皮肤后，于伤口覆盖敷料，应用医用保护膜密封，妥善固定管道。

5. 术后处理　术闭将器械及抢救车运回手术室整理、补充，完善相关护理文书记录（规范记录暂时留在手术切口的手术器械和物品的名称、数量、部位）。

（谢　庆　陈晓霞　宋海娟　徐维虹）

参 考 文 献

陈凌，杨满青，林丽霞，2021. 心血管疾病临床护理. 广州：广东科技出版社：306-316.

高兴莲，郭莉，2014. 手术室专科护理学. 北京：科学出版社：36-55.

龚仁蓉，黄智慧，陈芳，2015. 图解心血管外科手术配合. 北京：科学出版社：23-25.

郭加强，吴清玉，2003. 心脏外科护理学. 北京：人民卫生出版社：257-262.

郭莉，2021. 手术室护理实践指南. 北京：人民卫生出版社：24-52，161-166.

郭莉，徐梅，2019. 手术室专科护理. 北京：人民卫生出版社：9-16.

庞雪利，2016. 骨科医院手术室新护士亚专业分组培训的实践与成效分析. 护理与康复，15（1）：78-80.

徐光亚，吴树明，2010. 图解心脏外科手术学. 北京：科学出版社：536-545.

Mavroudis C，backer C，2014. 小儿心脏外科学. 4 版. 刘锦纷，孙彦隽，译. 上海：世界图书出版上海有限公司：165-177.

Spray T L，Acker M A，2018. 心脏外科手术学. 6 版. 丁以群，译. 西安：世界图书出版西安有限公司：18-41.

第二篇 /
先天性心脏病手术配合

第六章　姑息性手术配合

姑息性手术是先天性心脏病外科治疗的重要组成部分。虽然，目前绝大多数先天性心脏病已可一期根治，但姑息性手术仍有其自身的重要作用。姑息性手术的主要目的是通过外科手术改变心肺血流动力学状况，以减轻临床症状、改善生活质量、促进生长发育、延长生存时间，为根治性手术创造条件。另外，在我国各个地区，先天性心脏病外科发展仍不平衡，一些地方的新生儿或小婴儿根治手术死亡率仍较高，姑息性手术仍可作为根治性手术的重要补充。目前常用的先天性心脏病姑息性手术主要包括两类：一是增加肺血流量的手术，如体动脉－肺动脉分流术、右心室流出道前向血流重建术、双向上腔静脉肺动脉分流术等，适用于肺血减少的缺氧患者；二是减少肺血流量的手术，如肺动脉环缩术，适用于肺血过多、左心室需要锻炼的患者。

第一节　体动脉－肺动脉分流手术配合

一、概述

体动脉－肺动脉分流术是最常用的先天性心脏病姑息性手术，是通过外科手术的方式，在体动脉与肺动脉之间建立血流通道，以增加肺动脉血流，提高动脉血氧饱和度，促进肺动脉生长发育为目的，为根治性手术创造条件。有不少复杂先天性心脏病患儿适用体动脉－肺动脉分流术，如肺动脉发育不良的法洛四联症、肺动脉发育不良的右心室双出口、肺动脉发育不良的肺动脉闭锁合并室间隔缺损、室间隔完整型肺动脉闭锁、超过最佳手术年龄的室间隔完整型完全性大动脉转位、左心发育不良综合征一期手术的患儿等。

二、手术方式

目前在临床工作中，体动脉－肺动脉分流术主要有两种术式：①改良锁骨下动脉－肺动脉分流术（改良 B-T 分流术），即在锁骨下动脉或无名动脉和右或左肺动脉之间植入聚四氟乙烯人工血管（图 6-1）；②中央型主动脉－肺动脉分流术（A-P 分流术），即在升主动脉和肺动脉之间植入人工血管（图 6-2）。

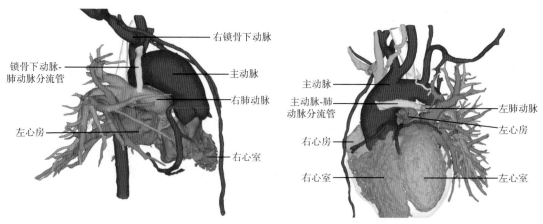

图 6-1 改良锁骨下动脉–肺动脉分流术三维模型图　**图 6-2** 中央型主动脉–肺动脉分流术三维模型图

　　对于严重发绀的患者，可以行体动脉–肺动脉分流术，以增加肺血流，改善缺氧，促进肺血管发育。术后理想的血氧饱和度为80%～90%。

三、手术护理配合

（一）麻醉方式

　　采用静脉–吸入复合麻醉（简称静吸复合麻醉）（通常在非体外循环下，如患儿血流动力学不稳定，改为体外循环）。

（二）手术体位

　　患者取仰卧位，肩背部垫一长形胸垫使胸部抬高、头部后仰。

（三）物品准备

　　1. 设备　参见第五章第五节"四、儿童心血管手术正中开胸手术"。

　　2. 器械　婴儿心脏手术器械包（见表4-3）、儿童手术精密器械附加包（见表4-21、图4-13）、主动脉缩窄手术专用附加包（见表4-22、图4-14）。

　　3. 用物　主动脉打孔器、6-0～7-0聚四氟乙烯线、6-0～7-0聚丙烯线、肝素盐水（2500U/100ml）、10ml注射器、3.5～6mm聚四氟乙烯人工血管、聚四氟乙烯人工心包膜等。

（四）手术步骤与手术配合

　　1. 改良锁骨下动脉–肺动脉分流手术步骤与手术配合　见表6-1。

表 6-1　改良锁骨下动脉–肺动脉分流手术步骤与手术配合

手术步骤	手术配合
（1）开胸	参见表5-7
（2）切除胸腺	递电刀游离胸腺至起始部，递直角钳钳夹起始部，递组织剪剪除胸腺，丝线结扎

续表

手术步骤	手术配合
（3）打开心包，显露心脏	递电刀、组织剪打开心包，递 3-0 涤纶牵引线提吊心包，显露心脏表面
（4）游离右锁骨下动脉和右肺动脉	递低功率电刀游离右锁骨下动脉和右肺动脉
（5）修剪人工血管	递组织剪、聚四氟乙烯人工血管，修剪
（6）阻断右锁骨下动脉	全身肝素化后，递 Cooley 血管钳钳夹右锁骨下动脉
（7）右锁骨下动脉与人工血管吻合	递 11 号尖刀在钳夹部位的中央做切口，递 7-0 聚丙烯线在切口上缘外膜提吊，递 6-0 或 7-0 聚四氟乙烯线或聚丙烯线行右锁骨下动脉与人工血管吻合
（8）开放 Cooley 血管钳，阻断人工血管	吻合完毕，递细直型血管阻断钳钳夹人工血管，开放 Cooley 血管钳，检查吻合口有无渗漏，检查完毕，将直型血管阻断钳移至人工血管近心端阻断人工血管
（9）阻断右肺动脉	递 Cooley 血管钳阻断右肺动脉
（10）人工血管与右肺动脉吻合	递 11 号尖刀在钳夹部位的中央做切口，递 6-0 或 7-0 聚四氟乙烯线或聚丙烯线行人工血管与右肺动脉吻合，排气后打结
（11）结扎动脉导管	依次递电刀、扁桃钳、直角钳游离动脉导管，递丝线结扎动脉导管
（12）关胸	参见表 5-8

2. 中央型主动脉 – 肺动脉分流手术步骤与手术配合　见表 6-2。

表 6-2　中央型主动脉 – 肺动脉分流手术步骤与手术配合

手术步骤	手术配合
（1）胸骨正中开胸	参见表 5-7
（2）切除胸腺	递电刀游离胸腺至起始部，递直角钳钳夹起始部，递组织剪剪除胸腺，丝线结扎
（3）打开心包，显露心脏	递电刀、组织剪打开心包，递 3-0 涤纶牵引线提吊心包，显露心脏表面
（4）游离升主动脉和主肺动脉	递电刀游离升主动脉和主肺动脉
（5）修剪人工血管	递组织剪、聚四氟乙烯人工血管，修剪
（6）主肺动脉与人工血管吻合	全身肝素化后，递 Cooley 血管钳钳夹主肺动脉，递 11 号尖刀在钳夹部位做一垂直切口，递 6-0 或 7-0 聚四氟乙烯线或聚丙烯线行主肺动脉与人工血管吻合
（7）开放 Cooley 血管钳，阻断人工血管	主肺动脉端吻合完毕，递一小的直型血管阻断钳钳夹人工血管，开放 Cooley 血管钳，检查吻合口有无渗漏
（8）修剪人工血管近心端吻合口	递组织剪修剪人工血管至合适长度及近心端吻合口斜面
（9）人工血管与升主动脉吻合	递 Cooley 血管钳半阻断升主动脉，用 11 号尖刀在钳夹部位的中心做切口，用主动脉打孔器扩大切口至合适大小，递 6-0 或 7-0 聚四氟乙烯线或聚丙烯线行人工血管与升主动脉吻合，吻合完毕，放开 Cooley 血管钳及人工血管上的直型血管阻断钳，排气、打结，检查吻合口有无渗血
（10）结扎动脉导管	依次递电刀、扁桃钳、直角钳游离动脉导管，递丝线结扎动脉导管
（11）关胸	参见表 5-8

（五）护理关注点

（1）大部分体动脉 – 肺动脉分流患者年龄小、体重轻，手术全程应注意保温，使用温盐水及保温设备，术后转运床提前 30min 预热。

（2）手术在非体外循环下进行，术中密切关注患儿生命体征变化，随时可能转为体外循环手术，做好体外循环用物准备及手术配合（参见第五章第五节）。

（3）非体外循环手术中，吻合口及人工血管腔内冲洗使用肝素盐水（250U/100ml），避免血凝块阻塞血管。术中使用肝素钠 125U/kg 肝素化，使 ACT 达到 160～180s。

（4）患者通常为新生儿，血管细，需要更精细的器械进行血管吻合操作。

（5）术中注意观察患者血氧饱和度、呼吸道情况及是否有肺出血，必要时给予吸痰等处理。

（6）视患儿情况，可能延迟关胸，关胸时为减轻二期手术时粘连，建议放置防粘连膜。

（7）术中建议监测右锁骨下动脉血压，术后需提高体循环血压，避免冠状动脉窃血导致心功能不全。

（8）术中需选择合适的 Cooley 血管钳阻断右肺动脉及部分右锁骨下动脉。

（9）人工血管的主动脉端常规选择斜切口，右肺动脉端为平切口。

第二节　右心室流出道前向血流重建手术配合

一、概述

右心室流出道前向血流重建术是通过外科手术的方式，在右心室流出道与肺动脉之间建立血流通道，促进肺动脉系统发育，为根治性手术创造条件。一些复杂先天性心脏病适用右心室流出道前向血流重建术，如少数肺动脉发育很差的法洛四联症、肺动脉发育不良的肺动脉闭锁合并室间隔缺损、肺动脉发育不良的右心室双出口、左心发育不良综合征一期手术的 Sano 分流、室间隔完整型肺动脉闭锁（需要同时行改良 B-T 分流术及动脉导管结扎）等。

二、手术方式

在气管插管联合全身麻醉、体外循环下，使用自体心包补片扩大右心室流出道 – 肺动脉瓣口 – 主肺动脉，或以自体心包管道或人工血管植入右心室流出道与肺动脉之间，建立右心室与肺动脉的前向血流。

手术适应证：前述少数复杂先天性心脏病无法实施一期根治性手术的患者。

三、手术护理配合

（一）麻醉方式

采用静吸复合麻醉。

（二）手术体位

患者取仰卧位，肩背部垫长形胸垫使胸部抬高，头部后仰。

（三）物品准备

1. 设备　参见第五章第五节"四、儿童心血管手术正中开胸手术"。

2. 器械　婴儿心脏手术器械包（见表 4-3）、儿童精密手术器械附加包（见表 4-21、图 4-13）、主动脉缩窄手术专用附加包（见表 4-22、图 4-14）。

3. 用物　主动脉打孔器、6-0 及 7-0 聚四氟乙烯线、6-0 及 7-0 聚丙烯线、肝素盐水（2500U/100ml）、10ml 注射器、聚四氟乙烯人工血管、聚四氟乙烯人工心包膜等。

（四）手术步骤与手术配合

右心室流出道前向血流重建手术步骤与手术配合见表 6-3。

表 6-3　右心室流出道前向血流重建手术步骤与手术配合

手术步骤	手术配合
（1）胸骨正中开胸	参见表 5-7
（2）切除胸腺	递电刀游离胸腺至起始部，递直角钳钳夹起始部，递组织剪剪除胸腺，丝线结扎
（3）打开心包，显露心脏	递电刀、组织剪打开心包，递牵引线提吊心包，显露心脏表面
（4）建立体外循环	参见表 5-7
（5）RVOT 补片扩大：选择合适聚四氟乙烯人工血管或自制自体心包管道	递组织剪修剪聚四氟乙烯人工血管，如自制自体心包管道，递肺动脉测量器、自体心包、组织剪修剪，再递 7-0 聚丙烯线缝制自体心包管道
（6）肺动脉端吻合	递 11 号尖刀于肺动脉合适位置做切口，递 7-0 聚丙烯线及自体心包管道或聚四氟乙烯人工血管行肺动脉与管道吻合
（7）右心室端吻合	递 11 号尖刀于右心室合适位置做切口，递 7-0 或 6-0 聚丙烯线行右心室与管道吻合
（8）撤除体外循环	吻合完毕，检查管道无扭曲、吻合口无渗血，撤除体外循环
（9）关胸	参见表 5-8

（五）护理关注点

（1）大部分右心室流出道前向血流重建术患者年龄小、体重轻，手术全程应注意保温，使用温盐水及保温设备，术后转运床提前 30min 预热。

（2）肺动脉吻合部位不同，使用缝线型号不同，需要根据具体情况及主刀医生习惯选择。

（3）肺动脉端吻合口位置深，需要提供充足照明、保持引流及吸引通畅，必要时使用无损伤血管阻断钳阻断肺动脉或体外循环降温。

（4）术中注意观察患者呼吸道情况及是否有肺出血。

（5）术后注意经皮血氧饱和度相较术前的变化情况。血氧饱和度过高，通常提示肺血流过多，心脏负荷过大；血氧饱和度过低提示肺血流增加不及预期。

第三节 双向上腔静脉肺动脉分流手术配合

一、概述

双向上腔静脉肺动脉分流术即双向 Glenn 分流术（BDG），是一种增加肺血流量的姑息性手术，手术方式是上腔静脉与肺动脉端侧吻合，吻合后上腔静脉血流进入左、右肺动脉，从而提高体循环血氧饱和度，为二次手术创造条件。其主要应用于发绀型心脏病，特别是功能性单心室，是单心室患者分期手术中的一部分。

二、手术方式

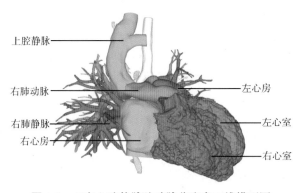

左心房

左心室

右心室

上腔静脉

右肺动脉

右肺静脉

右心房

图 6-3 双向上腔静脉肺动脉分流术三维模型图

可在患者上腔静脉与无名静脉交汇处插入上腔静脉直角插管，右心房插入直头插管，将两根插管分别充满血液后连接，确认接头中无空气，构建临时旁路，使上腔静脉的血液通过该旁路进入右心房，即在非体外循环下实施双向 Glenn 分流术（图 6-3）。如患者存在双侧上腔静脉，则这样的解剖构型可以让外科医生在不构建临时旁路即非体外循环下实施双侧双向 Glenn 分流术。当需要对患者的肺动脉进行某些重建时，可在体外循环、常温不停搏下进行。如果需要同期进行房间隔造口术或房室瓣修复，可将体温降至浅或中低温，阻断主动脉，灌注冷血心脏停搏液。

手术适应证：①双向 Glenn 分流术可作为功能性单心室左心发育不良综合征患者实施全腔静脉–肺动脉连接术的前置分期手术；②双向 Glenn 分流术也可应用于右心发育不良综合征或严重三尖瓣病变需减轻右心室容量负荷的患者。

三、手术护理配合

（一）麻醉方式

采用静息复合麻醉。

（二）手术体位

患者取仰卧位，肩背部用长形胸垫抬高，头部稍后仰。下肢穿刺侧肢体垫高

$15° \sim 30°$，促进下肢静脉血回流。

（三）物品准备

1. 设备 参见第五章第五节"四、儿童心血管手术正中开胸手术"，二次开胸手术备除颤仪及一次性多功能除颤/复律电极片、血液回收机等。

2. 器械 婴儿心脏手术器械包（见表4-3）、儿童手术精密器械附加包（见表4-21、图4-13）、Fontan手术专用附加包（见表4-23、图4-15）。

3. 特殊用物 5-0 ～ 7-0聚丙烯线、直角静脉插管及接头、直头静脉插管及接头、聚四氟乙烯人工血管、聚四氟乙烯人工心包膜等。

（四）手术步骤与手术配合

双向上腔静脉肺动脉分流手术步骤与手术配合见表6-4。

表 6-4 双向上腔静脉肺动脉分流手术步骤与手术配合

手术步骤	手术配合
（1）胸骨正中开胸	参见表5-7（再次开胸手术时用摆动锯锯开胸骨逐层分离显露心脏表面）
（2）切除胸腺	递电刀游离胸腺至起始部，递直角钳夹起始部，递组织剪剪除胸腺，丝线结扎
（3）打开心包，显露心脏	递电刀、组织剪打开心包，递牵引线提吊心包，显露心脏表面
（4）游离上腔静脉、套血管阻断带	递电刀游离上腔静脉至无名静脉处，递直角钳带10号丝线过带（作为上腔静脉阻断带）
（5）游离奇静脉并结扎	递电刀游离奇静脉，递直角钳、丝线结扎奇静脉
（6）游离右肺动脉	递电刀游离右肺动脉
（7）上腔静脉插管	递荷包线于上腔静脉与无名静脉处缝制荷包。递11号尖刀在荷包中心点切开一小口，血管钳撑开扩大，插入直角静脉插管，收紧荷包线，递10号丝线捆绑固定插管。插管内充满血液，递夹管钳钳夹插管远端
（8）右心耳插管	递荷包线于右心房插管处缝制荷包，递11号尖刀在荷包中心点切开一小口，血管钳撑开扩大，插入直头静脉插管，收紧荷包线，递10号丝线结扎固定
（9）上腔静脉、右心房插管连接	递直接头，将上腔静脉插管与右心房插管连接，确认接头及管道中无空气，分别松开夹管钳，开放旁路
（10）横断上腔静脉	收紧上腔静脉阻断带，递2把直头血管阻断钳分别钳夹上腔静脉远端和靠近右心房处，于近右心房处横断上腔静脉
（11）缝闭上腔静脉近心端	递5-0聚丙烯线缝闭上腔静脉近心端
（12）上腔静脉与右肺动脉吻合	递Cooley血管钳钳断右肺动脉，递11号尖刀在右肺动脉做切口，递6-0或7-0聚丙烯线吻合上腔静脉远心端与右肺动脉，吻合完毕，开放Cooley血管钳及直头血管阻断钳，排气、打结
（13）左上腔静脉与左肺动脉吻合	有双侧上腔静脉的患者，双向Glenn分流术不需建立上腔静脉回流旁路，直接进行左、右上腔静脉与同侧肺动脉吻合。左上腔静脉与左肺动脉吻合方法同右上腔静脉与右肺动脉吻合
（14）测压	通过股静脉穿刺管测量中心静脉压，通过颈内静脉穿刺管测量肺动脉压
（15）关胸	参见表5-8

（五）护理关注点

（1）术前需行上、下肢中心静脉穿刺测压，术中、术后补液从下肢静脉进行。

（2）摆放手术体位时，下肢穿刺侧肢体稍垫高 15°～30°，促进下肢静脉血回流。

（3）如为二次开胸手术，术前贴好一次性多功能除颤/复律电极片。

（4）为减轻再次手术时粘连，建议放置防粘连膜。

（5）如为非体外循环手术，在上腔静脉与肺动脉吻合前，先用 Cooley 血管钳阻断一侧肺动脉，观察患者血氧饱和度，如无改变，则进行非体外循环下双向上腔静脉肺动脉分流术。

（6）非体外循环双向上腔静脉肺动脉分流术中密切关注手术情况，做好转体外循环手术的准备。

（7）非体外循环手术时使用肝素钠 125U/kg 肝素化，体外循环手术按体外循环常规肝素化。

（8）部分患者需同期行肺动脉前向血流关闭或肺动脉环缩术。

第四节　肺动脉环缩手术配合

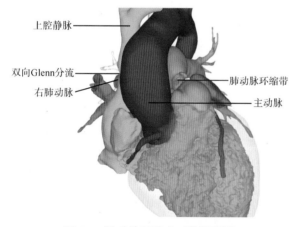

上腔静脉

双向Glenn分流

右肺动脉

肺动脉环缩带

主动脉

图 6-4　肺动脉环缩术三维模型图

一、概述

肺动脉环缩术是目前常用的先天性心脏病姑息性手术，是通过外科手术的方式，在肺总动脉上安置环缩束带，缩小主肺动脉直径，以减少肺动脉血流量，控制肺动脉压的一种姑息性手术，为后续根治性手术创造条件（图 6-4）。肺动脉环缩术曾被作为大量左向右分流导致肺动脉高压的新生儿和小婴儿的初期姑息性手术。

二、手术方式

肺动脉环缩术通常选择胸骨正中切口为入路，该入路可以安全、精准地显露肺动脉及其分支，从而确定环缩带位置。裁剪聚四氟乙烯人工血管作为环缩带，将环缩带环绕肺动脉近端，用 4-0 聚丙烯线褥式缝合成环。如需同期完成动脉导管结扎和(或)其他主动脉手术，也可选择经左后外侧第 4 肋间开胸，显露主动脉峡部，同期完成其他主动脉手术。

手术适应证：随着外科技术的发展，目前肺动脉环缩术使用程度已大幅下降，但仍适用于下列先天性心脏病。①大量左向右分流致充血性心力衰竭，无法承受一期根治性手术的危重先天性心脏病患者；②肺血流量增多，肺动脉压过高的功能性单心室患者；③超过最佳手术年龄，左心室功能已有退化的室间隔完整型完全性大动脉转位患者；④室间隔完整型大动脉转位的部分患者。

三、手术护理配合

（一）麻醉方式

采用静吸复合麻醉（在非体外循环下）。

（二）手术体位

采用胸骨正中切口为入路的患者取仰卧位；需同期行动脉导管结扎和（或）其他主动脉手术时，通常将患者安置为右侧卧位（见图 5-4），腋下垫长形胸垫抬高胸部，拉宽肋间隙，头部偏向右侧，垫"O"形头垫。消毒铺巾时显露左侧胸部，经左后外侧第 4 肋间切口开胸。

（三）物品准备

1. 设备　参见第五章第五节"四、儿童心血管手术正中开胸手术"。

2. 器械　婴儿心脏手术器械包（见表 4-3）、儿童手术精密器械附加包（见表 4-21、图 4-13）、钛夹钳，如同期行动脉导管结扎术，备主动脉缩窄手术专用附加包（见表 4-22、图 4-14）。

3. 用物　钢尺、钛夹、4-0～6-0 聚丙烯线、头皮针、延长管、肝素盐水（2500U/100ml）、10ml 注射器、聚四氟乙烯人工血管及人工心包膜等。

（四）手术步骤与手术配合

肺动脉环缩手术步骤与手术配合见表 6-5。

表 6-5　肺动脉环缩手术步骤与手术配合

手术步骤	手术配合
（1）胸骨正中开胸	参见表 5-7（再次开胸手术时用摆动锯锯开胸骨逐层分离显露心脏表面）
（2）切除胸腺	递电刀游离胸腺至起始部，直角钳钳夹起始部，递组织剪剪除胸腺，丝线结扎
（3）打开心包，显露心脏	递电刀、组织剪打开心包，递牵引线提吊心包，显露心脏表面
（4）游离肺总动脉	递低功率电刀游离肺总动脉，将肺总动脉与主动脉游离开
（5）修剪环缩带	递钢尺、组织剪将环缩带修剪至合适长度、宽度
（6）放置肺动脉环缩带	递肾蒂钳或直角钳，将环缩带环绕肺动脉近端，收紧缩窄带，递钛夹在环缩带合适位置固定
（7）测压	递已排好气的头皮针连接测压管，将测压管远端连接测压装置，测量环缩带近端及远端的压力
（8）调节环缩程度	递 5-0 聚丙烯线在环缩带上做褥式缝合，调节环缩程度，使患者肺动脉压、动脉血氧饱和度达到满意
（9）固定环缩带	递 5-0 聚丙烯线将环缩带与肺总动脉外膜固定，避免移位
（10）关胸	参见表 5-8

（五）护理关注点

（1）肺动脉环缩术通常在非体外循环下进行，手术全程应注意保温，术中冲洗液使用38℃温盐水，全程使用吹风式保温仪，并注意观察患者体温变化，术后转运床提前30min预热。

（2）肺动脉环缩完成后，需要在环缩带远心端和近心端分别测压，术前备好测压用物，用肝素盐水充分排气。

（3）肺动脉环缩术术中需要根据血氧饱和度及肺动脉测压评估环缩程度是否适当，回监护室后可能需要动态调节。因此，可能延迟关胸。关胸时为减轻二期手术时粘连，建议放置防粘连膜。

（4）肺动脉环缩带需要聚丙烯线缝合或钛夹固定以防止移位。

（陈晓霞　宋海娟）

参 考 文 献

陈凌，杨满青，林丽霞，2021. 心血管疾病临床护理. 广州：广东科技出版社：325-333.

徐志伟，陆兆辉，2010. 先天性心脏病疑难手术图谱. 北京：人民军医出版社：222-243.

Jonas R A，2016. 先天性心脏病外科综合治疗学. 2 版. 刘锦纷，孙彦隽，译. 上海：世界图书出版上海有限公司：221-228.

Spray T L，Acker M A，2018. 心脏外科手术学. 6 版. 丁以群，译. 西安：世界图书出版西安有限公司：525-535.

第七章　动脉导管未闭与主动脉缩窄手术配合

第一节　动脉导管结扎 / 切断缝合手术配合

一、概述

动脉导管未闭（patent ductus arteriosus，PDA）是一种最为常见的先天性心脏病。动脉导管是胎儿时期赖以生存的、位于肺动脉与主动脉之间的生理性血流通道，多数婴儿的动脉导管在出生 4 周后完全闭合，形成动脉导管韧带。由于各种原因，动脉导管未能如期闭合，即为动脉导管未闭。

动脉导管一般位于主动脉峡部和肺总动脉分叉偏左肺动脉侧。动脉导管根据形态分为 4 型，即管型、漏斗型、窗型和动脉瘤型。

二、手术方式

根据动脉导管直径的大小与患者有无合并严重肺动脉高压，手术方式分为动脉导管结扎术和动脉导管切断缝合术。1936 年 Gross 率先成功施行动脉导管结扎术，我国于 1944年由吴英恺首次成功实施该手术。手术切口包括左后外侧胸廓切口、胸骨正中切口（适用于心内畸形合并动脉导管未闭同期手术治疗）。

手术适应证：多数患者一经确诊，均应手术治疗。

（1）对于出现心力衰竭且应用药物难以控制病情的 1 岁以内婴儿，应考虑及时手术治疗。

（2）对于患有 PDA，有窃血综合征的低体重早产儿，可在新生儿监护室进行手术；只要肺血管继发性病理改变尚处于可逆阶段，血流动力学仍以左向右分流为主，皆可考虑手术治疗。

（3）合并细菌性心内膜炎者，一般需先应用抗生素治疗，待感染控制 2 ~ 3 个月后再行手术治疗。少数经药物治疗感染不能控制，特别是有赘生物脱落，反复发生动脉栓塞，或有假性动脉瘤形成者，应及时手术治疗。

（4）部分中、小 PDA 患儿，若无影响生长发育、无频繁呼吸道感染，也可到合适年龄（一般 2 岁左右）、合适体重（一般 15kg 以上）时，行经皮动脉导管封堵（图 7-1）。

（5）窗型 PDA，多经胸骨正中切口体外循环支持下手术。

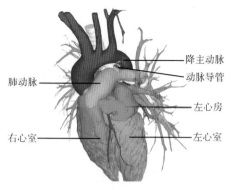

降主动脉
动脉导管
肺动脉
左心房
右心室
左心室

图 7-1 动脉导管封堵术后三维模型图

三、手术护理配合

（一）麻醉方式

采用静吸复合麻醉。

（二）手术体位

患儿取右侧卧位（见图 5-4），左臂抬高摆于前方，右腋下垫高，使术侧肋间隙增宽，利于手术野显露。

（三）物品准备

1. 设备 参见第五章第五节"四、儿童心血管手术正中开胸手术"。

2. 器械 婴儿或儿童心脏手术器械包（见表 4-2、表 4-3）、儿童手术精密器械附加包（见表 4-21、图 4-13）、可塑形牵开器、大号钛夹钳。

3. 用物 4 号 /7 号 /10 号丝线、3-0 涤纶线、钛夹等。

（四）手术步骤与手术配合

经左后外侧胸廓切口行动脉导管结扎手术步骤与手术配合见表 7-1。

表 7-1 经左后外侧胸廓切口行动脉导管结扎手术步骤与手术配合

手术步骤	手术配合
（1）左后外侧胸廓切口	患儿取右侧卧位，消毒、铺巾，经第 4 肋间进入胸腔；递肋骨牵开器、可塑形牵开器、湿盐水纱布、组织钳将左肺上叶向前下方牵压，显露后纵隔
（2）打开左侧胸腔	递无损伤镊、电刀左侧胸腔
（3）切开纵隔胸膜	递无损伤镊、电刀或解剖剪刀在膈神经后方，沿降主动脉纵轴中线切开纵隔胸膜
（4）探查、显露动脉导管	递数条 3-0 涤纶线提吊，显露动脉导管，递电刀分离动脉导管周围组织，游离主动脉峡部、降主动脉、动脉导管前壁及上下间隙
（5）结扎动脉导管	递无损伤镊、小直角血管钳、生理盐水浸泡的 10 号丝线 2 根绕过动脉导管后壁，先结扎动脉导管主动脉端，再结扎肺动脉端。或递大号钛夹钳双重夹闭动脉导管
（6）评估手术效果	利用经食管超声心动图验证手术效果
（7）逐层关胸	移除可塑形牵开器、肋骨牵开器，递胸腔引流管置管，逐层关胸

（五）护理关注点

（1）摆放手术体位，注意避免损伤臂丛神经。

（2）结扎较粗动脉导管期间，需由麻醉医生配合降低动脉压，因此，术前应准备好降压药物（如硝酸甘油、硝普钠等），使用时应注意避光，可用避光注射器及延长管。

（3）选用下肢足背或下肢足趾监测血氧饱和度，结扎动脉导管后，观察下肢血氧饱和度有无变化，如有下降趋势，应立即松开结扎处，重新探查动脉导管，避免误扎降主动脉。

（4）术前使用下肢动脉监测血压，避免误扎降主动脉。

（5）进入胸腔后，将电刀参数调低，避免损失喉返神经；电刀头端套胶套包裹裸露部分，避免电刀头端损伤其他组织。

（6）对于成年且存在较粗大动脉导管和合并严重肺动脉高压的患者，多选择动脉导管切断缝合术。因动脉导管粗、肺动脉压高，分离动脉导管过程中易造成破裂而出血。因此在术前护理准备过程中，除了准备血管阻断带及聚丙烯缝合线外，还应充分准备外用止血用品。

（7）对于一些患有单纯性 PDA 的低体重早产儿，为减少患儿转运过程的风险，可在新生儿重症监护室实施手术。手术过程中除了需要 2 名娴熟的手术护士之外，还应做好严格无菌操作和充分的手术准备，积极配合手术顺利完成。

第二节　主动脉缩窄矫治手术配合

一、概述

主动脉缩窄（coarctation of aorta，CoA）是一种胸降主动脉局限性狭窄导致血流受阻的先天性畸形。其狭窄部位通常为左锁骨下动脉远端，邻近动脉导管连接部位（图 7-2）。CoA 可以是单纯性的病变，也可以合并其他心脏畸形，如室间隔缺损、主动脉瓣二叶畸形、主动脉瓣下狭窄、二尖瓣畸形等。根据是否合并其他心内畸形，国际先天性心脏病手术命名与数据库项目将其分为 3 类：孤立性 CoA、CoA 合并室间隔缺损、CoA 合并其他心内畸形。

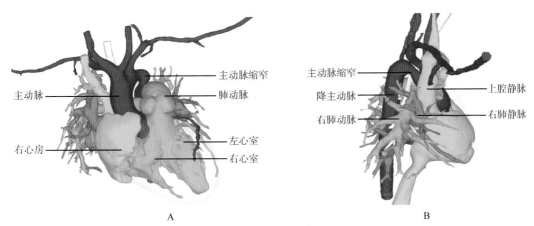

图 7-2　主动脉缩窄三维模型图

A. 前面观；B. 侧面观

二、手术方式

绝大部分单纯性 CoA 可通过左侧胸廓切口进行手术，经第 3 肋间或第 4 肋间的胸廓后外切口入路，无需体外循环。CoA 合并心内畸形需一期纠正时，需要正中开胸入路，借助体外循环进行 CoA 矫治术合并其他心内矫治手术。无论有无体外循环辅助，CoA 的手术方式主要是主动脉弓重建。该手术方式与患儿的年龄、缩窄部位相关，需根据患儿病情综合判断选择。原则是充分游离主动脉、主动脉弓部分支和降主动脉，尽可能切除所有导管组织，将缩窄近、远端主动脉进行无张力吻合。手术方法包括缩窄段切除并主动脉端－端吻合术、缩窄段切开补片成形术、锁骨下动脉带蒂片主动脉成形术、人工血管连接术、人工血管旁路移植术。

一般认为缩窄处的压差超过 30mmHg 构成手术指征。确诊的 CoA 新生儿及小婴儿，随着动脉导管关闭，极易出现急性心力衰竭和休克，应在稳定全身情况的同时及时手术。本节主要阐述经左胸后外侧切口行缩窄段切除并主动脉端－端吻合手术配合相关内容。

三、手术护理配合

（一）麻醉方式

采用静吸复合麻醉（非体外循环下）。

（二）手术体位

患儿取右侧卧位（见图 5-4），左臂摆于前方，右腋下垫高，使术侧肋间隙增宽，利于手术野显露。

（三）物品准备

1. 设备　参见第五章第五节"四、儿童心血管手术正中开胸手术"。

2. 器械　婴儿或儿童心脏手术器械包（见表 4-2、表 4-3）、儿童精密手术器械附加包（见表 4-21、图 4-13）、主动脉缩窄手术专用附加包（见表 4-22、图 4-14）、可塑形牵开器。

3. 用物　4号/7号/10号丝线、2-0 或 3-0 涤纶线、6-0 或 7-0 聚丙烯线或钨铼合金缝线等。

（四）手术步骤与手术配合

经左胸后外侧切口行缩窄段切除并主动脉端－端吻合手术步骤与手术配合见表 7-2。

表 7-2　经左胸后外侧切口行缩窄段切除并主动脉端－端吻合手术步骤与手术配合

手术步骤	手术配合
（1）左胸后外侧切口	患者取右侧卧位，消毒铺巾后显露胸部左后外侧切口
（2）打开左侧胸腔	递圆刀切皮，递电刀经第 3 肋间或第 4 肋间切口进胸

续表

手术步骤	手术配合
（3）切开纵隔胸膜	递胸骨牵开器、温盐水纱布、可塑形牵开器控制左侧肺活动，递电刀沿降主动脉纵轴中线切开纵隔胸膜，分别延伸至左锁骨下动脉和主动脉缩窄段平面下，充分、广泛上下游离主动脉缩窄段及降主动脉
（4）显露动脉导管及降主动脉缩窄段	递 Cooley 血管钳阻断主动脉弓远端和左锁骨下动脉；递直头阻断钳阻断胸降主动脉
（5）结扎动脉导管（或韧带）	递直角钳、双 10 号丝线结扎动脉导管或韧带
（6）缩窄段切除、主动脉端-端吻合	递 11 号尖刀、剪刀剪除缩窄部分组织，必要时可对近心端切口进行扩大，递 6-0 或 7-0 聚丙烯线或钨铼合金缝线进行降主动脉与主动脉弓远端的端-端吻合。递 5-0 聚丙烯线缝合纵隔胸膜
（7）评估手术效果	通过对桡动脉与股动脉记录的血压进行比较，确认主动脉吻合无狭窄情况
（8）止血	递 11 号尖刀、小号胸腔引流管放置引流管，吻合口止血
（9）逐层关胸	递圆针丝线缝合肋间切口；递角针可吸收线缝合皮肤

（五）护理关注点

（1）摆放手术体位前，务必与手术医生、麻醉医生进行手术安全核查，重点确认手术体位及手术部位，避免手术部位错误。摆放体位时，注意避免损伤臂丛神经。

（2）摆放体位时，保护好各种管道，防止管道脱出。

（3）术前特别关注患儿的主动脉解剖是否为右弓右降，避免发生手术体位错误。

（4）进入胸腔后，将电刀参数调低，避免损伤迷走神经及喉返神经。电刀头端套胶套包裹裸露部分，避免电凝击发时电刀边缘误伤左肺组织。

（5）术前需要进行右侧桡动脉、下肢动脉穿刺测压，同时，需要进行下肢血氧饱和度监测。在护理过程中应特别注意观察穿刺肢体血供情况及通畅情况。

（6）主动脉缩窄手术通常需要结扎动脉导管或动脉韧带，因此，巡回护士在记录手术过程中，应与手术医生再次确认手术名称。

（7）脊髓缺血性损害是 CoA 术后最严重的并发症，术中尽量缩短主动脉阻断时间是外科医生应特别关注的事情，巡回护士应在手术医生阻断主动脉时进行计时，每隔15～20min 提醒手术医生 1 次。

（8）进行吻合时，手术台上应备肝素盐水以彻底冲洗吻合口。

（9）完成吻合，恢复下肢循环后应给予碳酸氢钠以纠正酸中毒。

（严冰华　陈晓霞）

参 考 文 献

董念国，夏家红，2018. 心外科手术要点难点及对策. 北京：科学出版社：1-5，18-26.

黎介寿，吴孟超，1995. 手术学全集：心血管外科卷. 北京：人民军医出版社：229-241.

莫绪明，2018. 主动脉弓发育不良诊治焦点解析. 中华小儿外科杂志，39（8）：561-563.

张海波，李守军，2020. 先天性心脏病外科治疗中国专家共识（十一）：主动脉缩窄与主动脉弓中断. 中国胸心血管外科临床杂志，27（11）：125-1261.

Backer C L，Mavroudis C，2000. Congential Heart Surgery Nomenclature and Database Project：patent ductus arteriosus，coaraction of the aorta，Interrupted aortic arch. Ann Thorac Surg，69（4 Suppl）：S298-S307.

Jegatheeswaran A，McCrindle B W，Blackstone E H，et al，2010. Persistent risk of subsequent procedures and mortality in patients after interrupted aortic arch repair：a Congenital Heart Surgeons' Society study. J Thorac Cardiovasc Surg，140（5）：1059-1075.

McCrindle B W，Tchervenkov C I，Konstantinov I E，et al，2005. Risk factors associated with mortality and interventions in 472 neonates with interrupted aortic arch：a Congenital Heart Surgeons Society study. J Thorac Cardiovasc Surg，129（2）：343-350.

第八章　血管环手术配合

一、概述

先天性血管环（congenital vascular ring）是指胚胎发育早期成对的主动脉弓最终未能演化成单一主动脉弓，导致主动脉弓仍然残留完整的或者不完整的环形结构（图 8-1），其可能压迫走行其间的气管和食管而引起一系列临床症状。其通常分为双主动脉弓、右位主动脉弓伴左位动脉韧带或动脉导管未闭、左位主动脉弓伴右侧动脉导管、头臂干和左颈总动脉压迫综合征、肺动脉吊带、右位主动脉弓伴迷走左锁骨下动脉及动脉导管。

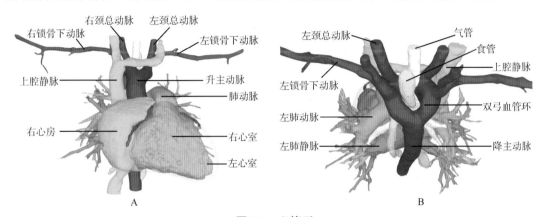

图 8-1　血管环

A. 双主动脉弓三维模型图（前面观）；B. 血管环三维模型图（后面观）

二、手术方式

手术处理目标是断开环形结构，或将异常走行的血管吻合于同侧对应位置，从而解除对气管或食管的压迫。手术方法根据诊断不同而不同，有些手术需要在体外循环下进行。切口的选择需要考虑血管环类型。左后外侧胸廓切口可以显露和治疗大多数血管环，右后外侧胸廓切口适用于极少数的血管环畸形矫治。除肺动脉吊带常需经胸骨正中切口并在体外循环支持下完成，其余大多数血管环畸形可经左/右后外侧胸廓切口完成手术，且极少需要用到体外循环。

手术适应证如下。

（1）单纯的血管环畸形，诊断明确者应手术治疗。也有学者主张，如患儿无呼吸道和食管梗阻症状或症状较轻微，则可以暂时随访，待症状明显时再手术治疗。

（2）如有明显气道梗阻和（或）食管梗阻症状，一旦明确为血管环所致，则尽早手术治疗。

三、手术护理配合

（一）麻醉方式

采用静吸复合麻醉。

（二）手术体位

患儿取仰卧位，肩背部垫一长形胸垫使胸部抬高，头部后仰。

（三）物品准备

1. 设备 参见第五章第五节"四、儿童心血管手术正中开胸手术"。

2. 器械 婴儿或儿童心脏手术器械包（见表4-2、表4-3）、儿童手术精密器械附加包（见表4-21、图4-13）、主动脉缩窄手术专用附加包（见表4-22、图4-14）。

3. 用物 4号/7号/10号丝线、2-0或3-0涤纶线、7-0聚丙烯线、可吸收止血纱布、生物蛋白胶等。

（四）手术步骤与手术配合

1. 经正中开胸行肺动脉吊带矫治手术步骤与手术配合 见表8-1。

表8-1 经正中开胸行肺动脉吊带矫治手术步骤与手术配合

手术步骤	手术配合
（1）开胸建立体外循环	参见表5-7
（2）游离迷走的左肺动脉	递电刀游离出动脉导管（动脉韧带）、升主动脉，向左牵拉，游离右肺动脉并找到迷走的左肺动脉，递组织剪离断动脉导管（动脉韧带）后，递Potts血管钳、组织剪离断左肺动脉开口
（3）离断左肺动脉，与肺总动脉行端–侧吻合	将左肺动脉转移至气管前方，递7-0聚丙烯线将左肺动脉开口端与肺总动脉侧吻合
（4）评估手术效果	利用经食管超声心动图验证手术效果，待生命体征稳定后停止体外转流
（5）撤离体外循环管道，缝合切口	参见表5-8

2. 经左后外侧切口行双主动脉弓矫治手术步骤与手术配合 见表8-2。

表8-2 经左后外侧切口行双主动脉弓矫治手术步骤与手术配合

手术步骤	手术配合
（1）经左侧胸部第4肋间后外侧切口进胸	患儿取右侧卧位，常规消毒、铺巾，递圆刀、电刀逐层打开左侧胸腔，递肋骨牵开器撑开。用盐水纱布包裹可塑形牵开器将左肺分别向前、向下牵压，递组织钳固定牵开器于切口巾上

续表

手术步骤	手术配合
（2）游离动脉导管（或动脉韧带）并缝扎切断	递电刀游离出动脉导管（动脉韧带）；递组织剪离断动脉导管（动脉韧带）；递6-0聚丙烯线缝合动脉导管（动脉韧带）两边残端
（3）游离降主动脉上部	递电刀游离气管前的左前弓及起源于此弓的左锁骨下动脉与左颈总动脉；递直角钳、10号丝线在降主动脉与左前弓汇入降主动脉端套阻断带
（4）切断并钳闭左前弓	递2把Potts血管钳分别在左前弓汇入降主动脉处钳闭左前弓血管，递组织剪离断血管，递7-0聚丙线缝合血管断端
（5）固定血管断端	递6-0聚丙烯线分别固定两边断端血管
（6）充分游离食管和气管周边的纤维组织	递电刀游离食管和气管周边的纤维组织，以扩大周围的间隙，利用经食管超声心动图验证手术效果
（7）评估手术效果，逐层关胸	移除可塑形牵开器、胸骨牵开器，递胸腔引流管置管，逐层关胸

（五）护理关注点

（1）由于血管环相关气道梗阻是造成术后严重并发症的首要危险因素，因此需要特别关注患儿麻醉过程中呼吸道症状。有些患儿术前已经给予气管插管机械通气，但并不意味着可以安全过渡到手术治疗，因为护理过程中患儿颈部的屈曲或伸直可造成插管位置的变化，导致气道痉挛，进而造成通气困难，故而应麻醉需求而更换患儿体位时，同样需要密切关注患儿的生命体征和血氧饱和度。

（2）术前确定血管环类型，血管环类型与手术方式存在密切联系，护理过程中要留意手术医生的手术方案。

（3）进入心包腔后，游离主动脉和肺动脉时，将电刀参数调低，使用透明胶管套住电刀裸露部分，避免损伤血管组织。

（4）血管环常伴有气管不同部位狭窄或软化，而这通常是影响血管环手术后结果的重要因素，需要特别注意的是肺动脉吊带患儿中50%～60%合并完全性气管环畸形，通常需要术中同时矫治。滑动气管成形术均在体外循环下进行，术中需要广泛游离气管，需要钝性、锐性结合游离，不能使用电刀。切开气管使用纱布时，应注意区分无菌区域，避免气道开口处的纱布污染无菌手术台。

（严冰华　谢　庆）

参 考 文 献

崔虎军，陈欣欣，李建斌，等，2014. 先天性血管环的外科治疗. 中华外科杂志，52（10）：729-733.

董念国，夏家红，2018. 心外科手术要点难点及对策. 北京：科学出版社：13-17.

黎介寿，吴孟超，1995. 手术学全集：心血管外科卷. 北京：人民军医出版社：254-259.

第九章 主动脉弓手术配合

第一节 主动脉弓中断手术配合

一、概述

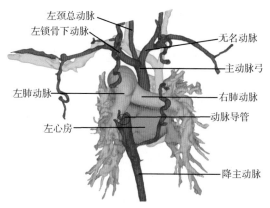

左颈总动脉
左锁骨下动脉
无名动脉
主动脉弓
左肺动脉
右肺动脉
动脉导管
左心房
降主动脉

图 9-1 主动脉弓中断三维模型图（后面观）

主动脉弓中断（interrupted aortic arch，IAA）又称主动脉弓离断，是指升主动脉与降主动脉之间管腔与解剖的连续性中断，或者仅残留纤维束与降主动脉相连，即主动脉弓闭锁，降主动脉通过未闭的动脉导管与肺动脉总干连接（图 9-1）。IAA 是一组罕见的先天性畸形。临床根据中断部位将其分为 3 型。其中 A 型中断发生于峡部，位于左锁骨下动脉远端；B 型中断发生于左颈总动脉和左锁骨下动脉之间；C 型中断发生于无名动脉和左颈总动脉之间。IAA 极少单独发生，一般多合并其他心内畸形。

二、手术方式

历史上有学者对 IAA 合并室间隔缺损采用分期手术方式，先侧切口处理 IAA，同时行肺动脉环缩术（详见第六章第四节"肺动脉环缩手术配合"），之后再处理合并畸形。美国先天性心脏外科医师学会（CHSS）多中心研究表明，一期修复 IAA 合并心内畸形疗效优于分期手术，这也是目前婴幼儿患者最常采用的手术策略。胸骨正中切口一期修复 IAA 合并心内畸形时的体外循环方式一般为升主动脉和肺总动脉分别插管灌注上、下半身，联合灌注降温，深低温停循环下行主动脉弓重建及其他心内畸形纠治手术。IAA 患儿早期易出现反复的肺部感染、心力衰竭和重度肺动脉高压，一般主张诊断明确并尽可能改善术前状态后尽早手术。

三、手术护理配合

（一）麻醉方式

采用静吸复合麻醉。

（二）手术体位

患者取仰卧位，肩背部垫一长形胸垫使胸部抬高，头部后仰。

（三）物品准备

1. 设备　参见第五章第五节"四、儿童心血管手术正中开胸手术"。

2. 器械　婴儿或儿童心脏手术器械包（见表 4-2、表 4-3）、儿童手术精密器械附加包（见表 4-21、图 4-13）、主动脉缩窄手术专用附加包（见表 4-22、图 4-14），备动脉调转手术专用附加包（见表 4-24、图 4-16）及 3～10mm 心室流出道探条等。

3. 用物　4 号 /10 号丝线、3-0 涤纶线、5-0～7-0 聚丙烯线、2 根动脉插管、Y 形接头、血管阻断带、起搏导线、聚四氟乙烯人工血管、外科生物补片、心脏补片等。

（四）手术步骤与手术配合

主动脉弓重建手术步骤与手术配合见表 9-1。

表 9-1　主动脉弓重建手术步骤与手术配合

手术步骤	手术配合
（1）正中开胸	参见表 5-7
（2）切除大部分胸腺，游离升主动脉、主动脉弓及分支血管、左右肺动脉和动脉导管	递组织镊、电刀将胸腺大部分切除，充分游离升主动脉、主动脉弓及分支血管、左右肺动脉和动脉导管，分别套 10 号丝线和阻断管以备后续主动脉弓重建中使用
（3）经升主动脉及肺动脉插双动脉管	递组织镊、5-0 聚丙烯线在近无名动脉开口处缝主动脉荷包，套阻断管，递 11 号尖刀、动脉插管，插入主动脉管；通过 Y 形接头连接体外循环管路；再递 5-0 聚丙烯线在肺动脉分叉处缝荷包，经肺动脉插第 2 根动脉插管，经动脉导管送入降主动脉，连接 Y 形接头行下半身灌注
（4）经右心房插上腔静脉管、下腔静脉管	递 2 条 5-0 聚丙烯线分别于右心耳和下腔静脉缝荷包，套阻断管，插入静脉引流管
（5）开始体外转流，控制左、右肺动脉	在体外循环转流前收紧左、右肺动脉阻断带，避免灌注肺
（6）游离降主动脉及动脉导管组织	递电刀充分游离降主动脉、动脉导管组织及其部分肋间动脉
（7）在降温过程中完成室间隔缺损修补或其他合并心内畸形矫治	收紧上下腔静脉阻断管，递阻断钳阻断升主动脉，灌注心脏停搏液，心脏停搏。递 11 号尖刀、剪刀剪开右心房、卵圆孔，放置左心引流管；递直角拉钩显露室间隔缺损部位；递自体心包、剪刀修剪心包；递 6-0 聚丙烯线连续缝合室间隔缺损

续表

手术步骤	手术配合
（8）直肠温降至20℃，阻断主动脉弓分支血管，进行选择性脑灌注，停止下半身循环	递11号尖刀切断主动脉插管固定线，将主动脉插管头端调转方向插入无名动脉，递10号丝线重新固定；收紧无名动脉、左颈总动脉、左锁骨下动脉阻断带，进行选择性脑灌注。拔除肺动脉插管，递Potts血管钳钳夹降主动脉远端，递11号尖刀、组织剪切除动脉导管组织，递6-0聚丙烯线缝闭肺动脉残端；进一步向下游离降主动脉，并切除所有降主动脉的导管组织。停循环期间头部放置用棉布包裹的冰袋，记录停循环时间
（9）主动脉弓重建	主动脉弓重建有两种方法，具体如下
	①主动脉弓远端与降主动脉直接行端－端吻合
	②主动脉弓底补片扩大成形＋重建术
1）行主动脉弓远端与降主动脉端－端吻合	递11号尖刀、组织剪于主动脉弓部下缘做切口，并延伸至左颈总动脉近端，递7-0聚丙烯线提吊使主动脉弓部切口完全显露；上提Potts血管钳使降主动脉上移；递7-0聚丙烯线连续缝合主动脉弓与降主动脉行端－端吻合，打结前用注射器注射冰盐水充盈主动脉弓部排气
2）行主动脉弓底补片扩大成形＋重建术	递11号尖刀、角度剪从主动脉弓底壁切开直至无名动脉开口对侧；递11号尖刀、剪刀，从肺动脉总干前壁切取适当大小的自体肺动脉组织，递微血管钳夹住肺动脉补片；递7-0聚丙烯线将肺动脉补片连续缝合扩大主动脉弓；递7-0聚丙烯线将新主动脉弓与降主动脉行端－端吻合，打结前用注射器注水充盈主动脉弓部排气
（10）开放主动脉弓分支循环，恢复全流量体外循环并复温，需要时应用补片修补肺动脉缺口	递主动脉阻断钳、血管镊，重新阻断升主动脉；开放主动脉弓分支循环，将主动脉插管从无名动脉退回升主动脉，恢复全流量体外循环并复温。如肺动脉有缺口，则递剪刀剪取心包补片或生物补片，用6-0聚丙烯线连续缝合修补
（11）心内操作完毕，缝闭卵圆孔及右心房切口	递6-0聚丙烯线缝闭卵圆孔，打结前向左心房注入生理盐水，膨肺排气；经主动脉灌注孔持续排气，心脏复搏后递6-0聚丙烯线缝闭右心房
（12）评估主动脉吻合口有无狭窄	拔除主动脉插管前，测升主动脉压力，对经桡动脉与股动脉监测记录的血压进行比较，以判断主动脉吻合口有无狭窄
（13）止血	待生命体征稳定后停止体外转流；递数条5-0聚丙烯线加固缝合插管处、切口处止血
（14）撤离体外循环、关胸	酌情打开一侧或双侧胸腔，留置胸腔引流管；根据病情选择是否需要延迟关胸

（五）护理关注点

（1）多半IAA患儿出生后1周内出现心力衰竭和重度肺动脉高压，引起低心排血量、代谢性酸中毒和肾衰竭。术前应加强营养以预防感染，避免剧烈哭闹；术前应用洋地黄及利尿剂，按需合理吸氧或尽量不吸氧，静脉滴注前列腺素 E_1 扩张并维持动脉导管开放，严重心力衰竭时应气管插管、机械通气，因此，术前应密切观察患儿的药物使用情况及进行气道管道护理。

（2）由于患儿出生后数天出现心力衰竭、肺部充血导致反复的肺部感染等并发症，必须及时手术治疗，因此大多数IAA患儿为新生儿，术前应密切监测新生儿的皮肤情况和体温。

（3）术前麻醉建立静脉通道选择左上肢，深静脉穿刺建议选择右颈内静脉或右锁骨下静脉；右上肢及右下肢分别行桡动脉、股动脉穿刺监测动脉压。

（4）主动脉阻断前，应用糖皮质激素（如甲泼尼龙）等有助于脊髓缺血保护。

（5）深低温停循环的护理：①室温控制在 18 ～ 20℃；停循环时采取头低位、膨肺。②患儿头部给予冰袋局部降温；全过程中监测鼻咽温、直肠温的变化。③记录停循环时间，一般不宜超过 30min。④升温时室温调至 25℃，应用温生理盐水冲洗心包腔。⑤应用一次性保温毯等辅助升温。

（6）IAA 通常合并多种复杂心内畸形，如主动脉肺动脉间隔缺损、左心室流出道梗阻、大动脉转位、右心室双出口、永存动脉干、单心室等，原则上均须一期完成 IAA 矫治。因此，在手术过程中需要灵活变通，及时掌握手术进程，积极配合。

（7）术前备红细胞、血小板、冷沉淀等血制品；术中应用止血纱布、生物蛋白胶、止血粉；术后根据患儿情况考虑是否延迟关胸。

（8）肺动脉高压危象的处理：应用血管活性药物（如硝酸甘油、硝普钠、酚妥拉明、异丙肾上腺素）；使用前列腺素 E_1（如保达新）、米力农；加大正压通气压力，必要时手控呼吸；一氧化氮（NO）吸入；必要时采用体外膜氧合支持。

第二节　主动脉弓发育不良手术配合

一、概述

主动脉弓发育不良（hypoplastic aortic arch，HAA）的概念最早由 Edwards 在 1948 年提出，其定义一直存在争议，至今尚未有明确的定义。临床上 HAA 多指主动脉横弓和（或）峡部一定程度的狭窄，通常伴有主动脉缩窄。有学者认为主动脉缩窄缩窄段位于主动脉弓部时，则可称为主动脉弓发育不良。临床上 HAA 的诊断标准很多，常用的有以下 5 种：①近弓、远弓及峡部分别小于升主动脉直径的 60%、50%、40%；② Moulaer 等分类，某段弓部外径小于升主动脉外径的 60%；③ Karl 等分类，婴幼儿主动脉弓横部直径（mm）＜ [体重（kg）+1]；④ Brouwer 等分类，Z 值 [（测量直径 – 同质量组正常值）÷ 同体质量正常值的标准差] 小于 –2；⑤ Langley 等分类，横弓直径小于降主动脉直径的 50%。目前国内采用比较多的诊断标准为①、③、⑤。

二、手术方式

根据 HAA 是否单独存在或者合并心内畸形程度及患儿临床状态，选择不同手术方案。对于 HAA 伴中型或大型室间隔缺损患儿，采用胸骨正中切口，在深低温停循环或者选择性脑灌注下进行 HAA 矫治术，同时再修补室间隔缺损；对于小型或中型肌部室间隔缺损，如以主动脉缩窄为主，则先行侧胸切口处理主动脉缩窄（详见第七章第二节"主动脉缩窄矫治手术配合"），同时进行或不进行肺动脉环缩术（详见第六章第四节"肺动脉环缩手术配合"）。过去对于小婴儿或者早产儿、新生儿，如果心内畸形复杂，为纠正 HAA，常采用二期根治方案，以期降低手术和体外循环风险，但临床统计学研究表明，分期手术并无优势。

胸骨正中切口是目前最主要的手术路径，适用于近弓发育不良、牛型主动脉弓或同期进行心内畸形纠正的 HAA 患者，而对于单纯 CoA、峡部及远弓局限性发育不良患者，选择侧胸切口手术路径。考虑到安全性和长期效果，目前 HAA 手术越来越少选用侧胸切口。主动脉弓吻合方法包括端 – 端吻合术、扩大端 – 端吻合术、端 – 侧吻合术、扩大端 – 侧吻合术、补片扩大术、主动脉弓滑动成形术、锁骨下动脉片主动脉成形术。本节主要阐述经胸骨正中切口行主动脉弓扩大端 – 侧吻合手术配合相关内容。

HAA 患儿早期易出现反复肺部感染，部分有充血性心力衰竭，超声心动图显示静息状态下吻合口处压差＞ 20mmHg，一般主张诊断明确并尽可能改善术前状态后尽早手术。

三、手术护理配合

（一）麻醉方式

采用静吸复合麻醉。

（二）手术体位

患儿取仰卧位，肩背部垫一长形胸垫使胸部抬高、头部后仰。

（三）物品准备

1. 设备　参见第五章第五节"四、儿童心血管手术正中开胸手术"。

2. 器械　婴儿或儿童心脏手术器械包（见表 4-2、表 4-3）、儿童手术精密器械附加包（见表 4-21、图 4-13）、主动脉缩窄手术专用附加包（见表 4-22、图 4-14），备动脉调转手术专用附加包（见表 4-24、图 4-16）及 3 ～ 10mm 心室流出道探条等。

3. 用物　4 号 /10 号丝线、3-0 涤纶线、5-0 ～ 7-0 聚丙烯线、0.6% 戊二醛溶液、15号刀片、2 根动脉插管、Y 形接头、起搏导线，备聚四氟乙烯人工血管、外科生物补片、心脏补片等。

（四）手术步骤与手术配合

主动脉弓扩大端 – 侧吻合手术步骤与手术配合见表 9-2。

表 9-2　主动脉弓扩大端 – 侧吻合手术步骤与手术配合

手术步骤	手术配合
（1）正中开胸	参见表 5-7
（2）切除大部分胸腺，切取自体心包浸泡备用	递电刀、组织镊将胸腺大部分切除，切取自体心包，应用 0.6% 戊二醛溶液浸泡 15min 后生理盐水冲洗 3 遍备用
（3）充分游离升主动脉、主动脉弓，游离左、右肺动脉及动脉导管	递电刀、组织镊充分游离升主动脉、主动脉弓，游离肺动脉及其分支，游离动脉导管，递直角钳、10 号丝线分别绕过游离血管，套 12 号阻断管备用

续表

手术步骤	手术配合
（4）经升主动脉缝荷包，插入动脉插管	递 5-0 聚丙烯线在升主动脉近无名动脉开口处缝荷包、套 12 号阻断管；递动脉插管、11 号尖刀，在荷包中央插管（动脉插管开口朝向主动脉弓方向），收紧荷包线；递 10 号丝线绑扎动脉插管与阻断管
（5）经右心房行上腔静脉、下腔静脉插管	递心耳钳钳夹右心耳，递 5-0 聚丙烯线于心耳缝置荷包，套阻断管；递剪刀剪去心耳尖，插入上腔静脉插管，收紧荷包线，10 号丝线固定；递 5-0 聚丙烯线于下腔静脉右心房汇入口缝置荷包，套阻断管；递 11 号尖刀、下腔静脉插管插入下腔静脉，收紧荷包线，10 号丝线固定
（6）转流后开始降温，继续游离主动脉弓及其分支	转流前收紧动脉导管阻断管，递电刀、组织镊游离主动脉弓及其分支，递直角钳、10 号丝线分别在无名动脉、左颈总动脉及左锁骨下动脉根部套阻断带
（7）阻断升主动脉，灌注冷心脏停搏液，完成室间隔缺损修补或其他合并心内畸形矫治	阻断上腔静脉、下腔静脉血流，递阻断钳夹闭升主动脉，灌注心脏停搏液，心脏停搏。递 11 号尖刀切开右心房、切开卵圆孔，放置左心引流管；递直角拉钩显露室间隔缺损部位；递 6-0 聚丙烯线连续缝合修补室间隔缺损
（8）继续降温至直肠温 20℃，下半身停循环，进行选择性脑灌注，切断动脉导管	递 11 号尖刀切断主动脉插管固定线，将插管头端转向插入无名动脉，递 10 号丝线重新固定，维持低流量脑灌注；收紧主动脉弓分支血管阻断带，下半身停循环，解除升主动脉阻断钳；递 11 号尖刀切断动脉导管，递 6-0 聚丙烯线缝闭动脉导管肺动脉端
（9）使用补片行主动脉弓扩大成形术	递组织剪充分剪除导管组织，剪开主动脉弓缩窄段底部，递自体心包补片或生物补片、6-0 或 7-0 聚丙烯线，连续缝合扩大主动脉弓缩窄段
（10）行主动脉弓与降主动脉端-端吻合	递 Potts 血管钳钳夹降主动脉断端；递电刀进一步向下游离降主动脉；递 6-0 或 7-0 聚丙烯线，将降主动脉上提与扩大成形的主动脉弓行端-端吻合；当剩下最后几针时停止缝合，递胶头蚊式钳夹住线尾；解除降主动脉阻断钳，递注射器、16G 套管针注入冰盐水使主动脉弓充盈排气，完成缝合
（11）开放主动脉弓分支循环，恢复全流量体外循环并复温	递主动脉阻断钳、血管镊，重新阻断升主动脉；开放主动脉弓分支循环，将主动脉插管从无名动脉退回升主动脉，恢复全流量体外循环并复温
（12）拔除左心引流管，缝闭卵圆孔	拔除左心引流管，递 5-0 或 6-0 聚丙烯线缝闭卵圆孔，打结前递注射器向左心房注入生理盐水进行左心排气，或通过膨肺排出左心房气体
（13）开放主动脉阻断钳，主动脉排气，恢复心搏，缝闭右心房切口	调床至头低足高位，缓慢松开主动脉阻断钳，行主动脉根部吸引排气，递 6-0 聚丙烯线连续缝合关闭右心房
（14）评估主动脉吻合口有无狭窄	拔除主动脉插管前，测量升主动脉压力，对经桡动脉与股动脉记录的血压进行比较，以判断主动脉吻合口有无狭窄
（15）止血	待生命体征稳定后停止体外转流；递 5-0 聚丙烯线加固缝合插管处、切口处止血
（16）置管、撤离体外循环、关胸	酌情打开一侧或双侧胸腔，留置胸腔引流管；根据病情选择是否需要延迟关胸

（五）护理关注点

（1）详见本章第一节"主动脉弓中断手术配合"。

（2）自体心包常规备用，如主动脉弓成形过程中吻合口张力过大，可应用自体心包片加宽重建主动脉弓的前壁。也有其他中心应用自体肺动脉补片加宽重建主动脉弓。

（严冰华　谢　庆　陈晓霞）

参 考 文 献

崔虎军，陈寄梅，庄建，等，2018. 主动脉弓中断的外科治疗及早中期结果. 中华外科杂志，56（12）：916-921.

董念国，夏家红，2018. 心外科手术要点难点及对策. 北京：科学出版社：27-34.

黎介寿，吴孟超，1995. 手术学全集：心血管外科卷. 北京：人民军医出版社：242-250.

马志玲，闫军，李守军，等，2018. 缩窄段切除加自体肺动脉补片矫治婴儿主动脉缩窄伴主动脉弓发育不良的效果. 中华心血管病杂志，46（3）：208-212.

莫绪明，2018. 主动脉弓发育不良诊治焦点解析. 中华小儿外科杂志，39（8）：561-563.

莫绪明，孙剑，彭卫，等，2012. 婴幼儿主动脉弓中断合并心内畸形胸骨正中切口一期手术治疗. 中华胸心血管外科杂志，28（12）：708-711.

张海波，李守军，2020. 先天性心脏病外科治疗中国专家共识（十一）：主动脉缩窄与主动脉弓中断. 中国胸心血管外科临床杂志，27（11）：1255-1261.

Backer C L，Mavroudis C，2000. Congential Heart Surgery Nomenclature and Database Project：patent ductus arteriosus，coaraction of the aorta，Interrupted aortic arch. Ann Thorac Surg，69（4 Suppl）：S298-S307.

Jegatheeswaran A，McCrindle B W，Blackstone E H，et al，2010. Persistent risk of subsequent procedures and mortality in patients after interrupted aortic arch repair：a Congenital Heart Surgeons' Society study. J Thorac Cardiovasc Surg，140（5）：1059-1075.

Jonas R A，2014. Comprehensive surgical management of congenital heart defect. 2nd ed. London：Arnold：289-310.

McCrindle B W，Tchervenkov C I，Konstantinov I E，et al，2005. Risk factors associated with mortality and interventions in 472 neonates with interrupted aortic arch：a Congenital Heart Surgeons Society study. J Thorac Cardiovasc Surg，129（2）：343-350.

O'Brien P，Marshall A，2015. Coarctation of the aorta. Circulation，131（9）：e363-e365.

第十章　继发孔型房间隔缺损手术配合

第一节　经胸骨正中切口房间隔缺损修补手术配合

一、概述

继发孔型房间隔缺损（atrial septal defect，ASD）是由于第二房间隔发育不良或第一房间隔组织吸收过多，第二房间孔不能闭合，最终导致房间隔组织产生缺失。根据部位其分为 4 型：①中央型，又称卵圆孔型，缺损位于房间隔中部，相当于卵圆窝部位，是最常见的类型；②下腔型，缺损位于房间隔的后下方，缺损下方没有完整的房间隔边缘，而是与下腔静脉入口相延续，左心房后壁构成缺损的后缘；③上腔型，又称静脉窦型，位于房间隔后上方，缺损与上腔静脉入口处无明显界线；④混合型，即同时兼有上述两种以上类型的巨大房间隔缺损。

二、手术方式

房间隔缺损修补手术在体外循环下进行。缺损较小、左心房发育较好的中央型和下腔型缺损，可选择直接缝合；缺损较大的上腔型缺损及合并部分肺静脉异位连接者，可选用补片修补缺损。随着患者及其家属对美容及微创的要求不断提高，手术医生可根据具体情况选用胸骨正中切口、胸骨下段小切口、右腋下切口、右前外侧切口及胸腔镜手术切口（详见第四十九章第一节），本节重点阐述胸骨正中切口及胸骨下段小切口房间隔缺损修补手术配合相关内容。

常规胸骨正中切口手术视野好，但手术创伤大、切口长、患者术后恢复慢，有研究报道，胸骨下段小切口手术具有切口小、切口位置隐匿、手术创伤小、保持了胸骨柄完整性和胸廓稳定性等优势；而且止血简单方便，关胸速度快，明显缩短了手术时间。

手术适应证：

（1）1 岁以上患儿自然闭合的可能性很小，多数认为在其明确诊断后予以手术治疗；成人患者如有右心容量超负荷，建议关闭房间隔缺损。

（2）胸骨下段小切口对年龄及体重的要求相对宽松，低龄、低体重患儿也可适用；4cm 皮肤切口可适用于 10 ～ 12kg 的患儿；5cm 皮肤切口可适用于 15kg 以下的患儿。

三、手术护理配合

（一）麻醉方式

采用静吸复合麻醉。

（二）手术体位

患者取仰卧位，肩背部垫长形胸垫使胸部抬高、头部后仰。

（三）物品准备

1. 设备　参见第五章第五节"四、儿童心血管手术正中开胸手术"。

2. 器械　儿童或婴儿心脏手术器械包（见表 4-2、表 4-3）、儿童手术精密器械附加包（见表 4-21、图 4-13），小切口手术另备直角阻断钳、小切口胸骨牵开器。

3. 用物　根据患者年龄备相应型号的聚丙烯线和涤纶线、0.6% 戊二醛溶液、起搏导线、外科生物补片、可吸收止血纱布等。小切口手术备一次性多功能除颤 / 复律电极片。

（四）手术步骤与手术配合

1. 经胸骨正中切口行房间隔缺损修补手术步骤与手术配合　见表 10-1。

表 10-1　经胸骨正中切口行房间隔缺损修补手术步骤与手术配合

手术步骤	手术配合
（1）开胸留取自体心包，建立体外循环	参见表 5-7
（2）心脏停搏后切开右心房	递 11 号尖刀、组织镊切开右心房
（3）显露房间隔	递右心房拉钩将右心房切口的前缘向左牵拉，显露三尖瓣瓣口及房间隔
（4）修补房间隔缺损	递 5-0 或 6-0 聚丙烯线连续缝合房间隔缺损部位（如缺损较大，则使用自体心包补片或外科生物补片连续缝合；如缺口较小，则可使用聚丙烯线连续缝合）
（5）排气、开放主动脉循环	膨肺使左心房内血液从缺损间隙处溢出，排尽左心房气体、打结；解除主动脉阻断钳，经主动脉根部排气，心脏复搏
（6）缝合右心房切口	递 5-0 聚丙烯线连续缝合右心房切口，打结前开放腔静脉阻断带，使右心房充盈排气
（7）评估手术效果，撤离体外循环管道，止血，关胸	参见表 5-8

2. 经胸骨下段小切口房间隔缺损修补手术步骤与手术配合　见表 10-2。

表 10-2　经胸骨下段小切口房间隔缺损修补手术步骤与手术配合

手术步骤	手术配合
（1）正中开胸	递圆刀、电刀从胸骨上窝下 3～4cm 处起向剑突方向做 4～7cm 的正中切口，递胸骨锯纵劈胸骨下段到第 2 肋水平；递小切口牵开器撑开胸骨下段

续表

手术步骤	手术配合
（2）切取自体心包	递电刀、剪刀，切取合适大小的自体心包，使用 0.6% 戊二醛液体固定 10 ～ 15min，应用生理盐水 3 次清洗后，将其置于生理盐水浸泡备用；保留胸腺
（3）提吊心包	递直角拉钩将胸骨柄上提，递 3-0 涤纶线或圆针 7 号线提吊心包
（4）建立体外循环	递涤纶线或聚丙烯线缝合荷包，主动脉插管采用直角插管 / 弯头插管；于上、下腔静脉应用直角插管插管，阻断上下腔静脉；递直角主动脉阻断钳阻断升主动脉，于根部顺灌心脏停搏液
（5）行房间隔缺损修补	递 5-0 聚丙烯线连续缝合房间隔缺损部位（如缺口较大，则使用自体心包补片或外科生物补片连续缝合；如缺口较小，则可使用聚丙烯线连续缝合）
（6）排气、开放主动脉循环	膨肺使左心房内血液从缺损间隙处溢出，排尽左心房气体、打结；解除主动脉阻断钳，经主动脉根部排气，心脏复搏
（7）缝合右心房切口	递 5-0 聚丙烯线连续缝合右心房切口，打结前开放腔静脉阻断带，使右心房充盈排气
（8）开放循环，撤离体外循环管道，止血，关胸	参见表 5-8

（五）护理关注点

（1）根据患者年龄、体重选择器械，一般原则是年龄在 5 岁以下、体重在 20kg 以下选择婴儿器械；体重 20 ～ 35kg 选择儿童器械；体重 35kg 以上选用成人器械。

（2）房间隔缺损伴肺动脉高压及严重肺血管病变者，术后很容易出现心肺功能不全，准备前列地尔类药物以降低肺动脉压。若术后可能出现房室传导阻滞，可应用临时心脏起搏器。

（3）胸骨下段小切口手术麻醉前安置一次性多功能除颤 / 复律电极片，避开患者的乳房并连接好除颤仪连接线备用。胸骨锯使用后暂不撤下，擦拭干净后关闭电源留在手术台上，以备术中大出血时紧急锯开全部胸骨。

（4）小切口手术在阻断升主动脉时，使用直角主动脉阻断钳，保证灌注通畅。

第二节　经右胸小切口房间隔缺损修补手术配合

一、概述

与胸骨正中手术入路不同，右胸小切口入路不需要劈开胸骨，保持了胸廓完整性。右胸前外侧切口避免胸骨结构破坏，具有缩短切口、改善切口美观度等优势；右腋下切口具有切口隐蔽、创伤小、恢复快的优势。本节分别阐述采用这两种手术入路治疗房间隔缺损的手术配合相关内容。

二、手术方式

右胸前外侧切口是从患者右前胸入路，沿着肋间隙行斜切口；右腋下切口则是在患者腋中线的位置做纵行切口，利用合适的肋骨牵开器显露术野，建立体外循环，修补房间隔缺损方法与胸骨正中切口相似。

手术适应证：

（1）右胸前外侧切口适用于年龄、体重均较大的患儿及成人。

（2）右腋下切口适用于 8kg ≤体重≤ 30kg 且年龄≤ 10 岁的患儿。

三、手术护理配合

（一）麻醉方式

采用静吸复合麻醉。

（二）手术体位

右胸前外侧切口时患者取 30° 左侧卧位，右上肢上举至头部固定；右腋下切口时患者取左侧卧位，右上肢上举至头部固定，分别于右腋中线第 3 肋交界和腋前线第 5 肋交界处标记（详见第五章第五节）。

（三）物品准备

1. 设备 参见第五章第五节"四、儿童心血管手术正中开胸手术"。

2. 器械 根据患者年龄备相应的心脏手术器械包、儿童手术精密器械附加包（见表 4-21、图 4-13）。右腋下小切口手术另备肋骨牵开器、细长吸引管、精细长镊、精细长剪刀、长电刀头等。

3. 用物 根据患者年龄备相应型号的聚丙烯线和涤纶线、0.6% 戊二醛溶液、一次性多功能除颤 / 复律电极片、起搏导线（备）、外科生物补片、可吸收止血纱布、生物蛋白胶等。

（四）手术步骤与手术配合

1. 经右胸前外侧切口行房间隔缺损修补手术步骤与手术配合 见表 10-3。

表 10-3 经右胸前外侧切口行房间隔缺损修补手术步骤与手术配合

手术步骤	手术配合
（1）右胸前外侧切口	常规消毒铺巾；递圆刀、电刀在第 4 肋距胸骨右侧缘 3cm 至腋前线间做一弧形切口
（2）打开胸腔	将皮下组织及右侧乳房向头侧推移，递电刀于第 4 肋间进入胸腔；递肋骨牵开器撑开肋间，打开胸腔
（3）显露心包及右侧膈神经	递组织镊、综合组织剪，利用剪刀手柄将右肺向后侧推开，显露心包及右侧膈神经
（4）切除部分胸腺，提吊心包	递电刀将胸腺向前分离，切除部分胸腺，于右膈神经前纵行切开心包，递数条 3-0 涤纶线提吊心包

续表

手术步骤	手术配合
（5）建立体外循环，阻断升主动脉，灌注心脏停搏液	参见表 5-7
（6）切开右心房行房间隔缺损修补	递 11 号尖刀切开右心房，必要时用涤纶线提吊心房壁；递 5-0 聚丙烯线连续缝合房间隔缺损部位（如缺损较大，则使用自体心包补片连续缝合；如缺损较小，则可使用聚丙烯线连续缝合）
（7）开放主动脉循环	膨肺排尽左心房气体、打结；解除主动脉阻断钳，经主动脉根部排气，心脏复搏
（8）缝合右心房切口	递 5-0 聚丙烯线连续缝合右心房切口，打结前开放腔静脉阻断带，使右心房充盈排气
（9）撤离体外循环，止血，逐层关胸	递 11 号尖刀、血管钳、胸腔引流管于右侧胸腔置管，递角针 4 号丝线缝合固定引流管；递圆针可吸收线或丝线缝合肋间肌及皮下脂肪，递角针可吸收线缝合皮肤

2. 经右腋下切口行房间隔缺损修补手术步骤与手术配合 见表 10-4。

表 10-4 经右腋下切口行房间隔缺损修补手术步骤与手术配合

手术步骤	手术配合
（1）于右腋下第 3 肋或第 4 肋间做切口	递圆刀切开皮肤，递电刀分离皮下组织
（2）经第 3 肋或第 4 肋间打开胸腔	递组织镊、综合组织剪，利用剪刀后柄将右肺向后侧推开；递 2 个肋骨牵开器呈十字交叉撑开肋间切口，打开胸腔
（3）显露心包及右侧膈神经	递 11 号尖刀切开心包，递湿纱布、数条 3-0 涤纶线，将心包切缘缝合固定于湿纱布上，牵拉湿纱布并用组织钳固定于切口巾上，以显露心包及右侧膈神经
（4）行升主动脉插管和上腔静脉插管，安置上腔静脉阻断带	参见表 5-7，备 24cm 长精细组织镊、显微持针钳、组织剪、细长吸引器、长电刀
（5）于第 5 肋间皮肤做切口，行下腔静脉插管	递 11 号尖刀、电刀在第 5 肋间皮肤做小切口，递扁桃钳扩大切口并引入下腔静脉插管备用；递 5-0 聚丙烯线在右心房缝置荷包并套阻断带；递 11 号尖刀、扁桃钳，插入下腔静脉直角管
（6）插入主动脉根部灌注管	递长组织镊、持针器、5-0 聚丙烯线缝置根部荷包，递长灌注针插入、排气，连接灌注管路
（7）阻断循环，灌注冷心脏停搏液	收紧上腔静脉阻断带，递直角阻断钳行主动脉阻断，根部灌注冷心脏停搏液至心脏停搏
（8）切开右心房行房间隔缺损修补	递 11 号尖刀、长组织镊切开右心房，递长显微持针钳、5-0 聚丙烯线连续缝合房间隔缺损部位（如缺损较大，则使用自体心包补片连续缝合；如缺损较小，则可使用聚丙烯线连续缝合），打结前膨肺排气
（9）开放循环，心脏复搏后缝闭右心房	解除主动脉阻断钳，主动脉根部接负压排气，递 5-0 聚丙烯线连续缝合右心房切口
（10）撤离体外循环，止血，逐层关胸	递扁桃钳、胸腔引流管，经原下腔静脉插管口放置胸腔引流管，递角针 4 号丝线缝合固定引流管；递圆针可吸收线或丝线缝合肋间肌及皮下脂肪，递角针可吸收线缝合皮肤

（五）护理关注点

（1）摆放左侧卧位时，应避免气管插管脱落，同时，应避免患者皮肤与管道直接接触而导致压力性损伤，在手术过程中，巡回护士应加强皮肤护理，减少患者左侧耳廓及左肩部的持续压力。

（2）术前放置好一次性多功能除颤/复律电极片，避开患者的乳房，并连接好除颤仪连接线备用；备胸骨锯，以备术中大出血时紧急开胸。

（3）因侧开胸的手术视野相对欠佳，心脏位置较深，显露更加困难，器械护士应准备加长精细器械及直角主动脉阻断钳配合手术；巡回护士术前协助外科医生佩戴头灯并将头灯光圈调至最大，便于术中操作。

（4）术后使用0.25%罗哌卡因行肋间神经阻滞，避免患者术后肋间疼痛。

（严冰华　谢　庆）

参 考 文 献

董念国，夏家红，2018.心外科手术要点难点及对策.北京：科学出版社：84-88.

董向阳，2019.胸骨下段小切口入路手术治疗先天性房间隔缺损的效果.河南医学研究，28（18）：3298-3300.

姜兆磊，梅举，汤敏，等，2018.经右胸微创外科治疗成人房间隔缺损合并心房颤动.中国胸心血管外科临床杂志，25（2）：133-137.

黎介寿，吴孟超，1995.手术学全集：心血管外科卷.北京：人民军医出版社：346-351.

刘继红，孟庆涛，2019.经右胸前外侧小切口体外循环修补术与经胸部正中切口体外循环修补术治疗房间隔缺损的疗效对比分析.河北医学，25（12）：1993-1997.

乔帆，陆方林，崔勇，等，2013.经右腋下微创直切口体外循环下直视心脏手术治疗小儿先天性心脏病.中国心血管病研究，11（7）：528-530.

宋杰，王波，宋来春，等，2018.不同微创小切口与胸骨正中切口治疗儿童先天性室间隔缺损的临床对比研究.中国心血管病研究，16（3）：242-245.

田苗，曾晓东，张勇，等，2020.《2020 ESC成人先天性心脏病管理指南》外科围术期管理策略解读.中国胸心血管外科临床杂志，12（27）：1393-1402.

朱家全，鲍春荣，丁芳宝，等，2020.先天性心脏间隔缺损的个体化微创外科治疗策略.中国心血管病研究，18（9）：809-813.

曾祥君，王信杰，虞华，等，2017.胸骨下段小切口体外循环直视手术治疗儿童简单先天性房室间隔缺损的疗效及安全性.重庆医学，46（23）：3264-3266.

第十一章　室间隔缺损手术配合

一、概述

先天性室间隔缺损（ventricular septal defect，VSD）是胚胎期室间隔发育不全造成左心室、右心室之间异常交通，并在心室水平出现左向右分流的先天性心血管畸形。VSD 可为单纯性，也可作为其他心血管畸形的一部分，法洛四联症、右心室双出口、完全性房室通道和主动脉弓中断等心血管畸形均会合并 VSD。本章阐述单纯先天性 VSD 的相关内容。

根据胚胎发育情况及分布部位，VSD 可分为膜部缺损、漏斗部缺损及肌部缺损三大类型。①膜部缺损为最常见的 VSD 类型，可分为 3 个亚型，即单纯膜部缺损、膜周型缺损、隔瓣下型缺损。②漏斗部缺损位于圆锥间隔上，可分为 2 个亚型，即嵴内型与干下型。干下型缺损紧邻肺动脉瓣，在主动脉瓣右冠瓣瓣体下方，存在主动脉瓣脱垂和之后发生主动脉瓣反流的风险。③肌部缺损最为少见，缺损多位于心尖部和调节束后方，形态和大小不一，但常为多发 VSD（图 11-1）。

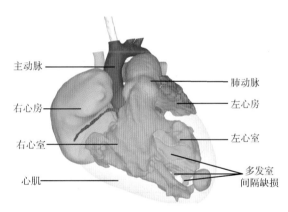

图 11-1　多发肌部室间隔缺损三维模型图

二、手术方式

（一）肺动脉环缩术

肺动脉环缩术仅适用于极少数存在大型 VSD 的新生儿及幼儿，因为严重心力衰竭、肺部感染时，内科治疗难以控制，全身情况极差，难以耐受心内手术；多发肌部 VSD 合并其他严重畸形，无法施行 I 期根治性手术的病例。

（二）室间隔缺损修补术

室间隔缺损修补术修补方法包括直接缝合法和补片缝合法。直接缝合法适用于缺损 < 5mm，边缘有较完整的纤维环者。选用两针紧靠的间断褥式缝合（带垫片）并往返连

续缝合加固。补片缝合法适用于缺损＞5mm，边缘为肌性组织者，或缺损紧靠肺动脉瓣与主动脉瓣者。补片采用自体心包或外科生物补片，用聚丙烯线带垫片双头针间断缝合或连续缝合。

三、手术护理配合

（一）麻醉方式

采用静吸复合麻醉。

（二）手术体位

患者取仰卧位，肩背部垫长形胸垫使胸部抬高、头部后仰。

（三）物品准备

1. 设备 参见第五章第五节"四、儿童心血管手术正中开胸手术"。

2. 器械 婴儿或儿童心脏手术器械包（见表4-2、表4-3）、儿童手术精密器械附加包（见表4-21、图4-13）。

3. 用物 5-0～7-0聚丙烯线（必要时备钨铼合金缝针）、0.6%戊二醛溶液、可吸收止血纱布、起搏导线（备）、生物蛋白胶、外科生物补片。

（四）手术步骤与手术配合

室间隔缺损修补手术步骤与手术配合见表11-1。

表11-1 室间隔缺损修补手术步骤与手术配合

手术步骤	手术配合
（1）胸骨正中切口	参见表5-7
（2）心脏探查	探查内容包括心脏大小、手指触及震颤部位、有无伴发畸形
（3）取自体心包	留取足够大的自体心包，用0.6%戊二醛溶液固定10～15min后充分清洗备用
（4）经升主动脉远端和上腔静脉、下腔静脉插管，建立体外循环	递5-0或6-0聚丙烯线，在升主动脉远端缝置荷包，插入动脉插管；经上腔静脉和下腔静脉插静脉插管。如合并动脉导管未闭，在体外转流前用10号丝线作为阻断带加以控制
（5）降温至34℃，升主动脉阻断，根部插入灌注针灌注冷心脏停搏液，切开右心房，经房间隔放置左心引流管	递阻断钳、血管镊，在升主动脉远端设置阻断钳；主动脉根部插入灌注针，灌注冷心脏停搏液，需要时递冰盐水予以心包腔内辅助降温。递11号尖刀、精细镊，切开右心房壁，递心内吸引器吸净右心房内血液和心脏停搏液；递11号尖刀切开卵圆孔，放置左心引流管至左心房
（6）VSD修补路径	根据VSD的位置、大小及有无合并其他心内畸形选择切口
1）右心房切口	递11号尖刀，切开右心房，适用于单纯膜部缺损、膜周型缺损、隔瓣下型缺损及室间隔中部肌型VSD
2）肺动脉切口	在肺动脉总干离瓣膜交界的稍远侧前壁，用2根6-0聚丙烯线牵引提吊肺动脉，递11号尖刀从吊线中间做纵行切口，适用于干下型缺损修补

续表

手术步骤	手术配合
3）右心室前壁切口	递11号尖刀，于右心室前壁少血管区切开，适用于膜周偏流出道或法洛四联症的缺损修补
4）左心室切口	递11号尖刀，于心尖区近室间隔处做一与左前降支动脉外侧1cm平行的切口，仅适用于近心尖处的肌部缺损
（7）VSD修补	递心室拉钩显露术野，探查缺损，确定缺损位置，根据缺损大小及部位选用合适的修补方法
1）直接缝合法	递1～2根5-0聚丙烯线双头针带垫片行褥式缝合，出针后递空垫片穿出双针，打结；再递1根5-0聚丙烯线连续缝合缺损作为加固
2）补片缝合法	递组织剪裁剪自体心包片或生物补片，用微血管钳将补片固定于切口巾上，递1根5-0或6-0聚丙烯线连续缝合修补缺损；或递数根聚丙烯线在缺损周围进行间断褥式缝合半圈或一圈，用胶头蚊式钳夹住每一针线尾；所有缝针穿出补片后将补片推至缺损处打结，最后一针打结前递注射器注水同时行膨肺排气，完成修补后再次膨肺检查缺损边缘有无漏血，必要时递聚丙烯线修补漏口
（8）检查三尖瓣	递30ml注射器带套管针向三尖瓣注水，检查三尖瓣反流情况
（9）拔除左心引流管，缝闭卵圆孔，左心房排气	拔除左心引流管，递5-0或6-0聚丙烯线缝闭卵圆孔，打结前通过膨肺排出左心房气体
（10）开放主动脉阻断钳	调床至头低足高位，缓慢松开主动脉阻断钳，通过根部灌注针连接左心吸引排气
（11）缝合右心房切口，右心房排气	递6-0或7-0聚丙烯线连续缝合右心房切口，最后一针留孔排气，松开上腔静脉、下腔静脉阻断带，增加回心血量行右心房排气，继续缝合右心房
（12）恢复心搏，并行循环	备心内除颤电极、利多卡因、温盐水，开启充气式保温仪，调高室温。观察心肌颜色红润，冠状动脉充盈，说明灌注良好
（13）评估手术效果	利用经食管超声心动图验证手术效果，待生命体征稳定后停止体外转流
（14）撤离体外循环管道，止血，关闭胸腔	参见表5-8

（五）护理关注点

（1）术前积极予以支持治疗，对反复发生呼吸道感染者应积极预防和控制感染。

（2）详细评估VSD患儿心功能、肺动脉压等情况，严密监测血压和心律/率，术后肺动脉高压危象是致命性并发症，应给予积极预防和抢救处理。

（3）VSD特别是高位和隔瓣下型者，在修补时易引起房室传导阻滞、主动脉瓣或三尖瓣损伤、残余分流等，护理人员应实时监测病情变化，提前配置急救药品，备齐除颤设备及临时心脏起搏器。抢救时立即配合麻醉医生、外科医生、体外循环师对症处理，积极预防与治疗心律失常，保证手术顺利完成。

（闵　飞　陈晓霞）

参 考 文 献

陈会文，苏肇伉，丁文祥，等，2006. 室间隔缺损病理解剖分类的再认识. 中国胸心血管外科临床杂志，13（2）：89-93.

侯世珍，廖成全，姜月平，等，2012. 临床护理路径在先天性心脏病室缺修补术中的应用. 实用医学杂志，28（18）：3143-3144.

孙强，潘恩木，孙金辉，2005. 先天性心脏病外科治疗学. 济南：山东科学技术出版社，354-358.

许刚，张镜芳，庄建，等，2001. 1 岁以下婴儿室间隔缺损伴肺动脉高压的外科治疗. 岭南心血管病杂志，7（1）：10-12.

张永为，孙锟，2004. 室间隔缺损自然闭合机制. 临床儿科杂志，22（3）：185-186.

第十二章　房室间隔缺损手术配合

一、概述

房室间隔缺损（atrioventricular septal defect，AVSD）是一组以房室分隔结构不完整、共同房室交界为特征的畸形，主要病变累及部位包括房间隔、室间隔、房室间隔及两组房室瓣。AVSD 又称为心内膜垫缺损或房室通道缺损。

根据共同房室瓣叶的形态特点，AVSD 可分为部分型、完全型和过渡型。部分型房室间隔缺损（partial type atrioventricular septal defect，PAVSD）只存在心房水平分流，不存在心室水平分流，也被描述为原发孔型房间隔缺损。完全型房室间隔缺损（complete type atrioventricular septal defect，CAVSD）既存在心房水平分流，也存在心室水平分流，主要畸形包括原发孔型房间隔缺损、非限制性流入道室间隔缺损和共同房室瓣畸形。过渡型 AVSD 是介于以上两者之间的类型。CAVSD 还可合并其他心脏内部和（或）外部畸形，如动脉导管未闭、法洛四联症、右心室双出口或大动脉转位、无顶冠状静脉窦综合征（左上腔静脉回流左心房）等。

二、手术方式

PAVSD 手术方式主要包括房间隔缺损修补术（详见第十章第一节）和二尖瓣瓣裂修补术。

CAVSD 目前主要的外科手术矫治方式是经典单片法、双片法和改良单片法。经典单片法适用于各种类型 CAVSD，但由于重建悬吊瓣叶的技术要求高，术后残余室间隔缺损可能性较大，目前较少采用。

CAVSD 手术适应证如下。

（1）一经确诊即是外科手术适应证。

（2）推荐出生后 3 ～ 6 个月患儿择期手术，若出现心功能不全、反复呼吸道感染、呼吸机依赖和重度肺动脉高压等情况，建议尽早手术。

（3）对于低龄（< 2.5 个月）、低体重（< 3.5kg）且存在严重临床症状的患儿，可先实施肺动脉环缩术（详见第六章第四节"肺动脉环缩手术配合"），待病情稳定后再实施解剖矫治术。

三、手术护理配合

（一）麻醉方式

采用静吸复合麻醉。

（二）手术体位

患儿取仰卧位，肩背部垫一长形胸垫使胸部抬高、头部后仰。

（三）物品准备

1. 设备 参见第五章第五节"四、儿童心血管手术正中开胸手术"。

2. 器械 婴儿或儿童心脏手术器械包（见表4-2、表4-3）、儿童手术精密器械附加包（见表4-21、图4-13）。

3. 用物 冲洗器、5-0～7-0聚丙烯线（必要时备钨铼合金缝针）、聚四氟乙烯补片、垫片、0.6%戊二醛溶液、起搏导线（备）、可吸收止血纱布、生物蛋白胶、外科生物补片（备）、人工心包膜，成年患者应准备瓣环测量器及相应的二尖瓣/三尖瓣成形环。

（四）手术步骤与手术配合

1. 经正中开胸行 CAVSD 改良单片法手术步骤与手术配合 见表12-1。

表 12-1　经正中开胸行 CAVSD 改良单片法手术步骤与手术配合

手术步骤	手术配合
（1）开胸建立体外循环	参见表5-7
（2）心脏停搏后切开右心房	递11号尖刀、组织剪切开右心房
（3）显露房室共同瓣	递数条6-0聚丙烯线牵引，同时标明共同房室瓣的哪些区域将被分隔为左、右心房室瓣。沿左、右心房室瓣分界线分隔上、下桥叶
（4）探查房室瓣反流情况	递冲洗器，注水入房室瓣孔，检查房室瓣反流情况
（5）探查室间隔缺损情况，应用下压法修补室间隔缺损	递精细镊、神经拉钩，探查室间隔缺损的位置和大小，用5-0或6-0聚丙烯线带垫片间断缝合，缝置于室间隔嵴顶端右心室面，再从共同房室瓣预计左右分界线上穿出后，带垫片打结，将共同房室瓣组织下压于室间隔嵴上，关闭室间隔缺损
（6）缝合二尖瓣前瓣瓣裂	递6-0聚丙烯线间断缝合二尖瓣前瓣瓣裂，递冲洗器注水入左心室，观察有无明显二尖瓣反流
（7）取自体心包，连续缝合房间隔缺损	递6-0聚丙烯线连续缝合自体心包补片，修补房间隔缺损，并将冠状静脉窦隔入右心房侧
（8）缝合前上及后下共同瓣右侧瓣叶形成的瓣裂	递6-0聚丙烯线间断缝合共同瓣瓣裂，递冲洗器注水检查瓣裂反流情况
（9）复温、排气	膨肺使左心房内血液从缺损间隙处溢出，以排尽左心气体。彻底排除腔内气体后，松开主动脉阻断钳
（10）缝合右心房切口	递6-0聚丙烯线连续缝合右心房切口

续表

手术步骤	手术配合
（11）心脏复搏	递冲洗器冲洗检查心脏各吻合口有无出血，根据病情决定是否放置临时起搏导线，拔除停搏液灌注管，打结并用6-0聚丙烯线缝合加固
（12）评估手术效果	利用经食管超声心动图检查有无房室间隔残余分流和房室瓣反流，待生命体征稳定后停止体外转流
（13）撤离体外循环管道，止血，逐层关胸	参见表5-8

2. 经正中开胸行 CAVSD 双片法手术步骤与手术配合　见表12-2。

表 12-2　经正中开胸行 CAVSD 双片法手术步骤与手术配合

手术步骤	手术配合
（1）开胸建立体外循环	参见表5-7
（2）停搏后切开右心房，显露房室间隔瓣	递11号尖刀、组织剪切开右心房
（3）探查心内畸形	由于室间隔缺损较大，行双片法矫治
（4）分辨最佳对合位置和共同瓣的中点	递冲洗器注水检查共同瓣的关闭情况，递精细剪剪开前上及后下共同瓣
（5）修剪补片	取0.4mm厚度的聚四氟乙烯补片，递组织镊、组织剪修剪
（6）形成新的共同瓣环	递6-0聚丙烯线连续缝合补片下缘在室间隔嵴的右心室面，并将剪开的共同瓣连续缝合于补片上缘
（7）重组二尖瓣的前瓣叶	递数针6-0聚丙烯线间断缝合瓣裂
（8）环缩瓣叶前外交界及后瓣叶的中间处	递5-0聚丙烯线带垫片缝合二尖瓣瓣叶交界处，环缩瓣叶，递冲洗器注水检查瓣膜反流情况
（9）取自体心包，连续缝合房间隔缺损	递6-0聚丙烯线连续缝合自体心包补片，修补房间隔缺损，并将冠状静脉窦隔入右心房侧
（10）心脏复搏，缝合右心房切口	递6-0聚丙烯线连续缝合右心房切口，递冲洗器冲洗检查心脏各吻合口有无出血，根据病情决定是否放置临时起搏导线，拔除停搏液灌注管，打结，并用6-0聚丙烯线缝合加固
（11）撤离体外循环管道，止血，逐层关胸	参见表5-8

（五）护理关注点

（1）CAVSD是一种复杂的先天性心内畸形，手术治疗涉及所有心内膜垫缺损的修补及重塑，操作难度较大，对器械护士的要求极高。术前应了解手术方法和术者对器械及缝线的要求，备齐所需耗材和用品，及时提供各种修补裂缺的缝线和补片材料，娴熟配合医生完成手术。

（2）复搏后如果评估左侧房室瓣成形不满意，则可能需要重新开机阻断后再修复，应快速应对。

（3）术后常见并发症为肺动脉高压危象、房室瓣反流及房室传导阻滞。术后应做好肺动脉高压危象的处理；使用防粘连膜有助于提高未来再次手术开胸时的安全性；准备异丙肾上腺素或使用临时起搏导线，防止房室传导阻滞发生。

（严冰华　陈晓霞）

参 考 文 献

陈寄梅，李守军，2020. 先天性心脏病外科治疗中国专家共识（六）：完全型房室间隔缺损. 中国胸心血
管外科临床杂志，27（7）：725-731.

董念国，夏家红，2018. 心外科手术要点难点及对策. 北京：科学出版社：98-101.

第十三章　永存动脉干手术配合

一、概述

永存动脉干（persistent truncus arteriosus，PTA）又称共同动脉干，占先天性心脏病的 0.2%～0.3%，它是因妊娠第 5 周主动脉 – 肺动脉分隔失败，而留下一条由心底部发出的单一动脉干，且只有一组半月瓣跨于两心室腔上，为体循环、肺循环及冠状动脉供应血液，并伴有高位室间隔缺损的复杂先天性心脏病。几乎所有 PTA 均合并室间隔缺损，其多为干下型，缺损通常较大，约 50% 合并动脉导管缺失。PTA 还可伴有许多心内畸形，如右位主动脉弓、主动脉弓中断或缩窄、冠状动脉畸形等，常合并心外畸形泌尿生殖系统异常，如单侧肾等。

PTA 主要接受体循环和肺循环的混合血，其疾病表现主要取决于共同半月瓣的功能、肺血管阻力和肺血流量及合并畸形情况。约 10% 的 PTA 患者存在染色体异常，其中大多数与染色体 22q11 微缺失有关，表现为 DiGeorge 综合征、圆锥干 – 面综合征。

根据肺动脉起源的不同，临床常用的分型方法是 Collect 法和 Edwards 法，PTA 分为 4 型。

（1）Ⅰ型，肺总动脉由动脉干近端的左后侧壁分出，然后再分为左、右肺动脉，供应双侧肺，此型最为常见，约占 48%（图 13-1）。

（2）Ⅱ型，左、右肺动脉分别发自动脉干的后壁，两者开口距离较小。

（3）Ⅲ型，左、右肺动脉分别发自动脉干的两侧壁，两者开口距离较大。

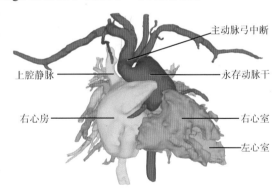

图 13-1 永存动脉干三维模型图

（4）Ⅳ型，左、右肺动脉均缺失，肺循环由降主动脉发出侧支供应。此型目前不属于 PTA，已被划分为肺动脉闭锁合并室间隔缺损的一种类型。

PTA 患者的病理生理表现：大量血流进入肺动脉，患者可出现充血性心力衰竭、早期肺动脉高压和肺部感染症状。临床表现为发绀、呼吸困难、心率快、脉搏微弱、喂养困难、极度嗜睡。

二、手术方式

多数 PTA 患者会接受一期修补手术，防止不可逆的肺血管病变。过去由于肺动脉环缩术有较高的死亡率，且后期仍有肺动脉高压发生等，现已不推荐施行。对于有症状的新生儿，通过药物等内科治疗，心力衰竭有改善者，可推迟数周再行手术，如果没有好转，则必须立即施行手术。当患者年龄超过 12 月龄时，须行术前心导管检查以评估肺动脉阻力是否合适手术治疗，肺血管阻力 > 8Wood 时，不考虑根治性手术。

手术主要方法是将动脉干中的含氧血流和脱氧血流分开，一般主要通过将肺动脉与动脉干分离，动脉干瓣膜修复，室间隔缺损修补，肺动脉 – 右心室流出道重建来实现。对于合并主动脉弓中断的 PTA，应同期完成主动脉弓重建。

三、手术护理配合

（一）麻醉方式

采用静吸复合麻醉。

（二）手术体位

患者取仰卧位，肩背部垫一长形胸垫使胸部抬高、头部后仰。

（三）物品准备

1. 设备　参见第五章第五节"四、儿童心血管手术正中开胸手术"。

2. 器械　婴儿心脏手术器械包（见表 4-3）、儿童手术精密器械附加包（见表 4-21、图 4-13）、心室流出道探条、Cooley 血管钳、Potts 血管钳。

3. 用物　血管阻断带、可吸收止血纱布、生物蛋白胶、5-0 ～ 7-0 聚丙烯线（需要时选择钨铼合金缝针）、起搏导线（备）、外科生物补片、聚四氟乙烯人工心包膜、聚四氟乙烯人工血管。

（四）手术步骤与手术配合

Ⅰ、Ⅱ、Ⅲ型永存动脉干矫治手术步骤与手术配合见表 13-1。

表 13-1　Ⅰ、Ⅱ、Ⅲ型永存动脉干矫治手术步骤与手术配合

手术步骤	手术配合
（1）胸骨正中切口	开胸后留取大块自体心包，用 0.6% 戊二醛溶液固定 10 ～ 15min 后清洗备用
（2）充分游离动脉干，探查心外畸形，决定手术方式	探查大动脉、冠状动脉位置和关系。递精细镊、电刀或组织剪，充分显露动脉干，于发出肺动脉分支的动脉干上方游离升主动脉，分离出肺动脉主干或分支，递直角钳、10 号丝线套阻断带备用
（3）通过升主动脉远端和上腔静脉、下腔静脉插管，建立体外循环	递 5-0 聚丙烯线，在靠近无名动脉起始部缝置荷包，插入动脉插管；经上腔静脉和下腔静脉插静脉插管。如合并动脉导管未闭，在体外转流前用 10 号丝线作为阻断带加以控制

续表

手术步骤	手术配合
（4）阻断肺动脉血流	体外循环一开始就应用阻断带阻断左、右肺动脉血流，以防止大量血液流入肺而发生灌注肺
（5）降温至22℃，阻断升主动脉，根部插灌注针灌注冷心脏停搏液，切开右心房，经房间隔放置左心引流管	递阻断钳、血管镊，在升主动脉远端设置阻断钳；主动脉根部插入灌注针，灌注冷心脏停搏液，递冰盐水于心腔内降温。递11号尖刀、精细镊，切开右心房壁，递心内吸引器吸净右心房内血液和停搏液；递11号尖刀切开卵圆孔，放置左心引流管至左心房
（6）分离肺动脉和修复动脉干缺损	递11号尖刀于肺动脉起始部前方先做一横切口，显露并探查冠状动脉及肺动脉走行，探查瓣膜情况，勿伤及动脉干瓣膜及冠状动脉口，确定手术修复方式
1）Ⅰ型永存动脉干修复（肺总动脉由动脉干近端左后侧壁分出，再分为左、右肺动脉）	递组织剪继续剪开后方血管壁，完全离断肺动脉干，用聚丙烯线直接横行缝合主动脉切口，多数情况下需用补片修补，以免张力太大造成扭曲
2）Ⅱ型永存动脉干修复（左、右肺动脉分别发自动脉干的后壁，两者开口距离较小）	递组织剪将左右肺动脉连同部分动脉干血管壁组织一同剪下，递聚丙烯线直接缝合动脉干的缺损，多数情况下需用心包补片修补
3）Ⅲ型永存动脉干修复（左、右肺动脉分别发自动脉干的两侧壁，两者开口距离较大）	递组织剪离断动脉干，将包含左、右肺动脉开口的这一段动脉干剪下，将剪下的肺动脉段远端切口用聚丙烯线连续缝合，近端切口与应用合适大小的人工心包膜和人工血管缝制的带瓣管道远端吻合，连续缝合重建主动脉
（7）修复动脉干瓣膜	根据瓣膜情况给予相应修复，如瓣膜狭窄，递精细剪行交界切开及瓣叶削薄；如瓣膜反流，递11号尖刀切除多余瓣叶和动脉壁，递带垫片的聚丙烯线行瓣叶折叠，缩小动脉干；如瓣膜修复失败，可行同种异体带瓣管道置换主动脉根部
（8）修补室间隔缺损	递11号尖刀于动脉干下方右心室前壁中部做纵行切口，递心室拉钩显露术野，探查缺损，确定缺损位置，用自体心包采用连续缝合的方法或带垫片缝合方法进行室间隔缺损修补
（9）重建右心室到肺动脉通道	应用合适大小的聚四氟乙烯人工心包膜与同质人工血管缝制成人工带瓣管道（参见表19-5），将管道置于心脏左缘，递聚丙烯线行带瓣管道远端与肺动脉端-端吻合，双层连续缝合。递剪刀，将带瓣管道近端剪成合适斜面，递聚丙烯线，将带瓣管道近端与右心室切口吻合
（10）拔除左心引流管，酌情缝闭卵圆孔，左心房排气	拔除左心引流管，递5-0聚丙烯线缝闭卵圆孔，打结前通过膨肺排出左心房气体
（11）开放主动脉阻断钳	调床至头低足高位，缓慢松开主动脉阻断钳，通过根部灌注针连接左心吸引排气
（12）缝合右心房切口，右心房排气	递6-0聚丙烯线连续缝合右心房切口，最后一针留孔排气，松开上腔静脉、下腔静脉阻断带，增加回心血量行右心房排气，继续缝合右心房
（13）恢复心搏，并行循环	备心内除颤电极、利多卡因、温盐水，开启充气式保温仪，调高室温。观察心肌颜色红润，冠状动脉充盈，说明灌注良好
（14）停机后行右心室/肺动脉测压，评估右心室流出道梗阻情况	测右心房压、右心室流出道压力、肺动脉压、左心压力（参见表15-1），利用经食管超声心动图验证手术效果，待生命体征稳定后停止体外转流
（15）撤离体外循环管道，安置临时起搏导线，置入人工心包膜，止血，关闭胸腔	参见表5-8

（五）护理关注点

（1）术前应积极予以支持治疗，对于反复发生呼吸道感染者，应积极预防和控制感染。

（2）PTA 患儿肺血管阻力高，在治疗过程中可能发生肺动脉高压危象，详细评估患儿心功能情况，严密监测血压和心律/率，密切监测肺动脉压变化，遵医嘱应用扩血管药物。

（3）患儿发生病情变化与情绪激动、哭闹有关，全面评估患儿心理需求，耐心陪伴安抚，缓解其恐惧心理和焦虑情绪。就手术过程、手术期间注意事项与患儿及其家属沟通解释，增强手术安全感，帮助建立手术信心。

（4）PTA 患儿手术时间长，病情严重，手术期间应实时监测病情变化，做好急救准备，提前配置急救药品，备齐除颤设备及临时心脏起搏器。抢救时立即配合麻醉医生、外科医生、体外循环师对症处理，积极预防与治疗心律失常，保证手术顺利完成。

（闵　飞　谢　庆）

参 考 文 献

李晓红，2019. 1 例永存动脉干合并肺动脉高压患儿围手术期的护理 . 中西医结合心血管病电子杂志，7（9）：180-181.

孙强，潘恩木，孙金辉，2005. 先天性心脏病外科治疗学 . 济南：山东科学技术出版社：320-322.

邹明晖，马力，夏园生，等，2019. 永存动脉干的外科治疗及早中期随访 . 中国胸心血管外科临床杂志，26（4）：321-325.

Jonas R A，2014. Comprehensive Surgical Management of Congenital Heart Disease. 2nd ed. London：CRC Press.

Sharma A，Priya S，Jagia P，2016. Persistent truncus arteriosus on dual source CT. Jpn J Radiol，34（7）：486-493.

Spray T L，Acker M A，2018. Operative Cardiac Surgery. London：CRC Press：11-19.

第十四章　主动脉-肺动脉手术配合

第一节　主动脉-肺动脉窗手术配合

一、概述

主动脉-肺动脉窗（以下简称主肺动脉窗）又称主动脉肺动脉间隔缺损，是一种罕见的先天性心脏缺损，是胚胎发育期动脉干分隔成主动脉和肺动脉时发生异常导致的，约0.2%的先天性心脏病患者存在主肺动脉窗。与永存动脉干的不同之处为主肺动脉窗存在两组正常的半月瓣，缺损位于半月瓣上方数毫米处的主动脉后侧壁，是一种孤立性缺损。1/3～1/2的主肺动脉窗患者合并其他畸形，包括动脉导管未闭（PDA）、主动脉弓中断（IAA）（图14-1）、室间隔缺损（VSD）、大动脉转位（TGA）和法洛四联症（TOF）。

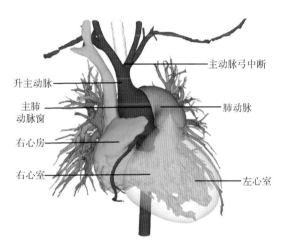

图14-1　主肺动脉窗三维模型图

主肺动脉窗分流的程度取决于缺损大小和肺血管阻力高低，小型缺损患者存在少量左向右分流，症状少或无症状；大型缺损患者存在明显左向右分流，肺部直接显露在体循环压力下，造成充血性心力衰竭、肺动脉高压，早期即发生肺血管梗阻性病变，以及喂养困难、发育迟缓和反复呼吸道感染等症状。大型主肺动脉窗如不进行干预，患儿通常于婴儿期死亡，一旦诊断明确，就应给予手术治疗。

主肺动脉窗大致分为3型：Ⅰ型，近心端缺损，位于主动脉瓣窦水平上方的升主动脉后侧壁；Ⅱ型，远心端缺损，位于升主动脉后壁更远端，通常在肺动脉起始部附近；Ⅲ型，完全性缺损，即主动脉肺动脉间隔完全缺如。

二、手术方式

主肺动脉窗的治疗原则是消除左向右分流，并矫治合并畸形，通常在体外循环下完成，有时需要深低温停循环或选择性脑灌注。对于小型缺损，可以直接缝闭；对于大型缺损，通常从主肺动脉窗前部打开缺损，将一块修剪合适的补片与缺损上缘、后缘及下缘缝合，最后将补片前缘与缺损前部夹合缝闭（"三明治"技术）；对于合并动脉导管未闭、主动脉弓中断、室间隔缺损和法洛四联症的患者，应同期完成相关畸形矫治手术（手术方法见相应章节）。本节重点阐述单纯性主肺动脉窗矫治手术配合及合并主动脉弓中断矫治手术配合相关内容。

手术适应证：Ⅰ～Ⅲ型主肺动脉窗，合并或不合并主动脉弓中断、室间隔缺损的新生儿和婴儿。

三、手术护理配合

（一）麻醉方式

采用静吸复合麻醉。

（二）手术体位

患者取仰卧位，肩背部垫一长形胸垫使胸部抬高、头部后仰。

（三）物品准备

1. 设备 参见第五章第五节"四、儿童心血管手术正中开胸手术"。

2. 器械 儿童或婴儿心脏手术器械包（见表4-2、表4-3）、儿童精密器械附加包（见表4-21、图4-13）。

3. 用物 可吸收止血纱布、钛夹、生物蛋白胶、6-0～8-0聚丙烯线（需要时选择钨铼合金缝针）、外科生物补片、同种异体带瓣管道。

（四）手术步骤与手术配合

1. 主肺动脉窗矫治手术步骤与手术配合 见表14-1。

表14-1 主肺动脉窗矫治手术步骤与手术配合

手术步骤	手术配合
（1）胸骨正中切口	参见表5-7
（2）游离升主动脉、主动脉弓近心段、肺总动脉和肺动脉分支，探查心脏畸形	递组织镊、电刀或组织剪，充分游离两大动脉及分支血管，电刀调至15W；递小直角钳、血管镊分离左、右肺动脉，递10号丝线环绕之并套12号阻断管
（3）在升主动脉远端插主动脉插管，经右心耳插静脉插管，开始体外转流并控制肺动脉血流	递6-0聚丙烯线、血管镊，在升主动脉远端靠近无名动脉起始部缝置主动脉荷包（远离缺损），插入动脉插管；递6-0聚丙烯线，经右心耳缝置荷包，经右心耳插单根静脉插管，如合并心内畸形，则采用上腔静脉、下腔静脉插管。开始体外转流后，立即收紧环绕左右肺动脉的阻断带，防止窃血，逐渐降低血液温度至28℃

手术步骤	手术配合
（4）经右上肺静脉放置左心引流管，阻断升主动脉，主动脉根部插灌注针	递6-0聚丙烯线，在右上肺静脉缝置荷包，递11号尖刀切一小口，递蚊式钳扩大切口，递左心引流管插入并送入左心室；递灌注针从主动脉根部插入，连接灌注管；递阻断钳，在升主动脉远端安置阻断钳，灌注冷心脏停搏液，心脏停搏
（5）切开主肺动脉窗前壁，探查腔内结构	递11号尖刀垂直切开主肺动脉窗前壁，探查左、右肺动脉开口及冠状动脉开口、主动脉瓣叶和交界
（6）使用补片闭合缺损	
1）使用单补片应用"三明治"技术缝闭缺损，将冠状动脉开口隔在主动脉腔	递组织剪、血管镊、自体心包，裁剪补片；递6-0或7-0聚丙烯线（选择钨铼合金针），连续缝合关闭缺损。如需移植冠状动脉，递11号尖刀、精细镊将冠状动脉纽扣切下，递7-0或8-0聚丙烯线、精细镊，将切下的冠状动脉纽扣移植至主动脉根部（见表18-1）；再用补片修补肺动脉缺口
2）使用双补片分别修补主动脉和肺动脉缺损	递11号尖刀完全切开主肺动脉窗，递心包片或同种异体血管片、精细镊、6-0或7-0聚丙烯线缝合补片分别修补主动脉缺损和肺动脉缺损
（7）拔除左心引流管	解除阻断管，松开荷包线，拔除左心引流管，通过膨肺排出左心房气体，收紧荷包线打结
（8）开放主动脉阻断钳，主动脉排气，恢复心搏，并行循环	调床至头低足高位，缓慢松开主动脉阻断钳，将左心引流管远端与根部灌注针连接，行根部吸引排气。备心内除颤电极、利多卡因、温盐水，开启充气式保温仪，调高室温
（9）清点器械敷料，止血，关闭胸腔	参见表5-8

2. 主肺动脉窗合并主动脉弓中断矫治手术步骤与手术配合　见表14-2。

表14-2　主肺动脉窗合并主动脉弓中断矫治手术步骤与手术配合

手术步骤	手术配合
（1）胸骨正中切口，充分游离升主动脉弓及分支血管，游离肺总动脉和肺动脉分支	递精细镊、电刀，仔细游离升主动脉、主动脉弓及弓上分支血管，递小直角钳、10号丝线或橡皮阻断带，分别套阻断；递精细镊、电刀，游离肺总动脉和肺动脉分支，控制左右肺动脉
（2）经无名动脉插主动脉插管，经右心房行单一静脉插管，或行上腔静脉、下腔静脉双静脉插管（图14-2）	递6-0聚丙烯线在无名动脉缝置荷包，递侧壁钳夹住无名动脉，递11号尖刀切开无名动脉，插入动脉插管（插管尖端朝向主动脉弓方向）。递心耳钳夹住右心耳尖端，递6-0聚丙烯线缝置荷包，递11号尖刀做一小切口，经右心耳插单根静脉插管
（3）控制左、右肺动脉，开始体外转流并持续降温；经右上肺静脉放置左心引流管	收紧左、右肺动脉阻断带，开始体外转流；递6-0聚丙烯线，在右上肺静脉缝置荷包，递11号尖刀做一小切口，递蚊式钳扩大切口，递左心引流管插入并送入左心室
（4）阻断升主动脉，主动脉根部插灌注针，心脏停搏，游离动脉导管及降主动脉	递灌注针从主动脉根部插入，连接灌注管；递阻断钳，在升主动脉远端安置阻断钳，灌注冷心脏停搏液，心脏停搏。递精细镊、电刀，游离动脉导管及降主动脉，递小直角钳、双10号丝线，备结扎动脉导管
（5）降温至25℃以下，开始中低温低流量循环	调整无名动脉插管尖端朝向远心端，收紧主动脉弓分支血管阻断带，解除升主动脉阻断钳；行脑部灌注，患者头部给予冰袋降温

手术步骤	手术配合
（6）结扎并切断动脉导管，剪除导管组织，游离降主动脉近心端和主动脉弓峡部	双重结扎动脉导管，递11号尖刀切断动脉导管，递6-0聚丙烯线、精细镊缝扎动脉导管肺动脉端；递组织剪剪除导管组织；递无损伤血管钳夹住降主动脉近心段，充分游离并切断1支或数支肋间动脉，递小号钛夹止血。递电刀、精细镊游离主动脉弓峡部
（7）离断主肺动脉窗，将主动脉侧的缺损向上延伸至主动脉弓远端	递11号尖刀、精细镊，切开主肺动脉窗前壁探查；递精细剪、血管镊，离断主肺动脉窗，将主动脉侧的缺损向上延伸至主动脉弓远端的左锁骨下动脉左侧
（8）将降主动脉上提，行降主动脉外侧壁与主动脉弓部分吻合	递血管镊、精细剪，剪开降主动脉内侧壁；递6-0或7-0聚丙烯线（可选择钨铼合金缝针），将降主动脉全周1/3的外侧壁与主动脉弓进行部分吻合
（9）用补片行降主动脉与主动脉弓扩大吻合（如果主肺动脉窗向远心端延伸幅度不大，可将降主动脉与主动脉弓直接吻合）（图14-3）	递同种异体肺动脉片、6-0或7-0聚丙烯线（可选择钨铼合金缝针）、精细镊，连续缝合扩大主动脉弓和升主动脉，剩下最后几针时停下缝合，递胶头式钳夹住线尾；解除降主动脉阻断钳，递注射器、16G穿刺针注入生理盐水，用生理盐水将主动脉弓充盈，评估主动脉弓形状，同时排气，完成缝合
（10）解除主动脉弓分支的阻断带，调整无名动脉插管尖端朝向主动脉根部，加大体外循环流量，开始复温	递主动脉阻断钳、血管镊，重新阻断升主动脉；解除主动脉弓分支的阻断带，调整无名动脉插管尖端朝向主动脉根部，递10号丝线重新固定动脉插管；加大体外循环流量，开始复温
（11）使用自体心包片修补肺动脉缺损	递自体心包片、精细镊、6-0或7-0聚丙烯线，连续缝合修补肺动脉缺损。解除左、右肺动脉阻断带
（12）拔除左心引流管	解除阻断带，松开荷包线，拔除左心引流管，通过膨肺排出左心房气体，收紧荷包线打结
（13）开放主动脉阻断钳，主动脉排气，恢复心搏，并行循环	调床至头低足高位，缓慢松开主动脉阻断钳，将左心引流管远端与根部灌注针连接，行根部吸引排气。备心内除颤电极、利多卡因、温盐水，开启充气式保温仪，调高室温
（14）清点器械敷料，止血，关闭胸腔	参见表5-8

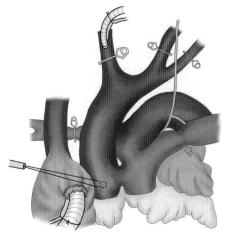

图14-2 主肺动脉窗合并主动脉弓中断的体外循环插管示意图

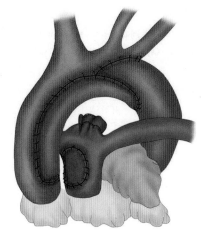

图14-3 主肺动脉窗合并主动脉弓中断矫治

（五）护理关注点

（1）患者多为新生儿和婴儿，术中较多使用精细手术器械和 7-0～8-0 缝针，应小心保存、仔细清点，所有缝针回收至磁性针盒中，钨铼合金缝针无磁性，可用一小块骨蜡收集，便于清点。

（2）围术期注意保温，防止患儿体温过低或过高；使用充气式保温仪时，护士应根据患儿核心体温变化，随时调整机器预设的温度；小于 5kg 的患儿转运时尽量使用红外线辐射台，并且至少提前 15min 预热。

（3）深低温停循环护理：降低室温至 18℃，台上用冰盐水冲洗，头部放置用棉布包裹的冰袋，避免接触耳廓；应用手术间控制板记录停循环时间。

（4）因术中游离面广、吻合口多，止血较为困难，应准备各种止血材料和促凝血药物，纤维蛋白原溶解时间长，应提前配制好备用。

第二节　一侧肺动脉异常起源于主动脉手术配合

一、概述

肺动脉（左侧或右侧）起源于升主动脉，是一个与主肺动脉窗关系密切的病变。异常起源的肺动脉（通常为右肺动脉）通常在主动脉窦管连接处上方不远处发自升主动脉后壁、主动脉弓侧壁的相对应位置，在升主动脉和肺总动脉之间没有缺损。肺动脉起源于主动脉造成大量左向右分流，使肺暴露在体循环压力之下，对侧肺则接受右心室的全部输出量，在低年龄时患儿就会发生肺血管病变，有喂养困难、发育迟缓和呼吸道反复感染症状。

二、手术方式

一侧肺动脉异常起源于主动脉常规在体外循环下完成手术矫治，经升主动脉和右心耳建立体外循环，控制肺动脉血流，将异常起源的肺动脉（通常是右肺动脉）直接从主动脉侧壁离断，从升主动脉后方引出，然后与肺总动脉行端-侧吻合，主动脉侧壁缺口用补片修补。

三、手术护理配合

（一）麻醉方式

采用静吸复合麻醉。

（二）手术体位

患者取仰卧位，肩背部垫一长形胸垫使胸部抬高、头部后仰。

（三）物品准备

1. 设备　参见第五章第五节"四、儿童心血管手术正中开胸手术"。

2. 器械　儿童心脏手术器械包（见表 4-2）、儿童手术精密器械附加包（见表 4-21、图 4-13）。

3. 用物　可吸收止血纱布、生物蛋白胶、6-0 ～ 7-0 聚丙烯线（可备钨铼合金缝针）、外科生物补片。

（四）手术步骤与手术配合

一侧肺动脉起源于主动脉手术步骤与手术配合见表 14-3。

表 14-3　一侧肺动脉起源于主动脉手术步骤与手术配合

手术步骤	手术配合
（1）胸骨正中切口，经主动脉和右心耳插管建立体外循环	方法同主肺动脉窗手术，转流后用阻断带控制肺动脉血流
（2）心脏停搏后，离断异常起源的肺动脉	递血管镊、组织剪，将异常起源的肺动脉（通常是右肺动脉）从主动脉起源处离断，递 7-0 聚丙烯线、精细镊、自体心包片修补主动脉缺损
（3）将离断的肺动脉与肺总动脉行端 – 侧吻合	递 11 号尖刀在肺总动脉右侧壁做一切口，递 7-0 聚丙烯线、精细镊，将离断的右肺动脉从主动脉后方拉向肺总动脉右缘，与其行端 – 侧吻合，连续缝合，打结前通过膨肺排出心内气体
（4）开放主动脉阻断钳，利用主动脉灌注针排气	调节为头低足高位，缓慢松开主动脉阻断钳，将左心引流管从接头处剪断与根部灌注针连接，利用负压吸引排气
（5）恢复心搏，并行循环，撤离体外循环管道，关闭胸腔	参见表 5-8

（五）护理关注点

（1）患者多为新生儿和婴儿，术中多数使用精细手术器械和 6-0 ～ 7-0 缝针，应小心保存、仔细清点，所有缝针回收至磁性针盒，钨铼合金缝针无磁性，可用一小块骨蜡收集，便于清点。

（2）围术期注意保温，防止患儿体温过低或过高，转运时尽量使用红外线辐射台，提前预热。

（3）因术中游离面广、吻合口多，止血较为困难，应准备各种止血材料和促凝血药物，纤维蛋白原溶解时间长，应提前配制好备用。

（谢　庆　徐维虹）

参 考 文 献

徐光亚，吴树明，2010. 图解心脏外科手术学. 北京：科学出版社：372-376.
Mavroudis C，Backer C，2014. 小儿心脏外科学. 4 版. 刘锦纷，孙彦隽，译. 上海：世界图书出版上海有限公司：428-438.
Spray T L，Acker M A，2018. 心脏外科手术学. 6 版. 丁以群，译. 西安：世界图书出版西安有限公司：616-624.

第十五章　法洛四联症手术配合

一、概述

法洛四联症（tetralogy of fallot，TOF）是最常见的发绀型先天性心脏病，其占先天性心脏病的 5%～7%。典型的法洛四联症有 4 个特点，包括右心室流出道梗阻（漏斗部狭窄）、室间隔缺损、主动脉骑跨（主动脉根部向右移位）和右心室肥厚，但也可合并房间隔缺损等其他畸形（图 15-1）。法洛四联症的基本病理是右心室漏斗部发育不良，从而导致室间隔的漏斗部前向左转，引起对位不良。这种对位不良决定了右心室流出道梗阻的程度。

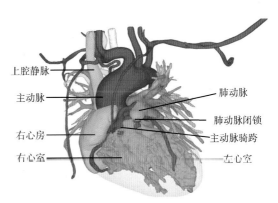

上腔静脉

主动脉

右心房

右心室

肺动脉

肺动脉闭锁

主动脉骑跨

左心室

图 15-1　法洛四联症伴肺动脉闭锁三维模型图

法洛四联症的临床表现与解剖畸形的严重程度有直接的关系。刚出生时，一些法洛四联症婴儿并不显示发绀的迹象，但之后在哭闹或喂养过程中，他们可能逐渐出现皮肤发绀甚至缺氧发作。大多数法洛四联症婴幼儿会有喂养困难、发育受限，合并肺动脉闭锁的婴儿，如果不存在大型主肺动脉侧支血管，则随着动脉导管闭合，会出现重度发绀。也有些患儿因为有足够的肺血流量，不会出现发绀；只有当肺血流量不能满足生长发育需要时，才出现症状。在年龄较大的法洛四联症儿童中，最有特征性的增加肺血流量的方式是蹲踞。

二、手术方式

绝大多数法洛四联症患儿需要外科手术治疗，如果不进行手术治疗，预后不良。据预测，法洛四联症合并肺动脉闭锁的患者，预后最差，只有 50% 的概率可活到 1 岁，8% 的概率活到 10 岁。如果不进行治疗，法洛四联症还面临额外的风险，包括脑卒中、肺栓塞和亚急性细菌性心内膜炎。

（一）姑息性手术

姑息性手术有各种类型，目前体肺分流类型的姑息性手术首选术式是改良 B-T 分流术，即在锁骨下动脉和肺动脉之间使用聚四氟乙烯人工血管构建分流通道（详见第六章第一节），将血液从体循环分流入肺循环，增加肺血流以改善缺氧，并进一步促进肺动脉发育。其他类型的姑息性手术目前已经很少采用。对于新生儿期危重患儿，如果存在多个姑息性手术的不利因素或因其他合并症而无法接受外科手术，可通过心导管球囊进行肺动脉瓣扩张，以增加血氧饱和度，从而避免急诊姑息性手术，但这种方式的可靠性、可控性和有效性并不如一次确切的姑息性手术。

法洛四联症的早期手术风险因素包括出生低体重、肺动脉闭锁、合并复杂畸形、以前多次手术、肺动脉瓣缺如综合征、低龄、高龄、严重肺动脉瓣环发育不良、肺动脉及其分支发育不良、右心室 / 左心室收缩压比值高、多发室间隔缺损、合并其他心脏畸形等。

（二）根治性手术

一期根治性手术是法洛四联症最理想的治疗方式，通常在体外循环下进行。手术目的是修补室间隔缺损，切除漏斗部狭窄区的肌束，消除右心室流出道梗阻。在符合条件的情况下，法洛四联症患者应实施一期根治性手术，以避免长时间右心室流出道梗阻和继发性右心室肥厚、长期发绀和侧支血管形成。随着体外循环、心肌保护和手术技术的进步和完善，各大医学中心临床结果提示此手术并发症和死亡率低，远期效果良好。本章重点阐述法洛四联症根治性手术的手术配合相关内容。

手术适应证：

（1）动脉导管依赖型法洛四联症（多为新生儿期患儿）、肺动脉发育尚可者。

（2）非动脉导管依赖型法洛四联症（多为 3 个月及以上患儿）、肺动脉发育尚可者。

三、手术护理配合

（一）麻醉方式

采用静吸复合麻醉。

（二）手术体位

患者取仰卧位，肩背部垫一长形胸垫使胸部抬高、头部后仰。

（三）物品准备

1. 设备 参见第五章第五节"四、儿童心血管手术正中开胸手术"。

2. 器械 儿童心脏手术器械包（见表 4-2）、儿童手术精密器械附加包（见表 4-21、图 4-13），必要时备动脉调转手术专用附加包（见表 4-24、图 4-16）、心室流出道探条（3 ～ 20mm）。

3. 用物 可吸收止血纱布、生物蛋白胶、6-0 ～ 7-0 聚丙烯线（备钨铼合金缝针）、起搏导线（备）、外科生物补片。

（四）手术步骤与手术配合

1. 法洛四联症根治手术步骤与手术配合 表 15-1。

表 15-1　法洛四联症根治手术步骤与手术配合

手术步骤	手术配合
（1）胸骨正中切口，开胸后留取自体心包，探查心脏畸形情况	参见表 5-7
（2）经升主动脉和腔静脉插管建立体外循环，开始中低温（28℃）心肺转流	参见表 5-7。转流前控制动脉导管或左上腔静脉。如果之前做过改良 B-T 分流术，应游离出分流管道，予以双重结扎并切断分流管
（3）阻断升主动脉，主动脉根部插入灌注针灌注	递灌注针，在主动脉根部插入灌注针，连接灌注管；递小儿阻断钳，在升主动脉远端安置阻断钳，灌注冷心脏停搏液，心脏停搏；用 30ml 注射器加塑料针头吸取冰盐水，心包腔内用少量冰盐水冲洗，有助于心肌降温
（4）铺切口保护巾	递 4 块对折的棉布治疗巾铺在切口四周，遮盖台面纵横交错的体外循环管路，净化术野
（5）切开右心房，经房间隔放置左心引流管，显露室间隔缺损，解除右心室流出道梗阻	递 11 号尖刀、血管镊，纵行切开右心房，经房间隔放置左心引流管（如房间隔完整，可用 11 号尖刀切开卵圆窝）；用 5-0 或 6-0 聚丙烯线悬吊右心房壁、三尖瓣隔瓣及前瓣；递心房拉钩和瓣膜拉钩显露室间隔缺损及右心室流出道；递 11 号尖刀或剪刀切除右心室流出道漏斗部肥厚的肌束（隔束和壁束）及部分粗大肌小梁
（6）切开肺总动脉，探查肺动脉瓣，解除肺动脉瓣狭窄；如瓣环达到标准，应保留不切开瓣环	递 6-0 聚丙烯线在肺总动脉前壁缝置 2 针牵引线；递 11 号尖刀在牵引线之间纵行切开肺总动脉，探查肺动脉瓣及瓣环；如果存在严重的隧道样狭窄，可以跨肺动脉瓣环延长切口至肺动脉与右心室连接处，递 11 号尖刀切开融合的肺动脉瓣交界，充分解除梗阻；按照从细到粗原则递探条经肺动脉瓣口插入右心室，评估流出道狭窄程度并进一步按需切除肥厚肌束
（7）经三尖瓣口使用补片修补室间隔缺损	按照主刀医生习惯，递带垫片的 5-0 或 6-0 聚丙烯线、自体心包片或聚四氟乙烯补片，沿着缺损边缘进行连续缝合、水平间断褥式缝合，或采用间断缝合与连续缝合交替的方法完成补片缝合，修补室间隔缺损
（8）缝闭卵圆孔或房间隔缺损，缝合右心房	拔除左心引流管，递 5-0 或 6-0 聚丙烯线缝闭卵圆孔或房间隔缺损，通过膨肺排出左心房气体；递 5-0 或 6-0 聚丙烯线缝合右心房切口
（9）开放主动脉阻断钳，恢复心搏，复温至鼻咽温 37℃	调床至头低足高位，缓慢松开主动脉阻断钳，将主动脉根部灌注针连接左心吸引排气
（10）缝合右心房切口	递 5-0 或 6-0 聚丙烯线缝合右心房切口，解除上腔静脉、下腔静脉阻断带，排除右心房气体
（11）关闭流出道切口，或使用补片进行右心室流出道增宽	根据患者情况使用自体心包片或外科生物补片构建跨瓣环补片或不跨瓣环补片以增宽右心室流出道，递 6-0 聚丙烯线连续缝合。有些外科医生会在跨瓣环补片内另外缝置一个三角形心包片构建出一个单瓣结构，以对抗肺动脉反流，此单瓣心包片的下缘与右心室流出道补片的下缘一并缝合在右心室切口边缘上；递 6-0 聚丙烯线连续缝合
（12）停机后行右心室/肺动脉测压，评估右心室流出道梗阻情况	递测压管、血管镊，经肺动脉穿刺置入测压管至右心室（也可用钢式头皮针代替测压管），连接延长管至测压换能系统，测量肺动脉压和右心室压，根据右心室与左心室压力比值判断是否存在右心室流出道残余梗阻，结合经食管超声心动图判定有无残余梗阻及其位置，以决定是否需要进一步手术处理
（13）安装临时起搏导线，清点器械、敷料，止血，关闭胸腔	参见表 5-8

2. 法洛四联症合并肺动脉瓣缺如手术步骤与手术配合 见表 15-2。

表 15-2 法洛四联症合并肺动脉瓣缺如手术步骤与手术配合

手术步骤	手术配合
（1）胸骨正中切口，探查并充分游离肺总动脉及左右肺动脉分支，经升主动脉和腔静脉插管建立体外循环，阻断升主动脉	参见表 15-1
（2）经右心房切口疏通右心室流出道，用补片修补室间隔缺损	递 11 号尖刀、血管镊，纵行切开右心房，经房间隔放置左心引流管（如房间隔完整，可用 11 号尖刀切开卵圆窝）；用 5-0 或 6-0 聚丙烯线悬吊右心房壁、三尖瓣隔瓣及前瓣；递心房拉钩和瓣膜拉钩显露室间隔缺损及右心室流出道；递自体心包片或生物补瓣片、组织剪，裁剪补片；递带垫片的 5-0 或 6-0 聚丙烯线，以间断缝合与连续缝合交替的方法完成补片缝合，修补室间隔缺损
（3）切开肺总动脉，探查肺动脉瓣，确定手术方式	递血管镊、6-0 聚丙烯线在肺总动脉前壁缝置 2 针牵引线，递 11 号尖刀纵行切开肺总动脉，探查肺动脉瓣瓣环、瓣叶及瓣膜中央对合情况
1）对于小婴儿，可使用跨瓣环补片增宽右心室流出道，行肺总动脉及左右肺动脉成形	递血管镊、组织剪，裁剪自体心包片或生物补片，应用跨瓣环补片扩大右心室流出道；递 6-0 或 7-0 聚丙烯线连续缝合；递血管镊、11 号尖刀或精细组织剪，切除或剪除部分扩张的肺动脉及分支血管壁，递 6-0 或 7-0 聚丙烯线连续缝合，予以缩小尺寸成形，减少对气管及支气管压迫
2）进行 LeCompte 操作将右肺动脉换位到主动脉前方	递 11 号尖刀或组织剪、血管镊，横断升主动脉或右肺动脉，将右肺动脉换位到升主动脉前方，使其离开支气管，从而解除对支气管的压迫；递 6-0 或 7-0 聚丙烯线缝合横断的升主动脉或右肺动脉
3）对于稍大的患儿，行同种异体带瓣肺动脉置换术	递血管镊、组织剪，横断肺总动脉及左、右分支动脉；递血管镊、6-0 或 7-0 聚丙烯线（可选择钨铼合金缝针）、带肺动脉分支血管的同种异体肺动脉，分别行端－端吻合，置换整个扩张的肺总动脉及分支
（4）拔除左心引流管，缝闭卵圆孔或房间隔缺损，缝合右心房切口，开放主动脉阻断钳，恢复心搏，复温	拔除左心引流管，递 5-0 或 6-0 聚丙烯线缝闭卵圆孔或房间隔缺损，通过膨肺排出左心房气体；调整手术床至头低足高位，解除主动脉阻断钳，主动脉根部排气，心脏复搏；递血管镊、5-0 或 6-0 聚丙烯线，连续缝合右心房切口
（5）停机后行右心室 / 肺动脉测压，评估右心室流出道梗阻情况	递测压管、血管镊，经肺动脉穿刺置入测压管至右心室（也可用钢式头皮针代替测压管），连接延长管至测压换能系统，测量肺动脉压和右心室压，根据右心室与左心室压力比值判定是否有右心室流出道残余梗阻，结合经食管超声心动图判定有无残余梗阻及其位置，以决定是否需要进一步手术处理
（6）安装心脏起搏导线，止血，关闭胸腔	参见表 5-8

（五）护理关注点

（1）法洛四联症患者在麻醉诱导期间，因为麻醉药物引起体血管扩张，加重右向左分流，可能导致严重的低氧血症和血流动力学紊乱。应减少应用血管扩张药，维持足够血容量，高浓度吸氧。

（2）静脉输液和静脉给药时，应极其小心避免气泡进入，因为右向左分流可能会使这些气泡到达体循环，造成心肌缺血或脑卒中。

（3）围术期注意保温，防止患儿体温过高或过低；转运时尽量使用红外线辐射台，提前预热。

（4）法洛四联症患者血液黏滞度高，凝血机制差，止血较为困难，应准备相应止血材料和促凝血药物，纤维蛋白原溶解时间长，应提前配制好备用。

（5）如果术前行自体血液回收及血液稀释，应按医嘱快速输入胶体液；妥善保存自体血，术毕输注前做好规范核对。

（谢　庆　徐维虹）

参 考 文 献

李守先，徐光亚，2000. 实用心脏外科学 . 济南：山东科学技术出版社：432-454.

王辉山，李守军，2020. 先天性心脏病外科治疗中国专家共识（十）：法洛四联症 . 中国胸心血管外科临床杂志，27（11）：1247-1254.

徐光亚，吴树明，2010. 图解心脏外科手术学 . 北京：科学出版社：229-248.

Mavroudis C，Backer C，2014. 小儿心脏外科学 . 4 版 . 刘锦纷，孙彦隽，译 . 上海：世界图书出版上海有限公司：428-438.

Spray T L，Acker M A，2018. 心脏外科手术学 . 6 版 . 丁以群，译 . 西安：世界图书出版西安有限公司：502-514.

第十六章　右心室双腔手术配合

一、概述

右心室双腔（double chamber of right ventricle，DCRV）是由一条或数条异常肌束跨过右心室腔，将右心室分隔为流入道区域的高压腔和流出道区域的低压腔，从而引起血流梗阻的一种先天性心脏病。在流入道一侧（窦部）的高压心腔，心室肌肥厚，常合并膜周部室间隔缺损；在流出道一侧（漏斗部）的低压心腔，心室肌正常，形成宽大且薄壁的漏斗部心腔。漏斗部远端的肺动脉瓣和肺动脉一般发育正常。

二、手术方法

外科手术是治疗右心室双腔唯一有效的方法，在体外循环下经右心房/三尖瓣口径路或右心室流出道切口切断并切除部分异常肌束，解除右心室流出道梗阻，修补室间隔缺损。

手术适应证：单纯右心室双腔，或合并室间隔缺损的右心室双腔，双腔压差超过40mmHg者。

三、手术护理配合

（一）麻醉方式

采用静吸复合麻醉。

（二）手术体位

患者取仰卧位，肩背部垫一长形胸垫使胸部抬高、头部后仰。

（三）物品准备

1. 设备　参见第五章第五节"四、儿童心血管手术正中开胸手术"。

2. 器械　儿童或婴儿心脏手术器械包（见表4-2、表4-3）、儿童手术精密器械附加包（见表4-21、图4-13）、心室流出道探条（3～20mm）。

3. 用物　可吸收止血纱布、5-0～6-0等各型号聚丙烯线（备钨铼合金缝针）、起搏导线（备）、肺动脉测压组件、外科生物补片或聚四氟乙烯补片。

（四）手术步骤与手术配合

右心室双腔矫治手术步骤与手术配合见表16-1。

表 16-1　右心室双腔矫治手术步骤与手术配合

手术步骤	手术配合
（1）胸骨正中切口，开胸后留取自体心包，经升主动脉和腔静脉插管建立体外循环	参见表5-7
（2）阻断升主动脉，主动脉根部插灌注针灌注	递灌注针，在主动脉根部插入灌注针，排气，连接灌注管；递小儿阻断钳，在升主动脉远端安置阻断钳；灌注冷心脏停搏液，心脏停搏；用30ml注射器加塑料针头吸取冰盐水，心包腔内用少量冰盐水冲洗，有助于心肌降温
（3）切开右心房，经房间隔放置左心引流管，显露室间隔缺损	递11号尖刀、血管镊，纵行切开右心房，经房间隔放置左心引流管（如房间隔完整，可用11号尖刀切开卵圆窝）；用5-0或6-0聚丙烯线悬吊右心房壁、三尖瓣隔瓣及前瓣；递心室拉钩显露室间隔缺损及右心室流出道；递11号尖刀或组织剪切断或剪断右心室腔内的部分异常肥厚肌束
（4）切开右心室流出道，解除流出道梗阻（或经三尖瓣口显露并疏通梗阻）	递5-0或6-0聚丙烯线缝置2针牵引线，在牵引线之间纵行切开右心室流出道，递11号尖刀切除异常肌束，充分解除梗阻
（5）使用补片修补室间隔缺损	使用自体心包或聚四氟乙烯补片修补室间隔缺损，按照主刀医生习惯备1条5-0或6-0聚丙烯线连续缝合，或1组带垫片缝线间断缝合
（6）扩大右心室流出道切口	递自体心包片或聚四氟乙烯补片及血管镊和组织剪裁剪补片，及时回收裁剪碎片；递5-0或6-0聚丙烯线连续缝合，扩大并关闭右心室流出道切口
（7）拔除左心引流管，缝闭房间隔	递血管镊拔除左心引流管；递5-0或6-0聚丙烯线缝闭房间隔，通过膨肺排出左心气体
（8）开放主动脉阻断钳，恢复心搏，复温至鼻咽温37℃	调床至头低足高位，缓慢松开主动脉阻断钳，将根部灌注针连接左心吸引排气
（9）缝合右心房切口	递5-0或6-0聚丙烯线缝合右心房切口，解除上腔静脉、下腔静脉阻断带，排除右心房气体
（10）停机后行右心室/肺动脉测压，评估右心室流出道梗阻情况	参见表15-1
（11）安装临时起搏导线，清点器械、敷料，止血，关闭胸腔	参见表5-8

（五）护理关注点

（1）患者多为婴幼儿，术中较多使用精细手术器械和5-0～6-0缝针，应小心保存、仔细清点，所有缝针回收在磁性针盒，钨铼合金缝针无磁性，可用一小块骨蜡收集，便于清点。

（2）围术期注意保温，防止患儿体温过低或过高，转运时尽量使用红外线辐射台，提前预热。

（3）因术中使用补片扩大右心室流出道，可能会存在一定的止血困难，应准备各种止血材料和促凝血药物，纤维蛋白原溶解时间长，应提前配制好备用。

（谢　庆　徐维虹）

参 考 文 献

李守先，徐光亚，2000.实用心脏外科学.济南：山东科学技术出版社：432-454.

徐光亚，吴树明，2010.图解心脏外科手术学.北京：科学出版社：260-263.

Mavroudis C，Backer C，2014.小儿心脏外科学.4版.刘锦纷，孙彦隽，译.上海：世界图书出版上海有限公司：428-438.

第十七章　右心室双出口手术配合

一、概述

右心室双出口（double outlet of right ventricle，DORV）是一种少见的复杂先天性心脏病，属于圆锥动脉干畸形，目前普遍被学界接受的 DORV 定义为一条大动脉的全部和另一条大动脉的大部均起源于形态学右心室。DORV 会合并完全型房室间隔缺损、主动脉弓中断或缩窄等畸形，在活产儿中发病率为（3～9）/100 000，占先天性心脏病的 1%～3%。该病的症状主要为发绀、发育迟缓和充血性心力衰竭，症状的严重程度取决于室间隔缺损的大小、是否存在右心室流出道梗阻及梗阻程度等；大型室间隔缺损会引起肺动脉高压及充血性心力衰竭，右心室流出道狭窄严重及室间隔缺损靠近肺动脉瓣则会引起发绀症状。DORV 的诊断就是手术适应证。

DORV 的种类及变异较多，类型不同，手术方式也不相同。1972 年 Lev 等根据 DORV 的室间隔缺损位置将其分为 4 型，即主动脉瓣下型、肺动脉瓣下型（Taussig-Bing 综合征）、双动脉干下型、远离两大动脉型，以此分类作为手术策略制订的评估标准，而在 2000 年美国胸外科医师协会（STS）和欧洲心胸外科协会（EACTS）则将 DORV 分为室间隔缺损型、法洛四联症型、大动脉转位型、远离型。这种分类方式可以更精确地指导术前手术策略的制订，同时结合术前三维 CT 重建观察到的清晰直观的解剖结构，采用个体化治疗策略，目前也有中心利用三维打印立体模型辅助术前制订手术策略（图 17-1）。

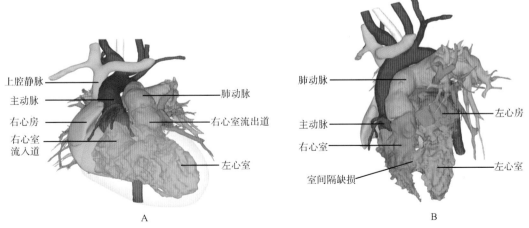

图 17-1　右心室双出口

A. 右心室双出口三维模型图（前面观）；B. 右心室双出口合并室间隔缺损三维模型图（侧面观）

二、手术方式

手术的主要目的是建立左心室与主动脉及右心室与肺动脉之间的连接，而制订手术策略的重要因素包括室间隔缺损与两大动脉的位置关系，三尖瓣到肺动脉瓣的距离，心室与大动脉连接的大小、位置及流出道之间的关系。

DORV 一经确诊，都应考虑手术治疗，DORV 的类型不同，其手术方式也不同。外科医生公认的观点如下：①对于室间隔缺损型，可行心室内隧道矫治术，其也是最常见的类型。②对于法洛四联症型，手术方式类似于法洛四联症矫治（详见第十五章"法洛四联症手术配合"）。③对于大动脉转位型，可行动脉调转术，值得提出的是，该分类疾病常合并左心室流出道狭窄，其矫治可采用 REV 手术、Rastelli 手术或 Nikaidoh 手术及双动脉根部调转手术等（本章不详述）。④对于远离大动脉的类型，需要建立左心室到主动脉的连接，由于可能使用人工管道，通常建议在体重、年龄较大时再实施手术，文献推荐该手术的合适年龄为 6 月龄以上；对于出现明显症状或发育迟缓小婴儿，可考虑先行姑息性手术（肺血流不足造成明显发绀者行体肺分流手术，肺血流过多且出现肺动脉高压者行肺动脉环缩术），1 岁内行选择性矫治术；合并其他严重畸形的 DORV，且无法构建心内隧道并伴有肺动脉瓣狭窄者，则需要考虑按照单心室治疗路径选择手术方案，即在 6 月龄左右行上腔静脉 – 肺动脉吻合类型的姑息性手术，2 岁后考虑行 Fontan 类手术。

手术适应证：

（1）心室内隧道矫治手术：适用于室间隔缺损位于主动脉瓣下、无肺动脉瓣狭窄或伴有不同程度肺动脉瓣狭窄的 DORV。

（2）Damus-Kaye-Stansel（DKS）手术：适用于室间隔缺损位于肺动脉瓣下（Taussig-Bing 畸形）、合并明显主动脉瓣口和瓣下狭窄或主动脉近端缩窄的 DORV。

（3）Kawashima 手术：适用于室间隔缺损位于肺动脉瓣下、两大动脉为侧 – 侧位（主动脉位于肺动脉右侧）、三尖瓣和肺动脉瓣口之间距离大于主动脉直径的 DORV。

（4）动脉调转术（arterial switch operation，ASO）：适用于室间隔缺损位于肺动脉瓣下、三尖瓣和肺动脉瓣口之间距离小于主动脉直径的 DORV。

（5）Rastelli 手术：适用于室间隔缺损位于肺动脉瓣下、肺动脉瓣邻近三尖瓣、合并肺动脉狭窄、2 岁以上幼儿的 DORV。

（6）REV 手术：适用于室间隔缺损位于肺动脉瓣下、合并肺动脉瓣狭窄的 DORV。

（7）Nikaidoh 手术：适用于少数室间隔缺损位于肺动脉瓣下、大动脉前后位、合并肺动脉瓣狭窄的 DORV。

三、手术护理配合

（一）麻醉方式

采用静吸复合麻醉。

（二）手术体位

患者取仰卧位，肩背部垫一长形胸垫使胸部抬高、头部后仰。

（三）物品准备

1. 设备 参见第五章第五节"四、儿童心血管手术正中开胸手术"。

2. 器械 儿童或婴儿心脏手术器械包（见表 4-2、表 4-3）、儿童手术精密器械附加包（见表 4-21、图 4-13）、动脉调转手术专用附加包（见表 4-24、图 4-16）、心室流出道探条（3～20mm）。

3. 用物 可吸收止血纱布、生物蛋白胶、5-0～8-0 聚丙烯线（需要时选择钨铼合金缝针）、2-0～3-0 涤纶线、起搏导线（备）、外科生物补片、同种异体带瓣管道或牛颈静脉带瓣管道、聚四氟乙烯补片/人工血管/人工心包膜。

（四）手术步骤与手术配合

1. 心室内隧道矫治手术步骤与手术配合 见表 17-1。

表 17-1 心室内隧道矫治手术步骤与手术配合

手术步骤	手术配合
（1）胸骨正中切口，探查心外畸形，插管建立体外循环	参见表 5-7
（2）阻断升主动脉，主动脉根部插灌注针灌注	递灌注针，在主动脉根部插入灌注针，排气，连接灌注管；递小儿阻断钳，在升主动脉远端安置阻断钳，灌注冷心脏停搏液，心脏停搏；用 30ml 注射器加塑料针头吸取冰盐水，心包腔内用少量冰盐水冲洗，有助于心肌降温
（3）切开右心房，经房间隔放置左心引流管	递 11 号尖刀、精细镊，切开右心房壁，递心内吸引器吸净右心房内血液和灌注液；递 11 号尖刀，切开卵圆孔，放置左心引流管至左心房
（4）切开右心室，探查心内畸形	递 6-0 聚丙烯线在主动脉下方右心室表面缝置 2 根牵引线，胶头蚊式钳夹线尾；递 11 号尖刀、精细镊，在牵引线中间切开右心室流出道前壁，递心室拉钩或缝置带垫片牵引线显露心室内结构；探查室间隔缺损大小及与主动脉的位置关系，如室间隔缺损为限制性（直径小于主动脉瓣直径），则递 11 号尖刀向上切开室间隔缺损，或行楔形切除使其扩大
（5）经右心室切口用补片修补室间隔缺损，建立室间隔缺损到主动脉开口的心内隧道（也可选择右心房切口修补，部分肺动脉高压患儿可采用肺动脉切口入路）	递自体心包片或聚四氟乙烯补片，递剪刀将其修剪成合适的大小和形状，递 3～4 针带垫片 5-0 或 6-0 聚丙烯线，间断缝合室间隔缺损下缘及主动脉瓣瓣环位置，补片其他部位采用连续缝合，尽量避免损伤传导组织。如主刀医生选择使用全连续方式缝合关闭室间隔缺损并建立心室内隧道，则递 1 针带垫片 5-0 或 6-0 聚丙烯线及自体心包片或聚四氟乙烯补片即可
（6）用补片扩大右心室流出道，缝合右心室切口	递已裁剪合适的自体心包片、5-0 或 6-0 聚丙烯线，连续缝合关闭右心室切口。如存在右心室肥厚肌束或肺动脉瓣狭窄或瓣环发育不良，则用 11 号尖刀切除右心室流出道梗阻性肌束，或切开肺动脉瓣瓣环，递探条评估流出道大小，用跨瓣环补片增宽右心室流出道
（7）拔除左心引流管，缝闭房间隔，左心排气	拔除左心引流管，递 5-0 或 6-0 聚丙烯线缝闭房间隔，打结前通过膨肺排出左心气体

续表

手术步骤	手术配合
（8）开放主动脉阻断钳，恢复心搏，复温	调床至头低足高位，缓慢松开主动脉阻断钳，主动脉根部灌注针连接左心吸引排气，松开上腔静脉、下腔静脉阻断带
（9）缝合右心房切口，右心房排气	递6-0或7-0聚丙烯线连续缝合右心房切口，最后一针留孔排气，松开上腔静脉、下腔静脉阻断带，增加回心血量行右心房排气，继续缝合右心房
（10）停机后行右心室/肺动脉测压，评估右心室流出道梗阻情况，安置临时起搏导线，关胸前缝置人工心包膜	参见表15-1

2. 同期实施心室内隧道构建和 DKS 手术步骤与手术配合　见表 17-2。

表 17-2　同期实施心室内隧道构建和 DKS 手术步骤与手术配合

手术步骤	手术配合
（1）胸骨正中切口，探查心外畸形，插管建立体外循环，主动脉阻断，主动脉根部灌注冷心脏停搏液	参见表5-7
（2）切开右心房，经房间隔放置左心引流管	递11号尖刀、精细镊，切开右心房壁，递心内吸引器吸净右心房内血液和灌注液；递11号尖刀，切开卵圆孔，放置左心引流管至左心房
（3）切开右心室，用补片修补室间隔缺损，同时建立室间隔缺损到肺动脉开口的心内隧道	递6-0聚丙烯线在右心室表面缝置2根牵引线，递11号尖刀切开右心室流出道前壁，探查室间隔缺损大小及与大动脉的位置关系；递涤纶补片或聚四氟乙烯补片，递组织剪将其修剪成合适的大小和形状，递5-0或6-0聚丙烯线连续缝合或间断缝合，建立室间隔缺损与肺动脉的内隧道连接（或将隧道补片同时包绕主动脉瓣口与肺动脉瓣口）
（4）横断肺总动脉，建立主动脉与肺动脉连接	递组织剪在肺动脉分叉前横断肺总动脉，递11号尖刀在升主动脉右前侧壁做一纵行切口，递5-0或6-0聚丙烯线、精细镊，行肺动脉与主动脉的端-侧吻合
（5）用心外带瓣管道重建右心室流出道	递同种异体带瓣大动脉或聚四氟乙烯带瓣管道、5-0或6-0聚丙烯线或钨铼合金缝线，行肺动脉远端与外管道远端端-端吻合、外管道近端与右心室切口吻合，吻合口前壁使用心包片修补（"风帽"技术），重建右心室流出道
（6）拔除左心引流管，缝闭卵圆孔，左心排气	拔除左心引流管，递5-0或6-0聚丙烯线缝闭卵圆孔，打结前通过膨肺排出左心气体
（7）开放主动脉阻断钳，恢复心搏，复温	调床至头低足高位，缓慢松开主动脉阻断钳，主动脉根部灌注针连接左心吸引排气，松开上腔静脉、下腔静脉阻断带
（8）缝合右心房切口，右心房排气	递6-0或7-0聚丙烯线连续缝合右心房切口，最后一针留孔排气，松开上腔静脉、下腔静脉阻断带，增加回心血量行右心房排气，继续缝合右心房
（9）停机后行右心室/肺动脉测压，评估右心室流出道梗阻情况，安置临时起搏导线，关胸前缝置人工心包膜	参见表15-1

3. 同期实施心室内隧道构建和 Kawashima 手术步骤与手术配合　见表 17-3。

表 17-3 同期实施心室内隧道构建和 **Kawashima** 手术步骤与手术配合

手术步骤	手术配合
（1）胸骨正中切口，探查心外畸形，插管建立体外循环，主动脉阻断，根部灌注冷心脏停搏液	参见表 5-7
（2）切开右心房，经房间隔放置左心引流管	递 11 号尖刀、精细镊，切开右心房壁，递心内吸引器吸净右心房内血液和灌注液；递 11 号尖刀，切开卵圆孔，放置左心引流管至左心房
（3）切开右心室，用补片修补室间隔缺损，建立室间隔缺损到主动脉的心室内隧道	递 6-0 聚丙烯线在右心室表面缝置 2 根牵引线，递 11 号尖刀切开右心室流出道前壁，探查室间隔缺损大小及与大动脉的位置关系，确定三尖瓣与肺动脉之间的距离是否足够大；递 11 号尖刀或剪刀切/剪除漏斗（圆锥）隔，必要时扩大室间隔缺损，充分解除主动脉至室间隔缺损之间的梗阻；递心包补片或聚四氟乙烯补片修剪成合适的大小和形状，递 5-0 或 6-0 聚丙烯线连续缝合或间断缝合，建立室间隔缺损与主动脉的内隧道连接
（4）缝合右心室切口，必要时用补片增宽流出道	递自体心包片或聚四氟乙烯补片、5-0 或 6-0 聚丙烯线（可选择钨铼合金缝针），连续缝合于右心室切口上，以解除内隧道造成的肺动脉瓣下狭窄；如合并肺动脉狭窄，一并用补片增宽成形
（5）拔除左心引流管，缝闭卵圆孔，左心排气	拔除左心引流管，递 5-0 或 6-0 聚丙烯线缝闭卵圆孔，打结前通过膨肺排出左心气体
（6）开放主动脉阻断钳，恢复心搏，复温	调床至头低足高位，缓慢松开主动脉阻断钳，主动脉根部灌注针连接左心吸引排气，松开上腔静脉、下腔静脉阻断带
（7）缝合右心房切口，右心房排气	递 6-0 或 7-0 聚丙烯线连续缝合右心房切口，最后一针留孔排气，松开上腔静脉、下腔静脉阻断带，增加回心血量行右心房排气，继续缝合右心房
（8）停机后行右心室/肺动脉测压，评估右心室流出道梗阻情况，安置临时起搏导线，关胸前缝置人工心包膜	参见表 15-1

4. 同期实施心室内隧道构建和动脉调转手术步骤与手术配合 见表 17-4。

表 17-4 同期实施心室内隧道构建和动脉调转手术步骤与手术配合

手术步骤	手术配合
（1）胸骨正中切口，充分游离升主动脉和肺动脉及其分支，探查心外畸形，决定手术方式	开胸后递组织镊、电刀或剪刀，充分游离升主动脉、肺总动脉和左右肺动脉、动脉导管；观察大动脉、冠状动脉位置和关系，决定手术方式
（2）经升主动脉远端和上腔静脉、下腔静脉插管，建立体外循环，开始降温	递 5-0 或 6-0 聚丙烯线，在靠近无名动脉起始部缝置荷包，插入动脉插管；经上腔静脉和下腔静脉插静脉插管。如合并动脉导管未闭，在体外转流前以 10 号丝线作为阻断带加以控制
（3）继续游离大动脉，切断动脉导管，降温至鼻咽温 25℃	递精细镊、电刀，完全游离左右肺动脉至分叉处，将肺动脉从肺门附着部位松解下来，设计主动脉、肺动脉吻合方案，切断动脉导管组织
（4）升主动脉钳夹阻断，主动脉根部插灌注针灌注冷心脏停搏液，切开右心房，经房间隔放置左心引流管	主动脉根部插入灌注针，排气，连接灌注管；递阻断钳、血管镊，在升主动脉远端设置阻断钳；灌注冷心脏停搏液，心脏停搏；递冰盐水于心包腔内降温。递 11 号尖刀、精细镊，切开右心房壁，递心内吸引器吸净右心房内血液和心脏停搏液；递 11 号尖刀切开卵圆孔，放置左心引流管至左心房

手术步骤	手术配合
（5）横断两大动脉，行心内探查	递血管镊、组织剪，横断升主动脉，并在左右肺动脉分叉前横断肺总动脉，经大动脉开口探查室间隔缺损大小及其与大动脉的位置关系
（6）经肺动脉瓣口缝合补片，修补室间隔缺损，同时建立室间隔缺损到肺动脉的心内隧道	递心包补片或聚四氟乙烯补片，递组织剪将其修剪成合适的大小和形状，递5-0或6-0聚丙烯线连续缝合或间断缝合，建立室间隔缺损与肺动脉的内隧道连接
（7）游离左、右冠状动脉根部，移植冠状动脉；行升主动脉吻合及肺总动脉重建	参见表18-1
（8）拔除左心引流管，缝闭卵圆孔，左心排气	拔除左心引流管，递5-0或6-0聚丙烯线缝闭卵圆孔，打结前通过膨肺排出左心气体
（9）开放主动脉阻断钳，恢复心搏，复温	调床至头低足高位，缓慢松开主动脉阻断钳，主动脉根部灌注针连接左心吸引排气，松开上腔静脉、下腔静脉阻断带
（10）缝合右心房切口，右心房排气	递6-0或7-0聚丙烯线连续缝合右心房切口，最后一针留孔排气，松开上腔静脉、下腔静脉阻断带，增加回心血量行右心房排气，继续缝合右心房
（11）停机后行右心室/肺动脉测压，评估右心室流出道梗阻情况，安置临时起搏导线，关胸前缝置人工心包膜	参见表15-1

5. Rastelli 手术步骤与手术配合　见表 17-5。

表 17-5　Rastelli 手术步骤与手术配合

手术步骤	手术配合
（1）胸骨正中切口，探查心外畸形，插管建立体外循环，主动脉阻断，主动脉根部灌注冷心脏停搏液	参见表5-7
（2）切开右心房，经房间隔放置左心引流管	递11号尖刀、精细镊，切开右心房壁，递心内吸引器吸净右心房内血液和灌注液；递11号尖刀，切开卵圆孔，放置左心引流管至左心房
（3）切开右心室，用补片修补室间隔缺损，同时建立室间隔缺损到主动脉开口的心内隧道	递6-0聚丙烯线在右心室表面缝置2根牵引线，递11号尖刀切开右心室流出道前壁，探查室间隔缺损大小及其与大动脉的位置关系；递心包补片或聚四氟乙烯补片，递组织剪将其修剪成合适的大小和形状，递5-0或6-0聚丙烯线连续缝合或间断缝合，建立室间隔缺损与主动脉的内隧道连接
（4）横断肺总动脉，缝闭肺总动脉近心端	递组织剪、血管镊，在肺动脉瓣上方横断肺总动脉，递5-0或6-0聚丙烯线将肺总动脉近心端缝闭
（5）使用带瓣管道行肺动脉重建	递同种异体带瓣大动脉或聚四氟乙烯带瓣管道、5-0或6-0聚丙烯线或钨铼合金缝线，行肺动脉远端与外管道远端端-端吻合、外管道近端与右心室切口吻合，吻合口前壁使用心包片修补（"风帽"技术），重建右心室流出道
（6）拔除左心引流管，缝闭卵圆孔，左心排气	拔除左心引流管，递5-0或6-0聚丙烯线缝闭卵圆孔，打结前通过膨肺排出左心气体
（7）开放主动脉阻断钳，恢复心搏，复温	调床至头低足高位，缓慢松开主动脉阻断钳，主动脉根部灌注针连接左心吸引排气，松开上腔静脉、下腔静脉阻断带

续表

手术步骤	手术配合
（8）缝合右心房切口，右心房排气	递 6-0 或 7-0 聚丙烯线连续缝合右心房切口，最后一针留孔排气，松开上腔静脉、下腔静脉阻断带，增加回心血量行右心房排气，继续缝合右心房
（9）停机后行右心室/肺动脉测压，评估右心室流出道梗阻情况，安置临时起搏导线，关胸前缝置人工心包膜	参见表 15-1

6. REV 手术步骤与手术配合　见表 17-6。

表 17-6　REV 手术步骤与手术配合

手术步骤	手术配合
（1）胸骨正中切口，充分游离升主动脉和肺动脉及其分支，探查心外畸形，决定手术方式	开胸后递组织镊、电刀或剪刀，充分游离升主动脉、肺总动脉和左右肺动脉、动脉导管；观察大动脉、冠状动脉位置和关系，决定手术方式
（2）经升主动脉远端和上腔静脉、下腔静脉插管，建立体外循环，开始降温	递 5-0 或 6-0 聚丙烯线，在升主动脉远端靠近无名动脉起始部缝置荷包，插入动脉插管；经上腔静脉和下腔静脉插静脉插管。如合并动脉导管未闭，在体外转流前以 10 号丝线作为阻断带加以控制
（3）阻断升主动脉，主动脉根部插灌注针灌注	递灌注针，在主动脉根部插入灌注针，排气，连接灌注管；递小儿阻断钳，在升主动脉远端安置阻断钳，灌注冷心脏停搏液，心脏停搏；用 30ml 注射器加塑料针头吸取冰盐水，心包腔内用少量冰盐水冲洗，有助于心肌降温
（4）切开右心房，经房间隔放置左心引流管	递 11 号尖刀、精细镊，切开右心房壁，递心内吸引器吸净右心房内血液和灌注液；递 11 号尖刀，切开卵圆孔，放置左心引流管至左心房
（5）切开右心室，游离出完整的肺动脉根部	递 5-0 聚丙烯线在右心室表面缝置 2 根牵引线，递 11 号尖刀纵行切开右心室流出道前壁，将切口向上延伸到距离主动脉瓣最近的地方；探查室间隔缺损大小及其与大动脉的位置关系；使用低能量电刀（10W）仔细游离肺动脉根部，避免损伤相邻的冠状动脉
（6）疏通室间隔缺损到主动脉之间通道，用补片修补室间隔缺损，同时建立室间隔缺损到主动脉的心室内隧道	递 11 号尖刀切除两个半月瓣之间的漏斗隔，或保留漏斗肌瓣作为内隧道前壁（通常可从肺动脉瓣内置入一根流出道探条到左心室，显露漏斗部，保护二尖瓣装置）；递心包补片或聚四氟乙烯补片修剪成合适的大小和形状，递 5-0 或 6-0 聚丙烯线（选择钨铼合金缝针）连续缝合或间断缝合，建立室间隔缺损与主动脉的内隧道连接
（7）横断升主动脉，按需实施 LeCompte 操作，再重新吻合升主动脉	递血管镊、组织剪，在主动脉瓣交界上方数毫米处横断主动脉，通过 LeCompte 操作将肺动脉换位到主动脉前方，递 6-0 聚丙烯线行端-端吻合（如果主动脉和肺动脉呈侧侧位或主动脉稍位于肺动脉前方，可能不必实施这一操作）
（8）横断肺总动脉，建立右心室与肺动脉连接	递血管镊、组织剪，于紧贴肺动脉瓣上方横断肺总动脉，递 6-0 聚丙烯线连续缝合关闭其近心端。将完整游离出来的肺总动脉及其共汇下拉，递 5-0 或 6-0 聚丙烯线（可选择钨铼合金缝针）、笔式针持、精细镊，行肺动脉根部与右心室切口连接。先将肺总动脉的后部吻合到右心室切口上缘，递一块自体心包片（使用"风帽"技术）重建右心室流出道。如果存在肺总动脉狭窄，则将肺总动脉前壁打开，其后壁与右心室切口上缘吻合，用一块带单瓣的牛颈静脉补片或自制的带单瓣心包补片重建右心室流出道

手术步骤	手术配合
（9）拔除左心引流管，缝闭卵圆孔，左心排气	拔除左心引流管，递 5-0 或 6-0 聚丙烯线缝闭卵圆孔，打结前通过膨肺排出左心气体
（10）开放主动脉阻断钳，恢复心搏，复温	调床至头低足高位，缓慢松开主动脉阻断钳，主动脉根部灌注针连接左心吸引排气，松开上腔静脉、下腔静脉阻断带
（11）缝合右心房切口，右心房排气	递 6-0 或 7-0 聚丙烯线连续缝合右心房切口，最后一针留孔排气，松开上腔静脉、下腔静脉阻断带，增加回心血量行右心房排气，继续缝合右心房
（12）停机后行右心室 / 肺动脉测压，评估右心室流出道梗阻情况，安置临时起搏导线，关胸前缝置人工心包膜	参见表 15-1

7. Nikaidoh 手术步骤与手术配合　见表 17-7。

表 17-7　Nikaidoh 手术步骤与手术配合

手术步骤	手术配合
（1）胸骨正中切口，充分游离升主动脉和肺动脉及其分支，探查心外畸形，决定手术方式	开胸后递镊子、电刀或剪刀，充分游离升主动脉、肺总动脉和左右肺动脉、动脉导管；观察大动脉、冠状动脉位置和关系，决定手术方式
（2）经升主动脉远端和上腔静脉、下腔静脉插管，建立体外循环，开始降温	递 5-0 或 6-0 聚丙烯线，在升主动脉远端靠近无名动脉起始部缝置荷包，插入动脉插管；经上腔静脉和下腔静脉插静脉插管。如合并动脉导管未闭，在体外转流前以 10 号丝线作为阻断带加以控制
（3）阻断升主动脉，主动脉根部插灌注针灌注	递灌注针，在主动脉根部插入灌注针，排气，连接灌注管；递小儿阻断钳，在升主动脉远端安置阻断钳，灌注冷心脏停搏液，心脏停搏；用 30ml 注射器加塑料针头吸取冰盐水，心包腔内用少量冰盐水冲洗，有助于心肌降温
（4）横断升主动脉，切取主动脉瓣装置并向后转移至肺动脉瓣瓣环位置	递组织剪、血管镊，在升主动脉中部将其横断，经主动脉口探查室间隔缺损大小及其与大动脉的位置关系；递精细剪沿主动脉根部游离、松解冠状动脉，保留窦管交界，游离冠状动脉近心端。切取包含主动脉瓣装置在内的整个主动脉根部
（5）横断肺总动脉	递组织剪、血管镊，在肺动脉瓣上水平横断肺动脉；切除肺动脉瓣，充分游离肺动脉分支
（6）按需实施 LeCompte 操作，重新连接主动脉	如两大动脉前后位，则实施 LeCompte 操作。将肺动脉分叉移至主动脉前，递聚丙烯线缝合，重新连接升主动脉。如两大动脉侧侧位，则将肺动脉分叉从主动脉的左后方引出
（7）主动脉根部后移，用补片修补室间隔缺损，同时建立室间隔缺损到主动脉的心内隧道	将主动脉根部向后移至肺动脉瓣瓣环位置，递 6-0 或 5-0 聚丙烯线缝合主动脉根部后缘与肺动脉瓣瓣环后缘。递心包补片或聚四氟乙烯补片修剪成合适的大小和形状，用 6-0 或 5-0 聚丙烯线连续缝合或间断缝合，补片下缘缝合在室间隔缺损边缘上，上缘缝合主动脉根部的前缘，建立室间隔缺损与主动脉的内隧道连接。如主动脉根部后移，冠状动脉存在张力，则需将左右冠状动脉或某一支冠状动脉开口钮片取下，待主动脉根部重新缝合就位后，种植到位置适宜的主动脉瓣窦（具体技术可参考表 17-4）

续表

手术步骤	手术配合
（8）用心外带瓣管道重新建立右心室流出道	递同种异体带瓣大动脉或聚四氟乙烯带瓣管道、5-0 或 6-0 聚丙烯线（可选择钨铼合金缝针），行肺动脉远端与外管道远端端 - 端吻合、外管道近端与右心室切口吻合，吻合口前壁使用心包片修补（"风帽"技术），重建右心室流出道
（9）拔除左心引流管，缝闭卵圆孔，左心排气	拔除左心引流管，递 5-0 或 6-0 聚丙烯线缝闭卵圆孔，打结前通过膨肺排出左心气体
（10）开放主动脉阻断钳，恢复心搏，复温	调床至头低足高位，缓慢松开主动脉阻断钳，根部灌注针连接左心吸引排气，松开上腔静脉、下腔静脉阻断带
（11）缝合右心房切口，右心房排气	递 6-0 或 7-0 聚丙烯线连续缝合右心房切口，最后一针留孔排气，松开上腔静脉、下腔静脉阻断带，增加回心血量行右心房排气，继续缝合右心房
（12）停机后行右心室 / 肺动脉测压，评估右心室流出道梗阻情况，安置临时起搏导线，关胸前缝置人工心包膜	参见表 15-1

（五）护理关注点

（1）DORV 的分型与手术矫治方式很复杂，术中探查非常重要，应根据室间隔缺损位置和大小、两大动脉的位置关系、有无肺动脉瓣狭窄等合并畸形制订手术方案。器械护士应关注术者之间的讨论，熟悉各种术式的配合要点及相应器械与耗材，及时供给所需器械和用物。

（2）术前应根据主刀医生习惯和患者年龄准备相应的血管缝线、相应型号的动 / 静脉插管及心血管修补材料；同种异体带瓣大动脉管道通常在 –180℃液氮罐内保存，如果确定需要，应提前 1 天以阶梯式解冻法开始解冻，以免温差太大引起爆裂。

（3）因术中游离面广、吻合口多，止血较为困难，应准备各种止血材料和促凝血药物，纤维蛋白原溶解时间长，应提前配制好备用。

（谢　庆　徐维虹）

参考文献

李守先，徐光亚，2000. 实用心脏外科学 . 济南：山东科学技术出版社：432-454.

徐光亚，吴树明，2010. 图解心脏外科手术学 . 北京：科学出版社：188-198.

张本青，马凯，李守军，2020. 先天性心脏病外科治疗中国专家共识（七）：右心室双出口 . 中国胸心血管外科临床杂志，27（7）：851-856.

Mavroudis C，Backer C，2014. 小儿心脏外科学 . 4 版 . 刘锦纷，孙彦隽，译 . 上海：世界图书出版上海有限公司：521-559.

Spray T L，Acker M A，2018. 心脏外科手术学 . 6 版 . 丁以群，译 . 西安：世界图书出版西安有限公司：469-480.

第十八章　大动脉转位手术配合

第一节　完全性大动脉转位手术配合

一、概述

大动脉转位（transposition of great arteries，TGA）是常见的发绀型先天性心脏病，其解剖特征为主动脉发自右心室，肺动脉发自左心室，体肺循环呈并联循环状态，常见合并室间隔缺损（25%），称为 TGA/VSD（图 18-1）；也可以室间隔完整（50%），称为 TGA/IVS；还会合并其他心脏畸形（25%），如左心室流出道狭窄、主动脉弓发育不良、完全性肺静脉异位引流等。由于并联循环的影响，肺循环的氧合血不能有效进入体循环，因而体循环血氧饱和度低引起患儿出生后缺氧及有酸中毒的表现，部分患儿合并粗大动脉导管未闭，引起充血性心力衰竭，常需早期手术治疗。文献报道如未经手术治疗，80% 的患儿在 2 个月内死亡。室间隔缺损位于肺动脉瓣下型 DORV 的病理生理学表现及手术方式与 TGA/VSD 类似。

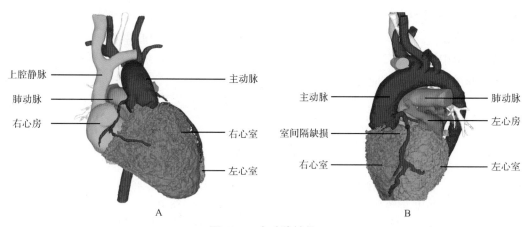

图 18-1　大动脉转位
A. 完全性大动脉转位三维模型图（前面观）；B. 大动脉转位合并室间隔缺损三维模型图（侧面观）

手术时机：TGA 患者的手术时机非常重要。不少 TGA/IVS 患儿出生后病情危重，可考虑行房间隔造口，使血液在心房水平混合得更加充分，TGA/IVS 患儿容易出现左心室退化，一般建议出生后 2 周内手术，尽量不超过 1 个月，2020 年先天性心脏病外科治疗中国专家共识建议将 TGA/IVS 的手术时机定为 3 周内，对于年龄较大，已存在左心室退化的患儿，可以考虑在左心室锻炼后行动脉调转术（arterial switch operation，ASO）或行 Senning 手术、Mustard 手术等生理性矫治性质的心房调转术；TGA/VSD 患儿以充血性心力衰竭和发绀表现为主，一般建议出生后 1 个月内手术治疗，最迟不超过 2 ~ 3 个月，年龄大的患儿容易出现重度肺动脉高压。

完全性 TGA 的冠状动脉解剖分类标准：最常用的是 Leiden 标准，假设观察者站在主动脉的无冠窦，面向主肺动脉，将其右手侧的冠状窦定义为 1 号窦，左手侧的定义为 2 号窦。数字 1 和 2 代表发出冠状窦，逗号表示主要分支来源于同一根血管，而分号表示相互独立的起源。其重点描述了冠状动脉起源，涵盖绝大多数冠状动脉起源类型。

对手术方式更加有指导意义的是 Marie Lannelongue 分型，它将冠状动脉分为正常冠状动脉、Looping 冠状动脉、壁内冠状动脉、混合型。

二、手术方式

（一）动脉调转术

动脉调转术（arterial switch operation，ASO）是 TGA 患者的标准术式，1975 年 Jatene 成功为一例 TGA/VSD 患儿实施 ASO，随后 1981 年 Le Compte 等报道将肺动脉置于新升主动脉前方，从而避免植入管道，大大提高了手术疗效，成为 ASO 发展史上的重要技术改进。手术中将与心室连接不一致的两大动脉切断并调转，使其与本应相连的心室连接，同时进行冠状动脉移植，建立起正常的解剖结构。部分患儿合并肺动脉瓣狭窄，完成调转术后会形成主动脉瓣狭窄，该类患儿可考虑行 REV 手术、Rastelli 手术或 Nikaidoh 手术。值得提出的是，ASO 的关键是建立新的无扭曲、无张力、无受压的冠状动脉系统，而术后死亡多数与冠状动脉重建的质量有关，冠状动脉畸形也是死亡的独立危险因素，该类患者手术难度更大。

动脉调转术适应证：

（1）室间隔完整的完全性大动脉转位、出生后 1 周内患者。

（2）合并室间隔缺损的完全性大动脉转位、出生后 30 天以内患者。

（二）心房调转术

心房调转术是一种生理矫治术，包括 Senning 手术和 Mustard 手术。其是在心房水平将腔静脉和肺静脉血流方向互相调转，使得肺静脉氧合血经三尖瓣进入右心室到主动脉，腔静脉回流血经二尖瓣进入左心室到肺动脉，达到生理矫治目的。手术后，大动脉转位固有的心室与大动脉连接不一致的病理结构依然存在，右心室和三尖瓣难以长期承受体循环高压力和高阻力负荷，术后 10 年内 50% 的病例产生房性心律失常，10% ~ 15% 的病例出现右心室功能不全，晚期死亡率较高。目前已较少采用心房调转术，而逐渐仅作为先天性纠正型大动脉转位所用的双调转手术的一部分。Mustard 手术本节不做介绍，Senning 手术见本章第二节"纠正型大动脉转位手术配合"。

三、手术护理配合

（一）麻醉方式

采用静吸复合麻醉。

（二）手术体位

患者取仰卧位，肩背部垫一长形胸垫使胸部抬高、头部后仰。

（三）物品准备

1. 设备　参见第五章第五节"四、儿童心血管手术正中开胸手术"。

2. 器械　婴儿心脏手术器械包（见表4-3）、儿童手术精密器械附加包（见表4-21、图4-13）、动脉调转手术专用附加包（见表4-24、图4-16）、各型号冠状动脉探条。

3. 用物　可吸收止血纱布、生物蛋白胶、5-0 ～ 8-0聚丙烯线（可选择钨铼合金缝针）、起搏导线（备）、主动脉打孔器、外科生物补片、聚四氟乙烯补片。

（四）手术步骤与手术配合

大动脉调转手术步骤与手术配合（以新生儿或小婴儿为例）见表18-1。

表18-1　大动脉调转手术步骤与手术配合（以新生儿或小婴儿为例）

手术步骤	手术配合
（1）胸骨正中切口	开胸后留取大块自体心包，用0.6%戊二醛溶液固定10 ～ 15min后充分清洗备用
（2）充分游离大动脉，探查心外畸形，决定手术方式	观察大动脉、冠状动脉位置和关系，必要时行肺动脉测压，根据主动脉压与肺动脉压比值，决定手术方式（如左心室与右心室压力比值≤0.6，不适合做一期根治性手术，应改为姑息性手术）。递精细镊、电刀或组织剪，充分游离升主动脉、肺总动脉干及左、右肺动脉分支
（3）通过升主动脉远端和上腔静脉、下腔静脉插管，建立体外循环	递5-0或6-0聚丙烯线，在靠近无名动脉起始部缝置荷包，插入动脉插管；经上腔静脉和下腔静脉插静脉插管，开始体外循环转流，如合并动脉导管未闭，在体外转流前用10号丝线控制动脉导管
（4）继续游离大动脉，切断动脉导管，降温至22℃	递精细镊、电刀，完全游离左右肺动脉至分叉处，将肺动脉从肺门附着部位松解下来，设计主动脉、肺动脉吻合方案，切断动脉导管组织
（5）升主动脉阻断，主动脉根部插入灌注针灌注冷心脏停搏液，切开右心房，经房间隔放置左心引流管	主动脉根部插入灌注针，连接灌注管；递阻断钳、血管镊，在升主动脉远端设置阻断钳；灌注冷心脏停搏液，使心脏停搏；递冰盐水予以心包腔内降温。递11号尖刀、精细镊，切开右心房壁，递心内吸引器吸净右心房内血液和心脏停搏液；递11号尖刀切开卵圆孔，放置左心引流管至左心房
（6）经三尖瓣用补片修补室间隔缺损	递心房拉钩显露视野，递自体心包或生物补片、6-0或7-0聚丙烯线（选择钨铼合金缝针），连续缝合修补室间隔缺损

续表

手术步骤	手术配合
（7）横断升主动脉，游离左、右冠状动脉并切取开口钮片	递精细镊、精细组织剪，在主动脉瓣上方1cm处横断升主动脉，使用精细镊、细头电刀和精细组织剪，仔细分离冠状动脉开口位置周围的血管壁组织，递冠状动脉探条（推荐先使用1mm冠状动脉探条）查看冠状动脉走向，调节电刀输出功率至8W或以下；"U"形切口剪下冠状动脉开口钮扣，将左、右冠状动脉近段游离至足够长度（通常为0.5～1cm），保证冠状动脉开口钮片可以无张力、无扭曲地吻合
（8）横断肺总动脉	递组织剪在肺动脉近分叉处横断肺总动脉，递6-0聚丙烯线在新主动脉窦部确定冠状动脉移植位置，用缝线做标记
（9）移植冠状动脉	递11号尖刀在新主动脉窦部做"U"形切口，或用11号尖刀做切口后打孔器打孔；将游离好的左、右冠状动脉开口钮片与新主动脉窦部分别进行移植；先移植左冠状动脉，后移植右冠状动脉，吻合时递7-0或8-0聚丙烯线（选择钨铼合金缝针）连续缝合，保持针距均匀，通常会将提前配置好的生物蛋白胶喷涂在吻合口，防止渗血
（10）实施LeCompte操作，调转主动脉与肺动脉位置，吻合升主动脉	递2把阻断钳，交替钳夹升主动脉以实施LeCompte操作，将肺动脉换位至升主动脉前方；递6-0或7-0聚丙烯线、精细镊行升主动脉端–端吻合，吻合完成后可用无齿镊轻夹阻断左、右冠状动脉主干，短暂开放升主动脉检查冠状动脉吻合口是否出血
（11）肺动脉重建	递血管镊、组织剪和心包补片，裁剪心包补片成"B"字形或"裤衩"状；递7-0聚丙烯线，重建新肺动脉后壁及侧壁（原冠状动脉开口位置）；递7-0聚丙烯线，下拉肺动脉远端与新肺动脉行端–端吻合
（12）拔除左心引流管，缝闭卵圆孔，左心排气	拔除左心引流管，递6-0聚丙烯线，缝闭卵圆孔，打结前通过膨肺排出左心气体
（13）开放主动脉阻断钳	调床至头低足高位，缓慢松开主动脉阻断钳，通过主动脉根部灌注针连接左心吸引排气
（14）缝合右心房切口，右心房排气	递6-0或7-0聚丙烯线连续缝合右心房切口，最后一针留孔排气，松开上腔静脉、下腔静脉阻断带，增加回心血量行右心房排气，继续缝合右心房
（15）恢复心搏，并行循环	备心内除颤电极、利多卡因、温盐水，开启充气式保温仪，调高室温。观察心肌颜色红润，冠状动脉充盈，说明灌注良好

（五）护理关注点

（1）患者一般为新生儿和小婴儿，术中会使用多种精细手术器械和7-0或8-0缝针，应小心保存、仔细清点，所有缝针回收在磁性针盒。钨铼合金缝针无磁性，可用一小块骨蜡收集，便于清点。

（2）围术期注意保温，防止患儿体温过低或过高，转运时尽量使用红外线辐射台，提前预热转运床。

（3）冠状动脉移植方法与冠状动脉的起源、走向及左右冠状动脉位置、两大动脉的位置等因素相关，术中应根据情况灵活应对；新生儿冠状动脉很细，游离冠状动脉时应使用精细组织剪、钻石平台镊及细头电刀笔，电凝功率控制在8W左右。

（4）因术中游离面广、吻合口多，止血可能有困难，应准备各种止血材料和促凝血药物，纤维蛋白原溶解时间长，应提前配制好备用。

第二节　纠正型大动脉转位手术配合

一、概述

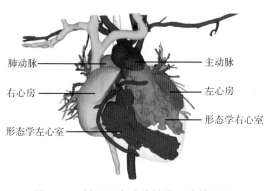

图 18-2　纠正型大动脉转位三维模型图

纠正型大动脉转位（congenital corrected transposition of great arteries，ccTGA）是一种罕见的复杂性先天性心脏病，占先天性心脏病的 0.5%～1%，其特征是心房与心室连接不一致，同时心室与大动脉连接也不一致，形态学右心室与三尖瓣为体循环心室，接受肺静脉回流，再经主动脉与体循环相连；而形态学左心室与二尖瓣为肺循环心室，接受腔静脉回流，通过肺动脉与肺循环相连（图 18-2）。

（图中标注：肺动脉、右心房、形态学左心室、主动脉、左心房、形态学右心室）

纠正型大动脉转位可以单独存在，也可以合并其他心脏畸形，最常见合并畸形包括室间隔缺损、肺动脉狭窄、内脏异位等，其治疗方法有解剖矫治（结构正常）和生理矫治两种。解剖矫治手术方案包括动脉调转术加心房调转术，或心房调转术加心室调转术，其中远期随访结果也令人满意，随后有专家开展了一又二分之一心室的解剖矫治手术，包括 Hemi-Mustard 手术、双向 Glenn 手术及 Rastelli 手术等术式，对纠正型大动脉转位合并室间隔缺损及肺动脉狭窄的部分患者采用了 Fontan 手术亦取得了较好的中远期效果，而早期出现的生理矫治手术由于中远期效果不良而逐渐被淘汰（本章不做介绍），解剖矫治手术逐渐成为主流手术方式。该病自然预后较差，如不进行手术治疗，32% 的患者可发生充血性心力衰竭，25% 的患者会在 40 岁左右死亡。

二、手术方式

1987 年，Imai 首先报道了双调转手术（double switch，DS），包括心房调转术加动脉调转术。1990 年，Ilbawi 报道了治疗纠正型大动脉转位合并室间隔缺损、左心室流出道梗阻的解剖矫治手术，包括心房调转术加心室调转术。即通过心房调转术使右心房和解剖右心室相连，左心房和解剖左心室相连，同时实施动脉调转术或心室调转术，使左心房与主动脉相连、右心室与肺动脉相连，从解剖上得到彻底矫正。对于不合并其他心内畸形及瓣膜结构问题，无症状的纠正型大动脉转位患者，可考虑随访观察，暂时不需要处理；纠正型大动脉转位合并三尖瓣反流者，可考虑行肺动脉环缩术，增加左心室后负荷，从而改变室间隔形态，预防三尖瓣扩大，起到减少三尖瓣反流的作用；纠正型大动脉转位合并室间隔缺损、右心室流出道梗阻的患者，出现症状后应早期处理，可考虑行解剖矫治手术，如评估手术风险大、全身状态差，可考虑行姑息性手术减轻症状。3 月龄者行 Senning 手术难度较大，可考虑先行肺动脉环缩术，等年龄稍大后再行双调转手术。

手术适应证：

（1）心房调转术加动脉调转术：纠正型大动脉转位，无肺动脉狭窄、1 岁以内、两个心室和半月瓣发育好者。

（2）心房调转术加心室调转术：纠正型大动脉转位合并肺动脉狭窄、5 岁以上、两个心室和肺动脉发育好者。

三、手术护理配合

（一）麻醉方式

采用静吸复合麻醉。

（二）手术体位

患者取仰卧位，肩背部垫一长形胸垫使胸部抬高、头部后仰。

（三）物品准备

1. 设备　参见第五章第五节"四、儿童心血管手术正中开胸手术"。

2. 器械　婴儿心脏手术器械包（见表 4-3）、儿童手术精密器械附加包（见表 4-21、图 4-13）、动脉调转手术专用附加包（见表 4-24、图 4-16）、各型号冠状动脉探条。

3. 用物　可吸收止血纱布、生物蛋白胶、5-0 ～ 8-0 聚丙烯线（可选择钨铼合金缝针）、起搏导线（备）、主动脉打孔器、软尺或卡尺、外科生物补片、聚四氟乙烯补片、同种异体带瓣血管或牛颈静脉。

（四）手术步骤与手术配合

1. 心房调转加动脉调转手术步骤与手术配合　见表 18-2。

表 18-2　心房调转加动脉调转手术步骤与手术配合

手术步骤	手术配合
（1）胸骨正中切口	开胸后留取大块自体心包，用 0.6% 戊二醛溶液固定 10 ～ 15min 后充分清洗备用
（2）充分游离大动脉，探查心外畸形，决定手术方式	递精细镊、电刀或组织剪，充分游离升主动脉、肺总动脉和左右肺动脉；观察大动脉、冠状动脉位置和关系，决定手术方式
（3）测量上腔静脉、下腔静脉周径，用缝线在房间沟和右心房侧壁缝 4 个标记	递软尺或卡尺，测量上腔静脉、下腔静脉周径；递 5-0 或 6-0 聚丙烯线在房间沟缝 2 针，标记左心房切口上端和下端；在右心房侧壁缝 2 针标记右心房切口上端和下端，距终嵴前 1 ～ 1.5cm（2 条切口线之间的距离为下腔静脉周径的 2/3）

续表

手术步骤	手术配合
（4）通过升主动脉远端和上腔静脉、下腔静脉插管，建立体外循环	递5-0或6-0聚丙烯线，在靠近无名动脉起始部缝置荷包，插入动脉插管；使用直角静脉插管，下腔静脉插管位置尽量低；经右上肺静脉插入左心引流管。如合并动脉导管未闭，在体外转流前用10号丝线阻断带控制
（5）建立浅低温体外转流，继续游离肺动脉及其左右分支	递细头电刀游离肺动脉及其左右分支，分离房间沟至上腔静脉、下腔静脉根部（1cm内距离），使左心房侧的切口足够大
（6）升主动脉阻断，主动脉根部插灌注针灌注冷心脏停搏液	主动脉根部插入灌注针，连接灌注管；在升主动脉远端设置阻断钳，灌注冷心脏停搏液，心包腔内予以冰水降温
（7）纵行切开右心房，显露房间隔，探查肺静脉开口，探查左心室流出道及室间隔缺损	递11号尖刀在标记线之间切开右心房，递3-0涤纶线在切口两端各缝2针牵引线，递蚊式钳将线尾固定于切口巾。经房间隔缺损探查肺静脉开口位置，经二尖瓣探查左心室流出道及室间隔缺损
（8）"门"字形切开房间隔，保留其外侧（后方）的连接，利用房间隔翻转片隔绝左、右肺静脉开口	递血管镊、组织剪，在卵圆窝处切除房间隔组织，向后下剪至冠状静脉窦开口，构建一个以外侧组织为基底部的翻转片。然后将此翻转片下沉入左心房，递5-0或6-0聚丙烯线（选择钨铼合金缝针），从左侧上、下肺静脉开口远端的中点开始缝合，向两侧连续缝合至切除后的房间隔边缘，使翻转片完全盖住4个肺静脉开口。如果房间隔组织面积不够大，可使用一块聚四氟乙烯补片扩大
（9）经二尖瓣修补室间隔缺损	递自体心包片或聚四氟乙烯补片、5-0或6-0聚丙烯线连续缝合，或间断缝合修补室间隔缺损
（10）利用右心房壁切口后缘构建体静脉通路	将右心房切口后缘折到右心房内，递5-0或6-0聚丙烯线（可选择钨铼合金缝针），沿右心房内壁进行缝合，缝至房间隔切缘（包绕上腔静脉、下腔静脉开口），使体静脉血流能跨过房间隔到达左心房，经三尖瓣回到形态学右心室，完成体静脉通路构建
（11）在房间沟左侧的左心房壁做一纵行切口（标记线间），使用补片构建肺静脉通路	递11号尖刀、血管镊，在房间沟左侧的左心房壁做纵行切口，递组织剪向两侧剪开，形成新的肺静脉回流开口；递自体心包片或同种异体补片、6-0或7-0聚丙烯线或钨铼合金缝线，先将补片与左心房切口后缘缝合，再沿右心房外壁缝合至右心房切口前缘，形成肺静脉血流通路，使肺静脉血经心房内补片后方，通过房间沟后的切口回流，经右心房外层回流入二尖瓣，到达形态学左心室。完成Senning手术
（12）横断升主动脉和肺总动脉，行动脉调转术	参见表18-1
（13）开放主动脉阻断钳	调床至头低足高位，缓慢松开主动脉阻断钳，通过主动脉根部灌注针连接左心吸引排气
（14）恢复心搏，并行循环	备心内除颤电极、利多卡因、温盐水，开启充气式保温仪，调高室温。观察心肌颜色红润，冠状动脉充盈，说明灌注良好

2. 心房调转加心室调转手术步骤与手术配合　见表18-3。

表18-3　心房调转加心室调转手术步骤与手术配合

手术步骤	手术配合
（1）胸骨正中切口，充分游离大动脉，插管建立体外循环	参见表18-2

续表

手术步骤	手术配合
（2）停搏后完成心房调转术（Senning手术）	参见表18-2
（3）经形态学右心室切口关闭室间隔缺损，行左心室流出道疏通，用聚四氟乙烯补片建立心室内隧道	递6-0聚丙烯线缝4针牵引线，递胶头蚊式钳夹线尾；用盐水纱布将心尖抬起，递11号尖刀做一个右心室切口；心室拉钩显露室间隔缺损，必要时切除一些瓣下肌肉和腱索，扩大左心室流出道；使用裁剪合适的聚四氟乙烯补片、5-0聚丙烯线，连续缝合或间断缝合，构建心室内板障，将室间隔缺损（和左心室流出道）连接到主动脉
（4）用带瓣管道重建右心室与肺动脉通道	在肺动脉分叉前横断肺总动脉，近心端用5-0聚丙烯线缝闭；使用同种异体带瓣管道或带瓣牛颈静脉行右心室流出道重建，其远端与肺总动脉远端吻合，近端采用"风帽"技术与右心室吻合，应用5-0或6-0聚丙烯线或钨铼合金缝线
（5）开放主动脉阻断钳，恢复心搏，并行循环	调床至头低足高位，缓慢松开主动脉阻断钳，将主动脉根部灌注针连接左心吸引排气。备心内除颤电极、利多卡因、温盐水，开启充气式保温仪，调高室温

（五）护理关注点

（1）双调转术患者多为婴幼儿或儿童，术中多应用精细手术器械和5-0或6-0甚至8-0缝针，应小心保存、仔细清点，所有缝针回收在磁性针盒，钨铼合金针无磁性，可用一小块骨蜡收集，便于清点。

（2）围术期注意保温，防止患儿体温过高或过低，小婴儿转运时尽量使用红外线辐射台，提前预热。

（3）婴儿的冠状动脉纤细，游离冠状动脉时应使用精细组织剪、精细镊及细头电刀笔，功率控制在8W甚至更低。

（4）因术中游离面广、吻合口多，止血可能存在困难，应准备各种止血材料和促凝血药物，纤维蛋白原溶解时间长，应提前配制好备用。

（谢　庆　徐维虹）

参考文献

董念国，李守军，2020. 先天性心脏病外科治疗中国专家共识（一）：大动脉调转术应用. 中国胸心血管外科临床杂志，27（2）：126-132.

李守先，徐光亚，2000. 实用心脏外科学. 济南：山东科学技术出版社：432-454.

徐光亚，吴树明，2010. 图解心脏外科手术学. 北京：科学出版社：297-340.

Mavroudis C，Backer C，2014. 小儿心脏外科学. 4版. 刘锦纷，孙彦隽，译. 上海：世界图书出版上海有限公司：560-610.

Spray T L，Acker M A，2018. 心脏外科手术学. 6版. 丁以群，译. 西安：世界图书出版西安有限公司：567-593.

第十九章 右心室流出道梗阻手术配合

先天性右心室流出道梗阻性疾病主要指肺动脉瓣狭窄、右心室漏斗部狭窄和右心室流出道狭窄，这些病变会严重影响右心室的排血功能，使右心室压力进行性增高，最终导致右心衰竭。因此，早期诊断、早期治疗很重要。

第一节　肺动脉瓣狭窄手术配合

一、概述

肺动脉瓣狭窄（pulmonary stenosis，PS）通常是由肺动脉 3 个瓣叶游离缘部分或完全融合而引起的，瓣叶增厚，呈鱼嘴状或拱顶状，狭窄的瓣口可以位于中央或偏向一侧，直径为一至数毫米。肺动脉瓣交界融合的根部与肺动脉壁粘连，偶尔瓣膜呈二瓣畸形。它可单独存在或作为其他心脏畸形的组成部分，如法洛四联症等。重度肺动脉瓣狭窄是严重危害新生儿健康的先天性心脏病，如未及时处理，则将危及患儿生命。在确诊为新生儿重度肺动脉瓣狭窄后，需及时持续静脉注射前列腺素 E，以维持动脉导管开放，改善低氧血症。

肺动脉瓣狭窄使右心室排血受阻，右心室压力增高，右心室代偿性肥厚，最终右心室扩大以致衰竭。一般根据右心室压力高低判断病情轻重，如右心室收缩压 < 50mmHg 为轻度，> 50mmHg 但未超过左心室收缩压者为中度，超过左心室收缩压者为重度（表 19-1）。右心室压力越高表明肺动脉瓣狭窄越严重，而狭窄部位上下游的压力阶差也必然越大。

表 19-1　肺动脉瓣狭窄分类

狭窄程度	右心室收缩压与肺总动脉收缩压差值	右心室收缩压
轻度	< 50mmHg	< 50mmHg
中度	50 ～ 79mmHg	75 ～ 99mmHg
重度	≥ 80mmHg	≥ 100mmHg

二、手术方式

Sellors 和 Brock 在 1948 年首次完成闭式肺动脉瓣切开术和漏斗部切开术，为肺动脉瓣狭窄患者带来希望。对于肺动脉瓣狭窄的外科治疗，彻底解除瓣膜狭窄并充分疏通右心室流出道是确保手术疗效的关键。目前常用的手术方式有肺动脉瓣交界切开、右心室流出道补片加宽。对于肺动脉瓣环发育不良型，通常存在瓣环狭窄，需切除增厚的瓣膜，在瓣环及肺总动脉近端加一补片，达到解除梗阻的目的。虽然此方法可导致肺动脉瓣反流，但远比梗阻易于耐受。肺动脉瓣发育较好者，应用自体心包或牛心包补片修补；瓣环、瓣叶均发育不良者，选用牛心包带瓣补片跨瓣环修补，以减少术后肺动脉瓣反流。肺动脉瓣狭窄合并室间隔缺损、卵圆孔未闭、动脉导管未闭等心脏畸形者，可考虑同期根治。关于手术入路，一般采用经典的胸骨正中切口开胸，在肺动脉瓣稍上方做一长 1.5～2.5cm 纵行切口进行手术。

手术适应证：肺动脉瓣狭窄有明显症状或心电图提示右心室肥厚劳损者；右心导管测定右心室收缩压＞70mmHg，平均压＞25mmHg，或右心室收缩压与肺总动脉收缩压差值在 50mmHg 以上者。

三、手术护理配合

（一）麻醉方式

采用静吸复合麻醉。

（二）手术体位

患者取仰卧位，肩背部垫一长形胸垫使胸部抬高、头部后仰。

（三）物品准备

1. 设备　参见第五章第五节"四、儿童心血管手术正中开胸手术"。

2. 器械　婴儿或儿童心脏手术器械包（见表 4-2、表 4-3）、儿童精密手术器械附加包（见表 4-21、图 4-13）、心室流出道探条、主动脉缩窄手术专用附加包（见表 4-22、图 4-14）。

3. 用物　各种型号聚丙烯线、测压套件（见图 4-72）、外科生物补片等。

（四）手术步骤与手术配合

胸骨正中切口肺动脉瓣狭窄矫治手术步骤与手术配合见表 19-2。

表 19-2　胸骨正中切口肺动脉瓣狭窄矫治手术步骤与手术配合

手术步骤	手术配合
（1）开胸建立体外循环	参见表 5-7
（2）心内探查	递心房拉钩、静脉拉钩给助手显露心腔，递精细镊、小直角钳给主刀医生探查心内结构
（3）经肺动脉做纵行切口	递精细镊、11 号尖刀在肺动脉瓣稍上方做一长 1.5～2.5cm 的纵行切口，递 6-0 聚丙烯线、胶头蚊式钳提吊牵引
（4）切开肺动脉瓣交界	递精细镊检查瓣膜形态及瓣口大小，应用精细镊轻轻提起瓣叶，递 11 号尖刀沿融合的瓣叶交界嵴切开直至瓣膜基部，必要时用血管钳撑扩
（5）疏通右心室流出道	递合适型号的流出道探条，探查右心室流出道、肺动脉瓣叶交界嵴切开情况，若右心室漏斗部狭窄，递精细镊、精细剪或 11 号尖刀切除肥厚的隔束、壁束及肥厚的室上嵴和漏斗部前壁

续表

手术步骤	手术配合
（6）修补其他心内畸形	若有室间隔缺损或房间隔缺损等，可根据患者情况修补
（7）缝合肺动脉切口	递精细镊、显微持针钳夹带针 6-0 聚丙烯线缝合肺动脉切口：①加宽补片法，若肺动脉干狭窄或左右肺动脉狭窄，则取自体心包片或用外科生物补片，修剪成合适的形状，用 6-0 聚丙烯线连续缝合；②直接缝合法，用 6-0 聚丙烯线连续缝合肺动脉切口
（8）缝合房间隔切口	递显微持针钳夹带针 5-0 聚丙烯线连续缝合房间隔切口
（9）心脏复搏	缓慢撤除主动脉阻断钳，恢复心脏血流，用 6-0 聚丙烯线连续缝合右心房切口，根据病情决定是否放置临时起搏器
（10）评估手术效果	利用经食管超声心动图验证手术效果，待生命体征稳定后停止体外转流
（11）撤体外循环，缝合切口	参见表 5-8

（五）护理关注点

（1）术前应了解患者是否存在右心衰竭的表现，即有无颈静脉怒张、肝大、腹水等症状，做好围术期护理。

（2）详细评估肺动脉瓣狭窄患者心功能情况，严密监测血压和心律/率，询问有无明显的呼吸困难、胸痛及晕厥等，预防猝死发生。

（3）患儿术前持续静脉滴注前列腺素 E 的速度维持在每分钟 0.05 ～ 0.1μg/kg，注意有无屏气、呼吸暂停、高热等药物反应。严密观察血压变化，特别是使用血管活性药物者，应根据情况调整药量，避免血压大幅波动。

（4）对于年龄、体重较小的患者，术中要注意做好皮肤管理，防止压疮等不良事件发生。

（5）体外循环手术，应做好患者的体温管理，降温和复温过程均应匀速进行，根据手术进程，调节好手术间、水床和暖风毯的温度。

（6）肺动脉瓣狭窄患者心脏后负荷增加，围术期应避免增加肺血管阻力，如缺氧、酸中毒、哭闹等，实时监测病情变化，做好急救准备，提前配置急救药品，备齐除颤设备及临时起搏器等。

（7）肺动脉瓣狭窄患者发生缺氧发作与情绪激动有关，全面评估患者心理需求及应对手术的能力，对患者提出的问题耐心解答。对于婴幼儿，接入手术室前应尽量减少哭闹。

（8）手术期间抢救时立即配合麻醉医生、外科医生、体外循环师对症处理，积极预防与治疗心律失常，保证手术顺利完成。

第二节　右心室漏斗部狭窄手术配合

一、概述

右心室漏斗部狭窄是一种较常见的右心室流出道狭窄病变，在所有的孤立性右心室流出道梗阻的病例中，原发性右心室漏斗部狭窄约占 5%。在新生儿期后，这种病变的症状与孤立性肺动脉瓣狭窄类似。右心室漏斗部狭窄常合并肺动脉瓣狭窄、法洛四联症、原发性或继发性肺动脉高压等，单纯的右心室漏斗部狭窄较少见，主要是右心室漏斗部由于先天发育不良或后天继发性肌肉肥厚和纤维增生引起血流梗阻的病理改变。漏斗部狭窄时，右心室泵血受阻，负荷加重，导致右心室肥厚、心肌劳损、三尖瓣瓣环扩大/反流，压力持续升高，最终导致患者右心衰竭。异常的肥厚肌束会随着年龄增长而致右心室流出道梗阻进行性加重，因此，患者应早期诊断、早期治疗。

右心室漏斗部狭窄包括2种类型：①隔膜型，增厚的室上嵴和右心室前壁束间有一环形的纤维肌肉隔膜，在右心室流出道入口处将右心室分为大小不等的两个心腔，其上方为膨大的漏斗部，常伴有肺动脉瓣狭窄，亦称为混合型狭窄；②管型，右心室流出道处存在弥漫性肥厚肌肉，突向管腔，形成狭窄的通道，常伴有肺动脉瓣瓣环及肺动脉主干发育不良。

二、手术方式

右心室漏斗部狭窄患者在新生儿期以后，与孤立性肺动脉瓣狭窄患者的症状相似，通过超声心动图可以确诊，与之不同的是，右心室漏斗部狭窄患者必须接受手术治疗。手术一般在体外循环下进行，采用经典的胸骨正中切口开胸，通过右心房入路切除肥厚的梗阻肌束，若不能完全切除，应将漏斗部纵行切开，切口延至肺动脉瓣瓣环以下，避免损伤瓣膜，并用心脏补片扩大缝合漏斗部切口。近年来，也有些医院在右心室流出道放置血管支架作为姑息治疗手段，以促进患者在根治性手术前的生长发育。

手术适应证：狭窄达中度以上，有临床症状者；心脏增大，心电图提示右心室肥厚者；右心室收缩压与肺动脉收缩压压差＞50mmHg者。

三、手术护理配合

（一）麻醉方式

采用静吸复合麻醉。

（二）手术体位

患者取仰卧位，肩背部垫一长形胸垫使胸部抬高、头部后仰。

（三）物品准备

1. 设备　参见第五章第五节"四、儿童心血管手术正中开胸手术"。

2. 器械　婴儿或儿童心脏手术器械包（见表4-2、表4-3）、儿童手术精密器械附加包（见表4-21、图4-13）、心室流出道探条（见图4-29）。

3. 用物　各种型号聚丙烯线、动脉测压套件（见图4-72）、外科生物补片、可吸收止血纱布等。

（四）手术步骤与手术配合

胸骨正中切口行右心室流出道疏通手术步骤与手术配合见表 19-3。

表 19-3　胸骨正中切口行右心室流出道疏通手术步骤与手术配合

手术步骤	手术配合
（1）开胸建立体外循环	参见表 5-7
（2）行右心室流出道纵行切口	递精细镊、11 号尖刀，在右心室流出道区域做一长 1.5～2.5cm 纵行切口，用 6-0 聚丙烯线加胶头蚊式钳提吊牵引
（3）切除肥厚肌束	递精细镊和精细剪切除肥厚的壁束、隔束、室上嵴和部分漏斗部前壁，避免损伤乳头肌
（4）探查狭窄解除的效果	根据患者年龄、体重选择合适大小的探条，探查漏斗部通畅程度，若仍不满意，须继续修剪肥厚组织
（5）加宽右心室流出道	根据狭窄程度，修剪合适大小的自体心包片或外科生物补片，用 6-0 聚丙烯线连续缝合至右心室流出道切口
（6）缝合房间隔切口或缺损	递 5-0 聚丙烯线连续缝合房间隔切口或缺损，膨肺排出左心气体
（7）心脏复搏	缓慢撤除主动脉阻断钳、恢复心脏血流，用 6-0 聚丙烯线关闭右心房切口
（8）复温	提供温盐水予手术台，检查心脏各吻合口有无出血，根据病情决定是否放置临时起搏导线
（9）测量右心室收缩压和肺动脉收缩压压差	体外循环停机后，使用测压套件测量右心室收缩压和肺动脉收缩压，压差应低于 30mmHg，否则应进一步解除狭窄或加宽右心室流出道
（10）撤离体外循环，关闭胸腔	参见表 5-8

（五）护理关注点

（1）做好患者的术前评估，了解患者心肺功能情况，记录基础血压和心律 / 率，询问患者有无明显的呼吸困难、胸痛及晕厥等临床症状，观察患者术前皮肤有无湿疹、破损等。

（2）一般术中探查狭窄解除的效果是在心脏停搏状态下进行的，当心脏复搏后，仍有可能存在一定程度的狭窄，器械护士需有较好的术中应变能力，若需要再次转流，应尽快准备好相关物品。

（3）体外循环转流停止后测量右心室收缩压与肺动脉收缩压，压差应小于 30mmHg，若压差大于 30mmHg，则有可能需要重新阻断，再次修剪肥厚肌束。

（4）手术期间实时监测病情变化，做好急救准备，提前配置急救药品，备齐除颤设备及临时起搏器。抢救时立即配合麻醉医生、外科医生、体外循环师对症处理，积极预防和治疗心律失常，保证手术顺利完成。

第三节　右心室流出道重建手术配合

一、概述

右心室流出道重建手术适用于许多心脏病的外科矫治，如重症法洛四联症、肺动脉狭窄或闭锁、右心室双出口 Taussig-Bing 畸形、大动脉转位合并室间隔缺损、永存动脉干等。

　　对于右心室流出道重建，至今仍缺乏最理想的材料，目前常用的有两大类：①自体心包管道或人工血管，这类材料由于没有瓣膜，术后大量反流，严重影响右心功能；②各种带瓣管道，如同种异体带瓣管道、人工合成带瓣管道等，这类材料由于存在瓣膜钙化、皱缩及缺乏生长性、管道壁增厚梗阻等结构恶化的现象，远期仍有瓣膜反流和右心室流出道再狭窄的可能。因此，右心室流出道重建手术在保证瓣膜功能和管道通畅方面尤为重要。目前，临床应用较多的是牛颈静脉带瓣管道，由于此管道天然具有静脉瓣，可有效减轻术后右心功能受损，且易商品化，被认为是较理想的右心室流出道重建材料，其在欧美国家已被大量使用，中远期临床效果满意。由于牛颈静脉带瓣管道型号的限制，也有部分医院使用人工血管和人工心包膜自行缝制带瓣管道（图 19-1），其主要用于年龄较小的婴幼儿。

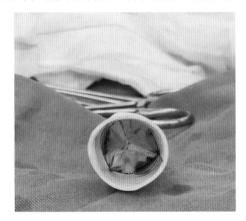

图 19-1　应用人工血管缝制的带瓣管道

二、手术方式

　　最初在 1964 年由 Kirklin 等用心包片缝制成生物组织管道成功完成右心室肺动脉连接。2 年后，Ross 和 Somerville 用同种主动脉带瓣管道矫治肺动脉闭锁。1972 年，Ellis 等将戊二醛处理的猪主动脉带瓣管道用于右心室流出道重建，但长期效果欠佳。20 世纪 80 年代后期，临床上应用深低温液氮保存同种带瓣主动脉或肺动脉，明显改善了术后远期效果。1992 年 Ichikawa 等首次将改性处理的带瓣牛颈静脉制成的带静脉瓣的生物管道用于重建右心室流出道获得成功。随后，美国 VenPro 公司应用戊二醛处理牛颈静脉制成带瓣生物管道 Contegra，并通过 CE 认证应用于临床。右心室流出道重建术一般采用经典的胸骨正中切口完成，离断原有的肺总动脉后，使用外来管道重新连接肺动脉和右心室流出道切口，形成新的肺总动脉。

　　外源性管道直径的选择可参考公式管道直径（mm）=0.325× 体重（kg）+4.629。临床常用的管道选择范围见表 19-4。

表 19-4　体重 – 管道直径对照表

体重（kg）	管道直径（mm）
≤ 10	10 ～ 14
10 ～ 15	14 ～ 16
15 ～ 20	16 ～ 18
> 20	20 ～ 24

　　手术适应证：右心室流出道重建术适用范围较广，其常作为复杂心脏外科矫治手术的其中一个步骤，如重症法洛四联症、肺动脉狭窄或闭锁、右心室双出口 Taussig-Bing 畸形、大动脉转位合并室间隔缺损手术及永存动脉干等复杂手术需要进行右心室流出道重建。

三、手术护理配合

（一）麻醉方式

采用静吸复合麻醉。

（二）手术体位

患者取仰卧位，肩背部垫一长形胸垫使胸部抬高、头部后仰。

（三）物品准备

1. 设备　参见第五章第五节"四、儿童心血管手术正中开胸手术"。

2. 器械　婴儿或儿童心脏手术器械包（见表 4-2、表 4-3）、儿童手术精密器械附加包（见表 4-21、图 4-13）、心室流出道探条（见图 4-29）。

3. 用物　各型号聚丙烯线、动脉测压套件（见图 4-72）、人工生物补片、可吸收止血纱布及右心室流出道重建用的人工管道、人工心包膜。再次手术备摆动锯、一次性多功能除颤/复律电极片等。

（四）手术步骤与手术配合

胸骨正中切口行右心室流出道重建手术步骤与手术配合见表 19-5。

表 19-5　胸骨正中切口行右心室流出道重建手术步骤与手术配合

手术步骤	手术配合
（1）开胸并游离各血管	充分游离主动脉、肺总动脉及左、右肺动脉，显露左、右肺动脉共汇处
（2）准备右心室流出道重建材料	
1）应用自体心包缝制管道	递电刀充分游离双侧纵隔胸膜以最大程度留取心包（两侧距膈神经 1～2cm，上至主动脉反折，下至膈肌水平），心包离体后用 0.6% 戊二醛溶液固定 15min，再用生理盐水反复冲洗，至少 3 次，缝制成自体心包管道备用
2）牛颈静脉管道	从保存液中取出牛颈静脉管道，翻转内膜面，观察静脉瓣有无破损，用 500ml 生理盐水搅动泡洗 3 次，每次 10min，再用生理盐水反复冲洗 3 次备用
3）人工缝制带瓣管道	选择合适的聚四氟乙烯人工血管和同质人工心包膜，将心包膜裁剪成合适的瓣膜形状缝制在人工血管内面，制作成人工带瓣管道备用
（3）常规建立体外循环	参见表 5-7
（4）离断肺总动脉	根据需要应用 Potts 血管钳阻断肺总动脉，递组织剪在窦管交界上方剪断肺总动脉，递 5-0 聚丙烯线缝闭近心端
（5）在右心室表面做流出道纵切口	递精细镊、11 号尖刀在右心室表面合适位置做一纵行切口，并用 5-0 聚丙烯线提吊 2～3 针
（6）切除右心室流出道切口处肥厚心肌	递精细镊、组织剪，修剪右心室流出道纵切口处的肥厚心肌组织及异常肌束
（7）探查心内结构	探查心内异常结构，视情况矫治部分或全部心内畸形
（8）重建右心室流出道	将准备好的管道裁剪至合适的长度，根据患者血管壁情况选择合适型号的聚丙烯线连续缝合远心端肺动脉与管道连接处，用 5-0 或 6-0 聚丙烯线连续缝合管道与右心室流出道切口

续表

手术步骤	手术配合
（9）缝合房间隔切口 / 缺损	根据患者情况决定部分或完全关闭或修补房间隔切口 / 缺损
（10）心脏复搏	缓慢撤除主动脉阻断钳、恢复心脏血流，递 5-0 或 6-0 聚丙烯线关闭右心房切口
（11）复温	提供温盐水注射器检查心脏各吻合口有无出血，根据病情决定是否放置临时起搏导线
（12）撤离体外循环	逐步撤除体外循环管路，酌情用聚丙烯线缝合切口
（13）评估手术效果	停止体外转流后，利用经食管超声心动图检查和测量右心室流出道跨瓣压验证手术效果
（14）关闭胸腔	参见表 5-8

（五）护理关注点

（1）详细评估患者心功能情况，严密监测血压和心律 / 率，询问患者有无明显的呼吸困难、胸痛及晕厥等，预防猝死。

（2）使用牛颈静脉带瓣管道时应注意以下问题：遵守无菌原则取出瓶内的管道放入备好的无菌生理盐水中，核对管道和包装识别标签上的系列号是否一致，如有不符，则不得使用。管道需用无菌生理盐水认真反复泡洗 3 遍，每次 10min，术中需要植入管道时才可取掉识别标签牌，并确保植入管道方向正确。

（3）手术期间实时监测病情变化，做好急救准备，提前配置急救药品，备齐除颤设备及临时起搏器。抢救时立即配合麻醉医生、外科医生、体外循环师对症处理，积极预防和治疗心律失常，保证手术顺利完成。

（4）术中应探查右心室流出道的通畅程度，停止体外转流后测量右心室收缩压与左心室收缩压，压差应小于 0.65，右心室收缩压与肺动脉收缩压，压差小于 30mmHg。

（5）外源性管道的选择可以参考计算公式管道直径（mm）=0.325× 体重（kg）+4.629，也可以参考体重 – 管道直径对照表，提前准备好合适型号的管道，有利于加快手术进度。

（陈丽萍）

参 考 文 献

常泰吉，朱鸿良，薛慈，等，1982. 小儿先天性心脏病 . 合肥：安徽科学技术出版社：115-118.

陈新梅，黄小梅，袁静，等，2011. 新生儿重症肺动脉瓣狭窄经皮球囊肺动脉瓣成形术的护理配合 . 中华护理杂志，46（12）：1223-1224.

丁文祥，苏肇伉，2000. 小儿心脏外科学 . 济南：山东科学技术出版社：361-363.

管丽洁，倪显达，谷笑蓉，等，2008. 先天性右心室梗阻性疾病超声诊断特点 . 实用医学杂志，24（20）：3531-3532.

林曦，王晓武，马涛，等，2019. 牛颈静脉带瓣管道与自体心包管道重建右心室流出道的中期疗效比较 . 第二军医大学学报，40（6）：624-629.

刘锦纷，孙彦隽，2014. 小儿心脏外科学 . 4 版 . 上海：世界图书出版上海有限公司：450-460.

刘秋秋，刘益萍，2005.胸心外科、神经外科手术配合.长沙：湖南科学技术出版社：189-190.

刘银，易岂建，2012.儿童肺动脉瓣狭窄的诊治进展.国际儿科学杂志，39（1）：7-10.

龙小毛，林辉，2009.右室流出道重建材料研究进展.医学综述，15（13）：1990-1992.

孟旭，张海波，2009.心外科速查.北京：人民军医出版社：112-115.

任卫东，张立敏，2018.心脏超声诊断图谱.4版.沈阳：辽宁科学技术出版社：197.

徐志伟，陈道中，易定华，等，2012.肺动脉带瓣管道重建右室流出道.中华胸心血管外科杂志，28（9）：536-539.

严秋萍，张雪芳，陈娇，2008.20例新生儿危重症肺动脉瓣狭窄及闭锁介入治疗的围手术期护理.中华护理杂志，43（11）：993-994.

Coruo A F，Qanadli S D，Sekarski N，et al，2004. Bovineval vedxenograft in pulmonaryposition：medium-term follow-up with excellent hemodynamic sand freedom from calcification. Ann Thorac Surg，78：1382-1388.

Zheng S，Yang K，Li K，et al，2014. Establishment of right ventricle-pulmonary artery continuity as the first-stage palliation in older infants with pulmonary atresia with ventricular septal defect may be preferable to use of an arterial shunt. Interact Cardiovasc Thorac Surg，19（1）：88-94.

第二十章 肺动脉闭锁手术配合

肺动脉闭锁是一组以右心室结构与肺动脉交通中断为特征的先天性心脏畸形，有两种类型，一是室间隔完整型肺动脉闭锁，二是肺动脉闭锁合并室间隔缺损。本章分两节详细介绍。

第一节 室间隔完整型肺动脉闭锁手术配合

一、概述

室间隔完整型肺动脉闭锁（pulmonary atresia with intact ventricular septum，PA/IVS）是一种动脉导管依赖性先天性心脏畸形，包括肺动脉瓣闭锁、不同程度的右心室和三尖瓣发育不良合并或不合并冠状动脉畸形。本病是少见的发绀型先天性心脏病，在新生儿期死亡率很高，未经治疗者中50%于出生1个月内死亡，85%于出生6个月内死亡。解剖学显示，室间隔完整型肺动脉闭锁通常表现为肺动脉瓣闭锁，肺总动脉正常发育或轻度发育不良，肺动脉瓣瓣叶在交界处融合，半月瓣增厚或软骨化，心房间交通和未闭的动脉导管是患者赖以生存的必需合并畸形。若出生后动脉导管闭合，则患儿可因肺循环血流中断出现严重缺氧和进行性酸中毒而死亡。

临床上通常将室间隔完整型肺动脉闭锁分为3型：①Ⅰ型，右心室的流入道、小梁部和漏斗部均存在，但存在一定程度的发育不良；②Ⅱ型，仅有流入道和漏斗部，小梁部闭塞；③Ⅲ型，仅有流入道，小梁部和漏斗部均未发育。由于严重的右心室高压及冠状动脉供血异常，右心室心肌出现肥厚及纤维化现象，最终导致右心室顺应性极差。新生儿随着动脉导管逐渐关闭，很快出现发绀、呼吸窘迫等症状，病情迅速发展，出现明显的代谢性酸中毒。此时，必须通过手术治疗，症状才能有效缓解。

二、手术方式

解剖学家John Hunter于1783年首次报道了室间隔完整型肺动脉闭锁，后来这个疾病被陆续报道，Greenwold于1955年提出肺动脉切开术仅用于右心室发育良好的轻症患者，直至1961年，Davignon等提出右心室发育不良的患者在切开肺动脉瓣的同时应加行体动脉-肺动脉分流术。可见，右心室发育程度决定了这类患者的术式和预后情况。术者根据术前影像学检查结果综合评估右心室发育、三尖瓣瓣环大小和冠状动脉畸形等情况后，最终选择根治性手术或姑息性手术。术前超声心动图检查提示膜性肺动脉闭锁，右心室、远端肺动脉和三尖瓣均发育良好的新生儿应尽早安排根治性手术以恢复肺动脉的前向血流，促进右心室和肺动脉发育。根治性手术主要是重建右心室流出道、关闭心房间交通和切断体 – 肺循环之间的分流（详见第十九章第三节）。伴发绀、肺动脉闭锁、三尖瓣和右心室严重发育不良者应先行姑息性手术，主要包括以下 2 种：①体动脉 – 肺动脉分流术，主要包括改良 B-T 分流术和中央分流术；②双心室矫治术，包括肺动脉瓣球囊扩张术和肺动脉瓣成形术等。姑息性手术的主要目的有两个。一是增加肺循环血流量，减轻患者的缺氧和发绀症状；二是通过疏通右心室流出道，减轻右心室压力和三尖瓣反流，为后期根治性手术做准备。本节重点阐述肺动脉瓣直视切开术和体动脉 – 肺动脉分流术的手术配合相关内容，手术一般采取经典的胸骨正中切口入路完成。

手术适应证：室间隔完整型肺动脉闭锁的新生儿均为动脉导管依赖性状态，均需进行手术治疗，目前多主张采用阶段性治疗方法，第一阶段先完成增加肺血流的姑息性手术（体动脉 – 肺动脉分流术），改善患者的缺氧和发绀，因动脉导管未闭的不稳定性，在正确估计好分流管直径基础上，需要结扎或切断动脉导管；同时需要切开肺动脉瓣叶、瓣环及流出道，应用补片扩大；第二阶段阻断体 – 肺循环之间的分流，重建右心室肺动脉连接。

三、手术护理配合

（一）麻醉方式

采用静吸复合麻醉。

（二）手术体位

患者取仰卧位，肩背部垫一长形胸垫使胸部抬高、头部后仰。

（三）物品准备

1. 设备 参见第五章第五节"四、儿童心血管手术正中开胸手术"。

2. 器械 婴儿或儿童心脏手术器械包（见表 4-2、表 4-3）、儿童手术精密器械附加包（见表 4-21、图 4-13）、Cooley 血管钳、Potts 血管钳等。

3. 用物 6-0 ～ 7-0 聚丙烯线、3-0 涤纶线、测压套件、人工心包膜、可吸收止血纱布等。再次手术备摆动锯、一次性多功能除颤 / 复律电极片。

（四）手术步骤与手术配合

1. 肺动脉瓣直视切开手术步骤与手术配合 见表 20-1。

表 20-1 肺动脉瓣直视切开手术步骤与手术配合

手术步骤	手术配合
（1）胸骨正中开胸	参见表 5-7
（2）切开心包	切开心包，递 3-0 涤纶线缝 2 ～ 3 针提吊心包

续表

手术步骤	手术配合
（3）分离主动脉 – 肺动脉间隔	递精细镊和蚊式钳分离主动脉 – 肺动脉间隔，直角钳扩大间隔
（4）主动脉及右心房插管	递 5-0 或 6-0 聚丙烯线缝置主动脉及右心房荷包并插管，建立并行体外循环
（5）阻断肺总动脉	递 Potts 血管钳阻断肺总动脉远端，避免动脉导管血流进入手术野
（6）切开肺总动脉	分别在肺动脉切口两侧用 6-0 聚丙烯线提吊，递精细镊和 11 号尖刀纵行切开肺总动脉
（7）切开肺动脉瓣	递精细镊和 11 号尖刀在肺动脉瓣中心处切开一小口，用血管钳扩大瓣口，或直接切开瓣口
（8）缝合肺动脉切口	递 6-0 或 7-0 聚丙烯线连续缝合肺动脉切口，完全关闭切口前缓慢松开 Potts 血管钳进行肺动脉排气
（9）监测右心室和肺动脉的压差	使用测压套件监测右心室和肺动脉的压差，判断矫正效果
（10）评估肺动脉血流情况	利用经食管超声心动图评价肺动脉瓣开口及血流情况是否满意
（11）检查出血情况	检查吻合口及胸腔有无出血
（12）关闭胸腔，缝合切口	参见表 5-8

2. 体动脉 – 肺动脉分流术　常用的术式有改良锁骨下动脉 – 肺动脉分流术和主动脉 – 肺动脉分流术（详见第六章），本章不做介绍。

（五）护理关注点

（1）维持动脉导管开放：术前由于患儿的肺动脉闭锁，无前向血流，肺血流全部来源于动脉导管，保持低浓度低流量吸氧或禁氧状态，常规使用前列地尔维持动脉导管开放。

（2）预防心力衰竭发生：入院后因环境改变，各种检查及抽血等刺激，患儿心肺负担可能加重，应严密观察患儿有无呼吸困难、发绀、心率加快、下肢水肿等，避免剧烈运动及哭闹等诱发心力衰竭，护理各项操作尽量做到轻、快、稳、准，减少对患儿的恶性刺激。

（3）在非体外循环手术中，要注意避免失血过多引起血容量不足，提前做好取血及加温输血的准备。

（4）吻合血管前，应准备好 125U/ml 的肝素盐水，按 125U/kg 的用量进行全身肝素化，手术台上也应该准备好 5000U/ml 的肝素盐水。

（5）手术患者一般为新生儿，其体重低，皮肤娇嫩，在体位摆放时注意保护好皮肤，预防压疮发生。转运及术中做好温度管理，严防新生儿低体温。

（6）手术期间实时监测病情变化，做好急救准备，提前配置急救药品，备齐除颤设备及临时起搏器。抢救时立即配合麻醉医生、外科医生、体外循环师对症处理，积极预防与治疗心律失常，保证手术顺利完成。

（7）术后严密观察血流动力学变化，严防右心衰竭发生。

第二节　肺动脉闭锁合并室间隔缺损手术配合

一、概述

肺动脉闭锁合并室间隔缺损（pulmonary atresia with ventricular septal defect，PA/VSD）是一种以肺动脉干和心室之间没有管腔连续和血流通过，同时合并室间隔缺损为基本特征的复杂发绀型先天性心脏病。肺血流通常由动脉导管和（或）主－肺动脉侧支血管（major aortopulmonary collateral artery，MAPCA）供应（图 20-1）。

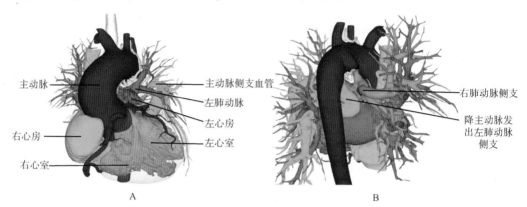

主动脉　　　　　　　　　　　　　　　　主动脉侧支血管
　　　　　　　　　　　　　　　　　　　左肺动脉
　　　　　　　　　　　　　　　　　　　左心房
右心房　　　　　　　　　　　　　　　　左心室
右心室

　　　　　　　　　　　　　　　　　　　右肺动脉侧支
　　　　　　　　　　　　　　　　　　　降主动脉发出左肺动脉侧支

A　　　　　　　　　　　　　　　　　B

图 20-1　肺动脉闭锁合并室间隔缺损

A.肺动脉闭锁合并室间隔缺损三维模型图（前面观）；B.主－肺动脉侧支血管三维模型图（后面观）

目前，国际上主要采用两种解剖分型方法，第一种是 Castaneda 命名法，将 PA/VSD 分为 4 型。Ⅰ型，单纯肺动脉瓣闭锁或漏斗部闭锁，左、右肺动脉发育良好，肺血流几乎由粗大的动脉导管供给；Ⅱ型，肺总动脉闭锁，左、右肺动脉发育尚可，肺血流由粗大的动脉导管供给；Ⅲ型，动脉导管闭合或细小，左、右肺动脉发育不良，可有融合或没有，肺血流主要由 MAPCA 供给；Ⅳ型，自身固有肺动脉缺如，肺血流完全由 MAPCA 供给。第二种是国际先天性心脏病命名系统（即 Tchervenkov 命名法），其将 PA/VSD 分为 3 种类型。A 型，自身肺动脉存在，无 MAPCA，肺血流仅由动脉导管供给；B 型，自身肺动脉和 MAPCA 同时存在，肺血流由自身肺动脉和 MAPCA 双重供给；C 型，自身肺动脉缺如，肺血流仅依赖 MAPCA 供给。一般认为，国际先天性心脏病命名系统的分型方法相对简单、清晰，且遵从手术方式，因此其临床应用较为普遍。

发绀和低氧血症是 PA/VSD 患者最常见的临床症状。部分新生儿出生时状况良好，一旦动脉导管闭合，则产生严重的低氧血症，甚至危及生命。也有部分患儿因存在动脉导管未闭或 MAPCA 供应肺血流，出生后可无明显的发绀和低氧血症，但随着肺血流量增多，最终导致充血性心力衰竭，进而危及生命。

二、手术方式

1955 年 Lillehei 和 Varco 首先用交叉循环的方法完成第一例 PA/VSD 的矫治手术，

1965 年 Kirklin 首次使用心外管道重建右心室 – 肺动脉连接，1966 年 Ross 首次使用心外带瓣管道重建右心室 – 肺动脉连接并获得成功，1973 年 Macartney 首次使用"大型主 – 肺动脉侧支血管"描述肺血流的多源性，1995 年 Reddy、Liddicoat 和 Hanley 采取一期完全肺动脉单元化融合术治疗存在 MAPCA 的 PA/VSD 患者，并获得较好效果。PA/VSD 患儿的肺动脉发育情况是决定其施行一期根治性手术还是姑息性手术的重要指标，而 McGoon 比值[①] 和 Nakata 指数[②]（即肺动脉指数）则被认为是肺动脉发育的主要评价标准。如 McGoon 比值＜ 1.2 或 Nakata 指数＜ 150mm²/m²，则认为肺动脉发育细小，不宜行根治性手术。A 型 PA/VSD 患儿的肺动脉血流依赖于动脉导管的开放。动脉导管的直径和肺动脉发育情况不同，动脉血氧饱和度（SaO_2）也会有差异。SaO_2 ＜ 75% 或＞ 90% 被认为是新生儿期手术的指征。B/C 型 PA/VSD 的外科治疗争议较大，但早期治疗是趋势。应尽早建立正常的右心室肺动脉的前向血流，促进肺泡数目增多、发育，以及肺部毛细血管横截面积增长，使肺更好地发挥其氧合作用。临床上姑息性手术主要有改良 B-T 分流术、中央分流术和右心室流出道重建术等。通常在姑息性手术 1 ～ 3 年后再实施手术进行 MAPCA 单源化，将发自主 – 肺动脉及其分支的 MAPCA 连接于固有肺动脉或新建肺动脉，并通过肺动脉流量试验决定是否能关闭室间隔缺损完成根治性手术。此手术较为复杂多变，随 MAPCA 起源、走行、形态不同而不同，没有固定术式。本节重点阐述二期根治手术配合相关内容。关于手术入路，以前通常采用侧开胸的方式寻找并分离 MAPCA，再正中开胸完成余下步骤，现在各心脏中心均倾向直接胸骨正中开胸完成整个手术，给护理工作省去了很多繁杂的步骤。

　　一期矫治术的手术适应证：①术前 McGoon 比值≥ 1.2 ～ 1.5；②术前 Nakata 指数≥ 150mm²/m²；③术中通过肺动脉流量试验，对于肺动脉条件临界的患儿，可采用该方法。在肺动脉承担正常心排血量的情况下，通过测量肺动脉平均压评估肺血管阻力。不满足一期矫治手术适应证时，可行右心室肺动脉连接术或体动脉 – 肺动脉分流术。

三、手术护理配合

（一）麻醉方式

采用静吸复合麻醉。

（二）手术体位

患者取仰卧位，肩背部垫一长形胸垫使胸部抬高、头部后仰。

（三）物品准备

1. 设备　参见第五章第五节"四、儿童心血管手术正中开胸手术"。

---

　　①　McGoon 比值：又称 McGoon 指数，指左、右肺动脉近第一分支处收缩期时的血管直径之和，除以穿过膈肌处收缩期时的主动脉直径，正常值通常大于 2.0。

　　②　Nakata 指数：又称肺动脉指数，即将左、右肺动脉近第一支分支处血管横截面积之和，除以体表面积，正常值为（330±30）mm²/m²。

2. 器械 儿童心脏手术器械包（见表4-2）、儿童精密手术器械附加包（见表4-21、图4-13）、Cooley血管钳、Potts血管钳等。

3. 用物 6-0～7-0聚丙烯线、3-0涤纶线、钛夹或结扎夹、毡型垫片、测压套件（见图4-72）、外科生物补片、右心室流出道重建管道、人工心包膜、可吸收止血纱布等；再次手术备摆动锯、一次性多功能除颤/复律电极片。

（四）手术步骤与手术配合

胸骨正中切口行肺血管单源化＋右心室流出道重建＋室间隔缺损修补手术步骤与手术配合见表20-2。

表20-2 胸骨正中切口行肺血管单源化＋右心室流出道重建＋室间隔缺损修补手术步骤与手术配合

手术步骤	手术配合
（1）消毒铺巾	如为再次手术的大龄儿童，消毒胸骨切口时应将右侧腹股沟一并消毒，铺巾时留出右侧腹股沟位置，以备分离粘连组织损伤大血管引起出血时，可以及时进行股动脉、股静脉插管转流
（2）开胸并分离粘连组织	胸骨正中开胸时，注意胸骨后组织有不同程度的粘连，应特别小心，首选使用摆动锯辅助开胸
（3）游离MAPCA	递精细镊、电刀、组织剪最大程度游离、松解MAPCA，对于没有血流动力学意义的细小侧支，可使用钛夹或结扎夹夹闭，游离时注意不要损伤食管及迷走神经，通过肺动脉造影检查判断是否有遗漏的MAPCA
（4）建立体外循环	参见表5-7
（5）离断姑息性手术时构建分流的人工血管	递2把Potts血管钳阻断人工血管，递剪刀剪断血管，用5-0聚丙烯线缝闭断口
（6）肺血管单源化	将有血流动力学意义的MAPCA各个分支用8-0聚丙烯线端-侧吻合到肺动脉或同种血管，吻合时可根据血管情况决定是否需要补片加宽，此过程非常困难，需要的时间较长
（7）心脏停搏	上腔静脉、下腔静脉套阻断带，缝置主动脉灌注荷包，阻断上腔静脉、下腔静脉及主动脉，灌注心脏停搏液，切开右心房，放入左心引流管，心脏停搏满意
（8）右心室流出道重建	详见第十九章第三节"右心室流出道重建手术配合"（有的心脏中心选择牛颈静脉带瓣管道或人工缝制的带瓣管道，将带瓣管道远端与远端肺动脉用6-0聚丙烯线连续缝合）
（9）肺动脉流量试验	在带瓣管道上用5-0聚丙烯线缝置一个灌注荷包，插入测压管连接换能器，在肺总动脉内置入肺动脉灌注荷包后，使用阻断带加以圈套控制，左、右心吸引器换成一次性吸引器加大吸引量，进行肺动脉流量试验，肺动脉灌注流量从0.5L/（min·m²）开始，逐步升高到3L/（min·m²），并保持30s，稳定后测量肺动脉压，若试验通过，则可修补室间隔缺损，若试验不通过，则不修补或部分修补室间隔缺损
（10）试验通过，修补室间隔缺损	在右心室漏斗部做一纵行切口并切除肥厚肌束，递5-0聚丙烯线带毡型垫片4～6针间断褥式缝合室间隔缺损边缘，修剪大小合适的自体心包或外科生物补片，递精细镊和显微持针钳缝合补片并打结，头尾各留出一针从右心室切口处连续缝合关闭室间隔缺损
（11）右心室切口与带瓣管道近心端吻合	递精细镊和显微持针钳夹带针5-0聚丙烯线连续缝合带瓣管道近端与右心室切口

续表

手术步骤	手术配合
（12）部分缝闭房间隔缺损或卵圆孔	可根据患儿整体情况部分缝闭房间隔缺损或卵圆孔
（13）主动脉开放，关闭右心房	缓慢开放主动脉阻断钳，用 6-0 或 5-0 聚丙烯线连续缝合右心房切口
（14）撤离体外循环，止血，关胸	参见表 5-8

（五）护理关注点

（1）此手术时间长、治疗难度大，患者严重缺氧，术后并发症多，死亡率高，术前访视应做好心理疏导工作，尽量缓解患者和家属的焦虑和紧张情绪。

（2）在低温体外循环下，皮肤间质水肿、易破溃，术前应告知家属并签署相关压疮风险同意书。

（3）手术期间实时监测病情变化，做好急救准备，提前配置急救药品，备齐除颤设备及临时起搏器。抢救时立即配合麻醉医生、外科医生、体外循环师对症处理，积极预防与治疗心律失常，保证手术顺利完成。

（4）器械护士应该熟知该手术操作的每一个步骤，具备娴熟的手术配合技能，了解医生的手术习惯、手术操作步骤，对手术中遇到的突发情况能够做出正确应对和配合。

（5）术中安置临时起搏器时，应保持临时起搏导线固定牢固，避免牵拉，保证起搏效果。

（6）术中、术后严密观察患者有无灌注肺发生，部分患者由于肺动脉闭锁、体 – 肺动脉侧支多，重建肺循环后肺血流改变及体外循环时间长等，气管内会喷出大量血性痰，必须及时清理气道，避免由呼吸困难、低氧血症等引起呼吸功能衰竭导致死亡。

（7）肺动脉流量试验是术中对单源化后的体 – 肺动脉侧支和固有肺动脉与右心室相连的外管道以 $3L/(min \cdot m^2)$ 进行灌注并测量肺动脉压，如肺动脉平均压 $\leqslant 25mmHg$，则认为固有肺动脉的发育达到根治性手术标准，可以关闭室间融缺损，反之，则进行室间隔开窗。

（8）由于体外循环时间长，血液中红细胞的破坏可使患者产生血红蛋白尿，应及时补液、利尿、碱化尿液，保持尿量大于 $1ml/(kg \cdot h)$，避免碎片阻塞肾小管导致急性肾衰竭。

（9）在 PA/VSD 矫治术中手术创面出血、肺出血、术后感染、消化道出血等并发症较易出现，术中须仔细操作，尽量在肝素化前完成游离工作，并彻底止血。

（10）手术和体外循环时间长，手术难度大，术后常发生心脏肿胀，凝血因子、血小板破坏较多，术后常需要延迟关胸，便于急救止血和维持循环稳定，但也增加了感染的风险，因此，尽量在术后 24 ～ 72h 关胸。

（陈丽萍）

参 考 文 献

陈欣欣，李守军，2020. 先天性心脏病外科治疗中国专家共识（三）：肺动脉闭锁合并室间隔缺损 . 中国胸心血管外科临床杂志，27（4）：401-407.

方敏华，张春振，张永，等，2020.92 例体 – 肺动脉分流手术临床效果 . 中华胸心血管外科杂志，36（4）：

205-207.

刘锦纷，孙彦隽，2014. 小儿心脏外科学. 4 版. 上海：世界图书出版上海有限公司：490-492.

孟红，李慧，王剑鹏，等，2021. 室间隔完整型肺动脉闭锁和重度肺动脉瓣狭窄患儿的右心室发育分级及术式选择. 中国循环杂志，36（11）：1101-1106.

邱新燕，刘礼和，2017. 新生儿室间隔完整型肺动脉闭锁镶嵌手术围术期护理. 全科护理，15（29）：3641-3643.

宋治营，郑景浩，2021. 肺动脉闭锁伴室间隔缺损的外科手术策略进展. 上海交通大学学报，41（10）：1389-1393.

孙强，潘恩木，孙金辉，2005. 先天性心脏病外科治疗学. 济南：山东科学技术出版社：383-385.

王蓓旎，李爱求，2013. 重症复杂先天性心脏病患儿术后延迟关胸的护理进展. 中华现代护理杂志，19（35）：4432-4435.

王丽慧，肖月华，2016. 室间隔完整的肺动脉闭锁患儿的围手术期护理. 护理研究，（12）：104-105.

王效民，徐丽微，薛景丽，2011. 法洛四联征合并肺动脉闭锁患者术后严重并发症的护理对策. 解放军护理杂志，28（7A）：43-54.

吴松，刘迎龙，万峰，等，2012. 室间隔完整的肺动脉闭锁外科治疗. 临床心血管病杂志，28（11）：854-857.

郑景浩，李守军，2020. 先天性心脏病外科治疗中国专家共识（四）：室间隔完整型肺动脉闭锁. 中国胸心血管外科临床杂志，27（5）：1247-1254.

钟颖，叶艳琼，赵明一，等，2018. 小儿室间隔完整型肺动脉闭锁治疗进展. 中华胸心血管外科杂志，34（9）：568-572.

Grosse-Wortmann L，Yoo S J，Van arsdell G，et al，2013. Preoperative total pulmonary blood flow predicts right ventricular pressure in patients early after complete repair of tetralogy of Fallot and pulmonary atresia with major aortopulmonary collateral arteries. J Thorac Cardiovasc Surg，146（5）：1185-1190.

Marshall A C，Love B A，Lang P，et al，2003. Staged repair of tetralogy of Fallot and diminutive pulmonary arteries with a fenestrated ventricular septal defect patch. J Thorac Cardiovasc Surg，126（5）：1427-1433.

Reddy V M，Petrossian E，McElhinney D B，et al，1997. One-stage complete unifocalization in infants：when should the ventricular septal defect be closed. J Thorac Cardiovasc Surg，113（5）：858-866，discussion 866-868.

Tchervenkov C I，Roy N，2000. Congenital heart surgery nomenclature and database project：pulmonary atresia-ventricular septal defect. Ann Thorac Surg，69（4 suppl）：S97-S105.

Zhu J Q，Meza J，Kato A，et al，2016. Pulmonary flow study predicts survival in pulmonary atresia with ventricular septal defect and major aortopulmonary collateral arteries. J Thorac Cardiovasc Surg，152（6）：1494-1503.

第二十一章 单心室的 Fontan 手术配合

单心室是指心脏实际上仅有一个具有功能的单个心室，负责体循环和肺循环的工作。单心室包括以下 4 种类型：心室双入口型，心脏具备双入口房室连接（左心室双入口和右心室双入口）；一侧房室连接缺如型，其二尖瓣或三尖瓣闭锁；内脏异位综合征型，包括多脾或无脾，心脏有一组共同房室瓣，仅有一个发育良好的心室；心室发育不均衡的完全房室间隔缺损，以及其他不适合双心室矫治型（图 21-1）。单心室患者在任何时

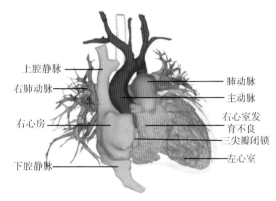

上腔静脉　　　　　　　　　　　肺动脉
右肺动脉　　　　　　　　　　　主动脉
　　　　　　　　　　　　　　　右心室发
右心房　　　　　　　　　　　　育不良
　　　　　　　　　　　　　　　三尖瓣闭锁
下腔静脉　　　　　　　　　　　左心室

图 21-1　三尖瓣闭锁三维模型图

间的自然病史取决于体循环血流和肺循环血流是否足够，以及总容量负荷对心室功能的影响。自 20 世纪 50 年代起，通过外科干预增加肺血流（体动脉–肺动脉分流术）和减少肺血流（肺动脉环缩术）救治发绀或充血性心力衰竭的虚弱患者，大大地改变了单心室患者的生存前景，亦宣告了对肺血流不足或过多的选择性单心室心脏病患者进行姑息性手术的时代来临。单心室患者实现生理纠正术前，出于改善症状、延长生存期或为改良 Fontan 手术创造手术条件的目的，需要经过多次姑息性手术。

第一节　姑息性手术配合

一、概述

体动脉–肺动脉分流术、肺动脉环缩术、双向上腔静脉肺动脉分流术（BDG）对治疗发绀型心脏病，特别是严重功能性单心室，有着独特且重要的地位。其中，体动脉–肺动脉分流术、肺动脉环缩术是双向上腔静脉肺动脉分流术手术前的先期姑息性手术，也有部分平衡得很好的单心室患儿可直接进入双向上腔静脉肺动脉分流术阶段，双向上腔静脉肺动脉分流术即通过对上腔静脉和肺动脉进行端–侧吻合，使上腔静脉的血流能进入两侧肺动脉，此技术保留了中央的肺动脉共汇和完整性，不仅能增加肺血流和提高体动脉血氧饱和度，还能不加重体循环心室的容量负荷，可作为单心室的经典姑息术式，本节阐述双向上腔静脉肺动脉分流手术配合相关内容。

二、手术方式

双向上腔静脉肺动脉分流术主要适用于严重发绀、无或暂时无 Fontan 手术适应证的单心室合并肺动脉狭窄患儿，此术式相当于上半身静脉血（约 1/3 体静脉血）直接进入肺动脉进行氧合，增加肺血流，改善患者全身缺氧症状，为下一步手术创造有利条件。

三、手术护理配合

手术护理配合详见第六章第三节"双向上腔静脉肺动脉分流手术配合"。

第二节　全腔静脉 – 肺动脉连接手术配合

一、概述

先期实施双向上腔静脉肺动脉分流术后，再完成 Fontan 手术，是一种适用高风险 Fontan 手术候选的治疗方案。

二、手术方式

早期 Fontan 手术主要为右心房 – 肺动脉直接吻合术，后演化出全腔静脉 – 肺动脉连接术（TCPC）的技术理念。双向上腔静脉 – 肺动脉分流术（即双向 Glenn 术）常作为全腔静脉 – 肺动脉连接术（TCPC）的前期术式。TCPC 有以下 4 种主要术式：心房内隧道、心房内管道、心内外管道与心外管道。目前临床最常见的是心房内隧道和心外管道（图 21-2），本节阐述心外管道术式的手术配合相关内容，此术式主要适用于年龄较大的儿童（通常体重在 13kg 以上）和成人。

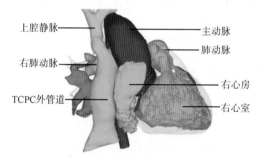

图 21-2　全腔静脉 – 肺动脉连接术（TCPC）三维模型图

三、手术护理配合

（一）麻醉方式

采用静吸复合麻醉。

（二）手术体位

患者取仰卧位，肩背部垫一长形胸垫使胸部抬高、头部后仰。

（三）物品准备

1. 设备　参见第五章第五节"四、儿童心血管手术正中开胸手术"。

2. 器械　儿童或成人心脏手术器械包（见表 4-1、表 4-2）、儿童手术精密器械附加包（见表 4-21、图 4-13）、Fontan 手术专用附加包（见表 4-23、图 4-15）。

3. 用物　各型号聚四氟乙烯人工血管（18 ～ 24mm）及缝线、打孔器（直径 4mm）、摆动锯、一次性多功能除颤 / 复律电极片、股动静脉插管用物、可塑形牵开器、Potts 血管钳和 Cooley 血管钳、各型号聚丙烯线、可吸收止血纱布、生物蛋白胶，必要时备一氧化氮气体。

（四）手术步骤与手术配合

全腔静脉 – 肺动脉连接术心外管道手术步骤与手术配合见表 21-1。

表 21-1　全腔静脉 – 肺动脉连接术心外管道手术步骤与手术配合

手术步骤	手术配合
（1）腹股沟切口消毒铺巾，先游离出股动脉、股静脉备用	再次手术的大龄儿童、胸内粘连严重者，递圆刀、纱布在腹股沟做切口，递电刀、组织镊、乳突牵开器，游离出股动脉、股静脉备用，必要时经股动脉、股静脉插管建立体外循环后再进行开胸
（2）经胸骨正中切口开胸，锯开胸骨	参见表 5-5
（3）充分游离粘连组织，显露左、右肺动脉和上腔静脉、下腔静脉	递电刀、组织镊、组织剪游离粘连组织，松解上腔静脉、下腔静脉、左右肺动脉、肺总动脉、升主动脉
（4）经升主动脉和双腔静脉插管建立体外循环	递聚丙烯线缝置荷包，行升主动脉插管；在上腔静脉靠近奇静脉入口位置插入一根较细的直角插管；在下腔静脉横断膈稍上的位置插入直角管
（5）在常温体外循环下进行手术，先阻断下腔静脉	递 2 把 Potts 血管钳，在下腔静脉汇入右心房位置阻断下腔静脉，递剪刀横断下腔静脉，递 5-0 聚丙烯线双层缝闭下腔静脉近心端，解除 Potts 血管钳
（6）行人工血管与下腔静脉远心端端 – 端吻合	选择合适的聚四氟乙烯人工血管，根据下腔静脉远心端至右肺动脉下壁的距离确定好血管的长度，递组织剪修剪血管；递 5-0 聚四氟乙烯线行人工血管与下腔静脉远心端端 – 端吻合
（7）横断肺总动脉，充分游离右肺动脉	递 2 把 Potts 血管钳安置在肺动脉分支前，递组织剪横断肺总动脉，递 5-0 聚丙烯线双层缝闭近心端；远心端切口如果不需要与人工血管吻合，则用 5-0 聚丙烯线双层缝闭；递电刀、组织剪充分游离右肺动脉，选择合适位置与人工血管吻合
（8）行人工血管与右肺动脉端 – 侧吻合	递 Potts 血管钳阻断上腔静脉（或收紧血管阻断带），递 11 号尖刀在右肺动脉下壁做切口，用 6-0 聚四氟乙烯线行人工血管与右肺动脉下壁端 – 侧吻合
（9）开放腔静脉阻断钳，停止体外循环	解除腔静脉阻断钳或阻断带，停止体外循环，递温盐水注射器检查各吻合口，必要时递 5-0 聚丙烯线缝合止血
（10）酌情行人工血管与右心房窗孔侧 – 侧吻合	递 Cooley 血管钳安置于右心房近上腔静脉处，递 11 号尖刀做一约 1cm 切口，同时在人工血管内侧相似高度处，用 4mm 打孔器开一个 4mm 窗孔，递 5-0 聚丙烯线将右心房切口绕缝于人工血管窗孔外缘，完成包绕式侧 – 侧吻合，打结后开放下腔静脉，人工血管排气
（11）评估手术效果，放置心房测压管和起搏导线，缝合切口	参见表 5-8

（五）护理关注点

（1）术前访视了解患儿病情、手术史、过敏史、营养状况，告知家属预防患儿感冒和缺氧发作，术日须禁饮、禁食 4 ~ 6h。

（2）此类患儿由于再次手术的经历导致其更加易激惹、哭闹、紧张，术前应多安慰患儿，使其安静，如麻醉前出现缺氧、呼吸急促、血压下降等缺氧发作或发绀恶化，配合麻醉医生保持患儿呼吸道通畅，协助麻醉医生迅速气管插管，痰多者给予吸痰。

（3）过床即贴好一次性多功能除颤 / 复律电极片，并调好自动除颤模式和参数，手术过程中保证摆动锯电池电量充足，术中密切观察生命体征及病情变化，及时提供有效的抢救措施。

（4）再次开胸手术由于剥离面范围广、手术时间长等因素容易止血困难，应准备相应止血材料和血制品。

（5）此类手术患儿需进行中心静脉及股静脉穿刺，便于手术中测压及补液。术后静脉输液管道应绝对避免气泡进入。

第三节　单心室房室瓣手术配合

一、概述

单心室的心脏结构复杂，可包括多种畸形，如心室双出口、共同房室瓣、三尖瓣闭锁、二尖瓣闭锁等。随着双向上腔静脉肺动脉分流术、全腔静脉 – 肺动脉连接术（TCPC）作为一期或分期手术方法被广泛使用，治疗效果得到显著的提高，但随着病程进一步发展，单心室进一步扩大，房室瓣环随之扩大，严重的房室瓣反流成为影响单心室患者生存率的重要因素，根据房室瓣反流严重程度及瓣环扩大程度，对其进行房室瓣成形或置换术，是单心室患者在心脏移植以外的较合适选择。本节阐述前期已完成第一阶段手术 [双向上腔静脉肺动脉分流术和（或）TCPC] 后房室瓣病变加重者所接受的房室瓣成形 / 置换手术配合相关知识。

二、手术方式

单心室房室瓣手术方式主要包括房室瓣成形术或置换术。
1. 房室瓣成形术　是国外主流的手术方式，适用于单心室房室瓣轻、中度反流患者。
2. 房室瓣置换术　适用于功能性单心室合并房室瓣重度反流的患者。瓣环极度扩大，瓣膜病变严重，已经不适合房室瓣成形术，房室瓣置换术是除心脏移植外的合理选择。

三、手术护理配合

（一）麻醉方式

采用静吸复合麻醉。

（二）手术体位

患者取仰卧位，肩背部垫一长形胸垫使胸部抬高、头部后仰。

（三）物品准备

1. 设备　参见第五章第五节"四、儿童心血管手术正中开胸手术"，备血液回收机。

2. 器械　根据患者年龄、体重及手术部位选择不同的材料及手术器械，如儿童或成人心脏手术器械包（见表 4-2、表 4-3）、成人先天性心脏病手术附加包（见表 4-13、图 4-5）、瓣膜成形/置换手术附加包（见表 4-9、表 4-10）、瓣环/瓣膜测量器、缝线固定器（见图 4-32）。

3. 用物　2-0 带垫片涤纶线（换瓣线）、各型号瓣膜、摆动锯、一次性多功能除颤/复律电极片、股动脉和股静脉插管用物、各型号聚丙烯线、可吸收止血纱布、生物蛋白胶，必要时备一氧化氮气体。

（四）手术步骤与手术配合

房室瓣成形/置换手术步骤与手术配合见表 21-2。

表 21-2　房室瓣成形/置换手术步骤与手术配合

手术步骤	手术配合
（1）胸骨正中切口和腹股沟切口消毒铺巾	腹股沟切口游离出股动脉、股静脉备用，必要时经股动脉、股静脉插管建立体外循环后再进行开胸
（2）正中开胸，分离心包腔粘连组织，建立体外循环	参见表 5-5
（3）转流降温，阻断主动脉	参见表 5-7
（4）探查房室瓣	递 11 号尖刀、组织剪，切开右心房，递 2-0 涤纶线提吊，显露房室瓣，探查病变程度
（5）结合术前经食管超声心动图的瓣膜形态及功能，行房室瓣处理	①递 5-0 或 6-0 聚丙烯线部分缝合前后瓣尖、后瓣瓣裂及用 4-0 或 5-0 聚丙烯线环缩后内瓣环进行房室瓣成形术 ②进行房室瓣置换时，有以下几种原瓣膜结构处理方法：保留原瓣膜全部结构；部分保留；切除瓣叶；对于瓣环过大者，一般选用高瓣架、大号机械瓣
（6）缝合切口	递聚丙烯线连续缝合右心房切口
（7）排气，开放主动脉	完成心内排气步骤，缓慢撤除主动脉阻断钳，恢复心脏血流，检查心脏各吻合口有无出血，放置临时起搏器
（8）评估手术效果	利用经食管超声心动图检查明确房室瓣成形/置换效果，了解心功能情况
（9）撤离体外循环，止血，关胸	参见表 5-8

（五）护理关注点

（1）强调术前讨论与访视，重点关注主刀医生提出的手术方案及步骤、特殊器械及用物，同时关注各级医师提出的特殊要求及指示、用药方案等。

（2）此类手术手术时间长，关注患者术中压力性损伤护理，术中应每隔2h依次转动头部及四肢，恢复受压部位循环，预防压力性损伤。术后与ICU交接班检查受压部位是否有压红、水疱、烫伤等情况并做好记录。

（3）围术期注意保温，根据手术进展调节暖风机温度，手术台上供应温生理盐水。

（4）此类患者病情重、变化快、手术时间长，尤其有些术前反流严重、心功能差的患者，需要做好各种抢救应急预案，如病情需要延迟关胸或ECMO支持，应快速配合术者关胸，同时需要清点手术所有器械、缝针、纱布及清晰记录留置患者胸腔的手术物品。

（5）此类患者手术后静脉输液管道应绝对避免气泡进入。

（王　欣　陈晓霞　谢　庆）

参 考 文 献

丁美容，2014. 双向Glenn治疗婴幼儿功能性单心室术后并发症的观察及护理. 中国循环杂志，（z1）：211.

葛同开，2020. 一期全腔静脉–肺动脉连接术治疗功能性单心室患者的中期疗效. 岭南心血管病杂志，26（2）：180-183，204.

花中东，2020. 先天性心脏病外科治疗中国专家共识（八）：单心室生理矫治系列手术. 中国胸心血管外科临床杂志，27（9）：979-986.

蒋连勇，丁芳宝，张俊文，等，2013. 单心室瓣膜反流的外科治疗. 中国胸心血管外科临床杂志，20（4）：387-391.

邝素华，马伦超，杨超，等，2016. 功能性单心室患者38例双向Glen手术的术后管理. 广东医学，37（15）：2272-2275.

欧阳淑怡，谢庆，卢嫦青，等，2015. 功能性单心室房室瓣置换术的护理配合. 护理学杂志，30（24）：49-51.

肖雅琼，董念国，孙宗全，等，2011. 功能性单心室的外科治疗及近期疗效. 中华小儿外科杂志，32（4）：248-251.

庄建，2014. 功能性单心室的外科治疗——统一命名和改良技术. 中华胸心血管外科杂志，30（4）：193-194.

Mavroudis C，Backer C，2014. 小儿心脏外科学. 4版. 刘锦纷，孙彦隽，译. 上海：世界图书出版上海有限公司：611-643.

第二十二章　三尖瓣下移畸形手术配合

三尖瓣下移畸形（Ebstein anomaly of tricuspid valve）首先由 Ebstein 于 1866 年报道，是一种非常少见的先天性心脏病，占所有先天性心脏病的 1% 以下。其特征性改变是三尖瓣后瓣和隔瓣下移到三尖瓣真环以下，右心室被下移的三尖瓣分隔成房化右心室和功能右心室，三尖瓣有不同程度的关闭不全。其有多种外科矫治方法，如房化心室折叠、三尖瓣成形、解剖矫治、三尖瓣置换、一个半心室及三尖瓣锥体重建术等。

第一节　三尖瓣下移畸形锥体重建手术配合

一、概述

自 1866 年发现并报道三尖瓣下移畸形后，经过 100 多年的不断探索和研究，1993 年 Dasilva 首次提出三尖瓣下移畸形锥体重建术，在大量三尖瓣下移畸形治疗经验基础上，于 2012 年报道并详细论述了手术的具体步骤及术后效果。三尖瓣下移畸形锥体重建术遵循了 Carpentier 手术基本原则，但锥体重建法采取了不同的方法，可以形成中心性血流和实现瓣叶完全对合。

二、手术方式

锥体重建法（cone reconstruction，cone procedue），即通过充分游离并顺时针转动三尖瓣瓣膜，保留瓣膜与右心室心尖部的连接，并保证锥体底部全周与三尖瓣解剖瓣环的良好对合。在众多技术探索中，此技术更接近"解剖根治"，因其保留了隔瓣区域，形成了中心性舒张期血流，较好地保全了三尖瓣下移畸形患者的瓣膜功能，远期抗反流能力增强，且技术操作的重复性更佳。

手术适应证：Carpentier 分型 A、B、C 型三尖瓣下移畸形；合并预激综合征者应先期射频消融后再行锥体重建。

三、手术护理配合

（一）麻醉方式

采用静吸复合麻醉。

（二）手术体位

患者取仰卧位，肩背部垫一长形胸垫使胸部抬高、头部后仰。

（三）物品准备

1.设备 参见第五章第五节"四、儿童心血管手术正中开胸手术"。

2.器械 儿童或成人心脏手术器械包（见表4-1、表4-2）、儿童手术精密器械附加包（见表4-21、图4-13）、Fontan手术专用附加包（见表4-23、图4-15）、瓣膜成形／置换手术附加包（见表4-9、表4-10）、瓣环／瓣膜测量器、缝线固定器。

3.用物 各型号聚丙烯线、两个冲洗器（见图4-73）、瓣环／瓣膜（备）、起搏导线、生物蛋白胶、可吸收止血纱布、聚四氟乙烯心包膜、测压套件（见图4-72）等。

（四）手术步骤与手术配合

三尖瓣下移畸形锥体重建手术步骤与手术配合见表22-1。

表 22-1　三尖瓣下移畸形锥体重建手术步骤与手术配合

手术步骤	手术配合
（1）胸骨正中开胸，建立体外循环	参见表 5-7
（2）转流降温至30℃，阻断主动脉	主动脉根部插入灌注针，连接灌注管；递阻断钳、无损伤镊，在升主动脉远端设置阻断钳；灌注冷心脏停搏液，需要时递冰盐水予以心包腔内辅助降温
（3）切开右心房，置入左心引流管，探查三尖瓣	递11号尖刀切开右心房，2～3针牵引线提吊右心房，递心脏拉钩、直角钳、无损伤镊显露三尖瓣，探查三尖瓣及瓣下结构
（4）游离三尖瓣瓣叶	递11号尖刀、组织剪自三尖瓣前瓣的异位附着点开始顺时针游离前瓣、后瓣和隔瓣，将瓣叶与瓣间隔之间的粘连带（包括异常单束乳头肌、腱索）完全松解，保留瓣叶及其与右心室心尖部的连接，然后顺时针剪下后瓣游离缘
（5）重建三尖瓣锥体结构	递5-0或6-0聚丙烯线将隔瓣及部分后瓣切缘间断或连续缝合在一起，形成新的、尖端指向心尖或其附近的三尖瓣圆锥
（6）折叠房化右心室游离壁	递数根4-0或5-0带垫片聚丙烯线，从房化右心室游离壁底端起针，双针纵向缝合至距离三尖瓣固有瓣环约1cm处水平，折叠呈瘤样扩张的房化右心室
（7）缩小真三尖瓣瓣环	备人工心包膜或人工血管片、3-0聚丙烯线，将三尖瓣固有瓣环相当于前瓣、隔瓣交接区褥式缝合至相当于后瓣、隔瓣交界区，使重建的三尖瓣瓣环缩小至与游离下来的新三尖瓣周径大小相匹配。往返连续缝将冗余的固有瓣环折叠闭合
（8）将圆锥三尖瓣与真三尖瓣环接合	顺时针旋转，递5-0聚丙烯线，将新的圆锥三尖瓣后瓣切缘缝合在固有的三尖瓣隔瓣瓣环上；其余三尖瓣瓣叶切缘继续与重建的固有瓣环间断或连续缝合，固定瓣叶，完成三尖瓣重建。部分患者需加植入人工三尖瓣环
（9）排气，开放主动脉	完成心脏排气，松开主动脉阻断钳，恢复心脏血流，心脏复搏。递聚丙烯线连续缝合右心房切口
（10）评估手术效果	利用经食管超声心动图评估手术效果，必要时测量肺动脉压和右心室压
（11）撤离体外循环，止血，关胸	检查各吻合口有无出血，放置临时起搏导线，待生命体征平稳后撤离体外循环，常规止血、关胸

（五）护理关注点

（1）三尖瓣下移畸形患者右心房常极度扩张且有三尖瓣反流，血液容易在右心房内潴留，导致药物释放时间延长，易导致用药过量。麻醉诱导期间，应重点关注并适当延长麻醉诱导过程，耐心观察用药效果，避免由药物过量引起血流动力学紊乱等严重后果。

（2）由于此类矫治术后需再次手术的可能性高，应使用聚四氟乙烯心包膜，防止粘连。

（3）针对患者术前存在肝大、腹水、皮肤水肿等右心衰竭症状，以及末梢循环差、皮肤薄等情况，于患者骨隆突、骶尾部等受压部位涂抹赛肤润，且术中每2h转动头部及外踝，防止压力性损伤发生。

（4）提前裁剪出足够数量的小垫片，供术中带垫片间断缝合时使用，带垫片缝合有助于防止组织撕脱。

（5）手术过程中多备5-0聚丙烯线提吊显露三尖瓣，且应随时准备测量右心室压和肺动脉压。

（6）此类患者本身术前常合并心律失常，且其右心室小、收缩力受损，加之手术创伤、心肌缺血等因素，更易诱发心律失常。术中应密切观察心电图及血气分析，及时发现并纠正电解质异常，同时备好米力农、异丙肾上腺素、利多卡因等药物，当发生传导阻滞时，及时给予药物处理并安装心外膜临时心脏起搏器。

第二节　三尖瓣人工瓣环修复手术配合

一、概述

三尖瓣下移畸形的特征性改变是三尖瓣后瓣和隔瓣下移到三尖瓣真环以下，右心室被下移的三尖瓣分隔成房化右心室和功能右心室，三尖瓣有不同程度的关闭不全。

二、手术方式

在三尖瓣人工瓣环修复术中，瓣叶成形至关重要，瓣叶移位扩大且后乳头肌、腱索移位重建后，增加了各瓣叶的活动度，易于覆盖正常水平的三尖瓣瓣口，能获得较好的三尖瓣关闭效果。手术要点：①三尖瓣修复术根据三尖瓣各瓣叶的发育和下移情况而定，对于瓣膜与室间隔有粘连或异常腱索附着者，给予充分松解；②前瓣叶宽大充裕者，可直接将瓣叶向后旋转、上移缝至正常瓣环，再将后瓣、隔瓣上移，加上必要的腱索、乳头肌移位重建；③前叶发育不良、下移严重者，充分实施乳头肌和腱索移位重建及自体心包片填补缺损空隙；④重度隔瓣、后瓣发育不良者，用自体心包片行隔瓣、后瓣再造。本节阐述折叠房化右心室＋切除冗余的右心房壁＋三尖瓣人工瓣环修复手术配合相关内容。

三、手术护理配合

（一）麻醉方式

采用静吸复合麻醉。

（二）手术体位

患者取仰卧位，肩背部垫一长形胸垫使胸部抬高、头部后仰。

（三）物品准备

1.设备 参见第五章第五节"四、儿童心血管手术正中开胸手术"。

2.器械 儿童或成人心脏手术器械包（见表4-1、表4-2）、儿童手术精密器械附加包（见表4-21、图4-13）、瓣膜置换手术专用附加包（见表4-9、图4-1）。

3.用物 各型号聚丙烯线、起搏导线（备）、两个冲洗器、瓣环/瓣膜（备）、生物蛋白胶、可吸收止血纱布、聚四氟乙烯心包膜等。

（四）手术步骤与手术配合

三尖瓣人工瓣环修复手术步骤与手术配合见表22-2。

表 22-2　三尖瓣人工瓣环修复手术步骤与手术配合

手术步骤	手术配合
（1）开胸	参见表5-7
（2）建立体外循环，转流，肛温降至30℃，阻断主动脉	参见表5-7
（3）切开右心房，探查三尖瓣	递11号尖刀切开右心房，2～3针牵引线提吊右心房，递心脏拉钩、直角钳、无损伤镊显露三尖瓣，探查三尖瓣及瓣下结构
（4）三尖瓣瓣叶修复	根据术前经食管超声心动图评估，三尖瓣处理细节如下：①如瓣膜与室间隔有粘连或异常腱索附着，递11号尖刀、组织剪给予充分松解；前瓣叶宽大充足，用5-0或6-0聚丙烯线连续缝合前瓣与瓣环脱离的位置，重新将前瓣固定于三尖瓣前瓣叶上，充分游离松解乳头肌，用5-0或6-0聚丙烯线连续缝合前瓣瓣裂。②隔瓣、后瓣重度发育不良者，用自体心包片行隔瓣、后瓣再造
（5）三尖瓣瓣环成形	根据患者体重选择成形环或人工血管片，递2-0涤纶线7～8针以间断缝合方式将其固定在瓣环上，防止远期发生瓣环再次扩张
（6）折叠房化右心室，切除冗余右心房壁	递5-0或6-0聚丙烯线带垫片间断褥式缝合，纵向折叠房化右心室，递组织剪部分剪除右心房壁行右心房减容
（7）排气，开放主动脉，缝合右心房	完成心脏排气，松开主动脉阻断钳，恢复心脏血流，心脏复搏，递5-0或6-0聚丙烯线连续缝合右心房切口
（8）评估手术效果	利用经食管超声心动图评估手术效果
（9）撤离体外循环，止血，关胸	检查各吻合口有无出血，根据病情决定是否放置临时起搏导线，待生命体征平稳后撤离体外循环，常规止血、关胸

（五）护理关注点

（1）此类矫治术后需再次手术的可能性高，应做好再次手术准备，应使用聚四氟乙烯心包膜，防止粘连。

（2）如成形效果不满意或失败，应做好三尖瓣置换术的护理配合。

（3）此类患者术前常合并心律失常，且其右心室小、收缩力受损，加之术中行房化右心室折叠、心肌缺血等因素，更加容易发生心律失常。术中应密切观察心电图及动脉血气分析，及时发现并纠正电解质异常，当发生传导阻滞时，及时给予药物处理并安装心外膜临时心脏起搏器。

（4）术中用大量冰盐水行注水试验，尽量用普通吸引器吸尽盐水，避免回收至体外循环机内引起胶体渗透压降低导致心肌水肿。

（王　欣　谢　庆　陈晓霞）

参 考 文 献

常青，董景梅，张颖，2012.三尖瓣下移畸形手术治疗的护理配合.护理学杂志，27（12）：57-58.

杜睿，杨丹，陈玉成，等，2016.埃博斯坦畸形诊治进展.心血管病学进展，37（5）：468-471.

龚仁蓉，黄智慧，陈芳，2015.图解心血管外科手术配合.北京：科学出版社：386-394.

何维来，周汝元，葛圣林，等，2012.改良Carpentier法矫治三尖瓣下移畸形.中国胸心血管外科临床杂志，19（1）：22-25.

李俊生，马捷，施阳阳，2017.三尖瓣下移畸形外科治疗进展：三尖瓣锥形重建.心肺血管病杂志，36（1）：67-69.

刘小民，谢庆，陈晓霞，等，2017.锥型重建技术治疗三尖瓣下移畸形矫治的护理配合.岭南心血管病杂志，23（1）：103-104.

武玉多，谷孝艳，张宏家，等，2019.三尖瓣下移畸形研究进展.医学研究杂志，48（9）：184-187.

第二十三章　左心室流出道梗阻手术配合

先天性左心室流出道梗阻是指左心室到升主动脉不同平面的左心室排血梗阻性疾病。其由一组相对常见的畸形引起，占先天性心脏病的 3% ～ 10%。左心室流出道梗阻最多见于主动脉瓣狭窄，也可能是瓣下或瓣上狭窄，或这三个部位均存在狭窄。主动脉瓣狭窄最常见，占 60% ～ 75%。主动脉瓣下和瓣上狭窄分别占 15% ～ 20% 和 5% ～ 10%。本章阐述不合并主动脉弓中断、单心室、大血管转位或其他复杂型结构性心脏缺损、主动脉闭锁的主动脉瓣及瓣上和瓣下平面的左心室流出道梗阻手术配合相关内容。

第一节　先天性主动脉瓣狭窄手术配合

一、概述

先天性主动脉瓣狭窄是最常见的类型，约占左心室流出道梗阻病例的 75%。小儿主动脉瓣膜病变可累及多个瓣叶，瓣叶病变复杂，再干预率高。先天性主动脉瓣狭窄可表现为：①双叶式瓣，且瓣叶增厚变形，交界融合，瓣口处于偏心位置，或单叶瓣，可能具有瓣交界，且仅有一个中央狭窄开口；②单一交界，且为单独一个处于偏心位置，延伸到瓣环的交界和一个附着主动脉壁的侧交界；③三个瓣叶，且中央开口狭窄的三叶瓣。主动脉瓣狭窄可导致左心室后负荷增加，造成左心室肥厚、舒张功能减弱，冠状动脉灌注减少，进一步导致心肌梗死、心律失常甚至猝死。根据主动脉瓣跨瓣峰值压力阶差，将主动脉瓣狭窄分为轻度、中度、重度狭窄。轻度狭窄：峰值压力阶差为 10 ～ 30mmHg；中度狭窄：峰值压力阶差为 > 30 ～ 50mmHg；重度狭窄：峰值压力阶差 > 50mmHg，或虽未达到 50mmHg，但伴有临床症状。

二、手术方式

手术方式主要包括主动脉瓣球囊扩张成形术、主动脉瓣交界切开成形术及其他主动脉瓣成形术和自体肺动脉瓣移植术（Ross 术）等。

（一）主动脉瓣交界切开成形术

此术式是最常用的成形方式，适用于大多数先天性主动脉瓣狭窄患儿的初次干预。

（二）主动脉瓣球囊扩张成形术

该术式经心导管球囊扩张主动脉瓣，降低跨瓣峰值压力阶差，促进患儿生长发育，但通常无法彻底解除狭窄。

（三）自体肺动脉瓣移植术（Ross 术）

Ross 手术是采用患者自体的肺动脉瓣进行主动脉瓣置换，再用同种异体带瓣管道重建右心室流出道。用自体肺动脉瓣置换病变的主动脉瓣有很多优点，首先不易形成血栓，术后不需要抗凝；其次，有良好的血流动力；再次，随着时间的延长，自体肺动脉瓣有生长能力。因此，Ross 手术用于治疗主动脉瓣病变主要针对儿童患者，术后瓣膜能够随年龄增长而生长。Ross 手术在低龄先天性主动脉瓣狭窄患儿中有不可替代的作用，适用于瓣膜条件差、成形效果不佳、成形失败及成形后需要再次干预的患儿。

手术在全身中低温（28 ～ 30℃）体外循环下进行。采用上腔静脉、下腔静脉插管，动脉供血插管位置应较高，以利于充分显露主动脉瓣。先顺灌进行心肌保护并间断经冠状静脉窦逆灌维持。在主动脉做一个与同种带瓣管道置换类似的反 S 形小弧度切口并留置牵引线。切开主动脉，仔细检查主动脉瓣和主动脉根部，确定是否适合做 Ross 手术。切除病变的主动脉瓣，将左、右冠状动脉开口呈纽扣状切取下来。如果行主动脉根部替换术，主动脉根部的切除方法与同种带瓣管道置换相同。然后做肺动脉和肺动脉瓣的处理，切取自体肺动脉瓣，以自体肺动脉瓣置换主动脉瓣，并将冠状动脉开口纽扣片重新植入到新主动脉根部，最后行右心室流出道及肺动脉重建。

手术适应证：①年龄 1 ～ 30 岁，特别是青少年，手术后需要继续生长发育的患者；②特殊原因术后不能口服抗凝剂的患者；③人工瓣膜置换术后出现功能障碍需再次手术的患者。

三、手术护理配合

（一）麻醉方式

采用静吸复合麻醉。

（二）手术体位

患者取仰卧位，肩背部垫一长形胸垫使胸部抬高、头部后仰。

（三）物品准备

1. 设备　参见第五章第四节"四、儿童心血管手术正中开胸手术"。

2. 器械　儿童或成人心脏手术器械包（见表 4-1、表 4-2）、儿童手术精密器械附加包（见表 4-21、图 4-13）、Fontan 手术专用附加包（见表 4-23、图 4-15）、心室流出道探条、冠状动脉刀、冠状动脉探条、瓣膜测量器、直尺、打孔器等。

3. 用物　各型号聚丙烯线、婴儿纱布、生物蛋白胶、起搏导线（备）、两个冲洗器、可吸收止血纱布、牛颈静脉（备）、聚四氟乙烯人工血管等。

（四）手术步骤与手术配合

1. 主动脉瓣交界切开成形手术步骤与手术配合 见表 23-1。

表 23-1 主动脉瓣交界切开成形手术步骤与手术配合

手术步骤	手术配合
（1）开胸	参见表 5-7
（2）建立体外循环	肝素化后，分别插入主动脉、上腔静脉及下腔静脉插管，连接管道后，上下腔静脉套阻断带，在主动脉插管近心端缝置荷包线，插入心脏停搏液灌注针，连接灌注管
（3）转流，肛温降至 30℃，阻断主动脉	递阻断钳、无损伤镊，在升主动脉远端设置阻断钳；灌注冷心脏停搏液，需要时递冰盐水予以心包腔内辅助降温；递 11 号尖刀斜切开右心房，经房间隔放入左心引流管
（4）横切开主动脉，探查瓣膜情况	递 11 号尖刀、组织剪切开主动脉，递 5-0 聚丙烯线带垫片提吊主动脉壁，利用注水试验探查主动脉瓣膜情况
（5）主动脉瓣交界切开	结合术前经食管超声心动图评估，递 11 号尖刀或冠状动脉刀切开粘连交界、削薄增厚的主动脉瓣瓣叶，递合适的流出道探条通过主动脉瓣口或注水试验查看反流情况
（6）缝合主动脉切口	递 5-0 或 6-0 聚丙烯线连续缝合主动脉切口
（7）排气，开放主动脉，缝合右心房切口	完成心脏排气，松开主动脉阻断钳，恢复心脏血流，心脏复搏。递聚丙烯线连续缝合右心房切口
（8）评估手术效果	经食管超声心动图查看主动脉瓣流速及压差是否较术前改善
（9）撤离体外循环，止血，关胸	检查各吻合口有无出血，根据病情决定是否放置临时起搏导线，待生命体征平稳后撤离体外循环，常规止血、关胸

2. 正中开胸 Ross 手术步骤与手术配合 见表 23-2。

表 23-2 正中开胸 Ross 手术步骤与手术配合

手术步骤	手术配合
（1）胸骨正中切口，开胸后游离主动脉 – 肺动脉间隙	开胸后充分游离主动脉 – 肺动脉间隙，注意避免损伤冠状动脉
（2）建立体外循环	按常规建立体外循环，在近无名动脉起始处插入主动脉插管，上腔静脉、下腔静脉插管。递组织镊、电刀游离肺动脉至左、右肺动脉分叉处并做好标记；游离主动脉近心端脂肪垫，以确认右冠状动脉的发出部位
（3）切开主动脉，探查并切除主动脉瓣	心脏停搏后，递 11 号尖刀在右冠状动脉开口上方 1.5cm 处做主动脉横切口，探查主动脉瓣，如果主动脉瓣不可修复，则递瓣膜剪剪除主动脉瓣，连接左、右灌注管经冠状动脉口再灌注一次心脏停搏液
（4）横断肺动脉干	递 11 号尖刀切开肺动脉，并于瓣膜交界上方几毫米处横断肺动脉干，探查肺动脉瓣确保其结构正常；然后将肺动脉干近端向前牵引，递电刀游离肺动脉后部，深至室间隔心肌
（5）确认肺动脉瓣环位置	递直角钳从肺动脉口送入肺动脉瓣环下 4～5mm 处，将右心室流出道前壁顶起，递 11 号尖刀在这一点上横行切开右心室
（6）切开右心室前壁	完成探查后，递 11 号尖刀向前后扩大切口，切开右心室前壁全层，注意勿损伤右冠状动脉

续表

手术步骤	手术配合
（7）切取肺动脉瓣	递组织剪将右心室流出道后壁的部分室间隔肌肉与肺动脉瓣一起剥离，将右心室流出道前方和后壁切口离断，切取肺动脉瓣后，递组织剪修剪瓣环下肌肉，斜行削薄瓣环，将其置入生理盐水中浸泡备用
（8）将自体肺动脉瓣植入主动脉瓣环	递11号尖刀横断主动脉；递电刀和精细剪，适当游离冠状动脉，分别切取左、右冠状动脉开口连同周边的主动脉壁形成两个较大的冠状动脉扣，以备移植到自体肺动脉，递聚丙烯线在肺动脉瓣三个交界处下方各缝一针，然后缝于主动脉瓣环的对应点，向外牵拉提吊线，通过调整这3条定位线的位置，使肺动脉瓣良好地置于主动脉瓣环中。将自体肺动脉后窦对向主动脉左冠窦，用聚丙烯线连续吻合自体肺动脉近端与主动脉瓣环
（9）如主动脉瓣环已经扩大至临界状态，可采用瓣环固定技术	备1条长型涤纶补片或毡型补片，围绕在主动脉吻合口
（10）移植左、右冠状动脉	选用合适的打孔器，在自体肺动脉上打孔，递6-0聚丙烯线分别将左、右冠状动脉纽扣连续缝合于自体肺动脉
（11）吻合主动脉远端	递组织剪修剪主动脉远端前壁成楔形，递聚丙烯线连续缝合自体肺动脉远端与主动脉远端
（12）行右心室流出道重建	采用带瓣牛颈静脉、人工血管或自体心包补片重建右心室流出道，递5-0或6-0聚丙烯线行肺动脉干远端与修剪好的血管材料远端吻合，再采用"风帽"技术行血管材料近端与右心室切口吻合
（13）开放心脏循环，心脏复搏	解除主动脉阻断钳，拔除左心室引流管和主动脉根部灌注管，连接负压排气，复搏后检查各吻合口有无出血，根据病情决定是否放置临时起搏导线
（14）评估手术效果，撤离体外循环管道，缝合切口	参见表5-8

（五）护理关注点

（1）围术期做好保温，提前将室温调至22～24℃，棉被铺于手术床上，保温仪调至38℃进行预热。手术台上供应温热生理盐水，小婴儿转运时提前预热红外线辐射台。

（2）术中每隔2h转动头部及四肢，保护受压部位，预防术中压力性损伤。

（3）术前仔细检查主动脉瓣病变及肺动脉瓣功能。肺动脉瓣功能要求良好无狭窄或关闭不全。取下的自体肺动脉瓣置于肝素生理盐水中妥善保存，切勿离开手术台。

（4）手术复杂，术前充分跟主刀医生沟通，做好物品、耗材及器械准备。术中注意随时调整电凝功率的大小，便于不同部位的操作。获取冠状动脉纽扣时，注意不要摇床或触碰主刀医生的手臂。

（5）对于危重婴幼儿，手术前应注意监测循环、呼吸和代谢状况。有心功能不全表现时，应给予强心利尿治疗，必要时给予正性肌力药物。病情危重的新生儿需要急诊处理，诊断一旦确定，首先通过中心静脉给予前列腺素E_1，保持动脉导管开放。

（王　欣　张善娟　谢　庆）

第二节　先天性主动脉瓣下狭窄手术配合

一、概述

主动脉瓣下狭窄是指左心室流出道狭窄水平位于主动脉瓣下的一类疾病，包括一个由简单至复杂的多病种疾病谱，可能与遗传相关，有家族遗传倾向。其可引起左心室流出道梗阻、继发性左心室肥厚、主动脉瓣或二尖瓣损害、心肌缺血、急慢性心功能不全、感染性心内膜炎和心律失常等。根据组织形态学表现其可分为 5 种类型：Ⅰ型为隔膜型，纤维性隔膜贴附在主动脉瓣以下，根据是否累及主动脉瓣，分为Ⅰa型（隔膜未累及主动脉瓣瓣叶）和Ⅰb型（隔膜累及主动脉瓣瓣叶）；Ⅱ型为纤维–肌型，主动脉瓣下隆起的肌肉突入左心室流出道，隆起的肌肉脊上有一圈纤维环附；Ⅲ型为隧道型，不规则的纤维性隧道样狭窄起始于或接近于主动脉瓣瓣环，向下广泛累及左心室流出道，根据主动脉瓣是否受累和瓣环发育情况，分为Ⅲa（主动脉瓣未受累或轻微受累，瓣环发育尚可）和Ⅲb（主动脉瓣中度以上受累，瓣环发育不良）两个亚型；Ⅳ型为肥厚型心肌病型，特发性主动脉瓣下肥厚；Ⅴ型为合并其他畸形主动脉瓣下狭窄，二尖瓣异常瓣叶组织、瓣体或异常肌束连接左心室流出道，合并主动脉弓中断、缩窄及室间隔缺损、房室间隔缺损等。是否手术干预取决于临床表现、左心室流出道峰值压差、心功能分级、继发改变（主动脉瓣、二尖瓣受累程度）和合并症情况。以下情应选择手术干预：Ⅰ、Ⅱ型静息状态下左心室流出道峰值压差≥50mmHg；静息状态下左心室流出道峰值压差≥30mmHg，美国纽约心脏协会或 ROSS 心功能分级为Ⅲ级、Ⅳ级；合并累及主动脉瓣（组织、功能）的感染性心内膜炎；Ⅲ、Ⅳ型伴有心功能降低或生长发育受限等。

二、手术方式

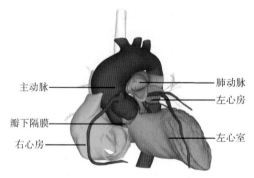

图 23-1　主动脉瓣下隔膜三维模型图

主要手术方式：单纯狭窄隔膜切除、左心室肥厚肌肉切开或切除、改良 Konno 手术、改良扩大 Morrow 手术等。

（1）单纯狭窄隔膜切除适用于Ⅰ型、Ⅱ型患儿（图 23-1）。

（2）左心室肥厚肌肉切开或切除，Ⅰ型和Ⅱ型是其治疗的最常见类型，占此术式治疗的所有先天性主动脉瓣下狭窄患儿的 70%。

（3）改良 Konno 手术，主要用于Ⅲa型患儿，可保留自体主动脉瓣，也可以用于梗阻性肥厚型心肌病型、DORV 或 TGA/VSD 术后左心室流出道梗阻的患儿。

（4）改良扩大 Morrow 手术，主要用于梗阻部位局限于室间隔基底的Ⅳ型患儿。

三、手术护理配合

（一）麻醉方式

采用静吸复合麻醉。

（二）手术体位

患者取仰卧位，肩背部垫一长形胸垫使胸部抬高、头部后仰。

（三）物品准备

1. 设备　参见第五章第五节"四、儿童心血管手术正中开胸手术"。

2. 器械　儿童或成人心脏手术器械包（见表 4-1、表 4-2）、儿童手术精密器械附加包（见表 4-21、图 4-13）、Fontan 手术专用附加包（见表 4-23、图 4-15）、心室流出道探条（见图 4-29）。

3. 用物　各型号聚丙烯线、起搏导线（备）、两个冲洗器、可吸收止血纱布，必要时准备瓣膜测瓣器和机械瓣膜、生物蛋白胶等。

（四）手术步骤与手术配合

先天性主动脉瓣下狭窄手术步骤与手术配合见表 23-3。

表 23-3　先天性主动脉瓣下狭窄手术步骤与手术配合

手术步骤	手术配合
（1）胸骨正中开胸	参见表 5-7
（2）建立体外循环	肝素化后，分别插入主动脉、上腔静脉及下腔静脉插管，连接管道后，上腔静脉、下腔静脉套阻断带，在主动脉插管近心端缝置荷包线，插入心脏停搏液灌注管，连接灌注装置
（3）转流，降温至30℃，阻断主动脉	递阻断钳、无损伤镊，在升主动脉远端设置阻断钳；灌注冷心脏停搏液，需要时递冰盐水予以心包腔内辅助降温；递11号尖刀斜切开右心房，经房间隔放入左心引流管
（4）纵行切开主动脉，探查主动脉瓣膜情况	递11号尖刀、组织剪切开主动脉，利用注水试验探查主动脉瓣膜情况
（5）经主动脉瓣口显露瓣下狭窄部位	递5-0或6-0聚丙烯线提吊主动脉壁，协助显露主动脉瓣下区域
（6）根据术前经食管超声心动图对主动脉瓣的形态与功能评估及结合术中所见，处理主动脉瓣	①瓣下狭窄处理：递11号尖刀切除瓣下隔膜样纤维嵴；②伴明显左心室流出道狭窄者：行部分肥厚肌肉切除或肌肉切开；③主动脉瓣狭窄和（或）关闭不全，行瓣膜置换
（7）缝合主动脉切口，排气，开放主动脉	递5-0聚丙烯线连续缝合主动脉切口，排气，开放主动脉
（8）评估手术效果	应用经食管超声心动图检查主动脉血流速度及跨瓣压差及瓣膜反流情况，验证手术效果
（9）撤离体外循环，止血，关胸	检查各吻合口有无出血，根据病情决定是否放置临时起搏导线，待生命体征稳定后撤离体外循环，常规止血、关胸

（五）护理关注点

（1）围术期做好保温，提前将室温调至 22～24℃，保温仪调至 38℃进行预热，手术台上供应温热生理盐水，小婴儿转运时提前预热红外线辐射台。

（2）术中每隔 2h 转动头部及四肢，保护受压部位，预防压力性损伤。

（3）术前充分跟主刀医生沟通，做好物品、耗材及器械准备。术中注意随时调整电凝功率的大小，便于不同部位的操作。多备 5-0 聚丙烯线悬吊显露主动脉瓣下区域，行部分肥厚肌肉切除或肌肉切开时，注意不要摇床或触碰主刀医生手臂。

第三节　先天性主动脉瓣上狭窄手术配合

一、概述

先天性主动脉瓣上狭窄是一种染色体上弹性蛋白基因缺失导致的弹性蛋白动脉疾病，属于一种非常罕见的左心室流出道梗阻性疾病。其狭窄病变位于主动脉瓣交界上方，即窦管交界处有突出的嵴样结构形成环形狭窄，或者除了窦管交界狭窄，还有升主动脉发育不良，病变范围可达主动脉弓分叉处甚至降主动脉（图 23-2）。左心室流出道压差大于 50mmHg，或者合并主动脉瓣关闭不全，冠状动脉受累及右心室流出道梗阻时，即使压差低于 50mmHg 者，都需要手术干预来解除梗阻，避免主动脉瓣膜退化病变。

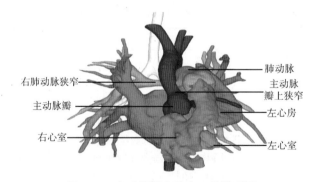

图 23-2　主动脉瓣上狭窄三维模型图

二、手术方式

手术方式有单窦法、双窦法、三窦法及主动脉切除吻合法（切除纤维增生狭窄环）。不管采用哪种手术方式，重建主动脉窦管交界的关键是补片剪裁，同时考虑补片的大小与正常年龄主动脉的直径、狭窄病变的程度及保留正常组织的多少是否匹配。

（一）单窦法

单窦法主要为纵行切开瓣上狭窄位置达无冠状窦部中点，采用菱形补片连续缝合扩大主动脉无冠状窦，其适用于弥漫性狭窄类型患儿。

（二）双窦法

双窦法为倒"Y"形切口切开无冠状窦和右冠状窦，将补片修剪成裤衩状，连续缝合行主动脉窦部重建，适用于弥漫性主动脉瓣上狭窄。

（三）三窦法

三窦法为采用 3 个补片行主动脉窦部扩大。

（四）其他手术方式

其他手术方式：切除纤维增生的狭窄环，将主动脉行端–端吻合。对于一些弥漫性主动脉瓣上狭窄的病例，无法行解剖矫治，用人工管道连接心尖与主动脉。

三、手术护理配合

（一）麻醉方式

采用静吸复合麻醉。

（二）手术体位

患者取仰卧位，肩背部垫一长形胸垫使胸部抬高、头部后仰。

（三）物品准备

1. 设备　参见第五章第五节"四、儿童心血管手术正中开胸手术"。

2. 器械　儿童或成人心脏手术器械包（见表 4-1、表 4-2）、儿童手术精密器械附加包（见表 4-21、图 4-13）、Fontan 手术专用附加包（见表 4-23、图 4-15）、心室流出道探条（见图 4-29）。

3. 用物　各型号聚丙烯线、外科生物补片、起搏导线（备）、两个冲洗器、可吸收止血纱布，必要时准备瓣膜测环 / 瓣器、生物瓣或机械人工瓣膜、生物蛋白胶等。

（四）手术步骤与手术配合

先天性主动脉瓣上狭窄手术步骤与手术配合见表 23-4。

表 23-4　先天性主动脉瓣上狭窄手术步骤与手术配合

手术步骤	手术配合
（1）正中胸骨开胸	参见表 5-7
（2）建立体外循环	肝素化后，分别插入主动脉、上腔静脉及下腔静脉插管，连接管道后，上腔静脉、下腔静脉套阻断带，在主动脉插管近心端缝置荷包线，插入心脏停搏液灌注针，连接灌注管
（3）转流，降温至 30℃，阻断主动脉	递阻断钳、无损伤镊，在升主动脉远端设置阻断钳；灌注冷心脏停搏液，需要时递冰盐水予以心包腔内辅助降温；递 11 号尖刀斜切开右心房，经房间隔放入左心引流管
（4）纵行切开瓣上狭窄，探查瓣膜情况	递 11 号尖刀、组织剪切开主动脉，利用注水试验探查主动脉瓣膜情况

续表

手术步骤	手术配合
（5）瓣上狭窄处理	结合术前经食管超声心动图及术中所见，对瓣上狭窄处理如下：切除纤维增生的狭窄环，递自体心包或外科生物补片连续缝合扩大主动脉无冠状窦，倒"Y"形切口切开无冠状窦和右冠状窦，将自体心包或外科生物补片修建成裤衩状，连续缝合行主动脉窦部重建；采用三个自体心包或外科生物补片行主动脉窦部扩大，递合适的探条通过主动脉瓣口或注水试验查看反流情况
（6）缝合主动脉切口，排气，开放主动脉	递5-0或6-0聚丙烯线缝合主动脉切口，排气，开放主动脉
（7）评估手术效果	利用经食管超声心动图查看主动脉瓣和瓣上区域血流速度及压差较术前改善
（8）撤离体外循环，止血，关胸	检查各吻合口有无出血，根据病情决定是否放置临时起搏导线，待生命体征稳定后撤离体外循环，常规止血、关胸

（五）护理关注点

（1）围术期做好保温，术前将室温调至22～24℃，保温仪调至38℃进行预热。根据手术进度调节保温仪温度，手术台上供应温热生理盐水，小婴儿转运时提前预热红外线辐射台。

（2）术中每隔2h转动头部及四肢，保护受压部位，预防压力性损伤。

（3）手术复杂，术前充分跟主刀医生沟通，做好物品、耗材及器械准备。术中注意随时调整电凝功率的大小，便于不同部位的操作。注意不要摇床或触碰主刀医生的手臂。

（4）对于危重婴幼儿，手术前应注意监测循环、呼吸和代谢状况。有心功能不全表现时，应给予强心利尿治疗，必要时给予正性肌力药物。

（王　欣　谢　庆　陈晓霞）

参 考 文 献

董然，陈宝田，孙衍庆，等，2000. 先天性主动脉瓣上狭窄的外科治疗. 中国胸心血管外科临床杂志，7（2）：126-128.

董硕，李守军，2020. 先天性心脏病外科治疗中国专家共识（九）：主动脉瓣下狭窄. 中国胸心血管外科临床杂志，27（10）：1113-1118.

贾兵，李守军，2020. 先天性心脏病外科治疗中国专家共识（二）：小儿先天性主动脉瓣狭窄. 中国胸心血管外科临床杂志，27（3）：246-250.

刘连波，贾兵，叶明，等，2013. 主动脉瓣病变患儿的Ross手术治疗. 中华心血管外科杂志，8（29）：482-483.

徐光亚，吴树明，2010. 图解心脏外科手术学. 北京：科学出版社：502-510.

殷强，韩跃虎，孙国成，等，2019. 先天性左心室流出道梗阻的手术治疗. 中国胸心血管外科临床杂志，26（3）：290-293.

朱海龙，魏东明，彭岚刚，等，2021. 不同手术方法治疗先天性主动脉瓣上狭窄的临床研究. 中国心血管病研究，19（1）：22-25.

朱家全，张俊文，张韫佼，等，2018. 改良Konno术治疗儿童左心室流出道狭窄. 中国心血管病研究，16（9）：820-824.

朱平，张镜芳，等，2007. 先天性主动脉瓣下狭窄103例的外科治疗. 岭南心血管病杂志，13（3）：203-205.

第二十四章 左心发育不良综合征手术配合

一、概述

左心发育不良综合征（hypoplastic left heart syndrome，HLHS）是一种以左心室明显发育不良为特征，同时合并主动脉瓣狭窄或闭锁、升主动脉及主动脉弓重度发育不良的严重先天性心血管畸形，其体循环只能依赖单一心室(指解剖右心室)经未闭的动脉导管供血。在出生后 1 年内得以诊断的新生儿心脏疾病中，HLHS 占 7% ～ 9%。自然状态下，HLHS 是一种致命性疾病，占出生后 1 周内心源性死亡病例的 25%。HLHS 患儿大多出生后 1 ～ 2 天出现呼吸窘迫，部分患儿因充血性心力衰竭或严重低氧血症需在出生后 24h 内急诊手术。前列腺素 E_1 可推迟动脉导管闭合时间，是早期治疗的主要药物，此外还应进行气管插管，借助呼吸机给予适当的辅助通气治疗，以维持动脉血二氧化碳分压。

HLHS 分期重建的目标是通过 Fontan 手术对由右心室支持的肺循环和体循环进行分隔，实现血流动力学的生理性纠正。由于新生儿期生理性肺循环阻力增高，其是 Fontan 手术的禁忌证，故手术必须分期进行。除了分期重建手术外，也有原位心脏移植的报道。但心脏移植供心紧缺，患儿需要终生使用免疫抑制剂，也存在晚期移植心脏失功能的风险。

二、手术方式

HLHS 分期手术治疗通常分三期进行：Ⅰ期是 Norwood 手术，通常在 1 月龄内实施，是将右心室转化为体循环压力泵，肺循环暂由体动脉 – 肺动脉分流维持；Ⅱ期是双向 Glenn 手术或半 Fontan 手术，通常在 4 ～ 10 月龄实施，手术目的是重建肺循环，并关闭主动脉 – 肺动脉分流管（详见第六章"姑息性手术配合"）；Ⅲ期是 Fontan 手术或开窗式 Fontan 手术，在 18 ～ 24 月龄完成（详见第二十一章"单心室的 Fontan 手术配合"）。本章重点阐述Ⅰ期 Norwood 手术配合相关内容。

Ⅰ期 Norwood 手术主要包括三部分操作，即房间隔扩大或切除、肺动脉近端吻合到主动脉并扩大主动脉弓、建立体动脉 – 肺动脉分流或右心室到肺动脉的管道。手术经胸骨正中切口，在深低温停循环或中低温低流量循环下完成，降温后充分游离主动脉及其分支至降主动脉近端，用圈套器阻闭头臂血管，结扎并切断动脉导管；切开右心房，扩大或切除房间隔；在靠近肺动脉分叉处横断肺总动脉，远端缺损用心包片修补，近端使用心包片或同种肺动脉片与升主动脉及主动脉弓吻合，扩大升主动脉及主动脉弓；采用 3.5 ～ 4mm 内径的膨体聚四氟乙烯人工血管在无名动脉和右肺动脉之间建立体动脉 – 肺动脉分流管道，或在右心室与左肺动脉之间建立右心室前向血流通道。

手术适应证：左心发育不良是一种致命性疾病，一旦确诊，应立即手术治疗。

三、手术护理配合

（一）麻醉方式

采用静吸复合麻醉。

（二）手术体位

患者取仰卧位，肩背部垫一长形胸垫使胸部抬高、头部后仰。

（三）物品准备

1. 设备　参见第五章第五节"四、儿童心血管手术正中开胸手术"。

2. 器械　婴儿心脏手术器械包（见表 4-3）、儿童手术精密器械附加包（见表 4-21、图 4-13）、动脉调转手术专用附加包（见表 4-24、图 4-16）。

3. 用物　婴儿电刀负极板、6-0 ～ 8-0 聚丙烯线（需要时选择钨铼合金缝针）、新生儿纱布、生物蛋白胶、可吸收止血纱布、3.5 ～ 5mm 聚四氟乙烯人工血管、外科生物补片或同种异体血管。

（四）手术步骤与手术配合

左心发育不良综合征Ⅰ期（Norwood 手术）手术步骤与手术配合见表 24-1。

表 24-1　左心发育不良综合征Ⅰ期（Norwood 手术）手术步骤与手术配合

手术步骤	手术配合
（1）正中开胸，切除胸腺	参见表 5-7
（2）分离升主动脉与肺总动脉之间的间隙、主动脉弓和头臂血管，分离动脉导管和左肺动脉、右肺动脉	递精细镊、电刀（功率为 10 ～ 12W），游离细小的升主动脉与肺总动脉之间的间隙，直至右肺动脉水平；递电刀继续分离主动脉弓、头臂血管、动脉导管及左、右肺动脉分支，递小直角钳、10 号丝线、10 号导尿管，分别在头臂血管、动脉导管及左、右肺动脉分支套血管阻断带
（3）经肺动脉和右心耳插管建立体外循环，转流后降温	递 6-0 聚丙烯线、精细镊，在肺动脉近心端（肺动脉分叉的下方）缝置荷包，插入动脉插管，经动脉导管向主动脉提供血流；递 6-0 聚丙烯线在右心耳缝置荷包，插静脉插管；转流开始前，收紧左、右肺动脉阻断带，中断肺动脉血流。开始体外转流并降温
（4）在无名动脉近心端缝合人工血管	递小儿侧壁钳、精细镊，在无名动脉近心端半阻断血管；递尖刀在侧壁钳内侧切开血管壁，递组织剪、3.5 ～ 4mm 内径的膨体聚四氟乙烯人工血管，修剪人工血管长度和斜面，递 7-0 聚丙烯线行人工血管与无名动脉端 – 侧吻合；松开侧壁钳查看分流管血流通畅度，递 3.5mm 探条从分流管内逆向送入无名动脉远心端，确保无名动脉远心端无狭窄；递血管夹将分流管夹闭

续表

手术步骤	手术配合
（5）当鼻咽温降至20℃，经主动脉插管逆行灌注心脏停搏液，心脏停搏	将心脏停搏液灌注管连接于主动脉插管的侧孔，递夹管钳夹闭主动脉插管远端，阻断血流；逐一收紧头臂血管阻断带；递阻断钳在动脉导管与降主动脉交汇的远心端夹闭降主动脉，开始经主动脉插管、动脉导管至升主动脉逆行灌注心脏停搏液，使心脏停搏
（6）拔除主动脉插管，将主动脉插管经分流管插入无名动脉，行低流量脑灌注	停止体外循环，撤除左、右肺动脉阻断带；拔除主动脉插管，收紧荷包线；将主动脉插管经分流管送入无名动脉，递10号丝线结扎固定插管，松开无名动脉阻断带，开始低流量灌注主动脉弓行脑灌注；松开降主动脉阻断钳
（7）结扎动脉导管，并在其主动脉侧远端剪断动脉导管	递小直角钳、10号丝线，结扎动脉导管；递组织剪、精细镊，在主动脉侧远端剪断动脉导管，彻底剪除主动脉壁上残余的导管组织
（8）拔除静脉插管，切开右心房，切除房间隔组织	拔除右心耳静脉插管，通过荷包口将房间隔组织广泛切除；或收紧荷包线，递11号尖刀在右心房另做一个小切口，切除房间隔组织；递6-0聚丙烯线连续缝合右心房切口。重新插入右心耳静脉插管，收紧荷包并固定
（9）在右肺动脉起始部水平横断肺总动脉，使用心包补片修补远心端缺损	递组织剪、精细镊，在右肺动脉起始部水平横断肺总动脉；递组织剪、心包补片，修剪补片大小；递7-0聚丙烯线连续缝合修补肺总动脉远心端缺损
（10）切开主动脉弓底部及升主动脉左侧	递11号尖刀在细小的主动脉小弯侧做一切口，跨越整个弓底，切口远端超越动脉导管连接部最远端至降主动脉，切口向近端延长至发育不良的升主动脉距闭锁的主动脉瓣约5mm处，高度与肺总动脉断端近心端平齐
（11）处理升主动脉近心端及相邻的肺动脉近心端，解除主动脉重建后可能对冠状动脉的压迫	递11号尖刀在肺动脉近心端靠近主动脉侧做一小切口，递7-0聚丙烯线以侧-侧吻合方式间断缝合细小的升主动脉和肺动脉近心端，使肺动脉血流能顺利进入冠状动脉
（12）使用补片重建主动脉	递组织剪、精细镊，修剪同种异体血管片或外科生物补片呈圆锥形；递7-0聚丙烯线从降主动脉端向主动脉弓部开始缝合，先缝后壁至升主动脉近心端，再缝合前壁至升主动脉同一水平；另递1条7-0聚丙烯线，将补片底部与肺动脉断端吻合，形成新的主动脉，完成从右心室通过肺动脉瓣到扩大的主动脉的体循环血流通路重建
（13）重新插入动脉插管，恢复体外循环，评估心肌供血状态，开始复温至心脏复搏，继续复温至鼻咽温37℃，其间完成分流管与肺动脉端吻合	在重建的新主动脉弓上缝置荷包；递注射器+塑料针头向新主动脉和右心房内注入生理盐水排气，将主动脉插管从分流管道内拔除，重新插入新主动脉弓上，递10号丝线固定管道；解除头臂血管阻断带，结束脑灌注，恢复全身灌注；递11号尖刀在右肺动脉上壁做一切口，递7-0聚丙烯线行人工血管与右肺动脉端-侧吻合。观察心肌供血状态，确定冠状动脉灌注不受限制；如果此时心脏明显膨胀，则提示可能存在肺动脉瓣扭曲及新的主动脉瓣关闭不全，需要立即处理。检查心脏各吻合口有无出血，根据病情决定是否放置临时起搏导线
（14）撤离体外循环管道，经右心房置入测压管行心房测压	待生命体征稳定后停止体外转流；递穿刺针经皮经胸壁置测压管，经右心房荷包口送入右心房，用于测压和扩容，收紧右心房荷包线并打结，递角针4号丝线缝合皮肤固定测压管
（15）利用经食管超声心动图验证手术效果，止血，关胸	参见表5-8

（五）护理关注点

（1）HLHS患儿出生后因循环发生改变，有可能会有恶性心律失常、心脏停搏的风险，进行患儿交接时，巡回护士需交接清楚患儿生命体征及血管活性药物等。

（2）患儿接入手术间，室温调高至25℃以上，开启充气式保温仪，覆盖保温毯。麻醉过程中，密切关注患儿生命体征变化，确保外科医生、体外循环师到位，备好盐酸肾上腺素、去氧肾上腺素等抢救药物。

（3）手术期间由于手术室温度较低，患儿的体温很可能只有34℃，心肌会处于极度易激惹状态。因此，即使很轻微的牵拉或刺激都可能导致不稳定，诱发心室颤动。在麻醉穿刺和开胸准备阶段，应小心轻柔操作；术中游离大动脉时应使用低功率电刀，尽一切努力避免刺激心脏。

（4）深低温停循环要求体温降至20℃，头部使用冰袋时应用棉布治疗巾包裹冰袋，小心安置，避开耳廓，防止冻伤。复温时应渐进式复温，使用37℃盐水充盈心脏及冲洗伤口。术中每隔2h在不影响手术的前提下挪动患儿头部和骶尾部，预防压力性损伤。血制品输注时做好预加温，预防患儿术后低体温发生。

（5）手术期间实时监测病情变化，做好急救准备，提前配置急救药品，备齐除颤设备及临时心脏起搏器。抢救时立即配合麻醉医生、外科医生、体外循环师对症处理，积极预防与治疗心律失常，保证手术顺利完成。

（张新芳　谢　庆）

参 考 文 献

欧阳淑怡，谢庆，卢嫦青，等，2014. 左心发育不全综合征Ⅰ期Norwood手术的护理配合. 护理学杂志，29（24）：45-46.

温树生，庄建，陈欣欣，等，2007. 左心发育不全综合征Ⅰ期Norwood手术的围术期处理. 岭南心血管病杂志，13（3）：175-178.

许耀强，刘迎龙，2008. 左心发育不良综合征的外科治疗进展. 中华小儿外科杂志，29（1）：57-60.

张泽伟，2017. 中国左心发育不良综合征外科治疗现状及初探. 广州：第19届中国南方国际心血管病学术会议论文集：194-195.

Jonas R A，2009. 先天性心脏病外科综合治疗学. 乔纳斯，刘锦纷，译. 北京：北京大学医学出版社：341-356.

Spray T L，Acker M A，2018. 心脏外科手术学. 6版. 丁以群，译. 西安：世界图书出版西安有限公司：648-660.

Stark J F，de Leval M R，Tsang V T，1996. 先天性心脏病外科学. 3版. 马维国，张怀军，朱晓东，译. 北京：人民卫生出版社：514.

第二十五章　肺静脉异位引流手术配合

第一节　完全性肺静脉异位引流手术配合

一、概述

完全性肺静脉异位引流（total anomalous pulmonary venous connection，TAPVC）是指患者的肺静脉通过一些持续存在的内脏循环连接通路引流至体静脉系统，从而对机体造成一系列损伤。TAPVC 是一种罕见的先天性心脏畸形，仅占出生先天性心脏病患儿的 2%，是新生儿期需要紧急心内手术的几种先天性心脏病之一。合并严重肺静脉梗阻的 TAPVC 患者常在新生儿期即因肺水肿而就诊，出现喂养困难、气促及严重发绀；无明显肺静脉梗阻的患者可在较晚期表现出充血性心力衰竭、喂养困难、生长发育迟缓及频发肺部感染。然而无论是否合并肺静脉梗阻，一经诊断明确，均应尽快实施手术矫治。

TAPVC 分为 4 种解剖类型，以心上型最常见。心上型（占 45%）：肺静脉共汇通过上行的垂直静脉引流至无名静脉或直接引流入上腔静脉，入口常靠近奇静脉开口位置（图 25-1）；心内型（占 25%）：肺静脉共汇直接引流至右心房或冠状窦；心下型（占 25%）：肺静脉共汇通过下行的垂直静脉引流至门静脉，或者极个别情况下引流至下腔静脉；混合型（占 5%）：包括上述两种或者两种以上的合并畸形。

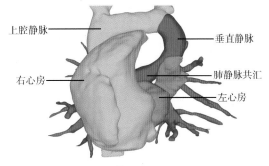

图 25-1　完全性肺静脉异位引流（心上型）矫治术三维模型图

二、手术方式

胸骨正中切口开胸，经主动脉和右心房插管，建立体外循环，在体外循环下结扎动脉导管，结扎垂直静脉，断开肺静脉与体静脉的连接；在肺静脉共汇和左心房之间，建立无梗阻的连接；关闭房间隔缺损。心内型 TAPVC 可以经右心房入路，行冠状静脉窦去顶至左心房、扩大房间隔缺损、使用心包补片重建房间隔。心上型和心下型患儿一般采用深低温停循环方法，提供一个无血的环境，有利于对新生儿细小的肺静脉共汇腔实施精细吻合。为避免术后吻合口或肺静脉狭窄，对于心上型和心下型患儿，临床上可使用"无内膜接触"

缝合技术，即将左心房与心脏后方的共汇静脉腔周围心包吻合，而不是直接与肺静脉吻合，避免了不均衡张力的牵拉，降低吻合口张力，扩大了共汇静脉腔切口及吻合面积。

手术适应证：大多数早期确诊的患儿均有严重症状，应尽早手术矫治。

三、手术护理配合

（一）麻醉方式

采用静吸复合麻醉。

（二）手术体位

患者取仰卧位，肩背部垫一长形胸垫使胸部抬高、头部后仰。

（三）物品准备

1. 设备　参见第五章第五节"四、儿童心血管手术正中开胸手术"。

2. 器械　婴儿或儿童心脏手术器械包（见表 4-2、表 4-3）、儿童手术精密器械附加包（见表 4-21、图 4-13）、动脉调转手术专用附加包（见表 4-24、图 4-16）。

3. 用物　各型号聚丙烯线、新生儿纱布、可吸收止血纱布、生物蛋白胶等。

（四）手术步骤与手术配合

1. TAPVC（心内型）矫治手术步骤与手术配合　见表 25-1。

表 25-1　TAPVC（心内型）矫治手术步骤与手术配合

手术步骤	手术配合
（1）正中开胸，留取自体心包，建立体外循环	参见表 5-7
（2）切开右心房，探查肺静脉共汇的开口位置	阻断主动脉，灌注心脏停搏液；递 11 号尖刀、组织剪切开右心房，递 3-0 涤纶线提吊心房壁；递精细镊、吸引器，探查肺静脉共汇开口位置，定位房间隔缺损与冠状静脉窦口
（3）剪除冠状静脉窦周围组织，扩大房间隔缺损	递精细镊、精细剪切除部分房间隔组织，扩大房间隔缺损，以保证肺静脉血回流无梗阻。如果肺静脉血引流至冠状静脉窦，则递 11 号尖刀在冠状静脉窦上缘做切口，将冠状静脉窦去顶至左心房，切除部分房间隔的下缘，使冠状静脉窦口与卵圆孔或房间隔缺损贯通
（4）使用自体心包补片或人工补片，将肺静脉开口隔入左心房，重建房间隔	递组织剪修剪心包补片，用微血管钳将心包片固定于切口巾上；递 7-0 聚丙烯线缝合补片，重建房间隔，同时将肺静脉开口隔至左心房
（5）开放主动脉，复搏后关闭右心房切口	开放主动脉阻断钳，经主动脉根部灌注管排气，递注射器注水观察瓣膜情况，递 6-0 或 7-0 聚丙烯线连续缝合右心房切口
（6）评估手术效果，撤离体外循环，止血，关胸	参见表 5-8

2. TAPVC（心上型/心下型）矫治手术步骤与手术配合　见表 25-2。

表 25-2　TAPVC（心上型/心下型）矫治手术步骤与手术配合

手术步骤	手术配合
（1）正中开胸，留取自体心包，经主动脉和右心房插管建立体外循环	参见表 5-7
（2）结扎动脉导管，开始体外循环降温，探查肺静脉共汇干的引流解剖状况	递直角钳游离动脉导管，递 10 号丝线结扎动脉导管；体外循环降温至鼻咽温 18℃，降温过程中将心脏轻轻抬起，辨认肺静脉共汇干，递 11 号尖刀在肺动脉上或肺静脉共汇干上切一小口，放入细小吸引器行肺静脉减压。阻断升主动脉，灌注冷心脏停搏液，停搏后停止体外循环转流，拔除动静脉插管
（3）游离并结扎垂直静脉，选择合适路径行矫治术	递精细镊、组织剪、电刀，游离左、右肺静脉及垂直静脉；递直角钳、10 号丝线，在心包外的无名静脉水平结扎垂直静脉，少数心下型病例的肺静脉共汇干位置很低，吻合后可能存在张力，可对下行的垂直静脉实施双重结扎并切断
（4）行左心房与肺静脉共汇干吻合	
1）经心上路径矫治（心上型）	递直角钳、橡胶阻断带、胶头蚊式钳，于主动脉和上腔静脉套阻断带并向两侧牵拉，显露肺静脉共汇干和左心房顶；递 11 号尖刀、精细镊、精细剪，在肺静脉共汇干上做一横切口，在相应位置的左心房顶做另一个平行切口；递 7-0 聚丙烯线或钨铼合金线，在左心耳基底部起针，以连续缝合法行左心房顶与肺静脉共汇干侧-侧吻合
2）经右侧路径或双心房路径矫治（心下型）	递精细镊、电刀，先在左心房、右心房周围游离出肺静脉共汇干；递盐水纱布将右心房牵向左侧，显露房间沟；递尖刀、组织剪于房间沟的后方横切开左心房，并在肺静脉共汇干上做一横切口，递 7-0 聚丙烯线将肺静脉共汇干与左心房连续缝合。或递 11 号尖刀切开右心房，递心包线提吊右心房壁；在房间隔缺损水平切开房间隔、切开左心房后壁延伸向左心耳基底部；平行切开心脏后方的肺静脉共汇干。递 7-0 聚丙烯线连续缝合
3）经左侧心包斜窦路径矫治（心上型/心下型）	递剪刀打开右侧胸腔，将心尖向右肩部翻起，将患儿心脏翻入右侧胸腔；递盐水纱布包裹冰屑覆盖心脏表面降温，显露左心房后壁、心包斜窦；递 11 号尖刀切开心包后壁显露肺静脉共汇干，沿长轴切开肺静脉共汇干前壁及对应的左心房后壁，递 6-0 聚丙烯线提吊切口；递 7-0 聚丙烯线将肺静脉共汇干与左心房连续缝合
（5）"无内膜接触"缝合技术	递 11 号尖刀切开心包后壁，切开肺静脉共汇干并将切口向各个狭窄肺静脉及垂直静脉延伸，扩大肺静脉共汇腔切口及吻合面积；在相应位置的左心房后壁做平行切口；递 7-0 聚丙烯线将左心房切口边缘与共汇腔外侧的心包缘连续缝合，缝线不接触肺静脉内膜
（6）闭合房间隔缺损，缝合右心房切口	递 11 号尖刀切开右心房，递心包补片、组织剪、精细镊、聚丙烯线，连续缝合修补房间隔缺损或未闭卵圆孔；递聚丙烯线缝合右心房切口
（7）恢复体外循环转流，升温	重新插上主动脉插管和右心房静脉插管，收紧荷包线，递 10 号丝线固定管道；升温至鼻咽温 37℃
（8）评估手术效果，撤离体外循环，止血，关胸	参见表 5-8

（五）护理关注点

（1）TAPVC 是新生儿期需要紧急心内手术的几种先天性心脏病之一，患儿一旦发生肺静脉回流梗阻，则血氧饱和度会骤降。在进行术前患儿交接时，尽量避免刺激患儿引起哭闹。

（2）患儿接入手术间后，协助麻醉医生连接心电图连接线，连接指脉氧饱和度仪探头，严密监测心律 / 率及经皮动脉血氧饱和度，遵医嘱准备好血管活性药物备用。

（3）患儿多为新生儿，常规术前准备新生儿精细器械一份备用。

（4）新生儿 TAPVC 心上型或心下型吻合口位置较难显露，可能需要将心脏翻转入右胸腔内，需要备冰屑 + 冰盐水淋注心脏表面降温，并缝置数条 6-0 聚丙烯线进行提吊；开放循环后如果发现吻合口出血或狭窄，需立即重新阻断主动脉，在停搏下进行相应处理。

（5）在深低温停循环或低流量循环期间，头部予以冰袋降温，应用棉布治疗巾包裹冰袋，避开眼和耳廓；撤除冰袋后注意观察重要部位受压情况。

第二节　部分性肺静脉异位引流手术配合

一、概述

部分性肺静脉异位引流最常见合并静脉窦型房间隔缺损。静脉窦型房间隔缺损常位于紧邻上腔静脉和右心房连接处的下方，其大小相对一致，直径多与上腔静脉相仿，也常会存在右肺上叶静脉引流入上腔静脉的异常肺静脉引流。虽然大多数静脉窦型房间隔缺损紧邻上腔静脉 - 右心房连接处，但是偶尔也会位于下腔静脉 - 右心房连接处或直接位于后方，即位于上腔静脉和下腔静脉与右心房连接处的后方。

部分性肺静脉异位引流常见形式为一根或数根来自右上肺叶的小静脉，直接引流入上腔静脉。弯刀综合征是一种罕见的畸形，为右上肺静脉集合成一根垂直静脉，呈弧形下降（弯刀状）并进入下腔静脉，通常靠近下腔静脉 - 右心房连接处。如果存在房间隔缺损，则通常是一个低位的静脉窦型缺损，位于下腔静脉 - 右心房连接处。部分性肺静脉异位引流也可发生于没有房间隔缺损的情况下，最常见的是左上肺静脉引流入一根和左侧上腔静脉类似的升垂直静脉，且通常和左无名静脉相连。更少见的是，在没有房间隔缺损的情况下，右肺静脉部分或完全汇入右心房。部分性肺静脉异位引流存在梗阻的情况是极其罕见的。因此，血流动力学类似于心房水平的左向右分流。

二、手术方式

以 Warden 手术为例，建立体外循环，应用无损伤阻断钳钳夹上腔静脉，游离奇静脉，结扎后离断。阻断主动脉后，灌注心脏停搏液，收紧下腔静脉阻断带，切开右心房。在靠近异位肺静脉的上方切断上腔静脉，上腔静脉近心端缝闭；尖刀切开右心耳，上腔静脉远心端与右心耳吻合。使用自体心包补片板障将异位引流的肺静脉开口经静脉窦型房间隔缺损隔入左心房，并修补房间隔缺损。

手术适应证：部分性肺静脉异位引流婴儿可无临床症状，且可能合并房间隔缺损、动脉导管未闭等心脏畸形，进行心脏彩超检查可明确诊断。发现肺静脉异位引流后应尽早手术矫治。

三、手术护理配合

（一）麻醉方式

采用静吸复合麻醉。

（二）手术体位

患者取仰卧位，肩背部垫一长形胸垫使胸部抬高、头部后仰。

（三）物品准备

1. 设备　参见第五章第五节"四、儿童心血管手术正中开胸手术"。

2. 器械　婴儿或儿童心脏手术器械包（见表4-2、表4-3）、儿童手术精密器械附加包（见表4-21、图4-13）。

3. 用物　5-0～7-0聚丙烯线（必要时选择钨铼合金缝针）、0.6%戊二醛溶液、起搏导线（备）、可吸收止血纱布、生物蛋白胶、外科生物补片（备）。

（四）手术步骤与手术配合

部分性肺静脉异位引流手术步骤与手术配合（以Warden手术为例）见表25-3。

表25-3　部分性肺静脉异位引流手术步骤与手术配合（以Warden手术为例）

手术步骤	手术配合
（1）正中开胸，留取自体心包浸泡0.6%戊二醛溶液备用	圆刀切皮，电刀止血，逐层分离皮肤及皮下组织。使用胸骨锯锯开胸骨后，递骨蜡止血，电刀切开心包后，使用组织剪取合适大小心包补片，将取下的心包补片使用纱布展开后放入0.6%戊二醛溶液中固定15min
（2）探查肺静脉异位引流情况及有无合并其他心脏畸形	递电刀和组织镊探查4条肺静脉位置及异位引流的肺静脉，分离出动脉导管或动脉导管韧带，递直角钳套10号丝线备用
（3）建立体外循环	参见表5-7
（4）切开右心房，探查异位引流的肺静脉开口位置	递无损伤阻断钳钳夹上腔静脉，游离奇静脉，结扎后离断。阻断主动脉后，灌注心脏停搏液，收紧下腔静脉阻断带，切开右心房，心内探查肺静脉异位引流开口位置
（5）使用自体心包补片将异位引流的肺静脉开口隔入左心房，同期修补其他心内畸形	在靠近异位肺静脉的上方切断上腔静脉，上腔静脉近心端缝闭；递11号尖刀切开右心耳，上腔静脉远心端与右心耳吻合。使用自体心包补片将异位引流的肺静脉开口经静脉窦型房间隔缺损隔入左心房，并修补房间隔缺损。缝合右心房后开放主动脉阻断钳
（6）评估手术效果，撤离体外循环；止血，关胸	参见表5-8

（五）护理关注点

（1）由于可能出现肺动脉高压危象，通常在术前给予米力农或硝普钠，也可用短效α受体阻滞剂，如酚妥拉明。

（2）患儿接入手术间后，协助麻醉医生连接心电图连接线，连接指脉氧饱和度仪探头，严密监测心律/率及经皮动脉血氧饱和度，遵医嘱准备好血管活性药物备用。

（3）若为大龄儿童或成人手术，须准备人工心脏补片备用。

（张新芳　谢　庆）

参 考 文 献

Jonas R A，2009. 先天性心脏病外科综合治疗学 . 乔纳斯，刘锦纷，译 . 北京：北京大学医学出版社：409，226-241.

Stark J F, de Leval M R, Tsang V T, 1996. 先天性心脏病外科学 . 3 版 . 马维国，张怀军，朱晓东，译 . 北京：人民卫生出版社 . 318-328.

第二十六章　三房心手术配合

一、概述

三房心是一种罕见的先天性心脏畸形,肺静脉引流先引入心脏后方的一个共同心房腔。该腔位于真正左心房的后上方,中间有隔膜将其与左心房分开。根据血流方向,通常将上、下心腔当作近心腔和远心腔,近心腔接受肺静脉血,远心腔(真正左心房)内有左心耳和二尖瓣。

二、手术方式

1956 年 Lewis 等在低温停循环下首次成功修复三房心。如今在体外循环中度低温、心脏停搏下实施手术,极小的婴儿采用深低温及短暂停循环,其优势是术野清晰无血。切开右心房,扩大卵圆孔或房间隔缺损,探查左心房分隔的隔膜,切除隔膜;直接缝合或用补片修补缝合房间隔缺损。

手术适应证:患者经心脏彩超确诊后择期手术。

三、手术护理配合

（一）麻醉方式

采用静吸复合麻醉。

（二）手术体位

患者取仰卧位,肩背部垫一长形胸垫使胸部抬高、头部后仰。

（三）物品准备

1. 设备　参见第五章第五节"四、儿童心血管手术正中开胸手术"。

2. 器械　婴儿或儿童心脏手术器械包(见表4-2、表4-3)、儿童手术精密器械附加包(见表4-21、图4-13)。

3. 用物　5-0 ～ 7-0 聚丙烯线(必要时选择钨铼合金缝针)、0.6% 戊二醛溶液、起搏导线(备)、可吸收止血纱布、生物蛋白胶、外科生物补片(备)。

（四）手术步骤与手术配合

三房心矫治手术步骤与手术配合见表 26-1。

表 26-1　三房心矫治手术步骤与手术配合

手术步骤	手术配合
（1）正中开胸建立体外循环	参见表 5-7
（2）阻断主动脉，切开右心房和房间隔	阻断主动脉，灌注心脏停搏液；递 11 号尖刀、组织剪切开右心房，探查有无房间隔缺损和卵圆孔未闭
（3）显露左心房，探查三房心位置	使用拉钩显露左心房位置，探查左心房心内结构，找到隔膜具体位置
（4）剪除隔膜	使用组织剪剪去左心房内隔膜，避免损伤邻近组织引起主动脉开放后出血或心律失常
（5）关闭房间隔和右心房切口	使用冲洗器或 30ml 注射器软管针头注水探查瓣膜情况，使用聚丙烯线关闭房间隔，探查三尖瓣情况，使用聚丙烯线缝合右心房切口
（6）开放主动脉	缓慢撤除主动脉阻断钳，恢复心脏血流，观察心脏复搏情况。手术间升温，使用吹风毯为患者加温，手术台上冲洗液使用 38℃温盐水。准备心内除颤设备，心室颤动时使用
（7）评估手术效果	利用经食管超声心动图验证手术效果及心脏排气情况
（8）撤离体外循环管道；止血，关胸	参见表 5-8

（五）护理关注点

　　三房心患者于日常活动时可无临床表现，患者发现时多无心理准备，手术室护士需做好患者的心理护理工作，告知患者术后在监护室时身体上连接的管道及气管插管注意事项，缓解患者紧张情绪。

（张新芳　谢　庆）

参 考 文 献

Lewis F J，Varco R L，Taufic M，et al，1956. Direct vision repair of triatrial heart and total anomalous pulmonary venous drainage. Surg Gynecol Obstet，102（6）：713-720.

Stark J F，de Leval M R，Tsang V T，1996. 先天性心脏病外科学. 3 版. 马维国，张怀军，朱晓东，译. 北京：人民卫生出版社，314-317.

第二十七章　主动脉窦瘤破裂修补手术配合

一、概述

主动脉窦瘤可以是先天性畸形或后天性畸形。先天性主动脉窦瘤局限于一个窦，通常为右冠状窦，由主动脉窦局限性憩室样膨突构成。基本病变为紧靠瓣环上方的主动脉窦壁变薄，这可能是主动脉根部缺乏弹性纤维和肌性组织所致。窦瘤发生于这种薄弱区域，可能最终破入一个低压心腔，通常为右心室。破入右心房、肺动脉者少见，破入左心房和左心室者极罕见。

主动脉窦瘤可合并其他先天性心脏畸形，室间隔缺损最为常见。先天性主动脉窦瘤患者可以没有任何症状，而主动脉窦瘤突然破裂形成瘘管、主动脉窦变形引起主动脉瓣关闭不全或主动脉窦瘤压迫右心室流出道引起梗阻时，患者会出现症状。先天性主动脉窦瘤破裂，贯穿性外伤及主动脉窦正常而存在先天性异常通道等均可导致瘘管形成，几乎总是在主动脉与一个心腔之间形成瘘管。后天性主动脉窦瘤常会破到心脏外，如破入心包、纵隔或胸腔。

二、手术方式

手术在中低温体外循环下进行。经升主动脉灌注心脏停搏液，对于窦瘤破裂的病例，可直接将心脏停搏液灌注于冠状动脉。行主动脉斜切口，仔细探查主动脉；若合并室间隔缺损，亦可经此路径探查。同时切开窦瘤凸入或破入的心腔，切除闭合窦瘤及瘘管造成的囊袋样畸形，经主动脉缝合窦壁缺损，同时修复其他心脏畸形，如室间隔缺损。

手术适应证：患者一旦确诊，应尽早手术，从而预防继发的心脏并发症（如主动脉瓣反流），亦可同时处理合并的心脏畸形。

三、手术护理配合

（一）麻醉方式

采用静吸复合麻醉。

（二）手术体位

患者取仰卧位，肩背部垫一长形胸垫使胸部抬高、头部后仰。

（三）物品准备

1. 设备 参见第五章第五节"四、儿童心血管手术正中开胸手术"。

2. 器械 儿童或成人心脏手术器械包（见表4-2、表4-3）、冠状动脉旁路移植手术附加包（见表4-11、图4-3）。

3. 用物 5-0～7-0聚丙烯线（必要时选择钨铼合金缝针）、0.6%戊二醛溶液、起搏导线（备）、可吸收止血纱布、生物蛋白胶、毡型垫片、外科生物补片（备）。

（四）手术步骤与手术配合

主动脉窦瘤破裂修补手术步骤与手术配合见表27-1。

表 27-1　主动脉窦瘤破裂修补手术步骤与手术配合

手术步骤	手术配合
（1）开胸建立体外循环	参见表5-7
（2）行主动脉切口	递11号尖刀、组织剪在窦管交界上方1cm左右处做一横行或斜行主动脉切口
（3）显露主动脉窦瘤破口	使用拉钩或聚丙烯线提吊主动脉切口
（4）切除窦瘤并消除瘘管	探查窦瘤破裂位置，使用聚丙烯线闭合窦瘤及瘘管造成的囊袋样畸形
（5）闭合主动脉壁缺损，同期矫治其他心内畸形。	经主动脉缝合窦壁缺损，如患者存在室间隔缺损，则切开右心房显露缺损位置并使用自体心包补片或者外科生物补片进行修补
（6）缝合主动脉切口	使用5-0聚丙烯线带毡型垫片缝合主动脉切口
（7）开放主动脉	缓慢撤除主动脉阻断钳，恢复心脏血流，观察心脏复搏情况。手术间升温，使用一次性吹风毯为患者升温，手术台上冲洗液使用38℃温盐水。准备心内除颤设备，备心室颤动时使用
（8）评估手术效果	利用经食管超声心动图验证手术效果，待患者生命体征稳定后停止体外转流
（9）撤离体外循环管道，缝合切口，止血，关胸	参见表5-8

（五）护理关注点

（1）主动脉窦瘤破裂后可引起主动脉瓣膜关闭不全，从而影响心律和呼吸。因此应进行心电监护和评估术前呼吸情况。一旦发现，应同期行手术治疗。向患者解释疾病基本情况及手术基本过程，以及回监护室时身体上连接的管道及气管插管注意事项，缓解患者紧张情绪。

（2）主动脉开放后观察患者心电图变化，及时准备心内除颤设备及临时心脏起搏器备用。

（张新芳）

参 考 文 献

Chu S H，Hung C R，How S S，et al，1990. Ruptured aneurysms of the sinus of Valsalva in Oriental patients. J Thorac Cardiovasc Surg，99（2）：288-298.

Spencer F C，Hu A B，Bahnson H T，1960. Surgical repair of ruptured aneurysm of sinus of Valsalva in two patients. Ann Surg，152（6）：963-968.

Stark J F, de Leval M R, Tsang V T，1996. 先天性心脏病外科学 . 3 版 . 马维国，张怀军，朱晓东，译 . 北京：人民卫生出版社 . 554-558.

第二十八章　冠状动脉畸形手术配合

　　大多数常见的冠状动脉畸形包括在数量、起源或行走分布上的变异，似乎临床意义并不大；而临床比较少见的先天性冠状动脉畸形却可能造成心肌缺血、左心室功能障碍及猝死。

　　重要的冠状动脉畸形包括冠状动脉异常起源于肺动脉、冠状动脉的主动脉起源异常、冠状动脉瘘及先天性左冠状动脉主干（LMCA）开口闭锁。

第一节　冠状动脉异常起源于肺动脉手术配合

一、概述

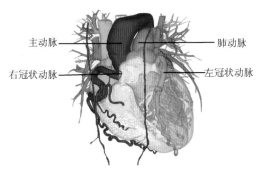

图 28-1　冠状动脉起源于肺动脉三维模型图

冠状动脉可能异常起源于肺总动脉近心端，少数病例可起源于肺动脉；受累的冠状动脉可以是整个左主干，或仅是前降支或回旋支。在各种冠状动脉畸形中，以 LMCA 起源于肺动脉最为严重，也最为常见（图 28-1）。右冠状动脉或双侧冠状动脉起源于肺总动脉者非常罕见。异常的 LMCA 起源于肺动脉左瓣窦，然后按正常左冠状动脉的模式走行并分布。由于内科治疗可能导致较高的死亡率，因此，一经诊断，即应采取手术治疗。

二、手术方式

　　已报道的外科术式有数种，包括对侧支循环充分形成的患者，结扎其异常起源的冠状动脉；利用左锁骨下动脉、胸廓内动脉或大隐静脉进行旁路移植，连接主动脉和冠状动脉，建立双冠状动脉灌注系统；在主动脉和肺动脉之间做一"窗"，利用一段肺动脉壁血管构建组织瓣，在肺动脉内缝制板障，将主动脉的血流引入异常起源的 LMCA；使用冠状动脉移植技术，将异常起源的冠状动脉直接吻合至主动脉。根据动脉调转术中冠状动脉移植的经验，冠状动脉直接再植入主动脉已成为首选术式，疗效明显改善。疗效的改善在一定程度上与术后对左心室进行循环辅助支持有关。

　　手术适应证：通过辅助检查确诊患者冠状动脉畸形时应尽早手术。

三、手术护理配合

（一）麻醉方式

采用静吸复合麻醉。

（二）手术体位

患者取仰卧位，肩背部垫一长形胸垫使胸部抬高、头部后仰。

（三）物品准备

1.设备　参见第五章第五节"四、儿童心血管手术正中开胸手术"。

2.器械　儿童心脏手术器械包（见表 4-2）、儿童手术精密器械附加包（见表 4-21、图 4-13）、动脉调转手术专用附加包（见表 4-24、图 4-16）。

3.用物　5-0 ～ 8-0 聚丙烯线（必要时选择钨铼合金缝针）、起搏导线（备）、可吸收止血纱布、生物蛋白胶、主动脉打孔器（见图 4-62）、毡型垫片、外科生物补片。

（四）手术步骤与手术配合

左冠状动脉异常起源于肺动脉矫治手术步骤与手术配合见表 28-1。

表 28-1　左冠状动脉异常起源于肺动脉矫治手术步骤与手术配合

手术步骤	手术配合
（1）常规开胸，经升主动脉和右心耳插管建立体外循环	参见表 5-7
（2）游离主动脉和肺动脉，探查异位起源的冠状动脉开口位置	递精细镊、组织剪、电刀，充分游离升主动脉和肺动脉，游离左、右肺动脉；递 10 号丝线、小直角钳，于左、右肺动脉套血管阻断带；分别在主动脉、肺动脉缝灌注荷包，插灌注针，排气，连接灌注管；主动脉阻断后，使用冷心脏停搏液分别经肺动脉及主动脉进行左、右冠状动脉灌注；经肺动脉灌注左冠状动脉时收紧左、右肺动脉阻断带，防止心脏停搏液漏入左、右肺动脉；用 30ml 注射器加塑料针头吸取冰盐水，心包腔内用少量冰盐水冲洗，有助于心肌降温；灌注完毕，确认心脏停搏良好，递 11 号尖刀切开肺动脉，寻找并小心游离异位的冠状动脉，必要时使用聚丙烯线提吊异位的冠状动脉
（3）显露主动脉切口	用聚丙烯线提吊或拉钩显露主动脉切口
（4）经主动脉做切口	递 11 号尖刀、组织剪在窦管交界上方做一横行或斜行主动脉切口。递聚丙烯线提吊主动脉切口，或递静脉拉钩牵开
（5）将异位的冠状动脉重新缝合到主动脉上	在主动脉合适位置使用打孔器或冠状动脉刀、精细剪修剪出缝合的缺口，使用精细镊对合缝合位置，测试并预估缝合张力大小。适当游离冠状动脉周围组织。使用合适的聚丙烯线将异位冠状动脉和主动脉切口缝合起来，并用 30ml 注射器连接穿刺针软套管针头打水检查缝合效果，必要时准备生物蛋白胶，用于止血
（6）缝合肺动脉切口	使用自体心包补片修补切取冠状动脉所致的肺动脉壁缺损，裁剪心包补片至合适大小，使用合适聚丙烯线将肺动脉和心包片缝合
（7）缝合主动脉切口	成人患者用 2 条 5-0 聚丙烯线带毡型垫片连续缝合主动脉切口，对于小儿患者，根据患儿体重选择合适聚丙烯线缝合主动脉切口

续表

手术步骤	手术配合
（8）心脏复搏	缓慢撤除主动脉阻断钳，恢复心脏血流，观察患者心电图波形；检查心脏各吻合口有无出血。
（9）评估手术效果	根据病情决定是否放置临时起搏导线；利用经食管超声心动图验证手术效果，待患者生命体征稳定后停止体外转流
（10）撤离体外循环管道，缝合切口，止血，关胸	参见表 5-8

（五）护理关注点

（1）冠状动脉异常起源于肺动脉的患儿可能会发生猝死，成人患者剧烈运动时会有心绞痛、晕厥的情况，因此护士需评估患者既往史，手术麻醉期间关注患者生命体征。

（2）术中主动脉开放后，关注患者心电图情况，安置临时起搏导线备用。

（3）手术期间实时监测病情变化，做好急救准备，提前配置急救药品，备齐除颤设备及临时心脏起搏器。抢救时配合麻醉医生、外科医生、体外循环师对症处理，积极预防与治疗心律失常，保证手术顺利完成。

（4）左冠状动脉异位起源于肺动脉的患儿，术前存在左心室功能障碍，术后早期有时需要左心室辅助装置或体外膜氧合（ECMO）支持，应做好相关配合工作。

第二节　冠状动脉的主动脉起源异常手术配合

一、概述

冠状动脉的主动脉起源异常（anomalous aortic origin of a coronary artery，AAOCA）较为罕见，冠状动脉造影的检出率约为 0.44%，尸检检出率约为 0.17%，该畸形是运动员和军人猝死的首要病因之一。冠状动脉的主动脉起源异常按照异常冠状动脉的起源位置，可以分为左冠状动脉异常起源于右冠状窦（anomalous left coronary artery，ALCA）、右冠状动脉异常起源于左冠状窦（anomalous right coronary artery，ARCA）（图 28-2）。ALCA 与 ARCA 的发病率之比约为 1：6。冠状动脉的主动脉起源异常造成冠状动脉血流障碍的原因：冠状动脉起始段与主动脉壁呈切线位或锐角，开口狭长；剧烈运动后扩张的主动脉和肺动脉挤压近段冠状动脉，以及主动脉壁牵张，造成管腔开口进一步变窄（裂隙样开口），导致心肌缺血；部分冠状动脉起始段于主动脉壁内走行，管腔出现变形狭窄。其中，大动脉间型冠状动脉的主动脉起源异常最常出现上述情况，其他类型的冠状动脉的主动脉起源异常极

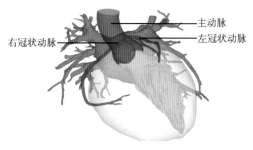

图 28-2　右冠状动脉起源于左冠状窦三维模型图

少有发生猝死的报道。冠状动脉的主动脉起源异常患者可能长期无症状，存在冠状动脉缺血者出现的症状包括劳累或剧烈运动后的胸痛、晕厥。多达38% ～ 66%的冠状动脉的主动脉起源异常患者猝死前从未出现过相关症状。

二、手术方式

冠状动脉的主动脉起源异常具体手术方式的选择取决于冠状动脉形态和开口位置。可经主动脉根部切开探查冠状动脉开口，进一步确认解剖类型，判断是否存在壁内走行，壁内段与窦管交界部的关系。绝大多数情况下不需要进行冠状动脉旁路移植。

（一）冠状动脉开口去顶术

对于冠状动脉的主动脉起源异常，且壁内走行于窦管交界以上或附近者，适合采用冠状动脉开口去顶术，将壁内走行的冠状动脉主干开口从主动脉内剪开，目的是尽可能解除壁内段狭窄，使该冠状动脉开口到正确的主动脉窦内。

（二）冠状动脉开孔术

部分冠状动脉的主动脉起源异常患者的冠状动脉壁内走行位置较低，且冠状动脉壁内段位于窦管交界以下，行开口去顶术可能损伤主动脉瓣交界连合。因此，对于该类型的患者，可在主动脉窦内侧和冠状动脉管腔间构建交通开孔，保证冠状动脉前向血流，也避免损伤主动脉瓣。

（三）肺动脉干移位

将肺动脉干切断，吻合至左肺动脉远端，可使肺动脉干移向左侧。必要时可使用LeCompte操作。这样可以确保肺动脉干与升主动脉间产生足够的距离，避免对主动脉和肺动脉之间走行的冠状动脉段产生挤压。该方法可作为无壁内走行的冠状动脉的主动脉起源异常的治疗术式，也可以作为冠状动脉开口去顶术和冠状动脉开孔术的补充。

（四）其他术式

考虑桥血管远期的通畅性，冠状动脉旁路移植不作为此类患者的优先术式。

手术适应证：如不合并冠状动脉狭窄，未出现缺血情况，建议终生随访；如出现缺血症状，则考虑干预。

三、手术护理配合

（一）麻醉方式

采用静吸复合麻醉。

（二）手术体位

患者取仰卧位，肩背部垫一长形胸垫使胸部抬高、头部后仰。

（三）物品准备

1. 设备 参见第五章第五节"四、儿童心血管手术正中开胸手术"。

2. 器械 儿童心脏手术器械包（见表 4-2）、儿童手术精密器械附加包（见表 4-21、图 4-13）、动脉调转手术专用附加包（见表 4-24、图 4-16）。

3. 用物 5-0～8-0 聚丙烯线（必要时选择钨铼合金缝针）、起搏导线（备）、可吸收止血纱布、生物蛋白胶、主动脉打孔器（见图 4-62）、毡型垫片、外科生物补片。

（四）手术步骤与手术配合

冠状动脉开口去顶手术步骤与手术配合见表 28-2。

表 28-2　冠状动脉开口去顶手术步骤与手术配合

手术步骤	手术配合
（1）开胸建立体外循环	参见表 5-7
（2）经主动脉做切口	连接冠状动脉旁路移植术专用的二氧化碳吹雾管，阻断主动脉，主动脉根部灌注心脏停搏液，心脏停搏后在窦管交界上方 1cm 做动脉斜切口
（3）显露主动脉切口	用聚丙烯线或拉钩提吊主动脉切口
（4）探查并游离异位冠状动脉	应用冠状动脉探条确定异常起源的冠状动脉的走行方向，明确其壁内走行情况，注意保护主动脉瓣交界
（5）实施冠状动脉去顶术	递 11 号尖刀切开异常冠状动脉的开口，打开冠状动脉开口后，剪除冗余的壁内段组织，应用二氧化碳吹雾管吹开冠状动脉回血帮助显露术野，解除壁内段管腔狭窄
（6）缝合主动脉切口	成人患者用 2 条 5-0 聚丙烯线带毡型垫片连续缝合主动脉切口，小儿患者根据患儿体重选择合适聚丙烯线缝合主动脉切口
（7）心脏复搏	缓慢撤除主动脉阻断钳，恢复心脏血流，检查心脏各吻合口有无出血。观察患者心电图波形；根据病情决定是否放置临时起搏导线
（8）评估手术效果	利用经食管超声心动图验证手术效果，待患者生命体征稳定后逐渐停止体外转流
（9）撤离体外循环管道，止血，关胸	参见表 5-8

（五）护理关注点

（1）冠状动脉的主动脉起源异常患者术后应常规随访，复查心电图和超声心动图，如果显示冠状动脉血流良好，无缺血表现，可逐步恢复正常的体育运动。

（2）术中主动脉开放后，关注患者心电图波形，安置临时起搏导线备用。

（3）手术期间实时监测病情变化，做好急救准备，提前配置急救药品，备齐除颤设备及临时心脏起搏器。抢救时配合麻醉医生、外科医生、体外循环师对症处理，保证手术顺利完成。

第三节　先天性冠状动脉瘘手术配合

一、概述

先天性冠状动脉瘘是冠状动脉与四个心腔之一或与冠状窦、上腔静脉、邻近心脏的肺动脉或肺静脉之间的交通。1865 年，Krause 首次报道了此病。起自右冠状动脉的单纯瘘较起自左冠状动脉者多见，瘘可以发生于冠状动脉主干的侧面或终末端。90% 的病例瘘口开口于右心，以右心室最常见（图 28-3）。

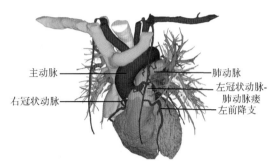

主动脉　　　　　　　　　　肺动脉
　　　　　　　　　　　　　左冠状动脉-
右冠状动脉　　　　　　　　肺动脉瘘
　　　　　　　　　　　　　左前降支

图 28-3　冠状动脉 – 肺动脉瘘三维模型图

大多数患者没有症状，分流量相对较小，无须干预。复杂冠状动脉瘘并非单独病变，会造成其他心脏畸形治疗复杂化。瘘的病理解剖变异很大，通常瘘为单一的迂曲管道，是具有一个起源和一个终点（终端瘘）的血管。有些患者的瘘形成迂曲的静脉丛，可开口于心腔的多个部位。有时瘘因流量高而扩张，或局部呈动脉瘤样。极少数情况下，其可形成累及整个冠状动脉的巨大动脉瘤。

二、手术方式

术前必须进行心导管检查，以明确瘘的起止点及瘘与远端冠状动脉的关系。进行心导管检查时，部分瘘可通过置入弹簧圈加以闭合。置入封堵装置有困难或有可能阻塞重要的冠状动脉分支时，则存在外科手术适应证。一些瘘无需体外循环即可闭合，但瘘口位于心脏后部，如右心室流入道或冠状窦，必须切开冠状动脉或瘘来完成修补。经心腔内手术路径闭合瘘口的患者均需要体外循环。

经胸骨正中切口，显露心脏，形成瘘的冠状动脉经常扩张呈迂曲状，可以识别。闭合冠状动脉瘘的方法有结扎或切断、经冠状动脉闭合、成形或心内修复等。

手术适应证：经标准内科治疗症状不能缓解或介入手术难以封堵瘘口的患者均需手术治疗。

三、手术护理配合

（一）麻醉方式

采用静吸复合麻醉。

（二）手术体位

患者取仰卧位，肩背部垫一长形胸垫使胸部抬高、头部后仰。

（三）物品准备

1. 设备 参见第五章第五节"四、儿童心血管手术正中开胸手术"。

2. 器械 儿童心脏手术器械包（见表4-2）、儿童手术精密器械附加包（见表4-21、图4-13）、动脉调转手术专用附加包（见表4-24、图4-16）。

3. 用物 5-0 ～ 8-0聚丙烯线（必要时选择钨铼合金缝针）、起搏导线（备）、可吸收止血纱布、生物蛋白胶、主动脉打孔器（见图4-62）、外科生物补片。

（四）手术步骤与手术配合

先天性冠状动脉瘘手术步骤与手术配合见表28-3。

表 28-3　先天性冠状动脉瘘手术步骤与手术配合

手术步骤	手术配合
（1）开胸建立体外循环	参见表5-7
（2）阻断主动脉，灌注心脏停搏液	递主动脉阻断钳阻断升主动脉，灌注心脏停搏液，外科医生用手指按压瘘口附近心肌，避免心脏停搏液灌注至瘘管内。心脏表面放置无菌冰屑进行降温
（3）探查瘘口位置	递11号尖刀切开瘘口，使用拉钩显露瘘口位置
（4）修补瘘口	瘘口小者，使用聚丙烯线直接缝合瘘口。瘘口较大者，需根据实际情况选择自体心包补片或外科生物补片闭合瘘口
（5）心脏复搏	缓慢撤除主动脉阻断钳，恢复心脏血流，观察患者心电图波形；检查心脏吻合口有无出血，准备临时起搏导线备用
（6）评估手术效果	利用经食管超声心动图验证手术效果，待生命体征稳定后停止体外转流
（7）撤离体外循环管道，止血，关胸	参见表5-8

（五）护理关注点

（1）冠状动脉瘘患者剧烈活动时会出现心肌缺血，采集病史时关注患者是否出现剧烈活动后心悸、晕厥的情况。

（2）术中主动脉开放后，关注患者心电图波形，安置临时起搏导线备用。

（3）手术期间实时监测病情变化，做好急救准备，提前配置急救药品，备齐除颤设备及临时心脏起搏器。抢救时立即配合麻醉医生、外科医生、体外循环师对症处理，积极预防与治疗心律失常，保证手术顺利完成。

（张新芳　谢　庆）

参 考 文 献

安琪，李守军，2020. 先天性心脏病外科治疗中国专家共识（十二）：先天性冠状动脉异常 . 中国胸心血管外科临床杂志，27（12）：1375-1381.

李晓华，唐亚捷，陈寄梅，等，2020. 冠状动脉主动脉异常起源的去顶手术矫治 . 中华胸心血管外科杂志，36（12）：705-708.

Goldblatt E，Adams A P S，Ross I K，et al，1984. Single-trunk anomalous origin of both coronary arteries from the pulmonary artery. Diagnosis and surgical management. J Thorac Cardiovasc Surg，87（1）：59-65.

Jaggers J，Pal J，2008. Surgical Therapy for Anomalous Aortic Origin of the Coronary Arteries. Operative Techniques in Thoracic and Cardiovascular Surgery，13（1）：26-34.

Liberthson R R，Sagar K，Berkoben J P，et al，1979. Congenital coronary arteriovenous fistula. Report of 13 patients，review of the literature and delineation of management. Circulation，59（5）：849-854.

Stark J F，de Leval M R，Tsang V T，1996. 先天性心脏病外科学 . 3 版 . 马维国，张怀军，朱晓东，译 . 北京：人民卫生出版社：559-567.

第二十九章　成人先天性心脏病手术配合

一、概述

成人先天性心脏病（adult congenital heart disease，ACHD）可以分为三大类：①未经手术治疗；②接受过姑息性手术；③接受过根治性手术，由于存在残余缺损或后遗症，需要再次手术。不管哪种情况，全部患者都要进行随访和治疗。

由于药物学和外科学的进展，85% 的出生既有先天性心脏病的儿童存活到了成年期。随着此类人群的年龄增长，长期并发症变得更加频发，如残余血流动力学病变、心律失常的治疗、心内膜炎的预防等，将这些患者从儿科治疗平稳地转换到成人治疗，对临床工作和患者都很重要，给医学卫生事业造成了显著的负担和挑战。

ACHD 患者可能伴随的并发症：心力衰竭、肺动脉高压、心律失常、发绀、凝血功能障碍、脑卒中、肾功能障碍、代谢并发症、咯血及侧支血管。而女性 ACHD 患者进入育龄期，由妊娠和分娩带来的风险值得重视，需要外科手术和心导管介入治疗干预。

ACHD 患者由于长期存在的生理学和血液学异常，无论初次手术还是再次手术，手术通常比较复杂，手术风险大。因此，ACHD 的外科治疗，要求有一支在小儿及成人心脏病学和心脏外科学方面有丰富经验的、包含各个学科的队伍，其中也包含护理队伍。

二、手术方式

对于未经手术治疗的患者，成人期尽可能行根治性手术，如房间隔缺损修补术、主动脉缩窄矫治术、动脉导管缝闭术、主动脉瓣置换术等。有些病变如法洛四联症、室间隔缺损、Ebstein 畸形和冠状动脉瘘等，合并严重的并发症如肺动脉高压、心室功能差及合并多种畸形者，可能不适合做根治性手术，只行姑息性手术。

对于既往实施过姑息性手术的患者，包括 B-T 分流术、Glenn 分流术、肺动脉环缩术，需要在二次手术中拆除分流管道、修补相应血管，再行根治性手术。

对于既往实施一期根治性手术的患者，出现残余血流动力学病变（心内残余分流）、冠状动脉病变、瓣膜或流出道再狭窄、大动脉病变甚至心力衰竭等并发症，需要行各种相应手术，如法洛四联症根治术后出现残余室间隔缺损、肺动脉瓣关闭不全者，需行再次室间隔缺损修补术及肺动脉瓣置换术；部分房室间隔缺损矫治术后二尖瓣或三尖瓣反流者，需行二尖瓣置换术或三尖瓣置换术；主动脉缩窄矫治术后出现再缩窄或动脉瘤者，需行主动脉缩窄再矫治术、主动脉瘤切除和人工血管移植术。这类患者病情复杂程度较高，存在再次开胸、粘连、与胸骨后管道相关的血栓或气栓等风险。而一些后天性心脏病如冠状动脉病变、瓣膜病变的风险升高，更是给 ACHD 患者造成了叠加负担，加速病情恶化。

第一节　成人房间隔缺损手术配合

一、概述

成人房间隔缺损（ASD）在最常见的 ACHD 中排名第三，有继发孔型、原发孔型、静脉窦性和冠状窦性 ASD，都需要手术关闭；小于 36mm 的继发孔型 ASD 可以通过介入封堵技术关闭。成人 ASD 通常存在显著的左向右分流导致的右心室扩张、三尖瓣反流、反常栓塞、体位性低氧血症，50 岁以上患者房性心律失常的发生率高达 83%，随着患者年龄增大，因右心衰竭而造成的充血性心力衰竭发生率相应升高。

二、手术方式

达不到经心导管技术关闭 ASD 标准的成年患者，都需要利用体外转流关闭 ASD。手术适应证：直径超过 36mm 的继发孔型 ASD，没有足够房间隔边缘，以及缺损靠近房室瓣、冠状窦或腔静脉，排除肺动脉高压。手术可采用正中胸骨切口、胸骨上半部小切口、右侧胸骨旁乳下切口入路，还可采用微创胸腔镜技术和机器人技术。手术使用自体心包补片或外科生物补片，经右心房关闭 ASD，同时矫治其他合并畸形。本节重点阐述胸骨正中切口行 ASD 合并其他心脏畸形手术配合相关内容。

三、手术护理配合

（一）麻醉方式

采用静吸复合麻醉。

（二）手术体位

患者取仰卧位，肩背部垫一长形胸垫使胸部抬高、头部后仰。

（三）物品准备

1. 设备　参见第五章第五节"一、成人心血管手术正中开胸手术"。

2. 器械　成人心脏手术器械包（见表 4-1）、成人先天性心脏病手术附加包（见表 4-13、图 4-5）。

3. 用物　可吸收止血纱布、3-0 ～ 5-0 聚丙烯线、起搏导线、外科生物补片、瓣膜成形环。

（四）手术步骤与手术配合

经胸骨正中切口成人 ASD 根治手术步骤与手术配合见表 29-1。

表 29-1　经胸骨正中切口成人 ASD 根治手术步骤与手术配合

手术步骤	手术配合
（1）胸骨正中切口，开胸后留取自体心包，经升主动脉和腔静脉插管建立体外循环	参见表 5-1、表 5-2
（2）心脏停搏后切开右心房，探查心内结构，经右心房关闭 ASD	递 11 号尖刀纵行切开右心房，递静脉拉钩或用 2-0 涤纶线提吊右心房壁，探查 ASD 位置与大小、左右心房室瓣关闭情况，确定手术方式
1）关闭大型继发孔型 ASD	递 5-0 聚丙烯线、血管镊、自体心包或外科生物补片，使用连续缝合方法关闭 ASD
2）关闭静脉窦型 ASD	递 11 号尖刀、血管镊，做一个右心耳到肺静脉开口的垂直切口，充分显露 ASD；递剪刀剪除 ASD 与肺静脉开口之间组织，递自体心包或外科生物补片、5-0 聚丙烯线，连续缝合关闭 ASD，并将右上肺静脉开口隔在左心房侧，使肺静脉血流进入左心房
3）对于原发孔型 ASD，先经 ASD 行二尖瓣成形术，再行三尖瓣成形术，使用补片关闭原发孔型 ASD。三尖瓣成形也可在心脏复搏后施行。对于术前有心房扑动或心房颤动的患者，可实施右侧迷宫手术或射频消融术	①递瓣膜拉钩显露二尖瓣；递 5-0 聚丙烯线（带垫片或不带垫片）数根，使用间断缝合方法修补二尖瓣裂缺；递冲洗器注冰盐水测试瓣膜对合情况，必要时使用瓣膜成形环或行二尖瓣置换 ②递自体心包或外科生物补片、5-0 聚丙烯线，连续缝合关闭 ASD，膨肺排除左心房气体 ③递血管镊、5-0 聚丙烯线，使用间断缝合方法修补三尖瓣；或递 3-0 聚丙烯线带垫片连续缝合三尖瓣环（环缩术）；或递 2-0 涤纶线间断缝合瓣环约 8 针，使用三尖瓣成形环行瓣环成形；递冲洗器注冰盐水测试瓣膜成形情况
（3）开放主动脉阻断钳，恢复心搏，关闭右心房	松开主动脉阻断钳，调床至头低足高位，恢复心搏；递 5-0 聚丙烯线、血管镊，连续缝合右心房切口
（4）利用经食管超声心动图评估二/三尖瓣修补效果，安置临时起搏导线	心肺转流结束后利用经食管超声心动图评估二/三尖瓣反流情况，确定手术效果；在右心室表面和胸骨旁皮下组织缝置临时起搏导线，用角针丝线缝合固定
（5）清点器械、敷料，止血，关闭胸腔	参见表 5-4

（五）护理关注点

（1）成人 ASD 手术通常不是单纯关闭 ASD，其多伴有其他病变如部分性肺静脉异位引流、房室瓣裂缺等，或是早期行修补术后又出现残余缺损，手术方式比单纯 ASD 手术复杂，术前准备相应器械、耗材及肺动脉测压装置。

（2）再次手术开胸时很容易造成出血，备血液回收机，提前配制肝素盐水，回收台上血纱布。开胸前安装好体外循环机管道，备好各种止血材料及抗纤溶药物，按照医嘱备血制品。

第二节　成人法洛四联症手术配合

一、概述

未经手术治疗的法洛四联症患者很少能活到成年期，34% 的患者在 1 岁内死亡，仅 24% 的患者能活到 10 岁。右心室流出道严重梗阻的患者因长期右向左分流而出现发绀；右心室流出道梗阻较轻的患者，不能保护肺循环免受大型 VSD 的损害，左向右分流导致肺动脉高压、艾森门格综合征，带来的后遗症有红细胞增多、凝血功能障碍、大量咯血、脑脓肿和栓塞引起的脑血管意外事件、鼻出血和感染性心内膜炎。因此，法洛四联症一经诊断，应立即予以外科矫治，不应推迟。

二、手术方式

成人法洛四联症根治性手术原则和技术与新生儿期根治性手术类似，重点在于体外循环转机前，先要将以往姑息性手术时植入的主动脉 – 肺动脉分流管道游离出来并拆除，修补拆除分流管道后的血管壁缺损；然后经右心房和经肺动脉瓣环径路解除右心室流出道梗阻，避免使用右心室切口，并保护肺动脉瓣功能。使用补片经右心房、经三尖瓣关闭 VSD，其他的合并畸形如 ASD 或卵圆孔未闭也同期修补关闭。对于早期做过根治性手术的患者，如出现右心室流出道梗阻或肺动脉瓣病变，则可能需要用同种异体带瓣大动脉或其他类型的带瓣管道行肺动脉瓣置换术。本节重点阐述成人法洛四联症二期根治手术配合相关内容。

三、手术护理配合

（一）麻醉方式

采用静吸复合麻醉。

（二）手术体位

患者取仰卧位，肩背部垫一长形胸垫使胸部抬高、头部后仰。

（三）物品准备

1. 设备　参见第五章第五节“一、成人心血管手术正中开胸手术”。

2. 器械　成人心脏手术器械包（见表 4-1）、成人先天性心脏病手术附加包（见表 4-13、图 4-5）、心室流出道探条（见图 4-28）。

3. 用物　可吸收止血纱布、生物蛋白胶、3-0 ～ 5-0 聚丙烯线（需要时选择钨铼合金缝针）、起搏导线、毡型补片、外科生物补片或聚四氟乙烯血管补片，酌情备同种异体带瓣血管或牛颈静脉带瓣管道、生物瓣膜。再次手术备摆动锯、一次性多功能除颤 / 复律电极片等。

（四）手术步骤与手术配合

成人法洛四联症二期根治手术步骤与手术配合见表 29-2。

表 29-2　成人法洛四联症二期根治手术步骤与手术配合

手术步骤	手术配合
（1）胸骨正中切口，经升主动脉和腔静脉插管建立体外循环	参见表 5-1，表 5-2
（2）在开始心肺转流前，分离体动脉 – 肺动脉分流管道	递电刀、组织镊，仔细游离分流血管周围的粘连组织，避免损伤分流血管。如果为 B-T 分流术后，在游离出分流管道后，递直角钳、双 10 号丝线过阻断带
（3）转流后结扎分流管道，使用补片行肺动脉成形术	递 10 号丝线结扎分流管道，递组织剪、血管镊，靠近肺动脉端剪断分流管道；递 11 号尖刀、血管镊或扁桃钳，拆除分流管道残端；递 6-0 聚丙烯线、外科生物补片或聚四氟乙烯血管补片，对狭窄和扭曲的肺动脉行动脉成形术
（4）如果为肺动脉环扎术后，拆除环扎带，纠治肺动脉狭窄	递 11 号尖刀、血管镊，切断肺动脉环扎带缝线，拆除环扎带；递外科生物补片、5-0 聚丙烯线，使用连续缝合方法修补肺动脉狭窄段
（5）心脏停搏后，切开右心房探查心内结构，经三尖瓣解除右心室流出道梗阻，关闭 VSD	递 11 号尖刀、血管镊，切开右心房壁，递 2-0 涤纶线提吊右心房壁，探查右心室流出道和 VSD；递 11 号尖刀或组织剪，切断右心室流出道的肥厚肌束，疏通流出道；递自体心包补片或外科生物补片、5-0 聚丙烯线修补 VSD，间断缝合或连续缝合
（6）切开肺动脉，评估肺动脉梗阻情况，酌情扩大肺动脉，如扩大瓣环导致肺动脉反流显著，可用 1 条同种异体带瓣大动脉或生物瓣行肺动脉瓣置换术	递 5-0 聚丙烯线、血管镊，在肺动脉缝置 2 针牵引线；递 11 号尖刀切开肺动脉，切开肺动脉瓣，必要时切开瓣环；递探条评估流出道大小；递 5-0 聚丙烯线、自体心包补片或外科生物补片，修补扩大肺动脉。如需换瓣，递带垫片的 3-0 聚丙烯线或带垫片的 2-0 涤纶线间断缝合瓣环（约 12 针），递生物瓣膜，缝合瓣环，打结。或者递同种异体带瓣大动脉、5-0 聚丙烯线（可选择钨铼合金缝针），连续缝合完成肺动脉重建
（7）开放主动脉阻断钳，恢复心搏，关闭右心房，复温	松开主动脉阻断钳，调床至头低足高位，恢复心搏；递 5-0 聚丙烯线、血管镊，连续缝合右心房切口，排除右心房气体
（8）利用经食管超声心动图评估二尖瓣修补效果，安置起搏导线，清点器械、敷料，止血，关闭胸腔	参见表 5-4

（五）护理关注点

（1）慢性发绀的患者，纵隔内布满粗大而薄壁的血管，开胸时很容易造成出血；红细胞增多会引起血小板功能缺陷和凝血功能障碍，止血困难。开胸前安装好体外循环机管道，以备随时开始部分心肺转流。

（2）术前通过侧位胸部 X 线片和 CT 检查可了解胸骨后的组织结构，准确判断右心室和升主动脉与胸骨的关系，如发现升主动脉与胸骨后粘连，在锯开胸骨前必须采取预防措施，或直接进行股动静脉插管建立体外循环，再小心锯开胸骨进行分离。

（3）术前安置一次性多功能除颤／复律电极片，通常在患者进入手术间开始麻醉之前安置好，以备麻醉期间或手术过程中发生心搏骤停时予以电击除颤。

（4）手术时间长、出血多，应备好各种止血材料及抗纤溶药物，遵医嘱备血制品。常规使用血液回收机，提前配制肝素盐水，回收台上血纱布。

（5）根据医院条件准备相应的耗材，如果没有同种异体带瓣大动脉或牛颈静脉带瓣管道，可采用膨体聚四氟乙烯人工血管和 0.1mm 厚度的聚四氟乙烯人工心包膜临时缝制带瓣管道；再次手术患者无法留取自体心包时，可应用外科生物补片（牛心包片）实施 VSD 修补和肺动脉扩大成形。

（谢 庆 徐维虹 陈晓霞）

参 考 文 献

孙国成，李守军，2020. 先天性心脏病外科治疗中国专家共识（五）：再次开胸手术. 中国胸心血管外科临床杂志，27（6）：609-613.

徐光亚，吴树明，2010. 图解心脏外科手术学. 北京：科学出版社：229-263.

Cohn L H，Edmund L H J，2007. 成人心脏外科学. 2 版. 刘中民，吴清玉，译. 北京：人民卫生出版社：1209-1237.

Mavroudis C，Backer C，2014. 小儿心脏外科学. 4 版. 刘锦纷，孙彦隽，译. 上海：世界图书出版上海有限公司：987-1037.

Spray T L，Acker M A，2018. 心脏外科手术学. 6 版. 丁以群，译. 西安：世界图书出版西安有限公司：616-624.

第三篇 /

缺血性心脏病手术配合

冠状动脉粥样硬化性心脏病（简称冠心病）是一种临床常见多发的缺血性心脏病，是冠状动脉发生动脉粥样硬化病变而引起血管腔狭窄或阻塞，造成心肌缺血、缺氧或坏死而导致的心脏病。冠状动脉内腔狭窄超过 75% 时即出现严重心肌缺血，主要病变是冠状动脉内膜脂质沉着及局部结缔组织增生、纤维化、钙化，形成粥样硬化斑块，造成管壁增厚、管腔狭窄或阻塞。其主要侵犯冠状动脉主干及其近端分支，左冠状动脉的前降支与回旋支发病率较右冠状动脉高。临床表现为心绞痛、心律失常、瓣膜反流、心力衰竭和猝死等。在冠心病诸多的危险因素中，高血压、高血脂和吸烟是冠心病的 3 个主要的独立危险因素。

第三十章　冠状动脉旁路移植手术配合

心肌再血管化是挽救存活心肌、保护心功能、改善远期预后的必要措施，对于冠状动脉狭窄所致的心肌缺血，可以通过手术途径建立旁路，以增加冠状动脉狭窄远端的供血。心肌再血管化可通过两种手段实现，即经皮冠状动脉介入术（percutaneous coronary intervention，PCI）及冠状动脉旁路移植术（coronary artery bypass grafting，CABG）。CABG 是复杂冠状动脉病变患者的首选治疗标准术式，可分为非体外循环下、体外循环下停搏及体外循环并行下不停搏 3 种手术方式；手术可采用胸骨正中切口、胸骨下小切口及左前外侧切口入路。本章重点阐述经胸骨正中切口行 CABG 手术配合相关内容。

第一节　体外循环下冠状动脉旁路移植手术配合

一、概述

冠心病外科治疗的传统方法是在体外循环和心脏停搏下行 CABG，其优点为术野清晰、操作精确、吻合通畅率高，适用于血管条件较差、病变广泛弥漫及左主干病变患者。然而，对于年龄较大，存在心、脑、肺、肾等重要器官功能不全的冠心病患者，考虑体外循环和心脏停搏对机体的影响，常采用非体外循环心脏不停搏下 CABG 治疗。

二、手术方式

手术方式为在体外循环和心脏停搏下行 CABG，利用患者自身的血管（胸廓内动脉、大隐静脉、桡动脉等）在主动脉或其分支与病变以远的冠状动脉之间建立一条旁路，血液从主动脉通过这条旁路流向原来缺血的心脏区域，从而恢复心脏正常血液供应。通过恢复心肌血流灌注，缓解胸痛和局部缺血，改善患者生活质量，并可以延长患者的生命。

手术适应证如下。

（1）左主干梗阻超过 50%，尤其合并右冠状动脉病变或左心室功能已受损者。

（2）严重心绞痛，正规内科治疗仍不能控制，冠状动脉已证实明显梗阻者（狭窄＞70%）。

（3）三支病变，同时左心室功能已损害，症状明显者。

（4）心肌梗死并发症如室壁瘤、室间隔穿孔、二尖瓣反流或心脏破裂等已经导致血流动力学明显障碍者。

（5）PCI 治疗失败或因解剖原因不适合行 PCI 者。

三、手术护理配合

（一）麻醉方式

采用静吸复合麻醉。

（二）手术体位

患者取仰卧位，肩背部垫一长形胸垫使胸部抬高、头部后仰。双腿腘窝下垫软枕呈"蛙形腿"摆放。

（三）物品准备

1. 设备 参见第五章第五节"一、成人心血管手术正中开胸手术"，如心脏起搏器、血管流量仪，必要时备 IABP 机。

2. 器械 成人心脏手术器械包（见表4-1）、冠状动脉旁路移植手术附加包（见表4-11、图4-3）、胸廓牵开器、获取桥血管器械包等。

3. 用物 3-0～8-0 聚丙烯线（备 7-0 和 8-0 钨铼合金缝针线）、15 号刀片、冠状动脉刀、血管流量探头、起搏导线、主动脉打孔器、橄榄型针头、10ml 注射器、20G 套管针、硅酮血管带、小号 / 中号钛夹、300mm×300mm 显影纱垫、棉垫、弹性绷带。

（四）手术步骤与手术配合

1. 大隐静脉桥血管获取手术步骤与手术配合 见表 30-1。

表 30-1 大隐静脉桥血管获取手术步骤与手术配合

手术步骤	手术配合
（1）腿部消毒与铺巾	参见第五章第四节
（2）设置体位	双下肢膝关节向外微弯，似"蛙形腿"，腘窝垫棉布巾
（3）沿大隐静脉走向在下肢内侧做1条长切口；或分段做几个小切口	递圆刀、组织镊、组织剪、纱布，在左下肢做小切口或1条长切口，电凝止血；递乳突牵开器显露术野及大隐静脉
（4）游离大隐静脉	
1）采用长切口获取（图30-1）	递静脉剪从内踝切口开始顺着大隐静脉血管走向游离大隐静脉，递橡胶血管带绕过血管，用蚊式钳作为牵引带，游离大隐静脉时向两侧牵拉，采用不接触技术游离获取大隐静脉，避免损伤血管。递钛夹钳夹侧支血管
2）采用小切口分段获取	从内踝切口开始分离大隐静脉，递直角钳夹住远端血管，递剪刀横断，7号丝线结扎远端；递大隐静脉剥离器，将大隐静脉游离端套入剥离器内，在皮下沿大隐静脉向近端游离，递钛夹钳夹闭侧支血管，递静脉剪剪断侧支，一定长度后做第二小切口，递止血钳从两切口之间皮下隧道将静脉拉出，继续游离获取大隐静脉至桥血管长度满意
（5）横断桥血管	递直角钳、静脉剪剪断大隐静脉，静脉残端用7号丝线结扎或用圆针4号线缝扎；将取出的大隐静脉远端连接橄榄型针头，递7号丝线固定针头，放入血管保养液中（保养液配制：200ml 生理盐水 + 罂粟碱 60mg+ 肝素钠 2500U）

续表

手术步骤	手术配合
（6）修剪大隐静脉	递血管夹夹闭静脉桥近心端，递 10ml 注射器从橄榄型针头推注血管保养液，检查血管完整性，递钛夹或 7-0 聚丙烯线缝闭小分支血管；用精细剪修剪血管，将修剪好的桥血管放入事先抽取的肝素化自体血容器中保存
（7）缝合切口	递圆针、4 号丝线或 2-0 可吸收线缝合皮下，递角针 1 号丝线或 3-0 可吸收线缝皮
（8）包扎下肢切口	递若干棉垫、弹性绷带，加压包扎下肢；注意保护手术区域，撤下获取大隐静脉的所有器械、物品，将其置于一旁，下半身手术区加盖无菌中单；术者离场或重新刷手上台，继续参加手术

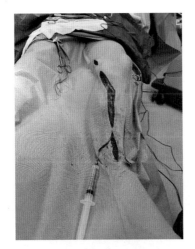

图 30-1　获取大隐静脉

2. 桡动脉获取手术步骤与手术配合　见表 30-2。

表 30-2　桡动脉获取手术步骤与手术配合

手术步骤	手术配合
（1）切开皮肤	递圆刀自肘下 2cm 开始沿桡动脉走行偏内方向远端做皮肤切口，直达腕上 2cm
（2）分离皮下脂肪，切开深筋膜	递电刀（20W）在肱桡肌和桡侧腕屈肌的肌腹之间切开深筋膜，显露腕至肘窝的桡动脉、桡静脉；避免损伤前臂外侧皮神经
（3）游离桡动脉	递硅酮血管带牵拉桡动脉，采用不接触技术电刀游离；细小分支可采取电凝烧灼，较大分支用钛夹夹闭；一般先游离桡动脉中段，再向腕和肘两个方向游离
（4）离断桡动脉	远端游离至掌浅动脉，近端显露桡侧返动脉，递直角钳或蚊式钳离断桡动脉；递钛夹钳于断端做双重钳夹；配制的罂粟碱溶液由近端插入 22G 套管针头轻轻冲洗桡动脉；血管夹钳夹确定桡动脉断端方向，将桡动脉放置于配制好的罂粟碱溶液内
（5）止血，缝合桡动脉切口，包扎	递纱布、电凝器械止血；递 2-0 圆针可吸收线自浅筋膜逐层缝合；递角针 3-0 可吸收线皮内缝合；用棉垫、弹性绷带加压包扎上肢

3. 胸廓内动脉获取手术步骤与手术配合　见表 30-3。

表 30-3　胸廓内动脉获取手术步骤与手术配合

手术步骤	手术配合
（1）胸骨正中切口开胸	递圆刀切开皮肤，纱布拭血，电刀分离至显露胸骨；胸骨锯锯开胸骨后骨蜡止血；递小号胸骨牵开器撑开胸骨止血
（2）剥离左侧壁胸膜，显露左侧胸廓内动脉	递胸廓牵开器牵开左侧胸骨，使左半侧胸肋抬高，使手术床向左倾斜 30° 以获得最理想显露；巡回护士备 1 张可升降手术皮凳，待主刀医生坐下后协助调节至合适高度；主刀医生侧加铺一块大切口巾以避免污染手术单；递电刀切开左侧胸膜，打开胸腔
（3）游离左侧胸廓内动脉（图 30-2）	调节电凝功率至 15～30W，递精细镊、电刀游离胸廓内动脉，细小分支可电凝烧灼，较大分支用钛夹夹闭；上缘需游离到左锁骨下动脉起源处，下缘至第 6 肋间隙
（4）肝素化，离断左侧胸廓内动脉远端（肝素量为 125～187.5U/kg）	递直角钳或扁桃钳钳夹胸廓内动脉远心端，递精细剪离断，弯血管钳带 7 号丝线结扎残端，中号钛夹加固夹闭；胸廓内动脉远心端用血管夹夹闭
（5）局部喷洒罂粟碱溶液	递配制的罂粟碱溶液（30mg/10ml）行胸廓内动脉表面喷洒，必要时向胸廓内动脉逆向注入罂粟碱溶液，评估血流情况，递血管夹夹闭远心端；用罂粟碱＋肝素盐水纱布包裹胸廓内动脉，放于胸腔备用
（6）获取右侧胸廓内动脉	以同样方法获取右侧胸廓内动脉

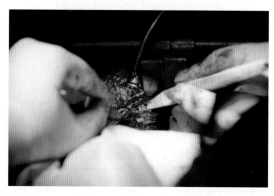

图 30-2　获取胸廓内动脉

4. 体外循环下冠状动脉旁路移植手术步骤与手术配合　见表 30-4。

表 30-4　体外循环下冠状动脉旁路移植手术步骤与手术配合

手术步骤	手术配合
（1）胸骨正中切口开胸	参见表 5-1
（2）探查心脏及冠状动脉情况	探查心脏、冠状动脉情况及血管走行，确定旁路移植的血管及位置
（3）游离左侧胸廓内动脉，必要时获取右侧胸廓内动脉	参见表 30-3
（4）获取大隐静脉	参见表 30-1（可与游离胸廓内动脉同步进行）
（5）切开心包，提吊心包，显露心脏	取下胸廓牵开器，递胸骨牵开器撑开胸骨；递组织镊、电刀切开心包，递 2-0 涤纶线（约 6 针）提吊心包，游离胸廓内动脉侧心包，提吊 2 针并用蚁式钳夹线尾

续表

手术步骤	手术配合
（6）经升主动脉及右心房插管建立体外循环	参见表 5-2
（7）检查桥血管	递精细镊和罂粟碱溶液，主刀医生检查胸廓内动脉及大隐静脉，递精细剪修剪血管备用
（8）阻断升主动脉，经主动脉根部插管顺行灌注；如果患者左心室病变严重或主动脉瓣关闭不全，需经右心房冠状窦插管逆行灌注心脏停搏液	递阻断钳阻断升主动脉，主动脉根部插灌注针灌注心脏停搏液。对于近端冠状动脉严重狭窄的病例，需增加逆行灌注：递 11 号尖刀在右心房切一小口，用扁桃钳扩大切口；递带气囊灌注管经右心房切口插入冠状窦，递注射器推注 2ml 盐水至气囊，连接灌注管路持续灌注停搏液。心脏停搏后递冰屑或冰盐水于心脏表面降温
（9）行大隐静脉桥与冠状动脉分支远端吻合	递大湿纱垫于心脏后方，显露冠状动脉远端（左冠状动脉对角支、回旋支，右冠状动脉后降支）；递 15 号刀片切开靶血管的冠状动脉外膜，冠状动脉刀切开冠状动脉壁，依次递冠状动脉前向剪、后向剪将冠状动脉壁切口延长，递冠状动脉探条探查冠状动脉远端是否通畅；递静脉剪将修剪好的大隐静脉远端剪成斜面，递 7-0 聚丙烯线将探查确认通畅的冠状动脉与大隐静脉行端 – 侧连续吻合（同法完成其他病变冠状动脉旁路移植远端吻合）
（10）经静脉桥灌注心脏停搏液至靶血管远端	递多头灌注组件，连接血管桥近端针头行局部心脏停搏液灌注，加强缺血区域心肌保护，同时观察和评价血管桥通畅程度及吻合口可靠性
（11）行胸廓内动脉与冠状动脉前降支远端吻合	递 15 号刀片切开拟行吻合的冠状动脉外膜，递冠状动脉刀切开冠状动脉壁，依次递冠状动脉前向剪、后向剪将冠状动脉壁切口延长，递冠状动脉探条探查冠状动脉远端是否通畅；递静脉剪将胸廓内动脉远端剪成斜面，递 8-0 聚丙烯线、平台血管镊将胸廓内动脉与前降支行端 – 侧连续吻合。吻合完打结前开放胸廓内动脉近端血管夹，检查吻合口是否完善并排气、打结。递 5-0 或 6-0 聚丙烯线，将胸廓内动脉吻合口两侧的蒂固定于心脏表面
（12）心脏复搏	开放主动脉阻断钳，恢复心脏血流
（13）行大隐静脉近端与主动脉吻合	大隐静脉近端与主动脉吻合可在开放主动脉阻断钳前、心脏停搏期间完成，也可在开放主动脉阻断钳、心脏复搏后进行。心脏复搏后，递侧壁钳部分阻断升主动脉，递 11 号尖刀在夹闭的主动脉壁上做切口，递打孔器扩大切口；应用 6-0 聚丙烯线行血管桥近端与主动脉壁端 – 侧吻合。同法完成其他桥血管与主动脉近端吻合
（14）检查血管，排气，监测血液流量	递 7-0 聚丙烯线缝针轻扎血管桥排气，检查近端吻合口有无渗血，必要时补针，递血管流量探头进行血流监测，检查心脏各吻合口有无出血
（15）经食管超声心动图评估心功能	评估心功能和桥血管通畅度及是否有空气栓塞，并实施对症处理；如存在左心功能不全，需要经股动脉置管行主动脉内球囊反搏（IABP）
（16）撤离体外循环管道，缝合切口	参见表 5-3、表 5-4

（五）护理关注点

（1）手术中应及时准备好血管吻合缝线及专用器械，有预见性地配合手术医生顺利完成手术，提高手术效率。

（2）主动脉打孔器打孔后要及时擦净碎屑，防止碎屑脱落至血管内造成栓塞。

（3）手术期间实时监测病情变化，做好急救准备，提前配置急救药品，备齐除颤设备及临时心脏起搏器。抢救时立即配合麻醉医生、外科医生、体外循环师对症处理，保证手术顺利完成。

（曾　臻　谢　庆　韩盖宇　杨　扬　张灵芳）

第二节　非体外循环下冠状动脉旁路移植手术配合

一、概述

不需要体外循环，在心脏搏动的情况下完成多支血管旁路移植，称为非体外循环下冠状动脉旁路移植术（off-pump coronary artery bypass grafting，OPCABG）。自 20 世纪 90 年代中期开始，OPCABG 再度兴起，多血管 OPCABG 外科技术也在不断提升，其特点是避免了体外循环导致的全身炎性反应和心肌缺血再注灌损伤，对体外循环手术风险高的患者有明显优势，对于高龄、伴心脑肾肺等重要器官严重病变的冠心病患者，OPCABG 仍是优先的选择。

OPCABG 是在心脏搏动下行 CABG，必须利用各种心脏固定器稳定靶血管区域，目前有 3 类组织固定器，即负压吸引固定装置、下压固定装置及血管带 - 平板固定装置。国内常用的是负压吸引固定装置（俗称"八爪鱼"），其是由一个可以塑形的单臂结构和"U"形负压吸引盘组成。将"八爪鱼"固定在胸骨牵开器上，负压吸引盘置于靶血管区域的心室壁，连接负压吸引装置，吸引盘中间形成一个相对稳定区，方便术者进行精细缝合操作，完成冠状动脉吻合。

二、手术方式

OPCABG 在常温心脏搏动下进行，不同血管病变采用不同切口，多支血管病变采用胸骨正中切口，单一血管病变可以采用左前外侧切口、胸骨下段切口及胸部后外侧切口。开胸后获取桥血管，提吊心包，确定靶血管并安置心脏固定器，完成桥血管与靶血管的吻合，恢复心肌血流的灌注。

手术适应证如下。

（1）经内科治疗难以控制，不适宜行经皮腔内冠状动脉成形术者。

（2）多支多处病变，经皮腔内冠状动脉成形术治疗失败或再狭窄者。

（3）冠状动脉狭窄达 50% 以上，狭窄远端通畅靶血管内径 ≥ 1.3mm 者。

（4）早期 OPCABG 多选择单支或多支病变，近年来，左主干病变或相当于左主干的高位前降支和回旋支狭窄的患者在心脏能耐受搬动的情况下亦可行 OPCABG。

三、手术护理配合

（一）麻醉方式

采用静吸复合麻醉。

（二）手术体位

患者取仰卧位，肩背部垫一长形胸垫使胸部抬高、头部后仰。双腿腘窝下垫软枕呈"蛙形腿"摆放。

（三）物品准备

1. 设备 参见第五章第五节"一、成人心血管手术正中开胸手术"，如心脏起搏器、血管流量仪、低负压吸引器（或小儿吸痰机），必要时备 IABP 机。

2. 器械 成人心脏手术器械包（见表 4-1）、冠状动脉旁路移植手术附加包（见表 4-11、图 4-3）、胸廓牵开器、获取桥血管器械包。

3. 用物 3-0 ～ 8-0 聚丙烯线（备 7-0 和 8-0 钨铼合金缝针线）、毡型垫片、15 号刀片、冠状动脉刀、心脏固定器、Enclose Ⅱ 主动脉吻合辅助系统（易扣）、二氧化碳吹雾装置、分流栓、肝素钠、罂粟碱溶液、血管流量探头、起搏导线、主动脉打孔器、橄榄型针头或20G 套管针头、10ml 注射器 3 付、硅酮血管吊带、小号 / 中号钛夹、30mm×30mm 显影纱垫、棉垫、弹性绷带。

（四）手术步骤与手术配合

非体外循环下冠状动脉旁路移植手术步骤与手术配合见表 30-5。

表 30-5 **非体外循环下冠状动脉旁路移植手术步骤与手术配合**

手术步骤	手术配合
（1）开胸	递圆刀切开皮肤，纱布拭血，递电刀分离至显露胸骨；胸骨锯锯开胸骨后骨蜡止血；递小号胸骨牵开器撑开胸骨止血
（2）游离胸廓内动脉	参见表 30-3
（3）显露心脏	递 2-0 涤纶线提吊心包，游离胸廓内动脉侧心包提吊 2 针并用蚊式钳钳夹线尾，或将 1 根棉绳放于心包提吊线之间，用阻断管固定棉绳，以增加稳定性。递胸骨牵开器撑开胸骨
（4）取自体大隐静脉	参见表 30-1（与游离胸廓内动脉同步进行）
（5）安置心脏固定器、吹雾管	递心脏固定器安装到胸骨牵开器上，将支座旋紧固定，吸盘头部置于靶血管区域，连接负压吸引器（吸力≤ 40kPa）；递吹雾装置，分别连接二氧化碳流量表和500ml 生理盐水并加压，加压袋压力预设为 200mmHg，二氧化碳流量预设为0.5 ～ 1kPa，依据术中吹雾效果适时调节

手术步骤	手术配合
（6）胸廓内动脉与冠状动脉前降支远端吻合	递精细镊、15 号刀片切开冠状动脉前膜，递冠状动脉刀切开冠状动脉壁，依次递冠状动脉前向剪、后向剪将冠状动脉壁切口延长，递 1.5mm 冠状动脉探条探查冠状动脉远端是否通畅；递静脉剪将胸廓内动脉远端剪成斜面，递 8-0 聚丙烯线、平台血管镊，将胸廓内动脉与靶血管（前降支）行端 – 侧吻合。打结前开放胸廓内动脉近端血管夹排气，检查吻合口是否漏血。吻合完毕递 5-0 或 6-0 聚丙烯线将胸廓内动脉吻合口两侧的蒂固定在心脏表面
（7）显露心脏下壁和外侧壁，寻找靶血管	可通过调整手术床（头低足高位及右旋）、温盐水纱垫塞入心底部、调整左右两侧心包提吊线、缝合心脏牵引带、增加吸附式心尖固定器等方法，显露心脏外侧壁和下壁。调整心脏固定器位置，显露冠状动脉远端（左冠状动脉对角支、回旋支或右冠状动脉吻合）
（8）大隐静脉与冠状动脉分支远端吻合	递 15 号刀片切开冠状动脉外膜，冠状动脉刀切开冠状动脉壁，依次递冠状动脉前向剪、后向剪将冠状动脉壁切口延长，递冠状动脉探条探查冠状动脉远端是否通畅；递静脉剪将修剪好的大隐静脉远端剪成斜面，递 7-0 聚丙烯线将探查确认通畅的冠状动脉与大隐静脉行端 – 侧连续吻合（同法完成其他病变冠状动脉旁路移植远端吻合）
（9）行大隐静脉与主动脉近端吻合	有两种吻合方法
1）使用侧壁钳半阻断主动脉行近端吻合	递侧壁钳阻断部分升主动脉，递 11 号尖刀在钳夹的主动脉壁上做切口，递打孔器扩大切口；递 6-0 聚丙烯线将血管桥近端与主动脉壁行端 – 侧吻合。同法完成其他桥血管近端吻合
2）使用易扣吻合装置行近端吻合（多见于主动脉壁严重钙化）（图 30-3）	递 3-0 聚丙烯线带毡型垫片在主动脉吻合口位置缝置荷包；递静脉剪去除荷包内主动脉外膜，穿刺针刺入主动脉壁，置入易扣封堵器，收紧荷包线，拧紧易扣、固定吻合部位；递 15 号刀片于吻合位置切开动脉壁，旋杆旋开易扣隔膜，使隔膜与待吻合的主动脉壁之间形成无血环境，利于吻合；递打孔器打孔，应用湿纱布垫及时清除打孔器尖端残留组织；递 6-0 聚丙烯线将血管桥近端与主动脉壁行端 – 侧连续吻合（同法完成其他桥血管远端吻合）
（10）检查血管，排气，监测血液流量	递 7-0 聚丙烯线缝针轻扎血管桥排气，检查近端吻合口有无渗血，必要时补针，应用血管流量探头进行血流监测，检查心脏各吻合口有无出血，根据病情决定是否放置临时起搏导线
（11）缝合切口	参见表 5-4

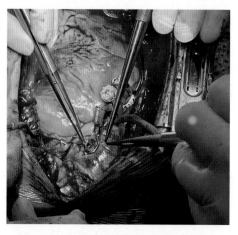

图 30-3　主动脉吻合辅助系统（易扣）

（五）护理关注点

（1）游离完胸廓内动脉准备断开前，患者使用小剂量肝素（100～125U/kg，静脉注射），维持激活全血凝固时间（ACT）在300s以上。

（2）安装心脏固定器之前应检查其连接臂是否能够活动自如，心脏固定器负压值范围设为40kPa左右。

（3）在搬动心脏前应加快输液速度，提高右心房压，并通过头低位增加前负荷，向右旋转手术台以避免出现流入道梗阻。

（4）手术过程中保持室温不低于23℃，体温不低于36℃，全程使用温盐水冲洗心包腔，使用温盐水垫抬高心脏，避免冷刺激引起心室颤动。

（5）靶血管短时阻断方法有无创微血管夹、硅酮血管吊带、带垫片缝一次性血管夹及分流栓阻断，术中依据主刀医生习惯和医院实际条件选择。

（6）手术中应及时准备好血管吻合缝线及专用器械，有预见性地配合手术医生顺利完成手术，提高手术效率。主动脉打孔器打孔后要及时擦净碎屑，防止碎屑脱落至血管内造成栓塞。

（7）手术期间实时监测病情变化，做好急救准备，提前配置急救药品，备齐除颤设备及临时心脏起搏器。抢救时立即配合麻醉医生、外科医生对症处理，保证手术顺利完成。

（曾 臻 谢 庆 韩盖宇）

第三节 儿童冠状动脉旁路移植手术配合

一、概述

冠状动脉瘤（简称冠脉瘤）是指冠状动脉血管扩张、直径增粗到相邻正常冠状动脉血管的1.5倍。冠脉瘤存在梭形和囊形两种类型，梭形冠脉瘤是典型的狭窄后扩张，大多发生于粥样硬化时；囊形冠脉瘤更容易发生破裂、血栓形成或瘘管形成。冠脉瘤最常见于右冠状动脉近段和中段，其次是左前降支和回旋支，伴发3支冠状动脉病变的频率更高。大多数冠脉瘤继发于冠状动脉粥样硬化或其他情况，包括川崎病、创伤、结节性多动脉炎、大动脉炎、梅毒、细菌性感染等，其中川崎病是造成冠脉瘤最常见的原因。

冠脉瘤的临床症状大多与冠状动脉粥样硬化相似，时常出现心绞痛、充血性心力衰竭和心肌梗死。药物治疗对冠脉瘤的功能分级没有改善，有症状的患者如果不实施手术，预后更差，更可能死于心肌梗死。因此，对于冠脉瘤合并粥样硬化者，必须实施手术。

二、手术方式

10岁以上冠脉瘤患者通常可采用经皮腔内冠状动脉成形术，10岁以下患者因受到冠状动脉支架尺寸的限制，多采用冠状动脉旁路移植术。手术适应证：严重的冠状动脉近段狭窄（＞75%）、左主干狭窄（图30-4）、左前降支动脉近段狭窄、经皮腔内冠状动脉成形术后发生缺血和近端型冠脉瘤等及5岁以上患者。通畅且无狭窄的冠脉瘤不适合行冠状动脉旁路移植术，因为局限性血流湍流和血流淤滞可能会造成急性冠状动脉意外，使原本畅通的冠脉瘤存在术后血栓形成、心肌梗死甚至死亡的风险。使用大隐静脉作为旁路血管效果不错，但是儿童患者使用胸廓内动脉的长期通畅性和生长潜能更优，专家推荐使用双侧胸廓内动脉构建 LAD 和 RCA 的旁路（图30-5）。通常在非体外循环下行冠状动脉旁路移植术，如果合并其他心内畸形需同期进行矫治，则在体外循环下完成手术。

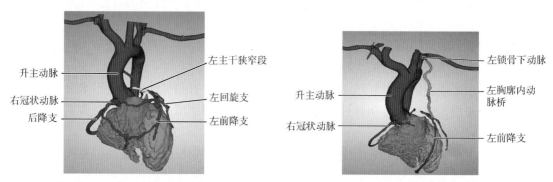

图30-4 左主干狭窄（川崎病）　　　　图30-5 左胸廓内动脉与前降支吻合

三、手术护理配合

（一）麻醉方式

采用静吸复合麻醉。

（二）手术体位

患者取仰卧位，肩背部垫一长形胸垫使胸部抬高、头部后仰。双腿腘窝下垫软枕呈"蛙形腿"摆放。

（三）物品准备

1. 设备　参见第五章第五节"四、儿童心血管手术正中开胸手术"，如血管流量仪、除颤仪、心脏起搏器等。

2. 器械　儿童心脏手术器械包（见表4-2）、儿童精密器械附加包（见表4-21、图4-13）、旁路移植手术专用附加包（见表4-11、图4-3）、胸廓牵开器。

3. 用物　15号刀片、冠状动脉刀、橄榄型针头或22G套管针、8-0聚丙烯线或钨铼合金缝线、罂粟碱、10ml注射器、血管流量探头（2mm）、心脏固定器、二氧化碳吹雾管、分流栓等。

（四）手术步骤与手术配合

非体外循环下儿童冠状动脉旁路移植手术步骤与手术配合见表 30-6。

表 30-6　非体外循环下儿童冠状动脉旁路移植手术步骤与手术配合

手术步骤	手术配合
（1）胸骨正中切口	参见表 5-7
（2）游离左侧胸廓内动脉	参见表 30-3
（3）切开心包，提吊心包	手术床调平，递胸骨牵开器撑开胸骨；递血管镊、电刀切开心包，递 2-0 涤纶线提吊两侧心包，抬高心脏，应用蚊式钳夹线尾
（4）安装心脏固定器，连接二氧化碳吹雾管	递心脏固定器，安装到胸骨牵开器上，连接负压吸引（≤40kPa）；递二氧化碳吹雾管，分别连接盐水加压装置和二氧化碳气体装置，调试二氧化碳流量
（5）显露靶血管，切开血管壁	递精细镊、15 号刀片，剥离心脏表面脂肪组织、切开心脏外膜；递冠状动脉刀切开冠状动脉壁，依次递冠状动脉前向剪、后向剪将冠状动脉壁切口延长；递 1mm 冠状动脉探条，探查冠状动脉远端是否通畅
（6）修剪胸廓内动脉蒂	将胸廓内动脉蒂从左侧胸腔取出置入视野，松开血管夹评估血流量；再次夹闭胸廓内动脉蒂近端，确定血管蒂长度和张力合适，递静脉剪、精细镊，修剪胸廓内动脉吻合端成斜面
（7）将左侧胸廓内动脉与靶血管行端-侧吻合	递 8-0 或 9-0 聚丙烯线、平台血管镊，行胸廓内动脉与靶血管端-侧连续吻合。持续用二氧化碳吹雾管吹吻合口，保持术野干净；吻合完打结前开放胸廓内动脉血管夹，检查吻合口出血情况
（8）固定胸廓内动脉蒂	递 6-0 聚丙烯线、血管镊，将吻合口两侧的胸廓内动脉蒂与心脏外膜缝合，以防移动并减小吻合口张力
（9）撤除心脏固定器，测量胸廓内动脉血流量	撤除心脏固定器，递血管镊、组织剪，游离一小段胸廓内动脉蒂上的肌肉和筋膜；递 2mm 血管流量探头，递注射器注温盐水于探头与血管壁之间测量桥血管流量
（10）清点器械、敷料，止血，关闭胸腔	参见表 5-8

（五）护理关注点

（1）儿童患者血管纤细，操作更加困难，有时需要 9-0 聚丙烯线、各种精密剪刀、持针器和精细镊，以保证吻合口精确和通畅。

（2）游离左侧胸廓内动脉时，手术床左倾斜，主刀医生俯身贴近患者体表进行操作，应加铺一块治疗巾于主单上，游离完毕后撤除，防止污染术野。

（3）台上备用 10ml 注射器吸取罂粟碱 1 支（30mg），加盐水稀释至 10ml，套橄榄型针头或套管针，以备胸廓内动脉痉挛收缩时喷洒罂粟碱溶液在血管蒂表面或注入血管腔内解除其痉挛。

（4）儿童冠状动脉旁路移植术病例相对少，非体外循环下吻合技术难度大，应熟悉手术步骤，备齐手术用品，同时做好中途转体外循环手术准备。

（谢　庆　陈晓霞　宋海娟）

第四节　全动脉化冠状动脉旁路移植手术配合

一、概述

长期以来，冠状动脉旁路移植术一直使用胸廓内动脉和大隐静脉作为桥血管，但由于大隐静脉自身的生物学特性，其易形成血栓和内膜增生，严重影响其远期通畅率，10 年通畅率只有 50%。相比较而言，胸廓内动脉粥样硬化发生率低，介质中存在弹性结构，内径与冠状动脉系统相似，动脉血流动力学特征相似，胸腔内呼吸压力变化和生化环境也与冠状动脉系统相同。接受动脉桥血管的通畅率比静脉桥血管更优，10 年远期通畅率为80% ~ 90%，明显优于静脉移植血管。因此近些年，国外很多中心都相继提出了全动脉化冠状动脉旁路移植术的理念。

桥血管材料主要有异体异种血管、人工合成血管和自体血管三大类。异体异种血管材料及人工合成血管近期通畅率极低，尚无临床应用价值。自体血管分静脉和动脉两种。自体静脉桥血管有大隐静脉、小隐静脉、贵要静脉和头静脉。自体动脉桥血管分为体壁动脉、肢体动脉、内脏动脉三种。体壁动脉有胸廓内动脉、腹壁下动脉和肋间动脉；肢体动脉有桡动脉、尺动脉、旋股外侧动脉降支、肩胛下动脉；内脏动脉有胃网膜右动脉（right gastroepiploic artery，RGEA）、脾动脉、胃左动脉、胃十二指肠动脉。移植血管可选择大隐静脉、胸廓内动脉、腹壁下动脉、胃网膜动脉和桡动脉。本节主要阐述移植血管选择胸廓内动脉和桡动脉的非体外循环下冠状动脉旁路移植手术配合相关内容。

二、手术方式

OPCABG 在常温心脏搏动下进行，不同血管病变采用不同切口，多支血管病变采用胸骨正中切口，单一血管病变可以采用左前外侧切口、胸骨下段切口及胸部后外侧切口。开胸后获取动脉桥血管，提吊心包，确定靶血管并安置心脏固定器，完成桥血管与靶血管的吻合，恢复心肌血流灌注。

手术适应证如下。

（1）心绞痛，经药物治疗无效者。

（2）冠状动脉管径狭窄达 50% 以上，狭窄远端通畅者。

（3）心内介入治疗过程中出现心绞痛加重者。

（4）缺血性心肌病尚有大片心肌存活者。

三、手术护理配合

（一）麻醉方式

采用静吸复合麻醉。

（二）手术体位

患者取仰卧位，肩背部垫一长形胸垫使胸部抬高、头部后仰。上肢呈直角外展旋后固定于托手板上。

（三）物品准备

1. 设备　参见第五章第五节"一、成人心血管手术正中开胸手术"，如心脏起搏器、血管流量仪、低负压吸引器，必要时备 IABP 机。

2. 器械　成人心脏手术器械包（见表 4-1）、冠状动脉旁路移植手术附加包（见表 4-11、图 4-3）、胸廓牵开器、获取桥血管器械包。

3. 用物　6-0 ～ 8-0 聚丙烯线（备 7-0 和 8-0 钨铼合金缝针线）、毡型垫片、15 号刀片、冠状动脉刀、心脏固定器、二氧化碳吹雾装置、分流栓、肝素、罂粟碱、血管流量探头、起搏导线、主动脉打孔器、橄榄型针头或 22G 套管针头、10ml 注射器 3 付、硅酮血管吊带、小号 / 中号钛夹、30mm×30mm 显影纱垫、棉垫、弹性绷带，备 Enclose Ⅱ 主动脉吻合辅助系统（易扣）。

（四）手术步骤与手术配合

全动脉化冠状动脉旁路移植手术步骤与手术配合见表 30-7。

表 30-7　全动脉化冠状动脉旁路移植手术步骤与手术配合

手术步骤	手术配合
（1）胸骨正中切口开胸	参见表 5-1
（2）探查心脏及冠状动脉情况	探查心脏、冠状动脉情况及血管走行，确定旁路移植的血管及位置
（3）获取左侧胸廓内动脉	参见表 30-3
（4）获取桡动脉	参见表 30-2
（5）提吊心包	用 2-0 涤纶线或 10mm×20mm 圆针 7 号线提吊心包，弯蚊式钳夹线固定
（6）行左侧胸廓内动脉 - 左前降支吻合	递心脏固定器于吻合部位局部固定；递圈镊、15 号刀片切开心脏外膜；递 5-0 聚丙烯线牵开心脏表面组织；递硅酮血管吊带阻断近端冠状动脉；递冠状动脉刀刺破靶血管，递角度剪纵行剪开至合适长度，递冠状动脉探条探查吻合口远端靶血管，根据血管粗细选择合适型号的分流栓；递 7-0 或 8-0 聚丙烯线吻合，在收紧最后一针缝线前取出分流栓，同时松开胸廓内动脉上端血管夹及近端的硅酮血管吊带，排尽血管桥和冠状动脉系统内积气后打结。递 6-0 聚丙烯线将胸廓内动脉蒂固定于心脏表面
（7）修剪桥血管	递圈镊、血管剪修剪桡动脉
（8）桥血管与升主动脉吻合	递侧壁钳阻断部分升主动脉，递 11 号尖刀在钳夹的主动脉壁上做切口，递打孔器扩大切口；应用 6-0 聚丙烯线将血管桥近端与主动脉壁行端 - 侧吻合。同法完成其他桥血管近端吻合
（9）桥血管远端吻合	调手术床头低足高位；利用心底悬吊线和盐水纱布垫充分显露吻合部位；配合同"左侧胸廓内动脉 - 左前降支吻合"
（10）检测桥血管流量	根据桥血管情况选择合适型号的血管流量探头检测桥血管流量
（11）止血，逐层关闭切口	参见表 5-4

（五）护理关注点

（1）患者体温保护：非体外循环下冠状动脉旁路移植手术切口多，术中患者躯体显露面积大，使之散热增加，因而极易发生低体温，诱发心律失常，如发生心室颤动，严重者需要紧急转为体外循环下冠状动脉旁路移植术，增加手术风险。因此预防术中低体温发生在非体外循环下冠状动脉旁路移植术中非常重要，采取全程综合保暖措施可有效减少术中低体温发生。

（2）桥血管保护：防止桥血管丢失及损伤，配制罂粟碱溶液以防止动脉血管痉挛。

（3）肢体保护：获取桡动脉的上肢在包扎结束后，观察远端皮肤及指端皮肤颜色和温度，以免包扎过紧影响血液循环；将外展的肢体安置于患者体侧，以免外展时间过久损伤神经造成术后患者肢体活动障碍。

（4）心理护理：大部分冠心病患者存在手术恐惧心理，导致手术顺利开展受影响，更容易导致其手术预后改善受影响，因此需加强心理干预。应于手术前一日进行术前访视，讲解疾病相关知识及手术治疗的预期效果，缓解患者的恐惧心理，使其树立康复的信心。同时告知进入手术室后相关操作、术中体位约束情况、手术大致所需时间等，并鼓励患者家属协同合作。

（5）手术期间实时监测病情变化，做好急救准备，提前配置急救药品，备齐除颤设备、临时心脏起搏器。抢救时立即配合麻醉医生、外科医生、体外循环师对症处理，积极预防与治疗心律失常，保证手术顺利完成。

（杨　扬　张灵芳　孙　静）

第五节　冠状动脉旁路移植＋多瓣膜置换＋三尖瓣成形手术配合

一、概述

很多基础疾病都可以导致心脏瓣膜病变，包括风湿热、老年退行性变、先天性心脏病、缺血性心脏病、感染和创伤等。瓣膜病患者可以为单个瓣膜发病，也可以为多个瓣膜发病。瓣膜病变的类型通常为狭窄或关闭不全，狭窄和（或）关闭不全一旦出现，会妨碍正常血液流动，增加心脏负担，从而引起严重的心脏结构和功能损害，导致严重心力衰竭。

随着人口老龄化日益加重，心脏瓣膜病合并冠心病发病率不断增加，为12.68%～14.00%。心脏瓣膜病置换术同期行冠状动脉旁路移植术作为有效治疗方法，在降低二次手术发生率，提升临床疗效方面具有显著的效果。但由于老年患者病史长，并发症多，手术时间长，其手术的危险性显著高于单纯的心脏瓣膜手术或单纯的冠状动脉旁路移植术，护理配合的难度增加，使得手术期风险相应增加，所以高质量的护理贯穿手术全过程是手术成功的保证。一切以患者为中心，以保障患者护理质量和安全为目标，除了要有扎实的基础外，还要有过硬的技术，术中保持精神高度集中，视线不离开手术区，及时快速准确地提供术者需要的器械和物品，确保手术顺利进行。

二、手术方式

采用静吸复合麻醉。血管桥材料：取大隐静脉及胸廓内动脉备用。进行肝素化（375U/kg）后，常规建立体外循环，阻断前探查心脏、冠状动脉血管走行，确定旁路移植的血管，解剖好远端。阻断后采用温血灌注或者 HTK 液灌注保护心肌，待心脏完全停搏后用 8-0 聚丙烯线行胸廓内动脉与冠状动脉吻合。大隐静脉远端与冠状动脉远端用 7-0 聚丙烯线吻合，大隐静脉近端游离备用，暂不予以吻合。处理心内病变，切开右心房，打开房间隔入左心房，探查二尖瓣，切除病变瓣膜，采用 2-0 涤纶换瓣线间断褥式缝合植入，主动脉瓣置换通过主动脉根部斜切口，切除病变瓣膜后均采用 2-0 涤纶换瓣线间断褥式缝合法。三尖瓣关闭不全采用 2-0 涤纶成形线间断褥式缝合。在开放升主动脉阻断钳，心脏复搏之后以 6-0 聚丙烯线行大隐静脉近端与主动脉吻合，最后止血、关胸。

手术适应证：超声心动图确诊瓣膜病变，术前冠状动脉 CT 筛查发现冠状动脉病变，冠状动脉造影确诊者，具有手术指征。

三、手术护理配合

（一）麻醉方式

采用静吸复合麻醉。

（二）手术体位

患者取仰卧位，肩背部垫一长形胸垫使胸部抬高、头部后仰。双腿腘窝下垫软枕呈"蛙形腿"摆放。

（三）物品准备

1. 设备　参见第五章第五节"一、成人心血管手术正中开胸手术"，如胸骨锯、除颤仪、心脏起搏器、血管流量仪等。

2. 器械　成人心脏手术器械包（见表 4-1）、冠状动脉旁路移植手术附加包（见表 4-11、图 4-3）、瓣膜/瓣环测量器、瓣膜置换手术附加包（见表 4-9、图 4-1）、胸廓牵开器、获取桥血管器械包等。

3. 用物　3-0～8-0 聚丙烯线（备 7-0 和 8-0 钨铼合金缝针线）、15 号刀片、冠状动脉刀、肝素、罂粟碱、血管流量探头、起搏导线、主动脉打孔器、橄榄型针头、10ml 注射器 3 付、20G 套管针、硅酮血管带、小号/中号钛夹、30mm×30mm 显影纱垫、棉垫、弹性绷带、2-0 带垫片涤纶线、2-0 涤纶线、生物/机械瓣膜、三尖瓣成形环等。

（四）手术步骤与手术配合

冠状动脉旁路移植＋多瓣膜置换＋三尖瓣成形手术步骤与手术配合见表 30-8。

表 30-8　冠状动脉旁路移植＋多瓣膜置换＋三尖瓣成形手术步骤与手术配合

手术步骤	手术配合
（1）在胸骨正中开胸	参见表 5-1
（2）探查心脏	探查心脏、冠状动脉走行，确定旁路移植的血管，递冠状动脉刀解剖好远端位置
（3）取胸廓内动脉	递胸廓牵开器撑开胸骨，推开左侧纵隔胸膜，上至第 1 肋间，下至剑突，将胸廓内动脉游离下来，分支用钛夹夹闭，静脉剪剪断，近端夹血管夹备用
（4）取大隐静脉	递圆刀于内踝大隐静脉处切开皮肤，游离大隐静脉，分支用 1 号丝线结扎，游离足够长度后剪断血管，用肝素水纱布包裹妥善保管备用
（5）建立体外循环，心脏停搏	参见表 5-2 递主动脉阻断钳夹闭升主动脉远端；采用高钾停搏液或者 HTK 液灌注保护心肌
（6）行大隐静脉与冠状动脉远端吻合	用 7-0 聚丙烯线行桥血管（大隐静脉）远端与冠状动脉远端端-侧吻合；将多头灌注组件（"八爪鱼"灌注管）分别连接吻合后的大隐静脉桥近端针头，行缺血区心脏停搏液灌注
（7）探查主动脉瓣	递 11 号尖刀、组织剪通过主动脉根部做斜切口，递 3 根 5-0 聚丙烯线提吊，显露主动脉瓣膜
（8）主动脉瓣处理	递 11 号尖刀和瓣膜剪，切除病变瓣膜后递 2-0 带垫片涤纶线（主瓣线）间断褥式缝合，将瓣膜线缝合到人工瓣膜，递 3 把蚊式钳夹住 3 组瓣膜线，剪下缝针，用治疗巾包裹瓣膜
（9）探查二尖瓣	递 11 号尖刀、组织剪切开右心房-房间隔，用数条 2-0 涤纶线提吊，显露二尖瓣膜
（10）二尖瓣处理，关闭左心房	结合术前经食管超声心动图评估的瓣膜形态及功能，切除病变瓣膜。采用 2-0 带垫片涤纶线（二尖瓣线）间断褥式缝合植入瓣膜，打结固定。递 3-0 聚丙烯线连续缝合房间隔
（11）主动脉瓣植入，关闭主动脉切口	主动脉瓣缝线打结，备盐水湿润手套；递 4-0 或 5-0 聚丙烯线连续缝合主动脉
（12）胸廓内动脉吻合	修剪胸廓内动脉，递 8-0 聚丙烯线行胸廓内动脉与冠状动脉吻合
（13）开放升主动脉，心脏复搏后行三尖瓣成形	递 2-0 涤纶线间断褥式缝合，植入成形环
（14）关闭右心房	递 5-0 聚丙烯线连续缝合右心房
（15）行大隐静脉与冠状动脉近端吻合	递主动脉侧壁钳钳夹升主动脉侧壁，递 11 号尖刀和打孔器做切口，修剪大隐静脉近端，应用 6-0 聚丙烯线与主动脉吻合
（16）评估手术效果	待生命体征稳定后利用经食管超声心动图评估瓣膜形态及功能
（17）撤离体外循环，止血，关胸	参见表 5-4

（五）护理关注点

（1）旁路移植术中使用的 6-0、7-0、8-0 聚丙烯线的缝针细小，器械护士应及时收回使用后的缝针并妥善保管，可将缝针成对固定于泡沫海绵上或成对放置于吸针盒内，及时核对数量，防止丢失。

（2）旁路移植的器械精细而贵重，术中使用后及时收回并妥善管理，防止器械掉落而损伤。

（3）换瓣膜时人工瓣膜小巧、精细，拿取瓣膜时防止掉落，不用手触瓣叶，避免金属器械接触瓣膜的表面，避免划痕或被污染的瓣膜导致术后并发症发生甚至使瓣膜失功能导致患者猝死。生物瓣膜按照使用说明书要求彻底清洗之后，放置于手术台固定稳妥处，传递中也需谨慎。

（4）旁路移植同期心脏瓣膜置换术是治疗冠心病合并心脏瓣膜病的有效方法。但由于老年患者病史长，并发症多，手术时间长，其手术的危险性显著高于单纯心脏瓣膜手术或单纯冠状动脉旁路移植术，护理配合的难度增加，使得手术期风险相应增加，所以高质量的护理贯穿手术全过程是手术成功的保证。

（5）手术期间实时监测病情变化，做好急救准备，提前配置急救药品，备齐除颤设备及临时心脏起搏器。抢救时立即配合麻醉医生、外科医生、体外循环师对症处理，积极预防与治疗心律失常，保证手术顺利完成。

（李丹丹　李丹青　孙　静）

第六节　冠状动脉旁路移植＋肺叶切除手术配合

一、概述

肺叶切除术是肺部疾病常用的外科治疗手段，多数肺部疾病可以通过肺叶切除治疗达到延续生命的目的。

冠心病和肺部肿瘤是心胸外科常见的两大疾病，随着这两种疾病的发病率逐渐升高，冠心病合并肺部肿瘤的患者也越来越多。冠心病合并肺部肿瘤患者可通过冠状动脉旁路移植同期行肺叶切除术改善生活质量。

冠心病合并肺部肿瘤患者常见的治疗方法：①心内科干预先于肺叶切除术。若先行经皮冠状动脉介入术（PCI），术后需要双联抗血小板治疗，会增加随后进行的肺切除手术的出血风险。②先行肺叶切除，后行支架植入，冠心病严重影响患者肺切除外科治疗的安全性，麻醉和术中心肌梗死的危险性较高。③冠状动脉旁路移植同期行肺叶切除术，既可改善心肌供血，又能完成肿瘤的治疗。综合肿瘤和心脏的治疗原则，同期完成冠状动脉旁路移植和肺叶切除术是合理的治疗方案。心肺流转术会对肺部的生理状态产生影响，导致术后肺功能障碍。另外有研究报道，心肺转流术会对机体的细胞免疫和体液免疫均有暂时的抑制作用，有可能增加肿瘤浸润和转移的概率。故临床多采用非体外循环下冠状动脉旁路移植同期肺叶切除术。

二、手术方式

非体外循环下冠状动脉旁路移植同期肺叶切除术的手术入路根据患者冠状动脉病变位置及肺部肿瘤位置选择，手术入路如下：①经胸部正中切口入路；②经胸部正中切口入路完成冠状动脉旁路移植，再重新安置体位，经胸部后外侧切口入路完成肺叶切除术；③经左外侧切口入路（仅适用于左前降支单支病变合并左肺病变者）。

胸骨正中切口同期行旁路移植及肺叶切除术，实际操作中右侧各肺叶、左上肺叶操作安全可靠。左下肺叶由于位置较深及左心遮挡，操作相对困难。若快速冰冻结果为恶性肿瘤，正中切口行纵隔淋巴结清扫相对于肺叶切除困难。因此对于肺门解剖困难、肿瘤切除复杂及操作过程对心功能影响较大者，可采用经胸骨正中切口及后外侧切口入路。

手术适应证：经标准内科治疗症状不能缓解，狭窄大于 50% 的左主干或类主干病变，或冠状动脉三支病变，狭窄大于 75% 同时合并肺部肿瘤的患者。

三、手术护理配合

（一）麻醉方式

采用静吸复合麻醉（双腔气管插管）。

（二）手术体位

患者取仰卧位，肩背部垫一长形胸垫使胸部抬高、头部后仰，双腿腘窝下垫软枕呈"蛙形腿"摆放。需转换卧位时，采用健侧 90° 侧卧位。

（三）物品准备

1. 设备 参见第五章第五节"一、成人心血管手术正中开胸手术"，如胸骨锯、经食管超声心动图（TEE）探头、除颤仪、血管流量仪、超声刀等。

2. 器械 成人心脏手术器械包（见表 4-1）、冠状动脉旁路移植手术附加包（见表 4-11、图 4-3）、胸科器械包等。

3. 用物 血管流量探头、冠状动脉刀、10 号 /11 号 /15 号手术刀片、长电刀头、心脏固定器、打孔器、分流栓、二氧化碳吹雾装置、关胸耗材、切割闭合器等。

（四）手术步骤与手术配合

1. 正中开胸 OPCABG+ 肺叶切除手术步骤与手术配合 见表 30-9。

表 30-9　正中开胸 OPCABG+ 肺叶切除手术步骤与手术配合

手术步骤	手术配合
（1）胸骨正中切口开胸	参见表 5-1
（2）探查心脏	探查心脏、冠状动脉走行，确定旁路移植的血管
（3）取胸廓内动脉	递胸廓牵开器撑开胸骨，推开左侧纵隔胸膜，上至第 1 肋间，下至剑突，将胸廓内动脉游离下来，分支用钛夹夹闭，组织剪剪断，动脉近心端夹血管夹备用，远心端用丝线结扎
（4）取大隐静脉	递圆刀于内踝大隐静脉处切开皮肤，游离大隐静脉，分支用 1 号丝线结扎，游离足够长度后剪断血管，肝素水纱布包裹妥善保管备用
（5）胸廓内动脉吻合	递 15 号刀片解剖前降支远端脂肪组织，递冠状动脉刀、冠状动脉剪打开吻合口，递 7-0 聚丙烯线行胸廓内动脉与冠状动脉前降支远端吻合
（6）血管桥近端与主动脉近端吻合	递侧壁钳部分阻断升主动脉，递打孔器在升主动脉预备近端吻合位置打孔，递 6-0 聚丙烯线行大隐静脉与主动脉端 - 侧吻合

续表

手术步骤	手术配合
（7）血管桥与冠状动脉分支跨病变远端吻合	递 7-0 聚丙烯线、精细镊，行大隐静脉与冠状动脉远端端-侧吻合
（8）测桥血管流量	递血管流量探头，连接血管流量仪，测桥血管流量及血管阻力
（9）切开患侧胸膜	采用单肺健侧通气，递电刀切开患侧胸膜，缝 2-0 无损伤牵引线，拉向健侧，显露肺门，探查肿瘤大小、活动度、与周围器官有无粘连。递长电刀游离粘连组织，明确肿瘤累及周围组织的范围及程度
（10）根据病变位置游离肺叶周围血管及淋巴结	
1）病变在左肺上叶	依次游离并结扎上叶静脉、上叶动脉尖前支、上叶支气管、后段动脉、舌段动脉，处理肺裂，并同步清除淋巴结
2）病变在右肺上叶	依次游离并结扎上叶静脉、尖前段动脉、后段动脉、上叶支气管、水平裂、斜裂，并同步清除淋巴结
3）病变在右肺中叶	依次游离并结扎中叶静脉、中叶支气管、2 支中叶动脉、水平裂、斜裂，并同步清除淋巴结
4）病变在右肺下叶	依次游离并结扎下肺韧带、下肺静脉、斜裂、下肺动脉干、支气管，并同步清除淋巴结
（11）切除肺组织	递切割缝合器及钉仓完成切割及缝合，渗血处电凝止血
（12）切下的病理组织送快速冰冻	根据病理结果，决定是否扩大切除范围及扩大淋巴结清扫
（13）止血，关胸	检查手术野充分止血，放置纵隔、胸腔引流管。胸骨缝合，逐层关胸

2. 胸骨正中切口 OPCABG+ 后外侧切口肺叶切除手术步骤与手术配合　见表 30-10。

表 30-10　胸骨正中切口 OPCABG+ 后外侧切口肺叶切除手术步骤与手术配合

手术步骤	手术配合
（1）胸骨正中切口行非体外循环下冠状动脉旁路移植	参见表 30-5
（2）重新铺巾摆放体位	肺部健侧 90° 侧卧位。摆放体位后，再次术野消毒，铺无菌单
（3）开胸	递圆刀在第 4 肋（上叶切除术）或第 7 肋（下叶切除术）间隙处切开皮肤，递电刀切开肋间隙和胸膜，显露胸腔
（4）探查肿块位置与解剖关系	递胸肋骨牵开器撑开胸腔；递肺钳牵开肺叶，探查肿块与大血管及气管的关系
（5）处理肺血管及上支气管	血管切割闭合器切割肺动脉及前分支动脉，同时处理肺上叶后动脉，游离肺上叶静脉并分别在近远端使用血管切割闭合器离断并闭合，气管闭合器闭合支气管，肺叶切割闭合器切除肺叶并移除肺叶至弯盘
（6）切下的病理组织送快速冰冻	根据病理结果，决定是否扩大切除范围及扩大淋巴结清扫
（7）止血，关闭胸腔	术野充分止血后，将生理盐水 500～600ml 倒入胸腔，麻醉医生膨肺配合通气试验。放置胸腔引流管，清点物品，闭合肋骨，逐层关闭胸腔

（五）护理关注点

（1）旁路移植术中使用的缝针细小，器械护士应做好缝针管理。

（2）在处理主动脉打孔时，须用湿纱布擦干净打孔器上的残留动脉壁，防止打孔时其掉入主动脉形成栓塞。

（3）详细评估患者心功能情况，严密监测血压和心律/率，询问有无明显的呼吸困难、胸痛及晕厥等临床症状，预防猝死意外。

（4）手术期间实时监测病情变化，做好急救准备，提前配置急救药品，备除颤设备。抢救时立即配合麻醉医生、外科医生、体外循环师对症处理，积极预防与治疗心律失常，保证手术顺利完成。

（5）肺叶切除术中单肺通气，术中要严密观察患者血氧饱和度。肺部手术患者多有吸烟史，易产生痰液，巡回护士应准备吸痰专用吸引器，保证呼吸通畅。

（6）严格执行隔离技术，器械台相对划分"肿瘤区"和"非肿瘤区"，切下的肿瘤组织及淋巴结要用弯盘传递，夹持肿瘤组织或淋巴结组织使用固定器械。

（7）搬运患者过程中必须夹闭胸腔引流管，避免液体倒流。全肺切除患者，放置胸腔引流管调节压力合适后，"Z"形折叠暂闭胸腔引流管。搬运时动作轻柔，输液速度要慢，防止肺水肿。

（任晓萍　田星月　孙　静）

参 考 文 献

安建宏，郭俊宇，罗亚卿，2013.冠状动脉旁路移植手术的护理配合.包头医学院学报，29（4）：73-75.

曹慧茹，赵悦，2010.冠状动脉旁路移植术的手术配合与护理.中国医疗前沿，5（10）：81-91.

陈晶，2016.心脏不停跳冠脉搭桥手术的配合要点.基层医学论坛，20（13）：1881-1882.

陈绪军，郑宝石，邢万红，等，2019.冠状动脉旁路移植术多支动脉桥应用的若干热点问题.中华医学杂志，99（14）：1048-1052.

龚仁荣，黄智慧，陈芳，2015.图解心血管外科手术配合.北京：科学出版社：107.

韩雅玲，徐凯，2021.中国经导管瓣膜病介入治疗现状.华西医学，35（9）：1035-1036.

雷伟，李伟栋，马量，2013.非体外循环下冠脉搭桥术同期行肺癌根治术经验总结.温州医学院学报，43（5）：329-331.

林辉，顾承雄，杨一峰，2018.心脏不停跳心血管手术学.北京：人民卫生出版社：109-127.

刘浩，王明松，何毅，等，2015.冠心病合并肺癌的同期手术治疗.中国胸心血管外科临床杂志，22（2）：114-117.

刘英，2014.非体外循环冠状动脉旁路移植术手术配合.世界最新医学信息文摘（连续型电子期刊），2014（28）：96，98.

马旭晨，黄方炯，吴强，等，2015.肺癌合并重度冠心病同期外科治疗33例体会.心肺血管病杂志，34（3）：214-217.

马旭晨，区颂雷，张志泰，等，2013.同期肺切除联合不停跳冠状动脉搭桥手术围手术期治疗经验.临床肺科杂志，18（1）：35-36.

马旭晨，区颂雷，张志泰，等，2013.一期胸腔镜辅助肺癌根治术联合冠状动脉旁路移植的临床应用.中国微创外科杂志，（2）：106-109.

宋玲，刘元春，许斌，2013.心脏不停跳冠状动脉旁路移植术同期非心脏手术的护理配合.护理学报，（21）：52-55.

王庆梅，陈小丽，2006. 体外循环下冠状动脉旁路移植术手术配合的体会 . 第三军医大学学报，28（11）：1263，1266.

吴清玉，2003. 心脏外科学 . 济南：山东科学技术出版社：597-611.

吴清玉，2004. 冠状动脉外科学 . 北京：人民卫生出版社：238-241.

吴清玉，许建屏，高长青，等，2006. 冠状动脉旁路移植技术指南 . 中华外科杂志，44（22）：1517-1524.

解洪涛，张顺，2020. 心脏瓣膜病置换术同期行冠状动脉搭桥术 100 例临床分析 . 山西医药杂志，49（2）：164-166.

徐屹，尤斌，李平，等，2015. OPCABG 同期肺切除术治疗不稳定型冠心病合并非小细胞肺癌疗效观察 . 中华胸心血管外科杂志，31（6）：342-344.

杨建国，陶凉，陈绪发，等，2015. 老年风湿性心脏瓣膜病合并冠心病的同期手术治疗 . 中国心血管病研究，13（5）：453-456.

叶佩波，陶颖，2011. 22 例肺全切的术后护理体会 . 医学信息旬刊，24（2）：608-609.

张芳，徐凯，游庆军，等，2018. 冠心病支架植入术后 2 周行胸腔镜下肺癌根治术的围术期处理体会 . 实用临床医药杂志，（7）：16-18，22.

张昆，2001. 非体外循环冠状动脉旁路移植术的配合 . 中华护理杂志，36（9）：708-709.

中国动脉化冠状动脉旁路移植术专家共识组，2019. 中国动脉化冠状动脉旁路移植术专家共识 2019 版 . 中华胸心血管外科杂志，35（4）：193-200.

中国心脏内外科冠心病血运重建专家共识组，2016. 中国心脏内、外科冠心病血运重建专家共识 . 中华胸心血管外科杂志，32（12）：707-716.

朱晓东，2002. 心脏外科基础图解 . 2 版 . 北京：中国协和医科大学出版社：183-192.

庄媛，2017. 非体外循环下冠状动脉搭桥手术的护理配合方法及要点 . 护士进修杂志，32（15）：1429-1430.

邹天意，邓露，2019. 老年患者冠状动脉搭桥术同期行心脏瓣膜置换术的手术护理配合 . 天津护理，27（4）：452-454.

Bacco L D，Repossini A，Tespili M，et al，2019. Long Term Follow-Up of Total Arterial Versus Conventional and Hybrid Myocardial Revascularization：a Propensity Score Matched Analysis. Cardiovasc Revasc Med，20（1）：22-28.

Mavroudis C，Backer C，2014. 小儿心脏外科学 . 4 版 . 刘锦纷，孙彦隽，译 . 上海：世界图书出版上海有限公司：807-840.

Spray T L，Acker M A，2018. 心脏外科手术学 . 6 版 . 丁以群，译 . 西安：世界图书出版西安有限公司，52-92.

Yanagawa B，Verma S，Mazine A，et al，2017. Impact of total arterial revascularization on long term survival：A systematic review and meta-analysisof 130，305 patients. Int J Cardiol，233：29-36.

第三十一章　急性心肌梗死并发症手术配合

全球目前约有 1.25 亿冠状动脉疾病患者，心肌梗死导致的缺血性心肌病和心力衰竭是死亡、反复住院的主要原因。冠心病合并缺血性心肌病和心力衰竭患者是一类需要特殊考量且治疗棘手的高危人群。最新的欧美有关心力衰竭和冠状动脉血运重建指南均推荐，CABG 应作为左心室射血分数（LVEF）减退的冠心病患者血运重建治疗的首选方式。然而，缺血性心肌病患者行 CABG 同期通常需要手术处理急性心肌梗死并发症，如缺血性二尖瓣反流（IMR）和室壁瘤，围术期可能需要循环支持，手术死亡和并发症风险较高。

急性心肌梗死（acute myocardial infarction，AMI）是冠状动脉粥样硬化斑块破裂形成血栓导致冠状动脉突然完全性闭塞，致使心肌发生缺血、损伤和坏死，出现以剧烈胸痛、心律失常、休克为临床特征的一种急性缺血性心脏病。心肌梗死的诊断需依靠临床症状、血清心肌酶谱改变及心电图改变三者结合。心电图改变具有特征性，对诊断心肌梗死很有价值。

第一节　心肌梗死后室间隔穿孔修补手术配合

一、概述

心肌梗死后室间隔穿孔是急性心肌梗死后室间隔发生缺血并出现破裂导致的继发性室间隔缺损。其发生率为 1%～2%，其中 5% 早期死亡，室间隔穿孔大部分发生于急性心肌梗死后 2～4 天。室间隔穿孔后，产生左向右分流，心室水平的分流导致肺循环血流量增加，体循环血流量减少，因而出现心力衰竭，严重者出现心源性休克、多器官功能衰竭。室间隔穿孔发生的部位、大小及形态与冠状动脉的病变血管关系密切。前降支完全闭塞导致的左心室前壁广泛坏死是前间隔穿孔的主要原因，后降支闭塞导致的下壁坏死是后间隔穿孔的主要原因。内科药物治疗可短暂缓解症状，但大多数患者仍难免死于心力衰竭和并发症。因此，外科手术治疗仍然是目前唯一挽救患者生命的手段。

二、手术方式

采取胸骨正中切口，主动脉、上下腔静脉分别插管，常规放置左心引流管。心脏停搏后，前间隔穿孔者，在冠状动脉左前降支（LAD）左侧 1～2cm 平行切开左心室心尖部梗死区。破口较小，周围有纤维化者可直接缝合；穿孔较大者需补片修补。后间隔穿孔一般不建议直接缝合，可采取左心室下壁距冠状动脉后降支（PDA）1～2cm 切口，需完全切除梗死心肌，缝合进针时，应贯穿后间隔和膈面的右心室游离壁，双侧加涤纶片固定。

　　手术适应证：手术修补室间隔穿孔是唯一有效的治疗方法。心肌梗死后室间隔穿孔患者除非病情绝对稳定，否则均应进行急症手术治疗。据统计，室间隔穿孔后病情稳定的不到 5%，所以绝大多数患者都需要立即外科手术治疗。室间隔穿孔时出现心源性休克是急症手术的指征。

三、手术护理配合

（一）麻醉方式

采用静吸复合麻醉。

（二）手术体位

患者取仰卧位，肩背部垫一长形胸垫使胸部抬高、头部后仰。双腿腘窝下垫软枕呈"蛙形腿"摆放。

（三）物品准备

1. 设备　参见第五章第五节"一、成人心血管手术正中开胸手术"，如心脏起搏器、血管流量仪、IABP 机（备）。

2. 器械　成人心脏手术器械包（见表 4-1）、冠状动脉旁路移植手术附加包（见表 4-11、图 4-3）、获取桥血管器械等。

3. 用物　3-0 ～ 8-0 聚丙烯线、起搏导线、聚四氟乙烯心脏补片或外科生物补片、毡型补片、血管流量探头、主动脉打孔器、15 号刀片、冠状动脉刀、20G 套管针、注射器、罂粟碱、肝素钠、橄榄型针头、硅酮血管带、小号 / 中号钛夹、可吸收止血纱布、30mm×30mm 显影纱垫、棉垫、弹性绷带等。

（四）手术步骤与手术配合

急性心肌梗死后室间隔穿孔修补手术步骤与手术配合见表 31-1。

表 31-1　急性心肌梗死后室间隔穿孔修补手术步骤与手术配合

手术步骤	手术配合
（1）开胸前获取桥血管（大隐静脉或胸廓内动脉）	参见表 30-1、表 30-3
（2）开胸建立体外循环	参见表 5-2
（3）根据心肌梗死部位在左心室前壁做切口或后壁做切口	递冰盐水纱布或大腹垫抬高心脏，显露心肌梗死部位；递 11 号尖刀在左心室前壁心肌梗死区做切口（与前降支平行），或切开左心室后壁梗死区
（4）显露室间隔穿孔部位	递组织镊、11 号尖刀和组织剪切除室间隔病变区坏死组织、左心室前壁或后壁心肌组织；递心室拉钩显露室间隔穿孔部位
（5）修补室间隔穿孔部位	递组织剪、聚四氟乙烯心脏补片或外科生物补片，依据穿孔部位大小修剪补片；递 4-0 聚丙烯线带聚四氟乙烯垫片，以间断缝合方式将补片闭合在左心室面室间隔穿破区

续表

手术步骤	手术配合
（6）缝合左心室切口	将毡型补片裁剪成 3 条约 10cm×1.5cm 的长条补片，将 2 条安置在左心室切口表面作为衬垫，递 2-0 聚丙烯线（针长 26mm）行间断褥式缝合，以"三明治"方法关闭左心室切口；将另 1 条毡型补片加盖在外翻缝合的切口缘表面，递 2-0 聚丙烯线连续加压缝合
（7）同期行冠状动脉旁路移植术	参见表30-4。对于单支前降支病变患者，先行室间隔穿孔修补，后行冠状动脉旁路移植术。对于多支冠状动脉病变患者，先吻合旋支或右冠状动脉远端，再修补室间隔穿孔。心脏复搏后吻合血管桥近端
（8）复搏、撤离体外循环	缓慢撤除主动脉阻断钳、恢复心脏血流，检查心脏各吻合口有无出血，放置临时起搏导线，拔除左心引流管和停搏液灌注管，打结并用 5-0 聚丙烯线加固缝合，待生命体征稳定后停止体外转流，撤除体外循环插管
（9）关闭胸腔，缝合切口	参见表 5-4

（五）护理关注点

（1）器械物品准备：提前准备聚四氟乙烯心脏补片或外科生物补片、厚长条毡型补片、各型号聚丙烯线、止血用品、生物蛋白胶等，需同期行旁路移植的患者备齐旁路移植器械及用物。

（2）应急准备：患者病情危重，严密监测病情，备好多巴胺、盐酸肾上腺素等升压药物。做好主动脉内球囊反搏辅助支持的护理。

第二节　心肌梗死后左心室游离壁破裂手术配合

一、概述

心肌梗死后左心室游离壁破裂（left ventricular wall rupture，LVWR）是很严重的并发症，发生率为 1.7% ～ 4.8%，是仅次于冠心病心源性休克的第二大死因，在心肌梗死患者尸检中达 10% ～ 25%。心脏破裂可涉及心房、心室、房室间隔、乳头肌、腱索或心脏瓣膜，LVWR 几乎全部致命，常在胸痛发生后数分钟内死亡。亚急性破裂或破裂后假性室壁瘤形成包裹限制的 LVWR 患者可以存活数小时或数天，极少超过数周或长期存活。

二、手术方式

采取胸骨正中切口，心脏停搏后，切开心包，解除心脏压塞，寻找心脏破口，应用毡型补片或外科生物补片修补破口。

手术适应证：一旦诊断心室游离壁破裂，必须立即手术处理。

三、手术护理配合

（一）麻醉方式

采用静吸复合麻醉。

（二）手术体位

患者取仰卧位，肩背部垫一长形胸垫使胸部抬高、头部后仰。双腿腘窝下垫软枕呈"蛙形腿"摆放。

（三）物品准备

1. 设备 参见第五章第五节"一、成人心血管手术正中开胸手术"，如心脏起搏器、血管流量仪、IABP 机（备）。

2. 器械 成人心脏手术器械包（见表 4-1）、冠状动脉旁路移植手术附加包（见表 4-11、图 4-3）、获取桥血管器械等。

3. 用物 3-0 ～ 8-0 聚丙烯线、起搏导线、聚四氟乙烯心脏补片或外科生物补片、毡型补片、血管流量探头、主动脉打孔器、15 号刀片、冠状动脉刀、20G 套管针、注射器、罂粟碱、肝素钠、橄榄型针头、硅酮血管带、小号 / 中号钛夹、可吸收止血纱布、30mm×30mm 显影纱垫、棉垫、弹性绷带等。

（四）手术步骤与手术配合

心肌梗死后左心室游离壁破裂手术步骤与手术配合见表 31-2。

表 31-2　心肌梗死后左心室游离壁破裂手术步骤与手术配合

手术步骤	手术配合
（1）获取大隐静脉	参见表 30-1
（2）开胸建立体外循环	参见表 5-1、表 5-2
（3）确认游离壁破口位置	递冰盐水纱布或大腹垫抬高心脏，显露心肌梗死破口，递 11 号尖刀和组织剪切除破口周围组织
（4）修补左心室破口	递 2 块修剪好的长条毡型补片、2-0 聚丙烯线，采用"三明治"方法间断褥式缝合左心室破口；另在切口对合缘表面再垫一条长条毡型补片，递 2-0 聚丙烯线连续缝合关闭切口
（5）同期行冠状动脉旁路移植术	参见表 30-4
（6）复搏、撤离体外循环	撤除主动脉阻断钳，拔除左心室引流管和停搏液灌注管，放置临时起搏导线，待生命体征稳定后停止体外转流，撤除体外循环插管
（7）关闭胸腔，缝合切口	参见表 5-4

（五）护理关注点

（1）患者病情危重，入手术室为抢救情形，应提前安排足够人员做好相关准备。

（2）器械物品准备：提前准备聚四氟乙烯心脏补片或外科生物补片、大块毡型补片、各型号聚丙烯线、止血用品、生物蛋白胶等，需同期行旁路移植的患者备齐旁路移植器械及用物。

（3）应急准备：严密监测病情，备好多巴胺、盐酸肾上腺素等升压药物。做好主动脉内球囊反搏辅助支持的护理。

第三节　缺血性二尖瓣反流手术配合

一、概述

缺血性二尖瓣反流（ischemic mitral regurgitation，IMR）是一种冠心病或缺血性心脏病引起的二尖瓣关闭不全，表现为二尖瓣反流。IMR 可分为急性或慢性两种，急性二尖瓣关闭不全一般为乳头肌断裂导致瓣膜功能障碍，慢性二尖瓣关闭不全源于心肌缺血、左心室扩张、瓣环相应扩张或在左心室重构中乳头肌异位而导致瓣膜对合不良。与先天性二尖瓣病变、风湿病等导致的二尖瓣病变不同，IMR 时二尖瓣瓣叶结构正常，但瓣环和瓣下区域受冠状动脉供血不足累及，出现结构和功能改变。因此 IMR 是一种心肌缺血导致的心室性疾病，而非瓣膜本身的病变。

急性重度缺血性二尖瓣反流通常突然起病，表现为急性胸痛和呼吸急促，急性肺水肿伴低血压。急性心肌梗死时，患者常出现心排血量低和充血性心力衰竭，需要尽快手术治疗甚至急诊手术治疗，以提高其生存概率。

慢性缺血性二尖瓣关闭不全也应施行血运重建手术治疗，以期最大程度逆转重构，减轻反流。血流动力学稳定的患者限期 2 周至 2 个月手术，慢性二尖瓣关闭不全中度以上水平应择期手术。本节重点阐述正中开胸冠状动脉旁路移植 + 二尖瓣置换/成形手术配合相关内容。

二、手术方式

急性心肌梗死后严重 IMR 患者通常在麻醉诱导前已经置入主动脉内球囊反搏装置，手术过程中需要持续监测心电图变化、血压、体温和尿量。手术经胸骨正中切口显露心脏，同时获取大隐静脉（因患者病情不稳定较少获取胸廓内动脉）。经主动脉及上腔静脉、下腔静脉分别插管，采用中低温体外循环方法，阻断升主动脉，灌注冷心脏停搏液，在探查二尖瓣之前完成冠状动脉旁路移植远端吻合。经右心房 – 房间隔切口或经房间沟切口显露二尖瓣，完成二尖瓣成形或置换手术。二尖瓣成形可明显改善左心室功能和几何形状，完全避免发生与人工瓣膜相关的并发症，降低手术死亡率，提高患者生活质量和远期效果，所以对 IMR 患者应尽可能争取行瓣膜成形术。而对于二尖瓣重度反流患者，最好选择瓣膜置换术，术中尽可能多地保留瓣下结构。缝合心房切口后，完成血管桥近端吻合，撤除体外循环。

手术适应证：2021 年美国胸外科学会（AATS）缺血性心肌病与心力衰竭的冠状动脉旁路移植术治疗专家共识推荐如下。

（1）中度 IMR 患者，后侧壁缺血但有存活心肌及后侧壁冠状动脉靶血管能够血运重建，适宜更保守的单纯冠状动脉旁路移植（ⅡB类推荐）。

（2）中度IMR患者，房性心律失常、左心房扩大、器质性二尖瓣病变和（或）严重左心室扩大，以及症状以心力衰竭为主，适宜更激进的冠状动脉旁路移植合并二尖瓣手术（ⅡB类推荐）。

（3）对于重度IMR患者，冠状动脉旁路移植同期处理IMR获益是肯定的（Ⅰ类推荐）。

三、手术护理配合

（一）麻醉方式

采用静吸复合麻醉。

（二）手术体位

患者取仰卧位，肩背部垫一长形胸垫使胸部抬高、头部后仰。双腿腘窝下垫软枕呈"蛙形腿"摆放。

（三）物品准备

1. 设备　参见第五章第五节"一、成人心血管手术正中开胸手术"，如心脏起搏器、血管流量仪、IABP机（备）。

2. 器械　成人心脏手术器械包（见表4-1）、瓣膜置换/成形手术附加包（见表4-9、图4-1）、冠状动脉旁路移植手术附加包（见表4-11、图4-3）、获取桥血管器械包、胸廓牵开器等。

3. 用物　2-0带垫片涤纶线、2-0涤纶线、3-0～7-0聚丙烯线、毡型补片、15号刀片、冠状动脉刀、主动脉打孔器、人工机械瓣膜或生物瓣膜、二尖瓣成形环、主动脉吻合辅助系统（易扣）、肝素钠、罂粟碱、血管流量探头、起搏导线、橄榄型针头、10ml注射器、20G套管针，硅酮血管带、小号/中号钛夹、30mm×30mm显影纱垫、棉垫、弹性绷带。

（四）手术步骤与手术配合

缺血性二尖瓣反流修复手术步骤与手术配合见表31-3。

表31-3　缺血性二尖瓣反流修复手术步骤与手术配合

手术步骤	手术配合
（1）开胸后游离胸廓内动脉（适合慢性IMR患者，急性重症患者较少游离）	递胸廓牵开器牵开左侧胸骨，递低能量电刀游离胸廓内动脉，较大分支用钛夹夹闭；递组织剪离断远端，递血管夹夹闭远端；用罂粟碱溶液＋肝素盐水纱布包裹胸廓内动脉，放于胸腔备用
（2）获取自体大隐静脉（与游离胸廓内动脉同步进行）	递圆刀在左下肢做切口，电凝止血；递乳突牵开器显露术野，递组织剪从内踝切口开始游离大隐静脉，横断后放入血管保养液中保存，止血，缝合下肢切口
（3）建立体外循环，阻断升主动脉，灌注冷心脏停搏液（灌注方法通常为顺行灌注＋逆行灌注）	参见表5-2。递灌注针从主动脉根部插入，连接灌注管，递阻断钳阻断升主动脉，顺行灌注心脏停搏液；递11号尖刀切开右心房，用扁桃钳扩大切口；递带气囊灌注管经右心房切口插入冠状窦，递注射器推注2ml盐水至气囊，连接灌注管持续逆行灌注心脏停搏液

续表

手术步骤	手术配合
（4）心脏停搏后行血管桥与靶血管吻合	心脏停搏后递冰屑或冰盐水于心脏表面降温，递湿纱垫垫于心脏后方，显露靶血管；递 15 号刀片切开外膜，递冠状动脉刀切开冠状动脉壁，依次递冠状动脉前向剪、后向剪延长切口，递冠状动脉探条探查是否通畅；递组织剪修剪桥血管，递 7-0 聚丙烯线连续吻合
（5）切开右心房、房间隔或房间沟，探查二尖瓣，行二尖瓣成形或置换术	递 11 号尖刀切开右心房、房间隔，或切开房间沟，递 2-0 涤纶线提吊切口，递瓣膜拉钩显露二尖瓣，用冲洗器注水评估瓣膜反流情况，递腱索拉钩检查腱索断裂情况；根据瓣膜受损程度，决定瓣膜手术方式。如行瓣膜成形术，可按需求传递聚四氟乙烯线（CV-5）修复腱索、用 5-0 聚丙烯线修复瓣叶，或递 2-0 涤纶线缝置瓣环线，置入人工瓣环；如果行二尖瓣置换术，递 11 号尖刀切除二尖瓣叶，递 2-0 带垫片涤纶线缝制瓣环，置入人工瓣膜，打结
（6）关闭左心房切口	递 3-0 聚丙烯线关闭房间隔切口或房间沟切口，排尽左心房空气
（7）行胸廓内动脉与冠状动脉前降支远端吻合	递 15 号刀片切开靶血管外膜，递冠状动脉刀、冠状动脉剪切 / 剪开冠状动脉壁，用探条探查动脉远端是否通畅；递 8-0 聚丙烯线、平台血管镊将胸廓内动脉与前降支行端 - 侧连续吻合。递 5-0 或 6-0 聚丙烯线将胸廓内动脉吻合口两侧的蒂固定在心脏表面
（8）心脏复搏，缝合右心房切口	开放主动脉阻断钳、恢复心脏血流。递 5-0 聚丙烯线缝合右心房切口
（9）行大隐静脉与主动脉近端吻合	递侧壁钳部分阻断升主动脉，递 11 号尖刀在夹闭的主动脉壁上做切口，递打孔器扩大切口；递 6-0 聚丙烯线将血管桥近端与主动脉壁行端 - 侧吻合
（10）血管桥排气及流量监测	递 7-0 聚丙烯线缝针轻扎血管桥排气，递血管流量探头进行血流监测
（11）检查心脏各吻合口有无出血，放置临时心脏起搏器	递温盐水、纱布、吸引器检查有无出血，备聚丙烯线缝合止血。放置临时起搏导线
（12）停止体外循环，经食管超声心动图评估瓣膜功能良好，止血，关胸	参见表 5-4

（五）护理关注点

（1）备齐旁路移植、瓣膜手术器械及用物。此类复合手术所用手术器械繁多，特殊用物涉及旁路移植、瓣膜置换或成形术，术前应备齐所有用物。

（2）因手术时间长、手术步骤多、手术使用器械多，器械护士应术前熟知手术操作顺序，以便更高效地配合手术。

（3）应急准备：严密监测病情，备好多巴胺、盐酸肾上腺素等升压药物。做好主动脉内球囊反搏辅助支持的护理。

（4）停机过程中如果应用药物和主动脉内球囊反搏效果不佳，可能会使用 ECMO 辅助或左心室辅助装置，应配合术者行股动脉、股静脉插管，做好延迟关胸的相关配合。

（韩盖宇　曾　臻　谢　庆）

参 考 文 献

高明东，肖健勇，朱延波，等，2016. 急性心肌梗死并发游离壁破裂的诊断与治疗三例报告. 天津医药，44（12）：1452-1455.

韩盖宇，王颖，谢庆，等，2010. 急性心肌梗死并发室间隔穿孔手术的护理配合. 护士进修杂志，25（12）：1098-1100.

郝建潮，秦巍，2009. 冠心病的外科治疗. 北京：科学技术文献出版社：456-485.

黄劲松，吴若彬，郑少忆，等，2006. 急性心肌梗死并发室间隔穿孔的治疗. 南方医科大学学报，26（7）：1067-1068.

梁振洋，王耿，王辉山，等，2015. 急性心肌梗死急性心室游离壁多孔破裂抢救成功一例. 中国循环杂志，（9）：904-905.

刘中民，Hetzer R，翁渝国，2010. 实用心脏外科学. 北京：人民卫生出版社：716-719.

孟旭，张海波，2020. 心脏外科实践精要. 北京：科学出版社：61-69.

Cohn L H，Edmund L H J，2007. 成人心脏外科学. 2 版. 刘中民，吴清玉，译. 北京：人民卫生出版社：614-709.

第四篇

后天性心脏瓣膜病手术配合

第三十二章　主动脉瓣手术配合

第一节　主动脉瓣修复手术配合

一、概述

主动脉瓣修复术是将病变的瓣膜给予修复以达到治疗目的，其通常适用于瓣膜关闭不全的病例，有少数瓣膜狭窄的患者亦可接受修复手术。后天性主动脉瓣关闭不全的原因可为风湿性瓣膜炎、马方综合征、主动脉夹层、主动脉瘤及感染性心内膜炎等。其主要病理改变是瓣叶增厚、纤维化、钙化、脱垂、穿孔等。

主动脉瓣修复术主要适用于瓣膜病变较轻的患者。其要求相对较高，需术中经食管超声心动图判定瓣膜修复的效果。与换瓣手术相比，瓣膜修复手术具有很多优势，可避免发生长期服用抗凝药所带来的出血或栓塞等并发症，患者术后的生活质量和远期疗效也较换瓣明显提高。

二、手术方式

主动脉瓣修复术具体包括瓣叶折叠悬吊术、瓣叶交界修复术、瓣叶缩短术、脱垂瓣叶"V"形切除缝合术、瓣叶修复术等。

（一）瓣叶折叠悬吊术

瓣叶折叠悬吊术适用于单个瓣叶脱垂造成的关闭不全。在体外循环下切开升主动脉，显露三个瓣叶，用聚丙烯线提吊瓣叶，显露脱垂部分。用镊子将多余的瓣叶折叠在一起，用带垫片的聚丙烯线缝合、加固折叠。

（二）瓣叶交界修复术

在交界处瓣叶根部位置缝置穿过瓣环水平的垫片，通过缝线打结缩小交界，使较长的瓣叶缩短，改善瓣叶对合情况。注意不要影响瓣膜的开启。

（三）瓣叶缩短术

手术适应证：主动脉瓣关闭不全且有相应症状的患者，或主动脉瓣关闭不全合并轻度狭窄的患者。

三、手术护理配合

（一）麻醉方式

采用静吸复合麻醉。

（二）手术体位

患者取仰卧位，肩背部垫一长形胸垫使胸部抬高、头部后仰。

（三）物品准备

1. 设备 参见第五章第五节"一、成人心血管手术正中开胸手术"。

2. 器械 成人心脏手术器械包（见表 4-1）、瓣膜成形 / 置换手术附加包（见表 4-10、图 4-2）。

3. 用物 3-0 ～ 5-0 聚丙烯线、5mm×8mm 毡型垫片、起搏导线、外科生物补片、可吸收止血纱布、人工生物瓣 / 机械瓣膜（备）。

（四）手术步骤与手术配合

正中开胸主动脉瓣修复手术步骤与手术配合见表 32-1。

表 32-1 正中开胸主动脉瓣修复手术步骤与手术配合

手术步骤	手术配合
（1）正中开胸建立体外循环，经右心耳插二级静脉管，无需阻断上腔静脉、下腔静脉	参见表 5-1、表 5-2
（2）阻断升主动脉，停搏后切开主动脉灌注冷心脏停搏液	递主动脉阻断钳夹闭升主动脉；递 11 号尖刀、组织剪在主动脉窦管交界上方 1cm 左右处做一横行或斜行切口。递左、右灌注管直接经冠状动脉开口处灌注心脏停搏液
（3）提吊主动脉切口	递 2 ～ 3 条带毡型垫片 5-0 聚丙烯线，提吊主动脉切口
（4）显露脱垂、受损瓣叶	递 5-0 聚丙烯线提吊三个瓣叶，显示脱垂的部分。递组织镊折叠多余的瓣叶至主动脉瓣环交界处
（5）折叠脱垂的主动脉瓣叶	将外科生物补片剪成若干 5mm×8mm 大小的垫片，穿于 4-0 聚丙烯线上。递 3 ～ 4 条带外科生物垫片的 4-0 缝线，从脱垂的主动脉瓣叶进针，穿出主动脉壁，外加毡型垫片打结，行褥式缝合折叠
（6）缩短瓣叶	递 5-0 聚丙烯线，缝合过度拉伸的瓣叶使其缩短，加固
（7）修复受损瓣叶	递 5-0 聚丙烯线及修剪合适的外科生物补片，修补穿孔或受损的主动脉瓣瓣叶
（8）缝合主动脉切口	递 2 条 5-0 聚丙烯线带毡型垫片，从主动脉切口两端向中间连续、双层缝合主动脉切口
（9）心脏复搏	缓慢撤除主动脉阻断钳、恢复心脏血流，检查心脏各吻合口有无出血，根据病情决定是否放置临时起搏导线，拔除左心室引流管和停搏液灌注管，打结并用 5-0 聚丙烯线缝合加固
（10）评估手术效果，撤离体外循环管道，缝合切口	参见表 5-4

（五）护理关注点

手术期间实时监测病情变化，做好急救准备，提前配置急救药品，备齐除颤设备及临时心脏起搏器。抢救时立即配合麻醉医生、外科医生、体外循环师对症处理，积极预防与治疗心律失常，保证手术顺利完成。

第二节　主动脉瓣置换手术配合

一、概述

主动脉瓣置换术是一种以人工瓣膜替换原有病变或异常主动脉瓣膜的心血管外科手术，适应证为主动脉瓣狭窄和严重的主动脉瓣反流。主动脉瓣狭窄大多数是由先天性主动脉瓣二叶化畸形引起，其约占 50%。由慢性风湿性心脏病引起的占 10%～30%，其他的小部分则是由主动脉瓣叶退行性病或钙化、类风湿、严重的动脉硬化等原因引起。修复效果不佳的主动脉瓣关闭不全也应考虑主动脉瓣置换术。

二、手术方式

此手术在全身麻醉体外循环下进行，于升主动脉根部前壁行斜横切口，切除病变的主动脉瓣。选用口径较大的人工瓣膜，如机械瓣或生物瓣，用带垫片的 2-0 涤纶线双头针行外翻褥式缝合，或 2-0 聚丙烯线连续缝合。置入人工瓣膜后，检查瓣叶是否开闭良好，有无阻塞冠状动脉开口。若瓣环小，可将人工瓣膜放置于瓣环上方，或扩大瓣环后，再置入人工瓣膜。应用机械瓣膜者，术后应终生抗凝治疗；应用生物瓣者，术后应采取 3～6 个月的抗凝治疗。

手术适应证：风湿性主动脉瓣狭窄、钙化性主动脉瓣狭窄、退行性主动脉瓣狭窄、先天二叶瓣畸形引起的主动脉瓣狭窄及有明显跨瓣压差且瓣口面积小于 $1.0cm^2$ 的主动脉瓣狭窄患者。

三、手术护理配合

（一）麻醉方式

采用静吸复合麻醉。

（二）手术体位

患者取仰卧位，肩背部垫一长形胸垫使胸部抬高、头部后仰。

（三）物品准备

1. 设备　参见第五章第五节"一、成人心血管手术正中开胸手术"。

2. 器械　成人心脏手术器械包（见表 4-1）、瓣膜置换手术附加包（见表 4-9、图 4-1）、各种瓣膜测量器、持瓣器、缝线固定器、分线钩等。

3. 用物　3-0～5-0 聚丙烯线、2-0 带垫片涤纶线（换瓣线）、起搏导线、外科生物补片、5mm×8mm 毡型垫片、可吸收止血纱布、生物瓣/机械瓣、感染性心内膜炎备无菌棉签、碘伏。

（四）手术步骤与手术配合

正中开胸主动脉瓣置换手术步骤与手术配合见表 32-2。

表 32-2　正中开胸主动脉瓣置换手术步骤与手术配合

手术步骤	手术配合
（1）正中开胸建立体外循环，经右心耳插二级静脉管，无需阻断上腔静脉、下腔静脉	参见表 5-1、表 5-2
（2）阻断升主动脉，停搏后切开主动脉灌注冷心脏停搏液	递扁桃钳分离主动脉与肺动脉的间隙，充分显露主动脉。确定右冠状动脉的位置，递 11 号尖刀于右冠状动脉起始部的上方 3～4cm 左右处横行切开主动脉一小口，递组织剪沿主动脉前方横行延长切口。递左、右灌注管直接经冠状动脉开口处灌注冷心脏停搏液
（3）提吊主动脉切口	递 2～3 条 5-0 聚丙烯线带毡型垫片，提吊主动脉切口，递胶头蚊式钳夹线尾
（4）切除主动脉瓣叶	递瓣膜镊或组织镊、瓣膜剪将主动脉瓣叶向上提拉剪除。如果瓣膜严重钙化，切除瓣膜后递一块小湿纱布填塞左心室至主动脉的入口，防止钙化斑块脱落进入左心室引起栓塞。递枪状咬骨钳咬除瓣环上的钙化斑块，除去普通吸引器前端的保护帽，吸出钙化碎屑。同时准备一小盆生理盐水，盆中放入一块纱布，充分擦洗每一次咬除钙化组织的咬骨钳、镊子及剪刀等器械，直至彻底清除钙化斑块后，取出小纱布，递冲洗器注入生理盐水冲洗左心室
（5）测量瓣环的大小	递主动脉瓣测量器测量瓣环的大小。根据患者的年龄、体重、自身需求等选择合适的机械瓣或生物瓣
（6）缝置主动脉瓣环线（图 32-1）	递缝线固定器置于切口周边，递 3 把小弯钳固定；递 2-0 带垫片涤纶线（需 15～18 针）、2 把 23cm 持针器夹持双针，行水平褥式缝合主动脉瓣环，垫片置于主动脉瓣环的下方。所有的瓣膜缝线按缝合顺序卡在固定线线槽，以免混乱
（7）开启人工瓣膜，缝合瓣环，缝线打结（图 32-2）	遵医嘱开启人工瓣膜，将缝线缝合至人工瓣膜缝合环上，缝线分成 3 组，每组用 1 把小弯钳夹住，提拉缝线将人工瓣膜推送至主动脉瓣环上，递 11 号尖刀切断瓣膜支架固定线，取出瓣膜支架，逐一将缝线进行打结。打结时备一盆生理盐水给术者湿润手套，或用冲洗器直接放水于术者手上，及时清理剪下的缝线。或者根据术者习惯，递 3～4 条 2-0 聚丙烯线连续缝合主动脉瓣至瓣环上
（8）缝合主动脉切口	递 2 条 5-0 聚丙烯线带毡型垫片分层缝合主动脉切口
（9）心脏复搏	缓慢撤除主动脉阻断钳、恢复心脏血流，检查心脏各吻合口有无出血，根据病情决定是否放置临时起搏导线
（10）评估手术效果	心脏复搏后，利用食管超声心动图验证手术效果，待生命体征平稳后停止体外转流
（11）撤离体外循环管道，缝合切口	参见表 5-4

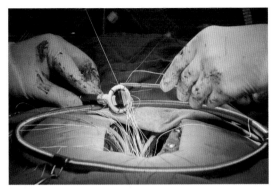

图 32-1　缝置主动脉瓣环线，按顺序固定、上瓣

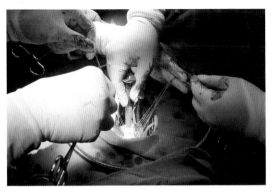

图 32-2　人工瓣膜植入、打结

（五）护理关注点

（1）清除钙化组织时，置入的小纱布记得提醒术者取出，防止遗落。

（2）注意准备足够的无菌冰屑以给心肌表面降温，应保持手术间温度在 18～20℃。

（3）清除钙化斑块时，应准备充足的生理盐水以冲洗脱落的斑块，并擦洗干净术者的器械。

（4）手术期间实时监测病情变化，做好急救准备，提前配置急救药品，备齐除颤设备及临时心脏起搏器。抢救时立即配合麻醉医生、外科医生、体外循环师对症处理，积极预防与治疗心律失常，保证手术顺利完成。

第三节　细小主动脉根部扩大手术配合

一、概述

不同于先天性主动脉瓣环发育不良，后天性主动脉瓣环细小主要是由于广泛的纤维化和钙化累及瓣环和交界引起瓣环狭窄。主动脉瓣置换术中，如果主动脉瓣环细小，需将瓣环扩大才能置换较大的人工瓣膜，以降低跨瓣压差，避免主动脉瓣环成为主要的梗阻因素。

对于小主动脉瓣环患者，瓣口面积和患者体表面积匹配是手术后获得良好血流动力学结果的关键。主动脉瓣置换过小的瓣膜将导致术后患者仍残留主动脉瓣狭窄的临床症状，患者易发生心律失常、左心功能损害等，甚至猝死；同时，对于青少年患者，过小的人工瓣膜将影响其生长发育，增加再次手术的危险。针对小瓣环的主动脉瓣置换，可以选择无支架生物瓣、主动脉瓣环上瓣膜置换和加宽主动脉瓣环后瓣膜置换，主动脉瓣环加宽后瓣膜置换是目前较为有效、实用的手术方法。目前，小主动脉瓣环加宽技术主要有 Nicks 手术、Manouguian 手术和 Konno 手术。采用 Konno 和 Manouguian 术式，可以使主动脉瓣环直径显著增加。总之，主动脉根部加宽术常用 Manouguian 手术、Nicks 手术和 Konno 手术等方法，能够将小主动脉瓣环加宽到足够大，使得主动脉瓣置换后有良好的血流动力学。因此，临床实践中要根据病例实际情况选用合适的主动脉根部加宽方法。

二、手术方式

将主动脉斜切口下端延长，跨过无冠瓣瓣环与左冠瓣瓣环交界至主动脉，下方止于二尖瓣瓣环，一般不切断二尖瓣瓣环。将经过 0.6% 戊二醛溶液处理的自体心包或外科生物补片修剪成大小合适的形状，用 3-0 或 4-0 聚丙烯线连续缝合到切开处。如果瓣环需要进一步扩大，可将切口继续从主动脉下帘延伸通过二尖瓣瓣环，并在二尖瓣前瓣切开一段距离，同时切开左心房壁相同的距离。左心房较小时，为避免二尖瓣损伤，可用两块补片扩大左心房切口，然后将大小合适的人工瓣膜植入用补片扩大的主动脉根部。

手术适应证：主动脉瓣下、隧道型狭窄，若合并主动脉瓣环或主动脉瓣狭窄，需同时进行主动脉瓣置换。

三、手术护理配合

（一）麻醉方式

采用静吸复合麻醉。

（二）手术体位

患者取仰卧位，肩背部垫一长形胸垫使胸部抬高、头部后仰。

（三）物品准备

1. 设备　参见第五章第五节"一、成人心血管手术正中开胸手术"，备 IABP 机。

2. 器械　成人心脏手术器械包（见表 4-1）、瓣膜置换手术附加包（见表 4-9、图 4-1）、瓣膜测量器、持瓣器、缝线固定器、分线钩、心室流出道探条、直尺、4mm 吸引器等。

3. 用物　3-0 ～ 5-0 聚丙烯线、2-0 带垫片涤纶线（换瓣线）、心脏起搏导线、外科生物补片、5mm×8mm 毡型垫片、生物瓣 / 机械瓣、可吸收止血纱布。

（四）手术步骤与手术配合

正中开胸细小主动脉根部扩大手术步骤与手术配合见表 32-3。

表 32-3　正中开胸细小主动脉根部扩大手术步骤与手术配合

手术步骤	手术配合
（1）开胸建立体外循环，经右心耳插二级静脉管，无需阻断上腔静脉、下腔静脉	参见表 5-1、表 5-2
（2）阻断升主动脉，停搏后切开主动脉灌注冷心脏停搏液	递 11 号尖刀在升主动脉下端做一纵行切口、递左、右灌注管直接经左冠状动脉开口处灌注冷心脏停搏液

续表

手术步骤	手术配合
（3）扩大主动脉切口	递11号尖刀延伸主动脉切口至主动脉瓣瓣环，即右冠状动脉起源左方5～7mm处，由此切口跨过无冠瓣瓣环与左冠瓣瓣环交界至主动脉，下方止于二尖瓣瓣环。递5-0聚丙烯线带毡型垫片提吊主动脉切口
（4）切除主动脉瓣，测量瓣环	递11号尖刀、组织镊切除主动脉瓣瓣叶，递测瓣器测量瓣环选适当大小的人工瓣膜
（5）缝合人工瓣膜后瓣环	将人工瓣膜后瓣环间断缝合于主动脉瓣瓣环上
（6）扩大细小的主动脉	用准备好的自体心包补片或外科生物补片剪成合适大小的形状，用3-0或4-0聚丙烯线将补片间断或连续缝合加宽主动脉根部至主动脉瓣瓣环的水平
（7）缝合人工瓣膜前方缝合环	采用间断褥式缝合法将人工瓣膜前方缝合环直接缝于补片上，打结
（8）缝合主动脉切口	5-0聚丙烯线带毡型垫片缝合主动脉切口
（9）心脏复搏	缓慢撤除主动脉阻断钳、恢复心脏血流，检查心脏各吻合口有无出血，根据病情决定是否放置临时起搏导线，拔除左心引流管和停搏液灌注管，打结并用5-0聚丙烯线缝合加固
（10）评估手术效果	结合术前超声评估的瓣膜形态及功能，利用经食管超声心动图验证手术效果，待生命体征稳定后停止体外转流
（11）撤离体外循环管道，缝合切口	参见表5-4

（五）护理关注点

（1）行主动脉切口前首先要显露右冠状动脉，防止其损伤。切口须距离右冠状动脉起源5mm以上，以便有足够的管壁缝合。

（2）加宽左心室流出道补片需要应用数条带垫片的聚丙烯线褥式缝合，应特别注意止血。

（3）主动脉瓣钙化有时会累及主动脉壁，切除时容易损伤后侧主动脉壁。主动脉壁本身有钙化的情况下阻断也可能造成损伤，如发现损伤，可用补片修补。

（4）手术期间实时监测病情变化，做好急救准备，提前配置急救药品，备齐除颤设备及临时心脏起搏器。抢救时立即配合麻醉医生、外科医生及体外灌注师对症处理，积极预防与治疗心律失常，保证手术顺利完成。

（5）除按一般的心脏直视手术常规准备外，术前应行二维超声心动图和彩色多普勒超声检查，了解主动脉瓣病理解剖、瓣环和左心室大小及是否合并主动脉瓣关闭不全与关闭不全程度，以便选择适当的手术方式。有心功能不全表现时，应给予强心利尿治疗，必要时给予正性肌力药物，病情危重的患者需要急诊处理。

（张善娟　谢　庆）

参 考 文 献

刘连波，贾兵，叶明，等，2013. 主动脉瓣病变患儿的ROSS手术治疗. 中华心血管外科杂志，8（29）：482-483.

徐光亚，吴树明，2010. 图解心脏外科手术学. 北京：科学出版社：502-510.

第三十三章　二尖瓣手术配合

二尖瓣病变包括二尖瓣狭窄和二尖瓣关闭不全。二尖瓣狭窄是指二尖瓣瓣口变窄，瓣叶联合部融合导致瓣口面积减小，二尖瓣狭窄的最常见病因为风湿性心脏病。风湿性病变导致二尖瓣瓣叶纤维增厚，随后发生严重钙化，交界融合，腱索增厚、挛缩，导致增厚钙化的二尖瓣直接与乳头肌相连。临床首先表现为运动耐力下降，继而呼吸困难，进一步发展为肺水肿。常见症状为心房颤动、血栓栓塞、咯血和肺动脉高压。严重二尖瓣狭窄以充血性左心衰竭和低心排血量为特征，临床表现为呼吸困难和乏力加重。

二尖瓣关闭不全是指二尖瓣在心室收缩期间无法完全闭合的现象，其导致左心室的血液经二尖瓣逆流至左心房内。心肌缺血、功能性病变及感染性心内膜炎均能导致二尖瓣关闭不全。瓣叶活动正常的二尖瓣反流原因主要包括瓣环扩张和瓣叶穿孔；导致瓣叶脱垂而引起反流的病变包括腱索断裂、腱索延长、乳头肌断裂和乳头肌延长。二尖瓣关闭不全时左心室至左心房的血液反流增加左心室容量负荷，长时间超负荷引起左心室扩张、肥厚，左心房扩张导致心房颤动，如不进行治疗，其会明显损害左心室射血功能。最先出现的临床症状是体弱、疲乏、心悸及劳累后呼吸困难。

第一节　二尖瓣修复手术配合

一、概述

二尖瓣功能完好取决于二尖瓣复合体组件（二尖瓣瓣环、瓣叶及腱索、乳头肌和心肌）的功能正常和相互协调。二尖瓣瓣叶必须沿着闭合线几毫米高的安全对合区严密对合，任一组件损坏均可造成瓣叶对合不良而致严重关闭不全。外科手术成功的关键在于术前行心脏超声心动图检查以正确评估瓣膜关闭不全的机制，根据关闭不全的病因、病理形态学改变及关闭不全的功能类型选择相应的修复技术。修复技术总体原则是使二尖瓣瓣叶有安全和足够的对合缘，修复效果必须在术中停止体外循环后经心脏超声证实，修复效果应当耐久且不引起瓣膜狭窄。二尖瓣成形术相比二尖瓣置换术有许多优点，包括改善长期存活、更好地保护左心室功能及更大可能避免心内膜炎、血栓和抗凝治疗相关的出血。

二、手术方式

（一）二尖瓣瓣环成形技术

二尖瓣关闭不全持续的慢性血流动力学紊乱可导致二尖瓣瓣环扩张。成形环技术不仅缩短了扩张的瓣环，且可重塑扩张的二尖瓣瓣环，从而使两个瓣叶靠近，恢复良好的对合。有多种成形环可供选用，包括硬环、半弹性环及弹性环，形状可以是全周式或半周式。

（二）二尖瓣瓣叶修复技术

退行性变导致的一个或两个瓣叶脱垂通常发生于二尖瓣后瓣叶，可通过矩形或三角形切除后瓣叶进行治疗。手术切除后瓣叶脱垂部分，将剩余部分瓣叶缝合在一起，通过成形环植入确保修复的长期耐久性及预防瓣环继续扩张。

（三）二尖瓣腱索修复技术

腱索修复可以纠正二尖瓣前瓣叶的脱垂，最常用的方法包括腱索转移、腱索置换和腱索缩短。

（四）二尖瓣交界切开术

主要表现为二尖瓣狭窄且钙化局限，瓣下增厚较轻的患者，可选择直视下二尖瓣交界切开术，使用11号尖刀将融合的交界向瓣环方向切开2mm，或行瓣叶钙化清除和纤维剥脱。

三、手术护理配合

（一）麻醉方式

采用静吸复合麻醉。

（二）手术体位

患者取仰卧位，肩背部垫一长形胸垫使胸部抬高、头部后仰。

（三）物品准备

1. 设备　参见第五章第五节"一、成人心血管手术正中开胸手术"。

2. 器械　成人心脏手术器械包（见表4-1）、瓣膜成形手术附加包（见表4-10、图4-2）、测环器、持环器、缝线固定器。

3. 用物　2-0涤纶线（瓣环线）、3-0～5-0聚丙烯线、4-0～5-0聚四氟乙烯线、起搏导线、外科生物补片、瓣膜成形环、可吸收止血纱布。

（四）手术步骤与手术配合

正中开胸二尖瓣修复手术步骤与手术配合见表33-1。

表33-1　正中开胸二尖瓣修复手术步骤与手术配合

手术步骤	手术配合
（1）正中开胸建立体外循环	参见表5-1、表5-2
（2）心脏停搏后经右心房做切口	递11号尖刀、组织剪依次纵行切开右心房、房间隔

续表

手术步骤	手术配合
（3）显露二尖瓣	手术床向左侧倾斜30°，递2-0涤纶线提吊右心房和房间隔，递二尖瓣拉钩显露二尖瓣
（4）二尖瓣注水试验	递冲洗器经二尖瓣口向左心室快速注水，查看瓣膜反流情况，结合术前心脏超声心动图检查正确评估关闭不全的机制，选择相应的修复技术
（5）二尖瓣修复操作	
1）瓣环成形	递2-0涤纶线（瓣环线，约12根），沿瓣环间断缝合一周，缝线依次摆在固定器线槽，递测环器测量瓣环，确定成形环型号的大小，递二尖瓣成形环，上瓣环线，打结固定成形环
2）瓣叶修复	递11号尖刀或精细组织剪去除部分增厚变形的瓣叶，递5-0聚丙烯线修补瓣裂，进行重塑
3）腱索修复	腱索断裂可采用人工腱索替代，术前利用经食管超声心动图测量腱索长度，术中用5-0聚四氟乙烯线带厚垫片制作同样长度的人工腱索，将人工腱索带垫片的一端固定于乳头肌上，另一端穿过瓣叶打结固定
（6）缝合房间隔	递冲洗器再次行二尖瓣注水试验；递3-0或4-0聚丙烯线连续缝合房间隔切口
（7）恢复心脏血流，缝合右心房切口	缓慢撤除主动脉阻断钳，心脏复搏；主动脉根部灌注管连接负压排气；递5-0聚丙烯线连续缝合右心房切口，拔除左心室引流管和停搏液灌注管，打结并用5-0聚丙烯线缝合加固，检查心脏插管部位及切口有无出血
（8）撤离体外循环，经食管超声心动图评估瓣膜功能，放置临时起搏导线，止血，关胸	参见表5-4

（五）护理关注点

（1）二尖瓣修复后瓣膜功能恢复具有不确定性，如经超声心动图检查发现反流未解除，需再次阻断心脏行二次修复或改变术式行二尖瓣置换术。器械护士应配合医生重新插管开启体外循环、阻断心脏，切断原瓣环、腱索、瓣叶缝线后，重新缝合上述部位；或经评估后认为瓣膜组织不可修复，剪除二尖瓣瓣膜，测瓣后缝瓣膜线进行瓣膜置换。

（2）行二尖瓣修复手术，修复前后进行注水试验以观察导致瓣膜反流的病变部位及验证瓣膜反流修复后效果，器械护士应准备大量4℃冷盐水，快速吸入冲洗器递予主刀医生注入左心室，观察左心室充盈及瓣膜关闭状态。

（3）术前备好瓣膜置换手术器械及用物，如瓣膜钳、瓣膜剪及瓣膜测量器和缝线，手术过程中及时与医生沟通确定手术步骤，以便及时应对术式改变。

第二节　二尖瓣置换手术配合

一、概述

二尖瓣瓣膜广泛钙化、感染等严重病变导致其功能明显障碍或难以修复时，必须采用人工机械瓣膜或生物瓣膜进行置换。人工机械瓣膜由塑料、钛或金属合金及各种纤维织物缝环构建而成，于 20 世纪 60 年代初期开始应用，其机械特性、血流动力学特性和组织相容性等多方面均在不断改进。其优点是耐磨性强、使用寿命长、费用相对较低，但需终生抗凝并定期监测抗凝指标、调整抗凝药物用量，适用于年龄 50 岁以下，并有抗凝条件的患者。人工生物瓣膜是异种生物瓣膜，自其他种属动物体内获取并制作，多为猪主动脉瓣膜或牛心包瓣膜。其优点是具有天然瓣膜相仿的中心血流，缺点是易钙化破损、耐久性差，使用期限为 15 年左右。其适用于年龄 65 岁以上、希望妊娠的育龄女性及不能或无法接受抗凝治疗的患者。

二、手术方式

显露二尖瓣后，将整个前瓣叶环形剪下直到交界，于乳头肌顶部切断腱索。使用测瓣器测量所需二尖瓣型号，沿二尖瓣瓣环间断缝合瓣膜线一周，常采用外翻缝合（从二尖瓣环心房面到心室面，再到人工瓣环缝合环），这种缝合技术能使人工瓣膜位于流出道的中心，并减少周围组织对人工瓣膜功能的影响。

三、手术护理配合

（一）麻醉方式

采用静吸复合麻醉。

（二）手术体位

患者取仰卧位，肩背部垫一长形胸垫使胸部抬高、头部后仰。

（三）物品准备

1. 设备　参见第五章第五节"一、成人心血管手术正中开胸手术"。

2. 器械　成人心脏手术器械包（见表 4-1）、瓣膜置换手术附加包（见表 4-9、图 4-1）、测瓣器、持瓣器、缝线固定器。

3. 用物　2-0 带垫片涤纶线（二尖瓣换瓣线）、3-0 ～ 5-0 聚丙烯线、起搏导线、外科生物补片、生物瓣 / 机械瓣膜、可吸收止血纱布。

（四）手术步骤与手术配合

正中开胸二尖瓣置换手术步骤与手术配合见表 33-2。

表 33-2　正中开胸二尖瓣置换手术步骤与手术配合

手术步骤	手术配合
（1）正中开胸建立体外循环	参见表 5-1、表 5-2
（2）切开左心房，切除病损二尖瓣	递 11 号尖刀经房间沟径路切开左心房，或经右心房径路切开房间隔；递提吊线 2～4 针，提吊心房切缘及房间隔、递二尖瓣拉钩显露二尖瓣。递瓣膜钳夹持瓣膜，递 11 号尖刀在术者视野 12 点处行小切口，递带垫片 2-0 瓣膜线在瓣膜切口位置的瓣环褥式缝合 2 针以牵拉瓣环，递锋利组织剪剪去整个前瓣叶和乳头肌顶部的腱索，递冰盐水冲洗原二尖瓣部位及左心室
（3）植入人工二尖瓣瓣膜	递测瓣器测量二尖瓣，开启人工瓣膜，如果使用生物瓣膜，则将生物瓣膜放入 500ml 生理盐水容器内，轻柔转动清洗 1min，更换生理盐水同样步骤清洗，共需 3 次。彻底清洗去除瓣膜保存液后，浸泡于生理盐水内待用。递 2-0 瓣膜线继续沿二尖瓣瓣环间断缝合一周（约 12 条），将瓣膜线穿过人工瓣膜缝合圈，打结固定。递组织镊或试瓣器检查瓣膜开合状况
（4）缝合切口	递 3-0 或 4-0 聚丙烯线连续缝合房间隔切口，递 5-0 聚丙烯线连续缝合右心房切口，或递 3-0 聚丙烯线连续缝合左心房切口
（5）撤离体外循环	缓慢撤除主动脉阻断钳、恢复心脏血流，心脏复搏，检查心脏插管部位及切口有无出血，放置心脏表面临时起搏导线，拔除左心室引流管和停搏液灌注管，打结并用 5-0 聚丙烯线缝合加固，经食管超声心动图确认瓣膜开合正常、无瓣周漏，待生命体征稳定后停机拔管

（五）护理关注点

（1）二尖瓣置换需准备测瓣器测量瓣膜大小，原则上根据术者习惯选用瓣膜品牌及相应品牌型号测瓣器进行测瓣。

（2）注意保护开上手术台的机械瓣膜或生物瓣膜，严禁利器割伤机械瓣瓣叶涂层导致血栓形成可能，或刺破生物瓣瓣叶导致瓣叶穿孔。

（3）行二尖瓣生物瓣膜置换时，经测量确定瓣膜型号后尽量提早将瓣膜开至器械台进行清洗，放入至少 500ml 生理盐水内环形打圈清洗 1min，并更换生理盐水，共清洗 3 次，清洗干净的生物瓣膜放于生理盐水内待用，需保持生物瓣瓣叶湿润。

第三节　二尖瓣置换同期行射频消融或左心房血栓清除手术配合

一、概述

正常的二尖瓣瓣膜口径为 4～6cm²，一旦口径小于 2cm²，舒张期血液回流受阻，口径小于 1cm² 时，左心房流往左心室的血流阻力增加，形成左心房与肺动脉高压，间接造成右心室扩大，同时左心房扩大到一定程度后引起心房颤动，心房内血流瘀滞，血液积聚于左心房的心耳，容易导致左心房血栓形成。左心房血栓是二尖瓣狭窄疾病常见的并发症，血栓常附着于左心房后壁，基底宽，不活动，表面平整。心房颤动发作时，血栓可脱落，其随血流到身体其他部位如脑部，造成脑卒中。

二、手术方式

（一）二尖瓣置换同期行左心房血栓清除术 + 左心耳封闭术或左心房折叠术

切开房间隔并悬吊显露左心房，应用膀胱肿瘤钳夹出大块血栓组织，较小的血栓可用卵圆钳或血管钳夹取，吸引器头部旋开扩大吸引口，吸出附壁血栓及纤维性组织，以防止血栓掉入左心室，卵圆钳夹持小块干纱块擦拭左心房内壁，生理盐水反复冲洗左心房内腔，彻底清除血栓组织。同时行左心耳封闭术，在左心房内用聚丙烯线缝闭左心耳或切除部分左心耳并用聚丙烯线缝合切除缘；或根据左心房扩大的类型分别或同时行左心房后壁折叠、左心房上半部折叠、左心耳及其基底部折叠或左心房壁部分切除后折叠。最后切除严重狭窄的二尖瓣，行二尖瓣瓣膜置换术。

（二）二尖瓣置换同期行左心房血栓清除术 + 射频消融术 + 左心耳切除术

正中开胸建立体外循环，停搏后切开右心房，应用双极射频钳或单极射频笔进行右心房消融；切开房间隔，清除左心房血栓行左心房消融，切除左心耳，用聚丙烯线缝闭左心耳口，行二尖瓣瓣膜置换，护理配合详见第四十七章第一节。

三、手术护理配合

（一）麻醉方式

采用静吸复合麻醉。

（二）手术体位

患者取仰卧位，肩背部垫一长形胸垫使胸部抬高、头部后仰。

（三）物品准备

1. 设备　参见第五章第五节"一、成人心血管手术正中开胸手术"。

2. 器械　成人心脏手术器械包（见表4-1）、瓣膜置换手术附加包（见表4-9、图4-1）、测瓣器、持瓣器、缝线固定器、250mm持针器。

3. 用物　2-0带垫片涤纶线（二尖瓣换瓣线）、3-0 ～ 5-0聚丙烯线、起搏导线、外科生物补片、生物瓣 / 机械瓣膜、显影纱布球、毡型垫片、可吸收止血纱。

（四）手术步骤与手术配合

正中开胸二尖瓣置换 + 左心房血栓清除手术步骤与手术配合见表33-3。

表 33-3　正中开胸二尖瓣置换 + 左心房血栓清除手术步骤与手术配合

手术步骤	手术配合
（1）正中开胸建立体外循环	参见表 5-1、表 5-2
（2）心脏停搏后切开右心房及房间隔	递尖刀依次切开右心房壁、房间隔，缝提吊线显露左心房
（3）清除血栓组织	递膀胱肿瘤钳夹出大块血栓组织，较小的血栓可用卵圆钳或扁桃钳钳夹取出；将吸引器头部旋开扩大吸引口，吸出附壁血栓及纤维素性组织，以防止血栓掉入左心室；递卵圆钳夹持纱布球擦拭左心房内壁；递冲洗器用大量生理盐水反复冲洗左心房内腔，彻底清除血栓组织
（4）行左心房折叠术或左心耳结扎 / 缝闭术	①左心房折叠术：递长持针器夹持带 3mm×7mm 垫片的 4-0 或 5-0 聚丙烯线，将扩大的左心房壁折叠变小，缝针穿出在另一垫片上打结。依折叠部位备 2 条以上 4-0 或 5-0 聚丙烯线 ②左心耳结扎 / 封闭术：递心耳钳从心脏外部夹闭左心耳，递钳带 2 条 10 号丝线结扎。或递 5-0 聚丙烯线从左心房内部连续缝合，缝闭左心耳口
（5）切除病损二尖瓣，植入人工瓣膜	参见表 33-2
（6）调整左心室引流管，缝合房间隔，复搏后缝合右心房切口	将左心室引流管经二尖瓣口置入左心室并固定，递 3-0 聚丙烯线连续缝闭房间隔，排气打结；心脏复搏后递 5-0 聚丙烯线连续缝闭右心房切口
（7）撤离体外循环	缓慢撤除主动脉阻断钳、恢复心脏血流，心脏复搏，检查心脏插管部位及切口有无出血，放置心脏表面临时起搏导线，拔除左心室引流管和停搏液灌注管，打结并用 5-0 聚丙烯线缝合加固，利用经食管超声心动图确认瓣膜开合正常、无瓣周漏，待生命体征稳定后停机拔管

（五）护理关注点

（1）建立体外循环时，左心房血栓患者的左心引流采用浅置金属左心房管在左心房引流，不可插入左心引流管，以避免插入过程中触碰血栓，使血栓掉落于心室导致栓塞并发症。待二尖瓣置换完毕缝合房间隔切口前取出金属左心房管，更换为左心引流管。

（2）于左心房取血栓时需要准备 2 个 500ml 容量的换药碗，一个存放取出的血栓，另一个放入生理盐水用于随时清洗取血栓钳或镊的头端。

（3）左心房折叠术使用带小垫片的聚丙烯线进行折叠，宜选用平整光滑的垫片如聚四氟乙烯补片，不可使用毡型垫片固定在心腔内。

（韩盖宇　谢　庆）

参 考 文 献

Cohn L H，Edmund L H J，2007. 成人心脏外科学 . 2 版 . 刘中民，吴清玉，译 . 北京：人民卫生出版社：813-891.

Fattouch K，Bianco G，Sbraga F，et al，2007. Simple，safe and easy technique to ensure the correct length of artificial chordae in mitral valve repair. Ann Thorac Surg，83（5）：1902-1903.

Gillinov A M，Tantiwongkosri K，Blackstone E H，et al，2009. Is prostbetic annuloplasty necessary for durable mitral valve repair. Ann Tborac Surg，88（1）：76-82.

Kasegawa H，Shimokawa T，Shibazaki I，et al，2006. Mitral valve repair for anterior leaftet prolapse with expanded polytetrafl uoroethylene sutures. Ann Thorac Surg，81（5）：1625-1631.

Kuntze T，Borger M A，Falk V，et al，2008. Early and mid-term results of mitral valve repair using premeasured Gore-Tex loops（"Ioop technique"）. Eur J Cardiothorac Surg，33（4）：566-572.

第三十四章 三尖瓣手术配合

正常三尖瓣是由附着于纤维瓣环的三个瓣叶构成，即前瓣、后瓣和隔瓣，瓣叶经腱索与相应三组乳头肌相连。三尖瓣病变包括三尖瓣狭窄和三尖瓣关闭不全。

三尖瓣狭窄最常见的病因是风湿性病变，单纯风湿性三尖瓣狭窄极为罕见。风湿性三尖瓣狭窄与二尖瓣狭窄相似，都可见瓣叶增厚、交界融合及乳头肌腱索缩短，晚期可见游离缘融合及钙化，年轻女性多发此病。

三尖瓣关闭不全最常见继发于心脏的左心瓣膜病变（最多见二尖瓣病变），肺动脉高压导致右心室扩张时就会出现三尖瓣瓣环扩张，三尖瓣的腱索和乳头肌在功能上相对表现为缩短，使瓣叶对合不良，导致瓣膜关闭不全。

第一节 三尖瓣修复手术配合

一、概述

对于三尖瓣瓣环扩大导致的继发性三尖瓣关闭不全，保留瓣膜的修复术是最常见的三尖瓣手术方式。典型的三尖瓣瓣环扩大只发生于前瓣叶和后瓣叶，而隔瓣瓣叶的长度保持不变。这一特点是所有三尖瓣环成形修复的关键，可以通过缝合修复瓣叶或成形环植入缩短瓣环的后瓣叶部分。

二、手术方式

（一）三尖瓣二瓣化技术

对于瓣叶和腱索正常的三尖瓣瓣环扩张，可将三尖瓣后瓣叶切除，使关闭不全的三尖瓣转变为功能良好的二尖瓣，因此这种缝合术称为三尖瓣二瓣化缝合技术，是 Kay 等于1965 年创建的，其优点是操作简单、耗时较短、费用较低，适合轻到中度三尖瓣关闭不全及老年患者进行联合瓣膜手术时采用。

（二）DeVega 技术

DeVega 技术可用于轻度或中度瓣环扩大。使用 3-0 带垫片聚丙烯线在三尖瓣瓣环和右心室结合部位缝合，从前瓣和隔瓣的交界开始向后瓣和隔瓣的交界缝合，缝线的第二针穿过第一个垫片与第一针平行同样顺时针缝合，在后瓣和隔瓣交界处穿过第二个垫片，然后将两条线打结缩小前瓣和后瓣瓣环部位，使瓣叶对合良好，并留有足够大的瓣口面积。

（三）三尖瓣瓣环植入术

三尖瓣瓣环具有理想的几何形状，植入后可使病变的三尖瓣恢复功能，植入的瓣环不仅能使三尖瓣前瓣、后瓣范围内缩短瓣环周径，而且可加固并长期维持瓣环的形态及大小。通过褥式缝线在非扩张的三尖瓣隔瓣环部分按比例植入瓣环线，而在扩张的前、后瓣叶对应的瓣环上的针距大于人工瓣环纤维织物上的针距，进行瓣环控制性折叠和重塑。

三、手术护理配合

（一）麻醉方式

采用静吸复合麻醉。

（二）手术体位

患者取仰卧位，肩背部垫一长形胸垫使胸部抬高、头部后仰。

（三）物品准备

1. 设备　参见第五章第五节"一、成人心血管手术正中开胸手术"。

2. 器械　成人心脏手术器械包（见表 4-1）、瓣膜成形手术附加包（见表 4-10、图 4-2）、瓣环测量器、持环器、缝线固定器。

3. 用物　2-0 涤纶线（瓣环线）、3-0 ～ 5-0 聚丙烯线、起搏导线、外科生物补片、瓣膜成形环、可吸收止血纱布。

（四）手术步骤与手术配合

正中开胸三尖瓣修复手术步骤与手术配合见表 34-1。

表 34-1　正中开胸三尖瓣修复手术步骤与手术配合

手术步骤	手术配合
（1）正中开胸建立体外循环	参见表 5-1、表 5-2
（2）经右心房做切口	递 11 号尖刀、组织剪纵行切开右心房
（3）显露三尖瓣	递 2-0 涤纶线提吊右心房壁，递静脉拉钩向助手方向牵拉显露三尖瓣
（4）三尖瓣注水试验	递冲水器经三尖瓣口置入右心室快速注水查看三尖瓣反流情况，术前行心脏超声心动图检查以正确评估关闭不全的机制，选择相应的修复技术
（5）三尖瓣修复操作	
1）瓣环植入	递缝线固定器和 3 把小弯钳（固定）；递瓣环测量器测定三尖瓣环大小型号，递 2-0 涤纶线间断缝置瓣环线（8 ～ 10 针），缝线穿过人工瓣环缝合圈，递 11 号尖刀切断瓣环架固定线，取出固定架；递小盆生理盐水、线剪，缝线打结，固定三尖瓣瓣环

续表

手术步骤	手术配合
2）DeVega 技术	递 3-0 聚丙烯线带垫片沿前瓣和隔瓣的交界缝合至前瓣和后瓣的交界，递小弯钳夹持另一垫片，缝线穿出垫片、缩紧、打结固定，以缩小瓣环
3）二瓣化技术	递尖刀或瓣膜剪将三尖瓣后瓣叶切除，递 2 针双头 4 0 聚丙烯线带垫片，缝合折叠相邻的对合缘，并在另一垫片上打结固定
（6）缝合切口	再次行三尖瓣注水试验，效果满意，递 5-0 聚丙烯线连续缝合右心房切口
（7）撤离体外循环	缓慢撤除主动脉阻断钳、恢复心脏血流，心脏复搏，检查心脏插管部位及切口有无出血，放置临时起搏导线，拔除左心引流管和停搏液灌注管，打结并用 5-0 聚丙烯线缝合加固，经食管超声心动图验证三尖瓣手术效果，待生命体征稳定后停机拔管

（五）护理关注点

（1）行三尖瓣修复手术，修复前后进行注水试验以观察导致瓣膜反流的病变部位及验证瓣膜反流修复后效果，器械护士应准备大量生理盐水，将其快速吸入冲洗器递予主刀医生注入右心室，观察右心室充盈下瓣膜关闭状态。

（2）三尖瓣病变通常继发于心脏的左心瓣膜病变，多为复合手术的一部分，是最后修复处理的瓣膜，有时可在开放升主动脉、复温和恢复心律期间操作。因缝合部位距离传导束较近，应提前备好起搏导线及临时心脏起搏器，协助心功能恢复。

第二节　三尖瓣置换手术配合

一、概述

三尖瓣病变严重难以修复时需行瓣膜置换术，其适应证包括风湿性三尖瓣狭窄晚期器质性病变、感染性心内膜炎瓣膜严重毁损、严重的三尖瓣下移畸形等。三尖瓣置换可选择人工机械瓣和人工生物瓣。由于机械瓣膜在右心循环压力下容易形成血栓，且不能通过机械瓣膜于右心安装起搏器导线，现在较少行三尖瓣机械瓣置换。生物瓣膜在右心低循环压力下所承受的机械应力较小，瓣膜退行性变较缓慢，即使最终发展为轻度三尖瓣关闭不全，临床耐受性也较好。行三尖瓣生物瓣置换可以避免血栓栓塞及因长期抗凝治疗引起的出血并发症，因而三尖瓣生物瓣置换较为多见。

二、手术方式

三尖瓣置换术可在体外循环下、开放升主动脉前后完成。显露三尖瓣后，切除病变三尖瓣叶，用瓣膜测量器测量后开启瓣膜（多为生物瓣），间断缝合 2-0 带垫片瓣膜线约 12 条，上瓣打结固定。

三、手术护理配合

（一）麻醉方式

采用静吸复合麻醉。

（二）手术体位

患者取仰卧位，肩背部垫一长形胸垫使胸部抬高、头部后仰。

（三）物品准备

1. 设备　参见第五章第五节"一、成人心血管手术正中开胸手术"。

2. 器械　成人心脏手术器械包（见表 4-1）、瓣膜置换手术附加包（见表 4-9、图 4-1）、瓣膜测量器、持瓣器、缝线固定器。

3. 用物　2-0 带垫片涤纶线（换瓣线）、3-0 ～ 5-0 聚丙烯线、起搏导线、外科生物补片、生物瓣 / 机械瓣膜、可吸收止血纱布。

（四）手术步骤与手术配合

正中开胸三尖瓣置换手术步骤与手术配合见表 34-2。

表 34-2　正中开胸三尖瓣置换手术步骤与手术配合

手术步骤	手术配合
（1）正中开胸建立体外循环	参见表 5-1、表 5-2
（2）经右心房做切口	递 11 号尖刀、组织剪纵行切开右心房
（3）显露三尖瓣	递 2-0 涤纶线提吊右心房壁，递静脉拉钩向助手方向牵拉显露三尖瓣
（4）三尖瓣置换操作	递测瓣器测量三尖瓣，确定瓣膜型号，如选择生物瓣置换，则尽早开启瓣膜并清洗待用，递 2-0 带垫片涤纶线，沿三尖瓣瓣环间断缝合一周，约 12 条，将一圈瓣膜线穿过人工瓣膜缝合圈，打结固定人工瓣膜于原三尖瓣位置
（5）缝合切口并撤离体外循环	递 5-0 聚丙烯线缝合右心房切口，放置临时起搏导线，心搏稳定后依次拔除体外循环插管，检查插管部位及切口有无出血，用 5-0 聚丙烯线缝合加固。利用经食管超声心动图验证三尖瓣手术效果

（五）护理关注点

（1）三尖瓣置换术所用的换瓣线和测量器与二尖瓣置换术相同，市场上无专用的三尖瓣人工瓣膜，所用的机械瓣膜或生物瓣膜与二尖瓣通用。

（2）三尖瓣置换术可在心脏停搏或心脏搏动下完成。如选择心脏搏动下手术，麻醉医生会使用药物控制以减小心脏搏动的幅度，减慢心脏搏动的次数，器械护士术中备 37℃生理盐水冲洗心腔，减少低温生理盐水对心脏的刺激。提前备好起搏导线及临时心脏起搏器，协助心功能恢复。

（韩盖宇　谢　庆）

参 考 文 献

Carpentier A，Deloche A，Hanania G，et al，1974. Surgical management of acquired tricuspid valve disease. J Thorac Cardiovasc Surg，67（1）：53-65.

Cohn L H，Edmund L H J，2007. 成人心脏外科学 . 2 版 . 刘中民，吴清玉，译 . 北京：人民卫生出版社：7.

Dreyfus G D，Corbi Chan K M，John Chan K M，et al，2005. Secondary tricuspid regurgitation or dilatation：which should be the criteria for surgical repair. Ann Thorac Surg，79（1）：127-132.

Wechsler A S，2009. Mitral valve surgery for functional mitral regurgitation：Should moderate to severe tricuspid regurgitation be treated? A propensity score analysis. J Thorac Cardiovasc Surg，137（2）：267，268.

第三十五章 多瓣膜联合手术配合

对于外科矫治的心脏多瓣膜病变，其功能障碍可以是原发性的（病因直接作用于瓣膜的后果），也可以是继发性的（心脏扩大或肺动脉高压所致），外科治疗时需要考虑原发性瓣膜病变实施成形或置换术后，继发受累的瓣膜可能出现的反应，即是否可以不处理而自愈，或必须要外科干预（成形或置换）。临床上同期行主动脉瓣和二尖瓣手术、二尖瓣和三尖瓣手术多见，同期行主动脉瓣和三尖瓣联合手术较为少见。

一、概述

当主动脉瓣有风湿性病变时，二尖瓣几乎都有不同程度的累及，如果行主动脉瓣置换术，须同时行二尖瓣置换术。如只限于左心瓣膜，需考虑人工瓣膜的抗凝要求和使用寿命的一致性，因此尽量选用同一类型人工瓣膜，即同时机械瓣膜置换或同时生物瓣膜置换。

严重主动脉瓣狭窄合并或不合并左心室扩张者，常伴有一定程度的二尖瓣反流。如果二尖瓣结构正常，解除左心室流出道梗阻将使二尖瓣反流得到改善，如二尖瓣反流严重，则主动脉瓣置换同期需要行二尖瓣瓣环成形术。

三尖瓣反流大多为右心病变致三尖瓣瓣环扩大所致，当三尖瓣手术作为联合瓣膜病变手术（与左心瓣膜病变同时进行手术）的一部分时，明确的手术指征包括重度三尖瓣关闭不全及伴有瓣环扩大的中度三尖瓣关闭不全，如果对轻到中度三尖瓣关闭不全不进行处理，其病变的发展过程也具有不可预知性，因为其后再次三尖瓣手术的危险性大，手术死亡率高，在进行联合瓣膜手术时也应积极进行三尖瓣修复。

二、手术护理配合

（一）麻醉方式

采用静吸复合麻醉。

（二）手术体位

患者取仰卧位，肩背部垫一长形胸垫使胸部抬高、头部后仰。

（三）物品准备

1. 设备 参见第五章第五节"一、成人心血管手术正中开胸手术"。

2. 器械 成人心脏手术器械包（见表 4-1）、瓣膜置换 / 成形手术附加包（见表 4-9、图 4-1/ 表 4-10、图 4-2）、测环器、持环器、测瓣器、持瓣器、缝线固定器。

3. 用物 2-0 带垫片涤纶线（换瓣线）、2-0 涤纶线（瓣环线）、3-0 ～ 5-0 聚丙烯线、起搏导线、人工生物瓣 / 机械瓣膜、瓣膜成形环、可吸收止血纱布。

（四）手术步骤与手术配合

1. 正中开胸二尖瓣和主动脉瓣置换手术步骤与手术配合 见表 35-1。

表 35-1　正中开胸二尖瓣和主动脉瓣置换手术步骤与手术配合

手术步骤	手术配合
（1）开胸，建立体外循环	参见表 5-1、表 5-2
（2）行主动脉瓣置换	递 11 号尖刀切开主动脉壁，组织剪斜行剪开主动脉延长至无冠状窦，递 2 条 5-0 聚丙烯线带毡型垫片悬吊上、下端主动脉切缘显露主动脉瓣膜。递 11 号尖刀切除主动脉瓣瓣叶，如有钙化灶，使用咬骨钳去除钙化斑块。使用测瓣器测量瓣膜大小，将 2-0 带垫片涤纶换瓣线间断褥式穿过主动脉瓣瓣环（约 15 针），所有换瓣线再缝合到人工瓣膜的缝环，暂不打结，包裹湿盐水纱布保护瓣膜
（3）行二尖瓣置换	递 11 号尖刀切开右心房、房间隔，2-0 涤纶线提吊右心房壁和房间隔，递静脉拉钩牵拉显露二尖瓣，行二尖瓣置换，递 3-0 聚丙烯线缝合房间隔切口
（4）主动脉瓣膜下瓣固定	人工主动脉瓣膜下瓣至原主动脉瓣瓣环处，打结固定换瓣线，递 2 根 5-0 聚丙烯线带毡型垫片缝合主动脉切口
（5）恢复循环，关闭右心房切口	缓慢撤除主动脉阻断钳，恢复心脏血流，心脏复搏，递 5-0 聚丙烯线关闭右心房切口
（6）利用经食管超声心动图评估手术效果，撤离体外循环，放置临时起搏导线，止血，关胸	参见表 5-3、表 5-4

2. 主动脉瓣置换 + 二尖瓣成形手术步骤与手术配合 见表 35-2。

表 35-2　主动脉瓣置换 + 二尖瓣成形手术步骤与手术配合

手术步骤	手术配合
（1）开胸，建立体外循环	参见表 5-1、表 5-2
（2）行主动脉瓣置换	递 11 号尖刀切开主动脉壁，组织剪斜行剪开主动脉延长至无冠状窦，递 2 根 5-0 聚丙烯线带毡型垫片悬吊上、下端主动脉切缘显露主动脉瓣膜。递 11 号尖刀切除主动脉瓣瓣叶，如有钙化灶，使用咬骨钳去除钙化斑块。使用测瓣器测量所需瓣膜大小，2-0 带垫片涤纶换瓣线间断褥式穿过主动脉瓣瓣环，换瓣线再穿过瓣膜，暂不下瓣、打结，包裹湿盐水纱布保护瓣膜
（3）行二尖瓣探查	递 11 号尖刀依次切开右心房、房间隔，用 2-0 涤纶线提吊右心房壁和房间隔，递静脉拉钩牵拉显露二尖瓣，递冲洗器注水查找瓣膜反流原因，决定修复方法

续表

手术步骤	手术配合
（4）二尖瓣成形修复	①瓣叶修复，将瓣叶局部脱垂的部分以三角形切除，瓣膜边缘用5-0聚丙烯线对合缝合。瓣叶成形后沿后瓣环上二尖瓣瓣环 ②腱索修复，如有前叶腱索断裂，用4-0或5-0聚四氟乙烯线对应缝于乳头肌和脱垂的瓣叶游离缘上 ③瓣环修复，递2-0涤纶线沿瓣环间断缝瓣环线一周，缝线依次摆在固定器线槽，递测环器测量瓣环大小，递瓣膜成形环，上瓣环线、打结固定成形环
（5）主动脉瓣膜下瓣固定	人工主动脉瓣膜下瓣至原主动脉瓣瓣环处，打结固定换瓣线，递2根5-0聚丙烯线带毡型垫片缝合主动脉切口
（6）恢复循环，关闭右心房切口	缓慢撤除主动脉阻断钳、恢复心脏血流，心脏复搏，递5-0聚丙烯线关闭右心房切口
（7）利用经食管超声心动图评估手术效果，撤离体外循环，放置临时起搏导线，止血，关胸	参见表5-3、表5-4

3. 二尖瓣置换＋主动脉瓣置换＋三尖瓣成形手术步骤与手术配合 　见表35-3。

表35-3　二尖瓣置换＋主动脉瓣置换＋三尖瓣成形手术步骤与手术配合

手术步骤	手术配合
（1）开胸，建立体外循环	参见表5-1、表5-2
（2）主动脉瓣置换	递11号尖刀切开主动脉壁，递剪刀斜行剪开主动脉延长至无冠状窦，递2根5-0聚丙烯线带毡型垫片悬吊上、下端主动脉切缘显露主动脉瓣膜。递11号尖刀切除主动脉瓣瓣叶，如有钙化灶，使用咬骨钳去除钙化斑块。使用测环器测量所需瓣膜大小，2-0带垫片涤纶换瓣线间断褥式穿过主动脉瓣瓣环，换瓣线再穿过瓣膜，暂不下瓣、打结，包裹湿盐水纱布保护瓣膜
（3）二尖瓣置换	递11号尖刀切开右心房、房间隔，2-0涤纶线提吊右心房壁和房间隔，递静脉拉钩牵拉显露二尖瓣，行二尖瓣置换术，递3-0聚丙烯线缝合房间隔切口
（4）主动脉瓣膜下瓣固定	人工主动脉瓣膜下瓣至原主动脉瓣瓣环处，打结固定换瓣线，递2根5-0聚丙烯线带毡型垫片缝合主动脉切口。
（5）三尖瓣成形	（1）瓣环植入，测环器测定三尖瓣瓣环大小后，递2-0涤纶线间断缝瓣环线，缝线穿过瓣环缝合圈，打结固定三尖瓣瓣环 （2）DeVega技术，递3-0聚丙烯线带垫片沿前瓣和隔瓣的交界缝合至前瓣和后瓣的交界，缩紧缝线在另一垫片上打结固定，以缩小瓣环
（6）恢复循环，关闭右心房切口	缓慢撤除主动脉阻断钳、恢复心脏血流，心脏复搏，递5-0聚丙烯线关闭右心房切口
（7）利用经食管超声心动图评估手术效果，撤离体外循环，放置临时起搏导线，止血，关胸	参见表5-3、表5-4

（五）护理关注点

（1）主动脉瓣狭窄有钙化灶时，需用咬骨钳彻底清除钙化斑块，器械护士应准备有生理盐水的容器，及时清洗咬骨钳上的碎渣，防止碎渣遗留在左心系统导致栓塞后遗症。

（2）主动脉瓣和二尖瓣同时置换时，首先处理主动脉瓣，将已上缝线未打结的主动脉瓣放置，待二尖瓣置换操作完毕后，再将主动脉瓣下瓣打结固定。如果是生物瓣膜置换，需用湿盐水纱布包裹保护瓣膜，每隔5min用盐水打湿包裹的纱布，保持完全湿润，直至主动脉瓣下瓣打结固定。

（3）瓣膜置换同期瓣膜成形时需要准备瓣膜成形器械和瓣膜置换器械，准备瓣膜、瓣环，瓣坏线和瓣膜线，测瓣装置、测环装置。器械用物较多，应准备充分。

（4）术前利用食管超声心动图判断二尖瓣和三尖瓣反流程度及反流原因，以便手术医生选择修复方式，心脏复搏稳定后需利用食管超声心动图验证手术效果。

（5）主动脉瓣和二尖瓣操作完毕，三尖瓣修复成形可在心脏阻断下停搏和心脏解除阻断复搏复温阶段进行，手术配合应根据操作时机进行相应调整。

（韩盖宇　谢　庆）

参 考 文 献

Cohn L H，Edmund L H J，2007. 成人心脏外科学 . 2 版 . 刘中民，吴清玉，译 . 北京：人民卫生出版社：955-971.

第三十六章　再次瓣膜手术配合

一、概述

随着人口老龄化，接受再次手术的瓣膜性心脏病患者的数量不断上升，其主要包括非换瓣术后自身瓣膜疾病及换瓣术后生物瓣膜结构退行性变的患者。该类复发性瓣膜病包括：二尖瓣狭窄闭式扩张分离术、二尖瓣直视成形术后病变复发；人工瓣膜置换术后，由于人工瓣膜结构衰坏，或人工瓣膜植入后引起的并发症等需要再次手术的病变；以及瓣膜置换术后晚期并发其他瓣膜病变，需要再次手术的病变。如出现上述病变，则需采用手术纠正，此类手术统称再次瓣膜手术。

复发性瓣膜病最主要的病理原因如下：人工瓣膜结构功能障碍、人工瓣膜心内膜炎、瓣周漏、人工瓣膜血栓形成、血栓栓塞、瓣膜成形术后局部病变复发及生物瓣膜结构衰败。相比于第一次手术，再次手术因心脏周围组织粘连、常见的瓣膜衰败后产生肺动脉高压、心脏扩大、心肌水肿等而操作更加困难。近年来对心肌保护的研究进展，如深低温停循环的恰当应用，使再次手术及术后风险大为减少，而外周血管插管股动脉－股静脉转流建立体外循环已成为主流方法。

二、手术方式

再次瓣膜手术入路：①经胸骨原切口，同时备股动脉、股静脉转流；此入路对各部位手术显露好，是二次手术常用的切口。②经右胸前外侧切口，适用于胸腔镜二尖瓣或三尖瓣再次手术，可避免再次锯开胸骨。③经胸骨上段切口，同时备股动脉、股静脉转流，适用于单纯主动脉瓣再次手术。本章阐述经胸骨原切口行再次瓣膜手术配合相关内容。手术技术包括开胸时小心分离胸骨、分离心肌与心包粘连，拆除上一次手术的缝线和植入物，重新植入新的人工瓣膜或瓣环，小心止血。其基本方法与首次瓣膜置换术相同。

手术适应证如下。

（1）人工瓣膜结构衰坏，生物瓣退行病变或钙化是再次手术的重要原因之一。

（2）人工瓣膜外源性功能障碍。

（3）人工瓣膜置换后并发症。

（4）人工瓣膜瓣周漏。

（5）儿童换瓣后出现再狭窄

（6）瓣膜置换术后晚期出现其他瓣膜病变，需要再次瓣膜手术处理。

三、手术护理配合

（一）麻醉方式

采用静吸复合麻醉。

（二）手术体位

患者取仰卧位，肩背部垫一长形胸垫使胸部抬高、头部后仰。

（三）物品准备

1. 设备 参见第五章第五节"一、成人心血管手术正中开胸手术"，如心脏起搏器、摆动锯、血液回收机。

2. 器械 成人心脏手术器械包（见表4-1）、瓣膜置换手术附加包（见表4-9、图4-1）、测瓣器、持瓣器、缝线固定器、乳突牵开器、齿状皮肤拉钩、小儿胸骨牵开器、神经拉钩、小吸引器、小阻断钳。

3. 用物 一次性多功能除颤/复律电极片、可吸收止血纱布、2-0带垫片涤纶线（换瓣线）、3-0～5-0聚丙烯线、起搏导线、外科生物补片、生物瓣/机械瓣膜、穿刺针、8G导管鞘、长导丝、毡型垫片。

（四）手术步骤与手术配合

再次瓣膜手术步骤与手术配合（以再次主动脉瓣置换手术为例）见表36-1。

表 36-1　再次瓣膜手术步骤与手术配合（以再次主动脉瓣置换手术为例）

手术步骤	手术配合
（1）消毒铺巾	铺巾露出腹股沟股动脉、股静脉穿刺位置
（2）备股动脉、股静脉穿刺	参见表5-6
（3）胸骨原切口开胸	参见表5-5
（4）分离粘连组织	递齿状皮肤拉钩牵拉胸骨，递扁桃钳提拉心包，递电刀、组织剪游离出粘连心包，显露手术区域
（5）常规建立体外循环，必要时经股动脉、股静脉插管进行股动脉-股静脉转流	递3-0聚丙烯线带毡型垫片缝置荷包，单纯主动脉瓣置换的腔静脉插管可插1条二级静脉管或1条股静脉引流，用4-0聚丙烯线双正针在右心耳缝置荷包套阻断管；如同期行多瓣膜置换，则需要插上腔静脉、下腔静脉插管，上腔静脉荷包用4-0聚丙烯线双正针，下腔静脉荷包用4-0聚丙烯线双反针，左心引流用4-0聚丙烯线双反针缝荷包
（6）心脏停搏后做升主动脉切口	递11号尖刀横切升主动脉，递剪刀扩大切口，分线钩或镊子取出原切口缝线，2根5-0聚丙烯线带毡型垫片提吊主动脉切口，用胶头蚊式钳夹住线尾，显露视野，探查主动脉瓣
（7）拆除原人工瓣膜	递扁桃钳夹持人工瓣膜，递11号尖刀切开原来人工瓣膜环缝线及垫片，取出原来人工瓣膜，彻底清除瓣环残留织物、缝线、垫片及多余纤维增生组织，递普通吸引器吸干净细小残留组织，冲洗器吸取生理盐水冲洗干净
（8）主动脉瓣置换	递主动脉瓣测瓣器测量瓣膜大小，选择合适瓣膜，递2-0带垫片涤纶线（换瓣线）沿主动脉瓣瓣环间断缝合。下瓣打结，注水检测瓣膜开闭功能

续表

手术步骤	手术配合
（9）关闭主动脉切口	递 5-0 聚丙烯线带毡型垫片连续缝合主动脉切口，通常由切口两侧角分别起针向切口中点缝合，两针在中间汇合后打结，再往返缝合一遍加固
（10）撤离体外循环，止血，关胸	参见表 5-5

（五）护理关注点

（1）再次瓣膜手术患者因之前经历过一次或多次手术，会不同程度产生心理阴影，会有焦虑、恐惧、不安等复杂的心理活动，护理人员在术前护理时应给予适当的安慰、鼓励，让其对手术有信心，良好的心理状态对手术顺利完成有一定的影响。

（2）再次瓣膜置换术因胸骨后组织与心包及心肌粘连严重，开胸时容易引起心室颤动，术前应当贴好一次性多功能除颤 / 复律电极片，并连接好备用。

（3）器械护士应提前了解外科医生的手术习惯、熟知该手术操作的每一步骤，充分准备好台上用物，缩短术中等待时间；具备娴熟的手术配合技能，对术中遇到的突发情况能够做出正确应对和配合。

（4）再次瓣膜置换术锯开胸骨时可损伤心包内心肌与大血管引起大出血，应严密监测血压和心律 / 率，提前备好抢救用物，做好股动脉、股静脉插管准备。小出血口可用 5-0 聚丙烯线带毡型垫片缝合，对于大出血或低血压及心脏停搏者，应迅速进行股动脉 – 股静脉转流，并在头部放置冰帽进行脑保护。

（5）再次开胸手术由于组织粘连严重，游离时容易出血，通常备血液回收机连接吸引管吸引术中出血，血纱布可用 12500U/500ml 肝素盐水浸泡、稀释，再用血液回收机吸回血水，经回收机洗涤、过滤后回输患者体内。

（6）再次手术因开关胸困难，手术时间长，凝血功能障碍，难止血等，术前、术中应做好压疮护理，提醒医生需要提前备好血小板、止血药物如纤维蛋白原等。提前备好止血材料、生物蛋白胶等。

（林碧妹　陈晓霞）

参 考 文 献

Cohn L H，Edmund L H J，2007. 成人心脏外科学 . 2 版 . 刘中民，吴清玉，译 . 北京：人民卫生出版社：892-902.

Spray T L，Acker M A，2018. 心脏外科手术学 . 6 版 . 丁以群，译 . 西安：世界图书出版西安有限公司：220-228.

第三十七章 感染性心内膜炎手术配合

一、概述

感染性心内膜炎（infective endocarditis，IE）是由细菌、真菌或其他病原微生物（病毒、衣原体等）感染产生的心脏瓣膜和（或）心脏内膜炎症。尽管近年来，药物和心脏外科手术有所进展，但 IE 仍然是一种在诊疗上极具挑战性的疾病。目前 IE 年发病率为（30～35）/10 万人年，总病死率为 15%～30%，换瓣手术 5 年生存率不足 50%，是世界第三大致死性疾病。IE 主要的死亡原因是心力衰竭、脓毒血症、多器官功能衰竭及感染累及脑部造成脑出血事件。近十年，随着我国人口老龄化，老年性退行性心脏瓣膜病患者增加，人工瓣膜置换术、医疗器械植入及各种血管内检查操作增加，感染性心内膜炎在我国的发病率呈明显增加趋势。

IE 以菌血症和心脏瓣膜功能不全为主要临床表现，以赘生物形成、瓣膜受损为主要病理特征，抗生素治疗和外科手术是其主要治疗方式。急性心功能不全、瓣膜功能严重受损、人工瓣膜心内膜炎、瓣周脓肿或窦道、大赘生物、难治性脓毒血症等是其主要的手术指征。

二、手术方式

IE 的手术方式主要是感染灶及赘生物清除术、瓣膜置换术和（或）瓣膜修复术。当存在严重心内并发症，需要进行心内结构重建时，其术式通常需要个体化设计，对外科医生的 IE 手术经验有严格要求。对于常规 IE 患者，经典的右心房 – 房间隔切口和主动脉切口是主要的手术入路；如涉及主动脉幕帘重建，主动脉 – 主动脉根部左无交界 – 左心房顶 – 二尖瓣切口是常用的手术入路。

外科治疗的适应证：①脓肿向瓣周扩散，或形成心内窦道；②巨大的活动赘生物（>10mm），存在易于脱落导致栓塞并发症者；③合理抗生素治疗仍难以控制的脓毒血症；④因明显的瓣膜结构病变而导致严重的心力衰竭。

手术适应证：除上述情况外，一旦确定发生伴瓣周漏的瓣膜结构不稳定，也应及时手术治疗。人工瓣膜心内膜炎患者极少可免于外科干预，因为单纯抗生素治疗对植入异物感染通常难以奏效。只要有外科适应证，无论抗生素疗程长短，均应尽早实施手术，但是，当患者新近发生神经系统损害时，手术应当推迟，有资料表明，手术时间距神经系统损伤事件发生间期的长短与术后脑部并发症的加重程度有密切关系。如果患者新近发生缺血性脑损害，手术应至少在 2 周后施行，而当患者发生出血性脑损害时，手术则应至少在 4 周后实施。

三、手术护理配合

（一）麻醉方式

采用静吸复合麻醉。

（二）手术体位

患者取仰卧位，肩背部垫胸垫使胸部抬高、头部后仰。

（三）物品准备

1. 设备　参见第五章第五节"一、成人心血管手术正中开胸手术"，备心脏起搏器。

2. 器械　成人心脏手术器械包（见表 4-1）、瓣膜置换 / 成形手术附加包（见表 4-9、图 4-1 或表 4-10、图 4-2）、测瓣 / 环器、持瓣 / 环器、缝线固定器。

3. 用物　2-0 带垫片涤纶线（换瓣线）、3-0 ～ 5-0 聚丙烯线、起搏导线、外科生物补片、毡型垫片、人工瓣膜或成形环、可吸收止血纱布、0.6% 戊二醛溶液、无菌棉签、碘伏及术中留取细菌培养的无菌小杯和病理杯等。

（四）手术步骤与手术配合

感染性心内膜炎瓣膜手术步骤与手术配合见表 37-1。

表 37-1　感染性心内膜炎瓣膜手术步骤与手术配合

手术步骤	手术配合
（1）胸骨正中切口，开胸，建立体外循环	参见表 5-1、表 5-2。必要时留取心包，用 0.6% 戊二醛溶液固定
（2）经主动脉做切口	递 11 号尖刀、组织剪行做主动脉切口，递 2 条 5-0 聚丙烯线带毡型垫片提吊主动脉切口，显露视野。探查主动脉瓣
（3）切除主动脉瓣，清除赘生物或瓣周脓肿（图 37-1）	递 11 号尖刀、锋利组织剪沿瓣环行切除主动脉瓣，清除感染及糜烂组织，清除瓣膜赘生物，如有瓣周脓肿，应彻底清除脓腔，遵医嘱留标本送细菌培养。递无菌棉签蘸碘伏消毒创面，递冲洗器吸取无菌生理盐水反复冲洗，用过的剪刀、镊子等器械要用碘伏消毒后盐水擦拭干净（或直接更换）
（4）修补脓腔缺损	清除脓腔后出现明显组织缺损，递自体心包补片或外科生物补片、4-0 聚丙烯线连续缝合，重建脓腔周围缺损组织
（5）主动脉瓣置换	递 2-0 带垫片涤纶线，沿主动脉瓣瓣环褥式缝合 14 ～ 18 针，递测瓣器测量主动脉瓣瓣环大小，选择适当型号人工瓣膜，递持针器缝合固定人工瓣膜，递治疗巾盖住瓣膜暂不打结
（6）探查二尖瓣	经右心房入路：递 11 号尖刀切开右心房 – 房间隔，递 2-0 涤纶线提吊右心房 4 ～ 6 条 经左心房入路：递 11 号尖刀、组织剪切 / 剪开左心房，递左心房拉钩显露二尖瓣，探查二尖瓣

续表

手术步骤	手术配合
1）切除二尖瓣，清除赘生物，行二尖瓣置换	递瓣膜钳夹持二尖瓣，递11号尖刀和锋利组织剪切除二尖瓣，清除二尖瓣赘生物，递普通吸引器吸走残余组织碎渣，递碘伏棉签消毒3遍以上，递无菌生理盐水冲洗干净。递2-0涤纶线带垫片褥式缝合二尖瓣瓣环12～15针。开启合适大小人工瓣膜，缝合固定人工瓣膜下瓣打结。递冲洗器反复冲洗，检查瓣膜开闭功能
2）或行瓣周漏处理	通常采取直接修补和再次换瓣，可用2-0涤纶带垫片或3-0聚丙烯线带垫片双头针褥式加固缝合，修补漏口；对于多个漏口或漏口显露不佳者，应重新置换瓣膜
（7）缝合房间隔切口	递3-0或4-0聚丙烯线连续缝合房间隔或左心房切口
（8）主动脉瓣打结	备生理盐水洗手，冲洗器冲洗术野，检查瓣膜开闭功能
（9）缝主动脉切口	递2条5-0聚丙烯线带毡型垫片连续缝合关闭主动脉切口
（10）排气，开放主动脉	复温，给予台上无菌温生理盐水，心脏复搏。必要时放置临时起搏导线
（11）撤离体外循环	逐步拔管，鱼精蛋白中和肝素，插管位置及切口缝合加固止血
（12）关胸，止血	留置胸腔及纵隔引流管，逐层关胸，止血

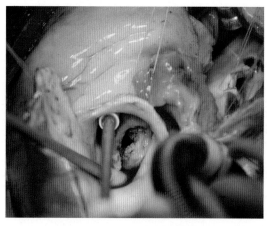

图 37-1　主动脉瓣赘生物

（五）护理关注点

（1）IE 患者病情一般都比较危重紧急，心理护理尤其重要，一定要做好心理辅导，做好围术期手术宣教，缓解患者焦虑、恐惧心理。

（2）因有赘生物脱落风险，转运患者一定要轻柔平稳，可以适当使用转运器。

（3）手术期间应严密观察患者的生命体征，特别是瞳孔的变化，其可提示赘生物有无脱落。

（4）术中清除赘生物时用的器械一定要用碘伏消毒，生理盐水擦拭，有条件时可以更换新的无菌器械，赘生物取出时应用固定容器接住，不要直接用手触拿，以免污染台面及其他器械。

（5）严格按医嘱执行抗生素用药原则，对于 IE 患者，为了达到更好的疗效，通常会采取抗生素二联或三联使用。

（6）此类患者凝血功能较差，关胸时止血比较困难，应提前备好血小板及促凝血药物如纤维蛋白原、人凝血因子Ⅷ、凝血酶复合物等。

（林碧妹　谢　庆）

参考文献

徐光亚，吴树明，2010.图解心脏外科手术学.北京：科学出版社：447-534.

Cohn L H，Edmund L H J，2007.成人心脏外科学.2版.刘中民，吴清玉，译.北京：人民卫生出版社：946-954.

第五篇
主动脉疾病手术配合

主动脉正常解剖从大体上分为主动脉根部、窦管交界、升主动脉、主动脉弓、峡部和降（胸）主动脉及腹主动脉（见图 38-1）。主动脉疾病是一组严重威胁人类健康的心血管疾病。随着人们生活方式的现代化，高血压、动脉硬化、糖尿病等疾病高发，我国主动脉疾病的发病率呈逐年增多趋势。由于内科保守治疗效果差，主动脉替换手术和血管腔内修复术已成为治疗主动脉疾病的主要手段。目前主动脉疾病包括主动脉夹层、非典型主动脉夹层（主动脉壁内血肿和穿透性动脉粥样硬化溃疡）、主动脉瘤、马方综合征、白塞病、主动脉创伤、大动脉炎、主动脉缩窄、主动脉弓中断及先天性血管环等，其中主动脉瘤和主动脉夹层比较具有代表性。

主动脉瘤（aortic aneurysm）是指局限性或弥漫性主动脉扩张，其管径大于正常主动脉 1.5 倍或以上。动脉粥样硬化是动脉瘤最常见的原因，受人口老龄化和环境因素影响，我国主动脉瘤的发病率呈逐年增多趋势。任何部位和不同病因所致的主动脉瘤均有瘤体逐渐增大的自然发展过程，甚至破裂的严重后果。主动脉瘤体越大，瘤内张力越大，增长速度越快，破裂可能性也就越大。另外，主动脉瘤倍增时间缩短或形状改变也是破裂的重要征象。

主动脉瘤根据病因分为囊性中层坏死或退行性变性、动脉硬化性、外伤性、细菌感染和真菌性、梅毒性及胸主动脉夹层动脉瘤；根据形态学分为梭形、袋形或囊形及混合型动脉瘤；根据发生部位分为主动脉窦、升主动脉、弓部主动脉、降主动脉及胸腹主动脉动脉瘤；另外根据病理解剖改变分为真性动脉瘤、假性动脉瘤和夹层动脉瘤。

主动脉夹层（aortic dissection，AD）是一种病情凶险、进展快、死亡率高的急性主动脉疾病。AD 是由于各种原因导致的主动脉内膜、中膜撕裂，主动脉内膜与中膜分离，血液流入，致使主动脉腔被分隔为真腔和假腔。典型的 AD 可以见到位于真腔、假腔之间的分隔或内膜片。真腔、假腔可以相通或不通。血液可以在真腔、假腔之间流动或形成血栓。

AD 分型的目的是指导临床治疗和评估预后，目前两种被广泛应用的 AD 传统国际分型为 DeBakey 分型和 Stanford 分型。1965 年 DeBakey 首次根据 AD 原发破口的位置及夹层累及范围提出 DeBakey 分型，分为Ⅰ型、Ⅱ型、Ⅲ型：

（1）Ⅰ型：内膜撕裂位于升主动脉或主动脉弓而剥离的血肿扩展至弓降部，有时可达髂动脉分叉处，也包括破于左弓面内膜撕裂逆行剥离至升主动脉者。

（2）Ⅱ型：内膜撕裂部位与Ⅰ型类同，而形成的血肿只局限于升主动脉和弓部者。

（3）Ⅲ型：内膜撕裂在左锁骨下动脉远端，剥离范围限于膈上者为Ⅲa型，越过膈肌裂孔至腹腔者为Ⅲb型。

1970 年 Daily 根据夹层累及的范围提出了 Stanford 分型，Stanford 分型中夹层累及升主动脉者均为 A 型（包括 DeBakey Ⅰ型、DeBakey Ⅱ型）；夹层仅累及胸降主动脉者为 B 型，即 DeBakey Ⅲ型。但 DeBakey Ⅲ型逆撕累及主动脉弓者为 Stanford B 型，而同时累及升主动脉则为 Stanford A 型。本篇重点阐述主动脉根部手术、升主动脉及主动脉弓手术、孙氏手术、胸降主动脉手术、胸腹主动脉手术及腹主动脉手术配合相关内容。

第三十八章　主动脉根部手术配合

主动脉根部解剖位置是指从主动脉瓣瓣环到主动脉瓣交界最高点，包括主动脉瓣瓣环、主动脉瓣瓣叶、主动脉窦、左右冠状动脉开口和窦管交界。主动脉瓣交界的最高点为"主动脉窦管交界"，再向上延续为升主动脉（图38-1）。

常见主动脉根部病变包括主动脉根部动脉瘤和主动脉夹层通常合并主动脉瓣关闭不全。主动脉根部动脉瘤是指各种原因导致的主动脉中层病变引起主动脉全层扩张，主动脉直径超过3cm。其病因包括遗传性疾病，如马方综合征（Marfan syndrome）、埃勒斯－当洛综合征（Ehlers-Danlos syndrome）、勒斯－迪茨综合征（Loeys-Dietz syndrome）等。动脉粥样硬化可降

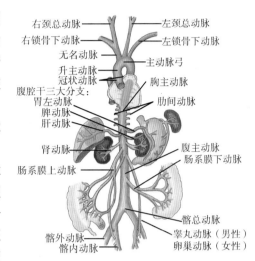

图 38-1　胸腹主动脉解剖图

低主动脉的弹性，血管壁变薄，与主动脉根部动脉瘤密切相关。另外继发于主动脉瓣狭窄或二瓣化畸形的根部扩张及各种炎症疾病如大动脉炎、白塞病（Behget's disease）均为主动脉根部动脉瘤的病因；Stanford A 型主动脉夹层，主动脉根部病变多可导致主动脉瓣关闭不全。

主动脉根部手术方式包括主动脉根部成形术、Wheat 手术、Bentall 手术、Cabrol 手术和 David 手术。其中 Cabrol 手术于 1978 年由 Cabrol 等提出，同时发明了主动脉根部－右心房分流术，适用于马方综合征巨大根部动脉瘤和再次手术的患者。在手术技术方面，其与 Bentall 手术不同的是左、右冠状动脉开口先与直径 0.8 ～ 1cm 人工血管行端－端吻合，再将此血管与带瓣人工血管侧壁行椭圆形侧－侧吻合，吻合口直径以 1.5cm 为宜。此术式优点是有利于冠状动脉吻合口缝合，各吻合口出血容易被发现和处理；冠状动脉吻合口无张力，避免假性动脉瘤形成。其缺点是较细而长的移植人工血管内血流的流畅性不理想，涡流多，有潜在血栓形成的危险；也存在扭曲或形成折角的危险，从而影响血流。因此，有学者认为 Cabrol 手术应严格掌握指征：二次主动脉根部手术、主动脉严重粥样硬化或钙化、冠状动脉开口移位少（距离瓣环小于 1.5cm）及直接吻合困难或张力过大。有关 Cabrol 手术配合可参考 Bentall 手术配合相关内容。本章重点阐述主动脉根部成形手术、Wheat 手术、Bentall 手术和 David 手术配合相关内容。

第一节　主动脉根部成形手术配合

一、概述

主动脉根部成形术包括主动脉瓣交界悬吊保留瓣膜技术。1958 年 Caramella 介绍了主动脉瓣交界悬吊技术，成功治疗继发于干下型室间隔缺损的主动脉瓣关闭不全，并由此提高了对主动脉瓣功能的认识。主动脉瓣交界悬吊术广泛应用于主动脉夹层手术中。文献报道急性主动脉 A 型夹层中 40% ～ 60% 的病例合并主动脉瓣关闭不全，其中 20% ～ 30% 为马方综合征或主动脉根部扩张病例，需行 Bentall 手术，其余均可行主动脉根部成形术，以避免术后抗凝相关并发症。

二、手术方式

主动脉根部成形术主要适用于 Stanford A 型主动脉夹层，主动脉瓣瓣环无明显扩张，瓣叶结构正常，主动脉窦和主动脉瓣交界受夹层累及，马方综合征患者应慎重选择主动脉根部成形术。主动脉根部成形术包括主动脉瓣交界悬吊修复和窦部处理，即用 5-0 聚丙烯线带垫片提吊右冠瓣、无冠瓣交界，注水试验检查主动脉瓣闭合情况，用"三明治"法在主动脉内外垫外科生物补片（用数根 5-0 聚丙烯线行褥式缝合），再用 5-0 聚丙烯线连续缝合修复根部夹层。

三、手术护理配合

（一）麻醉方式

采用静吸复合麻醉。

（二）手术体位

患者取仰卧位，肩背部垫一长形胸垫使胸部抬高、头部后仰。

（三）物品准备

1.设备　参见第五章第五节"一、成人心血管手术正中开胸手术"。

2.器械　成人心脏手术器械包（见表 4-1）、主动脉置换手术附加包（见表 4-12、图 4-4）。

3.用物　3-0 ～ 5-0 聚丙烯线、中号钛夹、橡皮阻断带、可吸收止血纱布、生物蛋白胶、人工血管、外科生物补片等。

（四）手术步骤与手术配合

主动脉根部成形手术步骤与手术配合见表 38-1。

表 38-1 主动脉根部成形手术步骤与手术配合

手术步骤	手术配合
（1）游离并显露右腋动脉	递圆刀在右侧锁骨外 2/3 下方 1～2 横指处做 5～6cm 皮肤切口，递电刀（功率调至 30W）向下游离至胸大肌筋膜，进入三角胸大肌沟，切开胸锁筋膜，递乳突牵开器、甲状腺拉钩将胸小肌牵开，即可显露腋动脉，递电刀充分游离腋动脉两端并分别套橡皮阻断带备用，其间小动脉分支用中号钛夹结扎
（2）正中开胸	参见表 5-1
（3）游离三根头臂动脉	递组织镊、电刀（功率调至 30W）充分游离三根头臂动脉，其间血管分支用中号钛夹结扎，如有出血，递 5-0 聚丙烯线缝合
（4）经腋动脉插管建立体外循环	全身肝素化后，用橡皮阻断带、细长血管阻断钳分别阻断腋动脉远端和近心端，递 11 号尖刀、静脉剪于中间做一横切口，递动脉插管，管口斜面朝下插入腋动脉，松开近心端血管阻断钳，插管进入右锁骨下动脉，近心端用 10 号丝线及阻断带套扎并固定于插管上。递角针 10 号丝线固定腋动脉插管。于右心房插入静脉二级管，经右上肺静脉安置左心引流管
（5）转流降温，阻断主动脉	参见表 5-2
（6）切开升主动脉	递主动脉阻断钳阻断升主动脉，递 11 号尖刀、组织剪切开升主动脉，清除假腔内血栓，切除已剥离的血管内膜，递 2-0 涤纶线提吊升主动脉，显露左、右冠状动脉开口，经左、右冠状动脉开口灌注心脏停搏液
（7）游离主动脉根部	递电刀游离主动脉根部，探查冠状动脉开口、主动脉瓣交界和瓣叶情况
（8）主动脉根部成形	递 11 号尖刀在主动脉窦管交界上横断升主动脉，递 5-0 聚丙烯线 8cm×5mm 的长形外科生物补片 2 条，分别用小弯钳夹持固定；应用"三明治"法在主动脉内外垫外科生物补片（递数根 5-0 聚丙烯线行褥式缝合，使生物补片将主动脉壁内外夹住，封闭夹层开口），再用 5-0 聚丙烯线连续缝合修复根部夹层
（9）升主动脉置换	开启人工血管，递 5-0 聚丙烯线将升主动脉近心端与人工血管近端行端-端吻合，递剪刀修剪远端人工血管至合适长度，完成远端吻合
（10）排气，开放主动脉	递排气针插入主动脉根部排气，松开主动脉阻断钳
（11）评估手术效果	利用经食管超声心动图验证手术效果
（12）撤离体外循环，止血，关胸	参见表 5-3、表 5-4

（五）护理关注点

（1）注意手术患者心理护理，避免术前情绪变化导致血压波动，必要时术前使用镇静药物。

（2）手术患者一旦确诊，需绝对制动卧床休息，手术过程中转运、搬动患者时，动作轻柔，密切关注患者血压和心率变化。

（3）术前与手术医生沟通，了解是否准备冠状动脉旁路移植体位。

（4）术前准备相应型号的人工血管和外科生物补片等高值耗材。

（5）此类手术出血较多时，需配置生物蛋白胶以用于吻合部位止血；止血过程中器械护士备齐各型号聚丙烯线，必要时用聚丙烯线带外科生物补片为垫片缝合止血。

（6）主刀医生在清除假腔内血栓、已剥离内膜时，器械护士递主动脉置换手术附加包中精细器械，避免损伤冠状动脉；准备一小盆生理盐水，盆中放入一块纱布，充分擦洗每一次清除血栓、内膜的镊子及组织剪等器械，严防血栓、内膜被带回术野进入左心室和冠状动脉。

（7）做好体温管理，在手术不同时期采取相应的体温管理措施。

（8）手术过程中密切关注手术进展情况及病情变化，做好应急抢救准备。

第二节　Wheat 手术配合

一、概述

1964 年 Wheat 提出全升主动脉人工血管替换和主动脉瓣置换术，即 Wheat 手术，但此术式存在两大问题：一是人工血管与菲薄而脆弱的主动脉壁吻合，极易出血，尤其是近心端出血难以控制，成为手术死亡的一大原因；二是遗留病变冠状动脉开口水平以下的已扩张动脉壁，此处仍可继续扩张形成动脉瘤甚至破裂，或人工瓣膜脱位、瓣周漏或心内膜炎导致死亡。为此，改良 Wheat 手术仅保留左、右冠状动脉开口处动脉片，切除其余窦壁。改良 Wheat 手术避免了冠状动脉开口重建，技术上相对简单。

二、手术方式

Wheat 手术主要适用于升主动脉瘤合并主动脉瓣病变，非马方综合征患者，常见动脉粥样硬化或主动脉二瓣化所致的升主动脉梭形动脉瘤，主动脉瓣瓣环及主动脉窦无明显扩大，左、右冠状动脉开口无明显上移的病例。

Wheat 手术包括主动脉瓣替换＋升主动脉替换术，保留主动脉窦部，即纵行切开升主动脉后，切除主动脉瓣，保留左右冠状动脉开口周围的半圆形窦壁，切除其余动脉壁，用机械瓣或生物瓣替换主动脉瓣，升主动脉近心端与直型人工血管近端行端－端吻合，再做远端人工血管端－端吻合。

三、手术护理配合

（一）麻醉方式

采用静吸复合麻醉。

（二）手术体位

患者取仰卧位，肩背部垫一长形胸垫使胸部抬高、头部后仰。

（三）物品准备

1. 设备　参见第五章第五节"一、成人心血管手术正中开胸手术"。

2. 器械　成人心脏手术器械包（见表4-1）、主动脉置换手术附加包（见表4-12、图4-4）、瓣膜置换手术附加包（见表4-9、图4-1）、瓣膜测量器、缝线固定器等。

3. 用物　3-0 ～ 5-0 聚丙烯线、2-0 带垫片涤纶线（换瓣线）、股动脉插管用物（18G 穿刺针、150cm 长导丝、动脉鞘管包）、可吸收止血纱布、生物蛋白胶、人工机械/生物瓣膜、直型人工血管等。

（四）手术步骤与手术配合

Wheat 手术步骤与手术配合见表 38-2。

表 38-2　**Wheat 手术步骤与手术配合**

手术步骤	手术配合
（1）开胸	参见表 5-1
（2）建立体外循环	游离并显露股动脉，采取穿刺法经股动脉插管（亦可阻断股动脉行直视切开插管）（见表 5-6）；行上腔静脉、下腔静脉插管（右心房静脉插管），经右上肺静脉安置左心引流管
（3）转流降温，阻断主动脉	参见表 5-2
（4）探查主动脉瓣	递 11 号尖刀、组织剪切开升主动脉，递 5-0 聚丙烯线带垫片提吊，显露左、右冠状动脉开口，经冠状动脉开口灌注心脏停搏液，探查主动脉瓣
（5）主动脉瓣置换	递组织剪剪除瓣叶，如瓣膜有严重钙化，先清除钙化灶，递一块小湿纱布填塞左心室至主动脉的入口，防止钙化斑块脱落进入左心室引起栓塞。递枪状咬骨钳咬除瓣环上的钙化斑块，除去普通吸引器前端的保护帽，吸出钙化碎屑。同时准备一小盆生理盐水，盆中放入一块纱布，充分擦每一次咬除钙化组织的咬骨钳、镊子及剪刀等器械，直至彻底清除钙化斑块后，取出小纱布，递冲洗器注入生理盐水反复冲洗左心室；递瓣膜测量器测量瓣环大小，选择合适机械/生物瓣膜，用 2-0 带垫片涤纶线双头针褥式缝合法固定人工瓣膜，并检查瓣膜开闭功能
（6）升主动脉置换	开启人工血管，选择主动脉窦管交界上方为吻合位置，递组织剪横断升主动脉，递 5-0 聚丙烯线将升主动脉近心端与直型人工血管近端行端-端吻合，在无名动脉近端横断升主动脉，修剪直型人工血管至合适长度，递 5-0 聚丙烯线将直型人造血管远端与升主动脉远端行端-端吻合
（7）排气，开放主动脉	递排气针插入主动脉根部排气，松开主动脉阻断钳
（8）评估手术效果	利用经食管超声心动图验证手术效果，检查各吻合口有无出血
（9）撤离体外循环，止血，关胸	参见表 5-4

（五）护理关注点

（1）术前与手术医生沟通，了解是否备股动脉插管建立体外循环。

（2）术前备齐各种型号的瓣膜测量器。

（3）术前准备相应型号的人工血管和机械/生物瓣膜等高值耗材。

（4）术中清除主动脉瓣膜钙化灶时，注意及时擦拭、清洗器械，避免将钙化灶再次带入术野。

（5）术中换瓣线用量多，注意及时清点，若换瓣线断裂，注意清点线上垫片。

（6）此类手术出血较多时，需配置生物蛋白胶用于吻合部位止血；止血过程中器械护士备齐各种型号聚丙烯线，必要时用数条聚丙烯线带外科生物补片为垫片缝合止血。

（7）做好体温管理，在手术不同时期采取相应的体温管理措施。

（8）手术过程中密切关注手术进展情况及病情变化，做好应急抢救准备。

第三节　Bentall 手术配合

一、概述

最早于 1968 年 Bentall 和 de Bono 报道带瓣主动脉根部替换术治疗主动脉根部病变，自此明显提高了手术成功率，开创主动脉外科新纪元。随后 Cabrol 和 Kouchoukos 分别改良了经典 Bentall 手术技术细节。目前 Bentall 手术成为治疗主动脉根部病变合并主动脉瓣狭窄或关闭不全和 A 型主动脉夹层合并主动脉瓣关闭不全的标准术式。

在主动脉根部炎性病变中白塞病（Behet disease，BD）（又称贝赫切特综合征）是一种反复发作，累及多系统的全身性疾病。约 25% 心脏受累的 BD 患者存在不同程度心脏瓣膜病变，最常受累的瓣膜为主动脉瓣，其次为二尖瓣。超声心动图检查表现为主动脉根部扩张、主动脉瓣关闭不全、主动脉瓣及二尖瓣赘生物形成。对 BD 合并重度主动脉瓣关闭不全患者的治疗，既往有学者提出应用带瓣管道对升主动脉直径正常的 BD 患者行 Bentall 手术（或 Cabrol 手术）能显著降低单纯主动脉瓣置换术后瓣周漏的发生率。

二、手术方式

Bentall 手术包括应用带瓣人工血管替代升主动脉根部和主动脉瓣，并移植左、右冠状动脉。纵行切开升主动脉后，游离左、右冠状动脉开口，探查、切除主动脉瓣，测量主动脉瓣瓣环大小，选择合适带瓣人工血管或生物瓣膜同直型人工血管缝制而成的人工组件行根部替换，再吻合左、右冠状动脉，修剪带瓣管道至适当长度，用 5-0 聚丙烯线将人工血管远端与升主动脉近端行端 – 端吻合。

手术适应证如下。

（1）主动脉根部动脉瘤：非马方综合征和无动脉瘤家族史病例，马方综合征或有动脉瘤家族史病例，主动脉根部直径分别大于 5.5cm 和 5cm。

（2）A 型主动脉夹层：主动脉根部动脉瘤基础上出现的主动脉夹层；夹层严重损害主动脉瓣瓣叶、瓣交界或瓣环。

（3）主动脉炎性病变：大动脉炎或 BD 病因主动脉关闭不全需行主动脉瓣替换术病例。

（4）术后主动脉扩张：ROSS、Switch 手术后主动脉扩张病例。

（5）意外损伤：主动脉瓣置换术中瓣环和窦部意外损伤，止血难以控制病例。

三、手术护理配合

（一）麻醉方式

采用静吸复合麻醉。

（二）手术体位

患者取仰卧位，肩背部垫一长形胸垫使胸部抬高、头部后仰。

（三）物品准备

1. 设备 参见第五章第五节"一、成人心血管手术正中开胸手术"。

2. 器械 成人心脏手术器械包（见表4-1）、主动脉置换手术附加包（见表4-12、图4-4）、瓣膜置换手术附加包（见表4-9、图4-1）、瓣膜测量器、缝线固定器等。

3. 用物 3-0～5-0聚丙烯线、股动脉插管用物（18G穿刺针、150cm长导丝、动脉鞘管包）、2-0带垫片涤纶线（换瓣线）（备）、可吸收止血纱布、生物蛋白胶、带瓣人工血管、一次性便携电凝笔、生物瓣膜、直型人工血管、外科生物补片等。

（四）手术步骤与手术配合

Bentall手术步骤与手术配合见表38-3。

表38-3 Bentall手术步骤与手术配合

手术步骤	手术配合
（1）开胸	参见表5-1
（2）建立体外循环	游离并显露股动脉，采取穿刺法经股动脉插管（亦可阻断股动脉行直视切开插管）；行上腔静脉、下腔静脉插管（右心房静脉插管），经右上肺静脉安置左心引流管，参见表5-6
（3）转流降温，阻断主动脉	参见表5-2
（4）显露主动脉根部和主动脉瓣	递11号尖刀、组织剪"工"字形切开升主动脉，递2-0涤纶线提吊升主动脉，显露左、右冠状动脉开口，经左、右冠状动脉开口灌注心脏停搏液，递电刀游离，下至主动脉瓣的无冠窦，上至升主动脉远端正常的组织
（5）游离左、右冠状动脉开口	递电刀（功率调至30W）游离左、右冠状动脉开口，使之呈"纽扣"状，并递5-0聚丙烯线提吊备吻合
（6）探查、切除主动脉瓣	递组织剪沿瓣环切除主动脉瓣便于缝合换瓣线
（7）测量主动脉瓣瓣环大小，主动脉及瓣膜置换	递瓣膜测量器测量瓣环大小，选择合适带瓣人工血管或生物瓣膜同直型人工血管缝制（用5-0聚丙烯线）的人工组件行根部替换，近心端用2-0带垫片涤纶线双头针褥式缝合法将带瓣人工血管固定于主动脉瓣瓣环上
（8）吻合左、右冠状动脉	递一次性便携电凝笔，在与左、右冠状动脉开口相对部位的人工血管侧壁上打孔，用5-0聚丙烯线分别将左、右冠状动脉开口与人工血管对应位置连续缝合，用小弯钳和直角钳夹闭带瓣管道，含血心脏停搏液灌注测试是否漏血
（9）人工血管远端与升主动脉近端吻合	递组织剪将人工血管修剪成适当长度，用5-0聚丙烯线将人工血管远端与升主动脉近端行端-端吻合

手术步骤	手术配合
（10）排气，开放主动脉	递排气针插入主动脉根部排气，松开主动脉阻断钳
（11）主动脉根部 - 右心房分流（此步骤非必要）	在主动脉根部替换完成后，等待体外循环并行循环过程中，递 5-0 聚丙烯线将原主动脉壁与外科生物补片缝合，包裹人工血管的主动脉根部，再与右心房切口端 - 侧吻合完成主动脉根部 - 右心房分流
（12）评估手术效果	利用经食管超声心动图验证手术效果，检查各吻合口有无出血
（13）撤离体外循环，止血，关胸	参见表 5-4

（五）护理关注点

（1）术前与手术医生沟通，了解是否准备冠状动脉旁路移植体位。

（2）了解术前是否备股动脉插管建立体外循环。

（3）术前备齐各型号的瓣膜测量器。

（4）Bentall 手术中吻合近端时注意将主动脉瓣瓣环、机械瓣瓣环和人工血管三者紧密缝合，以防瓣周漏发生。通常根据瓣环大小和升主动脉远端的直径选择带瓣管道的型号。自制带瓣管道时人工血管型号 = 机械瓣型号 +3（如 28mm 人工血管与 25mm 机械瓣相匹配），巡回护士术前及时同主刀医生沟通，准备各型号的带瓣人工血管或瓣膜、直型人工血管和外科生物补片等高值耗材。

（5）术中游离左、右冠状动脉开口时，注意及时调低电凝功率，避免误伤冠状动脉。

（6）吻合左、右冠状动脉过程中，器械护士提早备齐下一步用物，熟练配合，及时清理人工血管侧壁打孔所取血管片，避免再次带入术野。

（7）Bentall 手术中主动脉远端吻合口出血处理相对简单，可将吻合口远端的主动脉适当游离充分显露和缝合出血点，必要时在体外循环低流量下完成。如为吻合口渗血，器械护士备好剩余人工血管或外科生物补片供主刀医生包裹吻合口。近端和冠状动脉吻合口出血处理比较棘手，出血较多时，需配置生物蛋白胶用于吻合部位的止血；止血过程中器械护士备齐各型号缝线，可用数条聚丙烯线带外科生物补片为垫片缝合止血。

（8）做好体温管理，在手术不同时期采取相应的体温管理措施。

（9）手术过程中密切关注手术进展情况及病情变化，做好应急抢救准备。

第四节　David 手术配合

一、概述

1992 年 David 提出保留主动脉瓣的正常结构和功能，其目的是保留主动脉瓣和进一步降低手术死亡率。主动脉瓣瓣叶的质量是 David 手术成功与否的决定因素，术中经食管超声心动图可以清晰地观察主动脉瓣瓣叶的数量、质量和主动脉根部扩张情况，以助于手术方式的确定。如果主动脉瓣瓣叶柔软、无增厚和明显脱垂，且为中心性反流，提示可行 David 手术。

二、手术方式

David 手术主要适用于主动脉瓣瓣叶正常的升主动脉瘤，保留主动脉瓣的正常结构和功能，避免瓣膜替换远期的出血、栓塞等并发症。对于马方综合征患者，因主动脉瓣瓣叶结构存在病理变化，并呈不可逆性进展，存在再次手术风险，不适宜 David 手术。David 手术包括保留自体主动脉瓣的根部替换术，在保留自体主动脉瓣，纠正其关闭不全的同时，完全切除主动脉根部病变，达到根治目的。

David 手术的术式大体分为两类，即成形法和再植法。1992 年 David 报道了再植法，即将人工血管直接与主动脉瓣瓣环吻合，瓣交界悬吊并固定于人工血管内，称为 David Ⅰ型手术；1995 年 David 尝试采用成形法，即将人工血管的一端修剪为花冠状，弧度与主动脉瓣瓣环的形态和瓣交界的高度一致，应用 5-0 聚丙烯线将主动脉瓣瓣环上方的瘤壁残端与人工血管连续缝合，称为 David Ⅱ型手术。两种方法的相同点是均切除病变主动脉窦壁和保留主动脉瓣。区别是成形法保留了主动脉窦的形态，可减轻主动脉瓣与人工血管的撞击，但有主动脉瓣瓣环扩张的可能；再植法的主动脉瓣瓣环被人工血管固定，不会因瓣环扩张引起主动脉瓣关闭不全，而瓣叶与管壁碰撞可能加速其损坏。

三、手术护理配合

（一）麻醉方式

采用静吸复合麻醉。

（二）手术体位

患者取仰卧位，肩背部垫一长形胸垫使胸部抬高、头部后仰。

（三）物品准备

1. 设备　参见第五章第五节"一、成人心血管手术正中开胸手术"。

2. 器械　成人心脏手术器械包（见表 4-1）、主动脉置换手术附加包（见表 4-12、图 4-4）、心室流出道探条，备瓣膜置换手术附加包（见表 4-9、图 4-1）、瓣膜测量器、缝线固定器等。

3. 用物　3-0 ～ 5-0 聚丙烯线、股动脉插管用物（18G 穿刺针、150cm 长导丝、动脉鞘管包）、可吸收止血纱布、生物蛋白胶、直型人工血管、外科生物补片、一次性便携电凝刀、一次性皮肤记号笔等。

（四）手术步骤与手术配合

David 手术步骤与手术配合见表 38-4。

表 38-4　David 手术步骤与手术配合

手术步骤	手术配合
（1）开胸	参见表 5-1
（2）建立体外循环	游离并显露股动脉，采取穿刺法经股动脉插管（亦可阻断股动脉行直视切开插管）（参见表 5-6）；行上腔静脉、下腔静脉插管（右心房静脉插管），经右上肺静脉安置左心引流管
（3）转流降温，阻断主动脉	参见表 5-2
（4）显露主动脉根部	递 11 号尖刀、组织剪切开升主动脉，递 2-0 涤纶线提吊升主动脉，显露左、右冠状动脉开口，经左、右冠状动脉开口灌注心脏停搏液
（5）评估瓣叶和交界	递电刀游离，组织剪平行主动脉瓣瓣环上方 3～5mm 横断升主动脉，保留主动脉瓣和瓣交界，游离完成后，再次检查主动脉瓣瓣叶和瓣交界的结构是否适于 David 手术。在三个交界用 5-0 聚丙烯线分别悬吊
（6）游离左、右冠状动脉开口	递电刀游离左、右冠状动脉开口，使之呈"纽扣"状，并递 5-0 聚丙烯线提吊备吻合
（7）再植法的 David 手术（David Ⅰ型）	（1）进一步游离主动脉根部达瓣环水平，修剪多余窦壁，沿瓣环保留 3～5mm 组织，沿瓣环纤维组织下方，递 5-0 聚丙烯线从左心室面进针褥式缝合主动脉 6～12 针，置入直型人工血管（心室流出道探条放入血管中），打结固定
	（2）测量确定 3 个主动脉瓣交界在人工血管的合适高度，递 5-0 聚丙烯线带外科生物补片褥式缝合固定。递 5-0 聚丙烯线将瘤壁残端连续缝合于人工血管内壁上
	（3）递一次性便携式电刀笔在与左、右冠状动脉开口相对部位的人工血管侧壁上打孔，递 5-0 聚丙烯线分别将左、右冠状动脉开口与人工血管对应位置连续缝合
	（4）在升主动脉远端正常血管壁位置横断升主动脉，修整人工血管远侧，递 5-0 聚丙烯线行端-端吻合，含血心脏停搏液灌注测试是否漏血
（8）成形法的 David 手术（David Ⅱ型）	主动脉根部游离不必达瓣环水平。递组织剪修剪多余窦壁，沿瓣环保留 3～5mm 组织。递组织剪将直型人工血管的一端修剪为花冠状，弧度与主动脉瓣瓣环的形态和瓣交界的高度一致。采用 5-0 聚丙烯线将主动脉瓣瓣环上方的瘤壁残端与人工血管连续缝合，此后步骤与再植法相同，完成左、右冠状动脉开口与人工血管对应位置连续缝合，含血心脏停搏液灌注测试是否漏血
（9）排气，开放主动脉	递排气针插入主动脉根部排气，松开主动脉阻断钳
（10）评估手术效果	利用经食管超声心动图验证手术效果，检查各吻合口有无出血
（11）撤离体外循环，止血，关胸	参见表 5-4

（五）护理关注点

（1）由于 David 手术操作复杂，需要完全游离主动脉根部和冠状动脉，操作中易导致副损伤，并且吻合口多且缝合距离长。器械护士准确传递主动脉置换手术附加包内精细器械给主刀医生，为保证确切的缝合技术，防止出血提供保障。

（2）David 手术术后冠状动脉张力过大、吻合口扭曲和血肿压迫等均可导致冠状动脉供血不足。心脏复搏困难，循环不易维持和复搏后出现心电图变化提示有冠状动脉供血障碍的可能。巡回护士备好除颤设备和临时心脏起搏器，如突发意外，抢救时立即配合麻醉医生、外科医生、体外循环师对症处理，积极治疗心律失常，保证手术顺利完成。

（3）术前与手术医生沟通，了解是否准备冠状动脉旁路移植体位。

（4）了解术前是否备股动脉插管建立体外循环。

（5）术前准备相应型号人工血管和外科生物补片等高值耗材。

（6）主刀医生术中探查主动脉瓣膜情况后，及时与其沟通是否需要更改手术方式，提前做好准备。

（7）此类手术出血较多时，需配置生物蛋白胶用于吻合部位止血；止血过程中器械护士备齐各种型号缝线，必要时备数条聚丙烯线带外科生物补片为垫片缝合止血。

（8）做好体温管理，在手术不同时期采取相应的体温管理措施。

（9）手术过程中密切关注手术进展情况及病情变化，做好应急抢救准备。

（宋海娟　谢　庆　陈晓霞）

参 考 文 献

陈凌，杨满青，林丽霞，2021. 心血管疾病临床护理. 广州：广东科技出版社：100-103，342-345.

龚仁蓉，黄智慧，陈芳，2015. 图解心血管外科手术配合. 北京：科学出版社：81-96.

孙立忠，2012. 主动脉外科学. 北京：人民卫生出版社：257-279.

Spray T L，Acker M A，2018. 心脏外科手术学. 6 版. 丁以群，译. 西安：世界图书出版西安有限公司，316-321.

第三十九章　升主动脉及主动脉弓手术配合

升主动脉起自左心室的主动脉口，在起始部形成三个主动脉窦，与三个主动脉瓣相对应，左、右冠状动脉分别发自左、右冠状窦，升主动脉起始段前方是右心室动脉圆锥和右心耳，右侧为右心房，左侧为肺动脉干，后方为左心房顶部。升主动脉长约 5cm，中国人的正常升主动脉外径为 2.8～3.0cm（见图 38-1）。

升主动脉手术通常涉及升主动脉瘤、Stanford A 型主动脉夹层及升主动脉假性动脉瘤等疾病。升主动脉手术方式包括升主动脉替换术、Bentall 手术、Wheat 手术、Cabrol 手术、David 手术等。本章重点阐述升主动脉替换手术配合相关内容。

正常主动脉弓起自右侧第 2 胸肋关节平面，自右向左跨过气管前方，转向下、向左到第 4 胸椎下缘左侧与胸降主动脉相连。主动脉弓发出三大分支，自右到左分别是无名动脉、左颈总动脉和左锁骨下动脉。主动脉弓右侧是上腔静脉，前方是无名静脉，后方是气管，无名静脉横过主动脉弓前上部和三大头臂动脉分支的根部。在主动脉弓的左前方和纵隔胸膜之间，有两条神经通过，前方是左侧膈神经，后方是左迷走神经，左迷走神经跨过主动脉弓，在近下缘处，发出左喉返神经，左喉返神经绕过弓底，经后方转向上，行于主动脉弓左后方的食管和气管之间。主动脉弓左后方还有胸导管、食管和脊柱，肺动脉干在主动脉弓下方分成左、右肺动脉，通过动脉韧带与主动脉弓末段相连。主动脉弓全长 5～6cm。

主动脉弓手术通常涉及主动脉弓部瘤、Stanford A 型主动脉夹层及主动脉弓部假性动脉瘤等疾病。主动脉弓手术方式包括升主动脉手术加右半弓替换术、主动脉弓替换术、象鼻手术和改良象鼻手术、主动脉弓替换加降主动脉支架植入术、左半弓加降主动脉替换术、全胸主动脉替换术、常温体外循环下主动脉弓替换术等。本章重点阐述主动脉弓替换手术配合相关内容。

第一节　升主动脉替换手术配合

一、概述

升主动脉瘤通常累及窦管交界至右无名动脉开口近端之间的主动脉。定量标准：动脉瘤管径扩张或膨出大于等于其正常动脉管径的 1.5 倍。升主动脉瘤包括主动脉根部动脉瘤和升主动脉瘤，常伴有主动脉瓣病变（主动脉瓣二瓣化、狭窄或关闭不全）、主动脉夹层或心力衰竭，占胸主动脉瘤的 45%～50%。

二、手术方式

升主动脉替换手术主要适用于单纯升主动脉瘤，无主动脉瓣病变的病例。升主动脉替换手术为应用人工血管替换病变的升主动脉，即切开动脉瘤，在冠状动脉开口上方约1cm处横断升主动脉，切除瘤壁，选择相应口径的直型人工血管用5-0聚丙烯线连续缝合，行端 – 端吻合，先吻合近心端，后吻合远心端。

手术适应证如下。

（1）升主动脉瘤瘤体直径大于5.0cm，不论有无症状，均应手术治疗。

（2）升主动脉管腔直径不断扩大，增长率大于1cm/年的患者应手术治疗。

（3）升主动脉夹层，不论瘤体大小，均应手术治疗。

（4）马方综合征或有遗传家族史（猝死或主动脉夹层）患者，升主动脉瘤瘤体直径大于4.5cm应手术治疗。

（5）假性动脉瘤一经诊断，无论有无症状，均应手术治疗。

三、手术护理配合

（一）麻醉方式

采用静吸复合麻醉。

（二）手术体位

患者取仰卧位，肩背部垫一长形胸垫使胸部抬高、头部后仰。

（三）物品准备

1.设备 参见第五章第五节"一、成人心血管手术正中开胸手术"。

2.器械 成人心脏手术器械包（见表4-1）、主动脉置换手术附加包（见表4-12、图4-4）。

3.用物 3-0～5-0聚丙烯线、股动脉插管用物（18G穿刺针、150cm长导丝、动脉鞘管包）、可吸收止血纱布、生物蛋白胶、外科生物补片、直型人工血管等。

（四）手术步骤与手术配合

升主动脉替换手术步骤与手术配合见表39-1。

表 39-1 升主动脉替换手术步骤与手术配合

手术步骤	手术配合
（1）开胸	参见表5-1
（2）经股动脉和腔静脉插管建立体外循环	游离并显露股动脉，采取穿刺法经股动脉插管（亦可阻断股动脉行直视切开插管）（见表5-6）；行上腔静脉、下腔静脉插管（右心房静脉插管），经右上肺静脉安置左心引流管

续表

手术步骤	手术配合
（3）转流降温，阻断主动脉	参见表 5-2
（4）切开动脉瘤	递 11 号尖刀、组织剪，纵行切开升主动脉，下至主动脉瓣的无冠状窦，上至升主动脉远端较正常部分
（5）显露升主动脉	递 2-0 涤纶线提吊升主动脉
（6）升主动脉置换	选择相应的直型人工血管，主动脉窦管交界上方为吻合位置，横断升主动脉，用 5-0 聚丙烯线（或 5-0 聚丙烯线带 8mm×5mm 的外科生物补片）将升主动脉近心端与直型人工血管近端行端 – 端吻合；递组织剪在无名动脉近端横断主动脉，修剪直型人工血管至合适长度，递 5-0 聚丙烯线将直型人工血管远端与升主动脉远端行端 – 端吻合
（7）排气，开放主动脉	递排气针插入主动脉根部排气，松开主动脉阻断钳
（8）评估手术效果	利用经食管超声心动图验证手术效果，检查各吻合口有无出血
（9）撤离体外循环，止血，关胸	参见表 5-4

（五）护理关注点

（1）手术患者一旦确诊，需绝对制动卧床休息，手术过程中转运、搬动患者时，动作轻柔，密切关注血压和心率变化。

（2）术前与手术医生沟通，了解是否备股动脉插管建立体外循环。

（3）术前准备相应型号的人工血管和外科生物补片等高值耗材。

（4）此类手术出血较多时，需配置生物蛋白胶用于吻合部位的止血；止血过程中器械护士备齐各型号缝线，必要时备数条聚丙烯线带外科生物补片垫片缝合止血。

（5）手术过程中密切关注手术进展情况及病情变化，做好应急抢救准备。

第二节　主动脉弓替换手术配合

一、概述

主动脉弓手术通常涉及主动脉弓部瘤、Stanford A 型主动脉夹层及主动脉弓部假性动脉瘤等疾病。主动脉弓部动脉瘤位于主动弓部，常累及头臂血管，广义上是指胸主动脉瘤累及主动脉弓部，手术治疗时需要停循环、开放吻合的患者，其发生率约占胸主动脉瘤的10%。

二、手术方式

主动脉弓替换手术主要适用于主动脉弓部瘤的病例。主动脉弓替换手术为应用人工血管替换病变的主动脉弓。头臂动脉分支正常时，应用单根人工血管，头臂动脉采用岛状吻合。先吻合主动脉弓远端，然后在人工血管前下壁插 20～22F 动脉管，人工血管斜行阻断，恢复远端动脉灌注，再将三支头臂动脉开口处剪成椭圆形片，人工血管与头臂血管对应部位剪成椭圆形孔行头臂动脉吻合，最后将人工血管近心端与升主动脉吻合。部分患者主动脉弓部瘤较大，左锁骨下动脉较远、较深，正中切口不易显露，可以近端结扎左锁骨下动脉，用直径 8mm 的分支血管从胸骨后与左腋动脉吻合，恢复左上肢和左椎动脉的供血；头臂动脉受累时，应用四分支人工血管行主动脉弓替换。用四分支人工血管分别吻合，在左锁骨下动脉以远横断降主动脉，先将四分支人工血管主干远端与降主动脉吻合，吻合完毕可经四分支人工血管的灌注分支插入动脉灌注管，进行远端动脉灌注，恢复体外循环流量。然后再分别行左颈总动脉、无名动脉、左锁骨下动脉与人工血管三个分支的顺序吻合，吻合 1 支，开放灌注 1 支，以缩短脑部和上肢缺血时间。吻合完毕，待静脉血氧饱和度大于 70% 时开始复温。在复温阶段将四分支人工血管主干近端与升主动脉吻合。

手术适应证如下。

（1）有症状的主动脉弓部瘤。

（2）主动脉弓部瘤瘤体直径大于 6cm 以上者。

（3）主动脉弓部瘤增长率大于 1cm/ 年者。

（4）易破裂的弓部假性动脉瘤，囊状或偏心性弓部动脉瘤。

（5）合并升主动脉瘤、主动脉瓣疾病或降主动脉瘤，需要手术治疗者，即使弓部瘤无症状或小于 6cm，也应同期手术治疗。

三、手术护理配合

（一）麻醉方式

采用静吸复合麻醉。

（二）手术体位

患者取仰卧位，肩背部垫一长形胸垫使胸部抬高、头部后仰。

（三）物品准备

1. 设备　参见第五章第五节"一、成人心血管手术正中开胸手术"。

2. 器械　成人心脏手术器械包（见表 4-1）、主动脉置换手术附加包（见表 4-12、图 4-4）。

3. 用物　3-0～5-0 聚丙烯线、中号钛夹、橡皮阻断带、1ml 注射器、可吸收止血纱布、生物蛋白胶、外科生物补片、人工血管等。

（四）手术步骤与手术配合

主动脉弓替换手术步骤与手术配合见表 39-2。

表 39-2 主动脉弓替换手术步骤与手术配合

手术步骤	手术配合
（1）游离并显露右腋动脉	递圆刀在右侧锁骨外 2/3 下方 1～2 横指处做 5～6cm 皮肤切口，递电刀（功率调至 30W）向下游离至胸大肌筋膜，进入三角胸大肌沟，切开胸锁筋膜，递乳突牵开器、甲状腺拉钩将胸小肌牵开，即可显露腋动脉，递电刀充分游离腋动脉两端并分别套橡皮阻断带备用，其间小动脉分支用中号钛夹结扎
（2）开胸	参见表 5-1
（3）游离无名静脉、三根头臂动脉	递组织镊、电刀游离无名静脉（套细棉线阻断带）、无名动脉、左颈总动脉和左锁骨下动脉，并套阻断带备用，其间血管分支用中号钛夹结扎，如有出血，递 5-0 聚丙烯线缝合
（4）经腋动脉插管建立体外循环	全身肝素化后，用橡皮阻断带、细长血管阻断钳分别阻断腋动脉远端和近心端，递 11 号尖刀、静脉剪在中间做一横切口，递动脉插管，管口斜面朝下插入腋动脉，松开近心端血管阻断钳，插管进入右锁骨下动脉，近心端用 10 号丝线及阻断带套扎并固定于插管上。递角针 10 号丝线固定腋动脉插管。行右心房静脉插管，经右上肺静脉安置左心引流管
（5）转流降温，阻断主动脉	递主动脉阻断钳阻断升主动脉，灌注心脏停搏液
（6）阻断三根头臂动脉	继续降温至膀胱温 25℃、鼻咽温 28℃，递血管阻断钳阻断无名动脉、左颈总动脉和左锁骨下动脉，经右腋动脉进行选择性脑灌注
（7）头臂动脉分支正常（应用单根人工血管，头臂动脉采用岛状吻合）	开启合适型号的人工血管，递 5-0 聚丙烯线先吻合主动脉弓远端，吻合完毕在人工血管前下壁置入 20～22F 动脉插管，人工血管斜行阻断，恢复远端动脉灌注，递组织剪将三支头臂动脉开口处剪成椭圆形片，人工血管与头臂血管对应部位剪成椭圆形孔，用 5-0 聚丙烯线行头臂动脉吻合（递 1ml 注射器针头刺入人工血管壁进行排气），用 5-0 聚丙烯线将人工血管近端与升主动脉行端-端吻合
（8）头臂动脉受累（应用四分支人工血管行主动脉弓替换）	开启合适型号的四分支人工血管，递组织剪在左锁骨下动脉以下远端横断降主动脉，递 4-0 聚丙烯线先将四分支人工血管主干远端与降主动脉吻合，吻合完毕可经四分支人工血管的灌注分支插入动脉灌注管，行远端动脉灌注，恢复体外循环流量。然后再分别用 5-0 聚丙烯线行左锁骨下动脉、左颈总动脉、无名动脉与人工血管三个分支的顺序吻合，吻合 1 支，开放灌注 1 支（开放前递 1ml 注射器针头刺入人工血管壁进行排气），以缩短脑和上肢缺血时间。吻合完毕，待静脉血氧饱和度大于 70% 时开始复温。在复温阶段用 5-0 聚丙烯线将四分支人工血管主干近端与升主动脉吻合
（9）排气，开放主动脉	排气，松开主动脉阻断钳
（10）评估手术效果	利用经食管超声心动图验证手术效果，检查各吻合口有无出血
（11）撤离体外循环，止血，关胸	参见表 5-4

（五）护理关注点

（1）注重手术患者心理护理，避免术前因情绪变化导致血压波动，术前使用镇静药物。一旦确诊，需绝对制动卧床休息，手术过程中转运、搬动患者时，动作轻柔，保证血管活性药物静脉通路通畅，密切关注血压和心率变化。

（2）术前落实患者手术部位皮肤准备情况，按照冠状动脉旁路移植手术要求消毒、铺巾。

（3）手术时间长、出血多，术中需要经历低温停循环等因素，患者易发生压力性损伤，采取术前在骨突出部位涂赛肤润、垫泡沫敷料及术中定时改变受压部位等护理措施降低压力性损伤发生率。

（4）手术出血较多，术中使用血液回收装置，需配置生物蛋白胶用于吻合部位止血；止血、关胸时，遵医嘱输注血制品及止血药品。

（5）手术患者术中低温停循环时应进行脑保护，将冰袋用治疗巾包裹置于头部予以脑保护，注意眼部和耳部保护，防止冻伤。恢复循环时阶梯性复温，主动保温设备设定温度与患者核心温度（直肠温／膀胱温）温度差＜10℃。

（宋海娟　谢　庆　陈晓霞）

参 考 文 献

陈凌，杨满青，林丽霞，2021. 心血管疾病临床护理. 广州：广东科技出版社：100-103，342-345.

龚仁蓉，黄智慧，陈芳，2015. 图解心血管外科手术配合. 北京：科学出版社：81-96.

孙立忠，2012. 主动脉外科学. 北京：人民卫生出版社：273-300.

Spray T L，Acker M A，2018. 心脏外科手术学. 6 版. 丁以群，译. 西安：世界图书出版西安有限公司，316-321.

第四十章　孙氏手术配合

一、概述

1983 年 Borst 首次提出先行升主动脉和主动脉弓置换，并在降主动脉内植入一段游离的人工血管，在二期胸降主动脉手术时即可在左锁骨下动脉以远完成操作，且不需要深低温停循环，将此技术称为象鼻技术。但 Borst 提出的传统象鼻技术，因手术视野有限、进针出针困难而易导致主动脉壁撕裂，可引起术后致命的主动脉破裂，同时由于术中停循环时间长，明显增加术后脑部并发症的发生率。20 世纪 90 年代初 Crawford 和 Svensson 等提出改良象鼻手术，不仅使人工血管更容易植入，出血并发症少，而且进一步增加植入人工血管与主动脉壁的接触面积，使主动脉夹层的手术死亡率降至 5%。2003 年起孙立忠等应用支架血管手术替代改良象鼻手术，进一步简化手术过程，在减少术后出血、提高远端假腔闭合率等方面效果更好，目前被国际同行公认为其是治疗累及主动脉弓和降主动脉扩张性病变的标准术式，命名为孙氏手术（Sun's procedure）。

关于主动脉夹层分型：DeBakey 分型和 Stanford 分型主要反映夹层累及的范围和内膜破口的位置，不能准确反映主动脉夹层的病变程度和预后，不能准确指导个性化治疗方案和最佳手术时机及手术方式的选择。有鉴于此，孙立忠及其团队根据我国主动脉夹层的发病特征在 Stanford 分型的基础上提出主动脉夹层细化分型（又称孙氏分型），以指导临床医师制订主动脉夹层个性化治疗方案，确定手术时机和手术方式及评估预后。

目前，孙氏分型在国内应用较为广泛。Stanford A 型主动脉夹层的孙氏细化分型如下，根据主动脉根部受累情况细分为 3 个亚型：① A1 型，窦管交界和其近端正常，无主动脉关闭不全；② A2 型，主动脉窦部直径小于 3.5cm，夹层累及右冠状动脉，导致其开口处内膜部分剥离或全部撕脱，轻至中度主动脉瓣关闭不全；③ A3 型，根部重度受累型，窦部直径大于 5.0cm，或直径为 3.5～5cm，但窦管交界结构破坏，有严重主动脉瓣关闭不全。根据病因及弓部病变情况分为 C 型（复杂型）和 S 型（简单型）。符合以下任意一项者为 C 型：①原发内膜破口在弓部或其远端，夹层逆行剥离至升主动脉或近端主动脉弓；②弓部或其远端有动脉瘤形成（直径大于 5cm）；③头臂动脉有夹层或动脉瘤形成；④ TEVAR 术后逆撕 A 型主动脉夹层；⑤套筒样内膜剥脱和广泛壁内血肿；⑥主动脉根部或升主动脉术后残余夹层或新发夹层；⑦病因为遗传性结缔组织病，如马方综合征。S 型：原发内膜破口位于升主动脉且不合并上述任何一种 C 型病变。临床诊断时根据实际情况组合分型，如 A1C 型。

主动脉弓发出三大分支，自右到左分别是无名动脉（头臂干）、左颈总动脉和左锁骨下动脉。这三大分支可以有各种组合形式，常见的主动脉弓分支类型有三种：①正常型的三支头臂动脉，在中国人占 73.7% ～ 90%；②主动脉弓发出无名动脉和左颈总动脉共干及左锁骨下动脉两支，在中国人占 5.5% ～ 15.6%；③主动脉弓发出无名动脉、左颈总动脉、左椎动脉、左锁骨下动脉四支，在中国人占 2% ～ 5%。因此，孙氏手术之前应详细阅读患者的 CT 或 MRI 片，全面了解主动脉弓部分支解剖和分支病变，以决定术中选择脑灌注方法和主动脉弓分支血管重建技术。本章重点阐述孙氏手术（即全主动脉弓替换术＋降主动脉支架血管植入术）配合相关内容。

二、手术方式

孙氏手术包括应用带分支人工血管替代主动脉弓，并将支架血管植入降主动脉真腔。其主要适用于广泛的胸主动脉或胸腹主动脉病变，该类病变累及升主动脉、主动脉弓和胸腹主动脉，在升主动脉和主动脉弓替换之后常需要进行二期胸主动脉或胸腹主动脉替换，孙氏手术在简化一期手术的同时极大方便了二期手术。在主动脉弓部病变合并胸主动脉上段病变的病例应用孙氏手术可以达到一期根治。

手术适应证如下。

（1）累及主动脉弓降部的胸主动脉瘤。

（2）原发破口位于主动脉弓和降主动脉的 A 型主动脉夹层。

（3）头臂血管严重受损的 A 型主动脉夹层。

（4）马方综合征合并 A 型主动脉夹层。

三、手术护理配合

（一）麻醉方式

采用静吸复合麻醉。

（二）手术体位

患者取仰卧位，肩背部垫一长形胸垫使胸部抬高、头部后仰，备冠状动脉旁路移植手术体位。

（三）物品准备

1. 设备 参见第五章第五节"一、成人心血管手术正中开胸手术"，如血液回收机、二氧化碳吹气装置、近红外光谱脑血氧仪等。

2. 器械 成人心脏手术器械包（见表 4-1）、主动脉置换手术附加包（见表 4-12、图 4-4），备瓣膜置换手术附加包（见表 4-9、图 4-1）、瓣膜测量器等。

3. 用物 3-0 ～ 5-0 聚丙烯线、无名动脉插管用物（18G 穿刺针、150cm 长导丝、动脉鞘管包）、毡型垫片、可吸收止血纱布、生物蛋白胶、1ml 注射器、冰袋、中号钛夹、橡皮阻断带、四分支人工血管、术中支架系统、外科生物补片等。

（四）手术步骤与配合

孙氏手术步骤与手术配合见表 40-1。

表 40-1 孙氏手术步骤与手术配合

手术步骤	手术配合
（1）游离并显露右腋动脉	递圆刀在右侧锁骨外 2/3 下方 1～2 横指处做 5～6cm 皮肤切口，递电刀（功率调至 30W）向下游离至胸大肌筋膜，进入三角胸大肌沟，切开胸锁筋膜，递乳突牵开器、甲状腺拉钩将胸小肌牵开，即可显露腋动脉，递电刀充分游离腋动脉两端并分别套橡皮阻断带备用，其间小动脉分支用中号钛夹结扎
（2）胸骨正中开胸	参见表 5-1
（3）游离无名静脉、三根头臂动脉	递组织镊、电刀游离无名静脉（套细棉线阻断带）、无名动脉、左颈总动脉和左锁骨下动脉，并套阻断带备用，其间血管分支用中号钛夹结扎，如有出血，递 5-0 聚丙烯线缝合
（4）经腋动脉和右心房插管建立体外循环	全身肝素化后，用橡皮阻断带、细长血管阻断钳分别阻断腋动脉远端和近心端，递 11 号尖刀、静脉剪在中间做一横切口，递动脉插管，管口斜面朝下插入腋动脉，松开近心端血管阻断钳，插管进入右锁骨下动脉，近心端用 10 号丝线及阻断带套扎并固定在插管上。递角针 10 号丝线固定腋动脉插管，行右心房静脉插管，经右上肺静脉安置左心引流管
（5）转流降温，阻断主动脉	递主动脉阻断钳阻断升主动脉
（6）主动脉近端处理，灌注心脏停搏液	递 11 号尖刀、组织剪切开升主动脉，清除假腔内血栓，切除已剥离的内膜，递 2-0 涤纶线提吊升主动脉，显露左、右冠状动脉开口，经左、右冠状动脉开口灌注心脏停搏液
（7）行主动脉近端与人工血管吻合	递瓣膜测量器测量主动脉直径，选择合适型号四分支人工血管，递组织剪修剪血管至合适长度并置于生理盐水中备用。递电刀游离主动脉根部，递组织剪在主动脉窦管交界上 1cm 处横断升主动脉。递 5-0 聚丙烯线在右冠瓣、无冠瓣交界悬吊行主动脉瓣成形，内衬自体心包片连续缝合修复根部夹层；递 5-0 聚丙烯线将升主动脉近心端与四分支人工血管近端行端-端吻合
（8）降温至鼻咽温 28℃，行主动脉弓替换，经右腋动脉行选择性脑灌注	递 3 把 Potts 血管钳，分别阻断三根头臂动脉，同时经右腋动脉行选择性脑灌注。递组织剪靠近主动脉弓切断左颈总动脉和左锁骨下动脉，递 5-0 聚丙烯线封闭主动脉弓侧左颈总动脉及左锁骨下动脉开口，并准备 10 号丝线结扎加固
（9）继续降温至鼻咽温 25℃，行降主动脉支架血管植入	全身停循环，维持低流量脑灌注。松开主动脉阻断钳，探查主动脉弓及降主动脉情况；递组织剪在无名动脉与左颈总动脉之间横断主动脉弓，选择合适的支架血管经主动脉弓远端口置入降主动脉真腔；递组织剪修剪多余的主动脉弓组织，使其边缘与支架血管近端的人工血管平齐，递 4-0 聚丙烯线将四分支人工血管远端与带支架血管的降主动脉近心端行端-端吻合；将人工血管的 1 条分支血管（提前连接 10mm×8mm 的管道接头）与第 2 条动脉管路相连，排气后开始恢复心脏和全身循环
（10）开始复温，依次行左颈总动脉、左锁骨下动脉、无名动脉与人工血管分支端-端吻合	测量人工血管分支至左颈总动脉远心端距离，递组织剪修剪至合适长度，递精细镊、5-0 聚丙烯线连续缝合，缝合结束后递 1ml 注射器针头刺入人工血管壁进行排气。采用同样方法继续吻合左锁骨下动脉及无名动脉分支
（11）继续复温，后并行循环	室温调高至 25℃，开启吹风式升温仪从 32℃ 开始加温，待鼻咽温达到 28℃ 时，调至 38℃ 加温，继续复温至膀胱温 36℃
（12）评估手术效果	利用经食管超声心动图验证手术效果

续表

手术步骤	手术配合
（13）撤离体外循环，止血、关胸	检查各吻合口有无出血，止血过程中器械护士备齐各型号缝线，必要时用数条 5-0 聚丙烯线带外科生物补片垫片缝合止血。若主动脉根部出血严重，可以采取主动脉根部 – 右心房分流术（见表 38-3）。根据病情决定是否放置临时起搏导线，待生命体征稳定后撤离体外循环，常规止血、关胸（见表 5-3、表 5-4）

（五）护理关注点

（1）孙氏手术中常规监测中心静脉压和上、下肢有创动脉压。在两侧肢体压差较大时，选择压力高的一侧监测。因通常选择右腋动脉插管进行选择性脑灌注，静脉穿刺选择右侧颈内静脉，而桡动脉穿刺和动脉血氧饱和度监测应置于左上肢（首选桡动脉），左下肢动脉（股动脉或足背动脉）常规穿刺测压以了解术前和术后上、下肢压差。

（2）随着深低温停循环和选择性脑灌注技术的应用，孙氏手术患者神经系统并发症已明显减少（发生率为 5%，一过性神经系统并发症的发生率为 13%）。为了降低神经系统并发症发生率，术中应用近红外光谱脑血氧仪实时监测患者脑组织的氧合状况，并根据其变化实时合理地调节有关的生理参数，如体温、血液灌注流量、血液的 pH、血液的氧分压和二氧化碳分压等，以达到保护脑组织、防止脑缺氧的目的。

（3）主刀医生选择在无名动脉插管时，器械护士准备 3-0 ～ 4-0 聚丙烯线带毡型垫片缝荷包线，在经食管超声心动图引导下采取穿刺法经无名动脉插管。

（4）注重手术患者心理护理，避免术前因情绪变化导致血压波动，术前使用镇静药物。

（5）手术患者一旦确诊，需绝对制动卧床休息，手术过程中转运、搬动患者时，动作轻柔，保证血管活性药物静脉通路通畅，密切关注血压和心率变化。

（6）术前落实患者手术部位皮肤准备情况，按照冠状动脉旁路移植手术要求消毒、铺巾。

（7）术前沟通协调好手术患者接到手术室时间，尽快安排手术治疗，避免病情变化。

（8）术前准备相应型号的人工血管和外科生物补片等高值耗材。

（9）此手术时间长、出血多，术中需要经历低温停循环等，患者易发生压力性损伤，采取术前在骨突出处涂赛肤润、垫防压力性损伤的泡沫敷料及术中定时改变受压部位等护理措施降低压力性损伤发生。

（10）此手术出血较多，术中使用血液回收装置，需配置生物蛋白胶用于吻合部位的止血；止血、关胸时，遵医嘱输注血制品及止血药品。

（11）术中低温停循环时对患者进行脑保护，将冰袋用治疗巾包裹置于头部予以脑保护，注意眼部和耳部保护，防止冻伤。

（12）做好体温管理，在手术不同时期采取相应的体温管理措施；恢复循环时阶梯性复温，主动保温设备设定温度与患者核心温度（肛温 / 膀胱温）温差 < 10℃。

（13）手术过程中密切关注手术进展情况及病情变化，做好应急抢救准备。

（宋海娟　谢　庆　陈晓霞）

参 考 文 献

陈凌，杨满青，林丽霞，2021.心血管疾病临床护理.广州：广东科技出版社：100-103，342-345.

龚仁蓉，黄智慧，陈芳，2015.图解心血管外科手术配合.北京：科学出版社：97-107.

孙立忠，2012.主动脉外科学.北京：人民卫生出版社：301-318.

Spray T L，Acker M A，2018.心脏外科手术学.6版.丁以群，译.西安：世界图书出版西安有限公司：316-321.

第四十一章　胸降主动脉手术配合

一、概述

胸降主动脉为主动脉峡部（指左锁骨下动脉与动脉导管间的一段主动脉）到膈肌水平的主动脉段。主动脉峡部的分支血管为动脉导管，胸降主动脉的分支包括肋间动脉、脊髓动脉和支气管动脉。

胸降主动脉手术通常涉及胸降主动脉瘤，胸降主动脉瘤是指从锁骨下动脉至膈肌上的胸主动脉部位发生动脉瘤。胸降主动脉瘤常见有胸降主动脉真性动脉瘤、假性动脉瘤和夹层动脉瘤。胸降主动脉瘤的病因按发病率的高低依次为中层退行性病变、老年主动脉病变、主动脉夹层形成、马方综合征、埃勒斯 – 当洛综合征、感染、主动脉炎及创伤等。胸降主动脉瘤主要是随着年龄的增长，动脉壁弹性蛋白与胶原蛋白改变，引起血管壁的完整性丧失，应力降低，接着使管腔扩张，继而瘤样变，而内膜粥样硬化的形成，进一步使动脉壁发生退行性变。胸降主动脉瘤除急性主动脉夹层动脉瘤外，一般早期无明显症状，常于 X 线检查时或者在瘤体压迫或侵犯邻近组织器官出现临床症状后被发现。

目前治疗胸降主动脉瘤主要和有效的方法为动脉瘤切除＋人工血管替换手术，一旦明确诊断，直径大于 50mm，无手术禁忌证，应尽早进行手术治疗。胸降主动脉瘤手术创伤大、风险高、并发症多，因此，在选择具体手术指征时，还要考虑：①患者年龄，一般情况，心、肺、脑、肝、肾等重要器官功能情况，有无糖尿病、慢性阻塞性肺疾病等严重慢性病。评价患者能否耐受手术。②胸降主动脉瘤的部位，主要分支受累情况，有无动脉瘤破裂。③患者多为老年人，选择手术时充分考虑到患者的心理状态，家庭和社会关系等问题。本章重点阐述动脉瘤累及胸降主动脉全程行胸降主动脉置换手术配合相关内容。

二、手术方式

胸降主动脉置换手术为应用人工血管替代胸降主动脉。此类手术患者在术前置入脑脊液引流管并连接控制压力为 5 ～ 10cmH$_2$O 的单向引流装置；于右侧上下肢监测动脉压力；取右侧卧位，同时左侧臀部尽量向后方旋转，以显露左侧股动脉，便于建立体外循环。根据瘤体累及胸降主动脉全程选择第 4 和第 7 两个肋间行手术切口，游离并显露胸降主动脉后，经左股动脉、左下肺静脉插管，建立体外循环，根据瘤体近端正常主动脉直径选择合适的人工血管，剖开瘤体，清除腔内血栓或游离内膜片，先吻合近心端，后吻合远心端。

三、手术护理配合

（一）麻醉方式

采用静吸复合麻醉（双腔气管插管）。

（二）手术体位

患者取右侧卧位（参见第五章第三节图 5-3）。

（三）物品准备

1. 设备 参见第五章第五节"一、成人心血管手术正中开胸手术"，备脑脊液引流及测压装置、血液回收机等。

2. 器械 成人心脏手术器械包（见表 4-1）、主动脉置换手术附加包（见表 4-12、图 4-4）、各式深部血管阻断钳、螺旋牵开器、侧开胸手术附加包等。

3. 用物 3-0～5-0 聚丙烯线、1-0 鱼骨线或倒刺线、中号钛夹、阻断带、长电烙头、可吸收止血纱布、生物蛋白胶、一次性多功能除颤/复律电极片、人工血管、外科生物补片、气囊导尿管、1ml 注射器等。

（四）手术步骤与手术配合

胸降主动脉置换手术步骤与手术配合见表 41-1。

表 41-1　胸降主动脉置换手术步骤与手术配合

手术步骤	手术配合
（1）选取手术切口	根据瘤体累及胸降主动脉全程选择第 4 和第 7 两个肋间做切口
（2）游离并显露左侧股动脉	游离并显露左侧股动脉，递 5-0 聚丙烯线缝置插管荷包备用
（3）游离并显露胸降主动脉	安置螺旋牵开器，递电刀游离左锁骨下动脉远端的弓降部，在动脉瘤近端套阻断带；递胸骨锯横断肋弓，用电刀经肋弓断端，沿膈肌边缘距离胸壁 3～4cm，由前至后外侧切断膈肌（递 2 种颜色 2-0 涤纶线交替提吊定位，便于后期缝合膈肌），直达主动脉裂孔，显露膈肌附近主动脉
（4）建立体外循环（左心转流）	全身肝素化后采取穿刺法经股动脉插入动脉插管，递 4-0 聚丙烯线在左下肺静脉缝插管荷包，经左下肺静脉插静脉管，建立体外循环
（5）人工血管准备	根据瘤体近端正常主动脉直径选择合适的人工血管
（6）阻断主动脉弓、降部	左心转流后，递大血管阻断钳于左颈总动脉与左锁骨下动脉之间阻断主动脉弓及左锁骨下动脉，于胸降主动脉中段肺门水平远端置阻断钳，夹闭降主动脉
（7）纵行剖开瘤体，清除腔内血栓或游离内膜片，阻断肋间动脉血流	递组织剪于瘤颈处近端阻断钳 2～3cm 纵行剖开瘤体，清除腔内血栓或游离内膜片。递 6 号气囊导尿管置入肋间动脉临时阻断血流（用 1ml 注射器注入 1ml 生理盐水充盈水囊）
（8）主动脉弓部与人工血管近端吻合	递组织剪将主动脉弓近端修剪至正常管壁位置后，递 4-0 聚丙烯线与人工血管近端行端-端吻合，吻合口出血时，用 4-0 聚丙烯线带 8mm×5mm 垫片（外科生物补片裁剪所得）行间断褥式缝合止血；吻合完毕撤除左锁骨下动脉处血管阻断钳，将主动脉弓处阻断钳移至人工血管上，尽早恢复左锁骨下动脉血液灌注

续表

手术步骤	手术配合
（9）将 8～12 肋间动脉片与人工血管行端-侧吻合	递组织剪将远端胸主动脉横断，撤除肋间动脉的气囊导尿管，递电刀将 8～12 肋间动脉开口处及其周围主动脉壁游离成片状，同时拉至人工血管，递组织剪在面向对应肋间动脉片状部分开窗，用 5-0 聚丙烯线行人工血管与肋间动脉片状部分吻合，其余肋间动脉用 4-0 聚丙烯线缝闭
（10）降主动脉与人工血管远端吻合	将远端人工血管修剪成斜面，用 5-0 聚丙烯线与远端胸主动脉行端-端吻合，充分排气后开放阻断钳，完成置换
（11）评估手术效果，撤离体外循环	利用经食管超声心动图验证手术效果，查各吻合口有无出血，待生命体征稳定后撤离体外循环
（12）全面止血，逐层关闭切口	备留置胸腔引流管，根据之前定位标记（用 2-0 涤纶线交替提吊定位），用可吸收线连续缝合膈肌，关闭肋弓。用鱼骨线或倒刺线缝合肌肉、肌膜，再逐层缝合胸腔切口

（五）护理关注点

（1）注意术前手术患者心理护理，做好手术相关知识健康宣教。

（2）手术患者术前需制动卧床休息，手术过程中转运、搬动患者时，动作轻柔，密切关注血压和心率变化。

（3）术前与手术医生沟通，准备特殊器械、设备及相应型号的人工血管和外科生物补片等高值耗材。

（4）右侧卧位（呈"S"形体位）护理关注点：①体位摆放，提前放置好体位塑形垫、C 形头圈和胸垫，医护共同合作将患者轻柔移至手术床中央，使其右侧卧位，使用体位塑形垫维持稳定性；②预防压力性损伤，此类手术时间长，患者右侧耳廓、面部、肩部、胸壁、髋部、膝部、踝部外侧及左足跟为重点受压部位，摆放体位时充分外涂赛肤润液体敷料，并贴泡沫敷料双重保护；术中每 2h 通过托起耳廓、面部、足踝处减轻受压，并做好记录。术毕与重症监护室护士做好交接班，严密跟进随访；③防止非计划拔管，摆放体位过程中操作有序进行，密切关注各种管路并妥善固定，防止非计划拔管引起的不良后果。

（5）做好体温管理：手术过程中维持室温在 22～24℃，身下型保温毯温度设置 38℃，冲洗液在 38℃恒温箱内预热，输注液体及血制品经输液/血加温仪输入体内，呼吸机管路加用湿化仪。麻醉后放置鼻咽温探头及留置带有膀胱温探头的导尿管，持续动态监测体温变化。

（6）手术过程中密切关注手术进展情况及病情变化，做好应急抢救准备。

（宋海娟　谢　庆　陈晓霞）

参 考 文 献

陈凌，杨满青，林丽霞，2021. 心血管疾病临床护理. 广州：广东科技出版社：107-110，345

孙立忠，2012. 主动脉外科学. 北京：人民卫生出版社：310-318.

Spray T L，Acker M A，2018. 心脏外科手术学. 6 版. 丁以群，译. 西安：世界图书出版西安有限公司，340-347.

第四十二章　胸腹主动脉手术配合

一、概述

胸腹主动脉为主动脉峡部到膈肌水平的主动脉段（胸降主动脉）及膈肌至双侧髂总动脉之间的主动脉段（腹主动脉）。腹主动脉穿过膈肌的主动脉裂孔与胸主动脉相连（第12胸椎水平），在脊柱左前下方行至第4腰椎下缘分为左、右髂总动脉。腹主动脉分支包括膈下动脉、腹腔干动脉、肠系膜上动脉、肾动脉、肠系膜下动脉、腰动脉、脊髓动脉及髂总动脉（见图38-1）。

胸腹主动脉瘤是指自左锁骨下动脉以远至髂动脉分叉范围内，特别是扩张累及膈肌水平及其附近的主动脉瘤。同其他动脉瘤一样，动脉壁中层退行性变和夹层是胸腹主动脉瘤的两个主要病因。而前者包括非特异性主动脉壁中层退行性变和先天性结缔组织病变（如马方综合征）。此外，大动脉炎、主动脉缩窄、感染也可以导致胸腹主动脉瘤。先天性结缔组织缺陷（如马方综合征和 Ehlers-Danlos 综合征）的患者，由于主动脉壁中层先天薄弱，主动脉壁容易发展为主动脉瘤。马方综合征患者的主动脉特别容易形成主动脉夹层，这是这类患者形成胸腹主动脉瘤的最常见原因。

主动脉夹层是由于主动脉内膜撕裂后，血流冲入主动脉壁，使动脉壁内外层剥离而形成真假腔。薄弱的外膜容易瘤样扩张甚至破裂。穿透性主动脉溃疡和壁内血肿是两种特殊的情况。穿透性主动脉溃疡是动脉壁内膜的动脉硬化斑块破裂形成溃疡，进而穿透主动脉壁。它可以进一步发展为主动脉夹层。主动脉壁内血肿的内膜完整，若不断累积，有可能发展为主动脉夹层。除了上述各种病因造成的胸腹主动脉瘤，胸降主动脉的假性动脉瘤也是一种需要胸腹主动脉手术的疾病。假性动脉瘤多见于胸部钝器伤后，也可以是胸腹主动脉的外科手术或主动脉缩窄介入治疗的并发症。

胸腹主动脉瘤分型：根据胸腹主动脉瘤累及的范围，Crawford 将其分为 5 型，即 Crawford 分型。Ⅰ 型，动脉瘤累及整个胸降主动脉和肾动脉上腹主动脉；Ⅱ 型，动脉瘤累及整个胸降主动脉和腹主动脉；Ⅲ 型，动脉瘤累及胸降主动脉远端和整个腹主动脉；Ⅳ 型，动脉瘤累及整个腹主动脉，包括肾动脉上腹主动脉，但胸降主动脉正常；Ⅴ 型，动脉瘤累及胸降主动脉远端和肾动脉上腹主动脉。

因胸腹主动脉瘤累及范围广，涉及多个胸腔、腹腔器官，手术难度大，目前胸腹主动脉瘤的外科手术治疗一直是大血管外科的难点。动脉瘤累及范围涉及主动脉根部、升主动脉、主动脉弓，最好选择分期手术。若胸腹主动脉瘤没有明显症状且病变不如升主动脉显著，则一般选择升主动脉手术。这类患者的处理通常选择象鼻手术，为二期处理做准备。

对于一期行象鼻手术的患者，若前次手术使用传统人工血管，则可以比较容易阻断象鼻人工血管，进行两根人工血管端 - 端吻合；若前次手术使用支架象鼻，即孙氏手术，由于支架远端只有 5cm 的人工血管缝合缘，只能应用深低温停循环方式进行近端吻合。降主动脉近端由于动脉瘤直径过大或有破裂夹层而无法钳夹时，只能应用深低温停循环技术。即体外循环通常采用股动静脉插管和左心引流。降温至 20～18℃后停循环，切开主动脉瘤，开放状态下行近端吻合。吻合完毕后，充分排气，阻断人工血管。在阻断钳近端利用人工血管侧支进行上肢及头部灌注，恢复流量，上、下身分别灌注。再进行余下的动脉置换。

胸腹主动脉手术方式包括左心转流辅助下胸腹主动脉置换手术、应用四分支血管深低温分段停循环胸腹主动脉置换手术和常温非体外循环下胸腹主动脉置换术，本章重点阐述 Ⅱ 型胸腹主动脉瘤左心转流辅助下胸腹主动脉置换手术配合相关内容。

二、手术方式

左心转流辅助下胸腹主动脉置换手术为应用带分支人工血管替代胸腹主动脉，并重建肋间动脉及腹腔器官动脉。此类手术患者在术前置入脑脊液引流管并连接控制压力为 5～10cmH_2O 的单向引流装置；于右侧上下肢监测动脉压力；取右侧卧位，采取胸腹联合切口，游离并显露胸降主动脉后，经左下肺静脉和左侧股动脉插管建立体外循环。根据瘤体近端正常主动脉直径选择合适的四分支人工血管，将其长度剪裁至合适长度，于瘤颈处近端阻断钳 2～3cm 横断降主动脉，纵行剖开瘤体，清除腔内血栓或游离内膜片，先吻合近心端，重建肋间动脉及腹腔器官动脉，再吻合远心端。

手术适应证：对于无症状的患者，手术与否主要取决于动脉瘤的直径。当动脉瘤直径超过 55mm 或动脉瘤直径每年增长超过 10mm 时，建议患者择期手术。对于有症状的患者，由于临床症状通常提示动脉瘤破裂风险，需尽快完善术前检查，紧急手术。

三、手术护理配合

（一）麻醉方式

采用静吸复合麻醉（双腔气管插管），右侧上、下肢动脉测压，置入脑脊液引流管。

（二）手术体位

患者取右侧卧位（见图 5-5），胸腹联合切口（图 42-1）。

（三）物品准备

1. 设备 参见第五章第五节"一、成人心血管手术正中开胸手术"，备血液回收机、脑脊液引流及测压装置等。

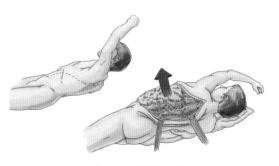

图 42-1 胸腹主动脉手术体位与切口

2. 器械 成人心脏手术器械包（见表4-1）、主动脉置换手术附加包（见表4-12、图4-4）、各式深部血管阻断钳、螺旋牵开器、胸腹主动脉手术模块拉钩（图42-2）、侧开胸手术附加包、腹部手术附加包等。

3. 用物 3-0～5-0聚丙烯线、1-0倒刺线或鱼骨线、中号钛夹、阻断带、6/8/10/12号硅胶气囊导尿管、长电刀头、可吸收止血纱布、生物蛋白胶、一次性多功能除颤/复律电极片、1ml/5ml注射器、四分支人工血管、外科生物补片等。

（四）手术步骤与手术配合

左心转流胸腹主动脉置换手术步骤与手术配合见表42-1。

表 42-1 左心转流胸腹主动脉置换手术步骤与手术配合

手术步骤	手术配合
（1）采用胸腹联合切口（图42-1）	递圆刀、电刀于左肩胛骨与脊柱之间，绕过肩胛下角，沿胸后外侧第5肋或第6肋间至肋弓下缘，延至腹直肌旁做切口
（2）游离并显露左侧股动脉	参见表5-6。游离并显露左侧股动脉，递5-0聚丙烯线缝插管荷包备用
（3）游离并显露胸降主动脉	安置螺旋牵开器，递电刀游离左锁骨下动脉远端的弓降部，在动脉瘤近端套阻断带。递电动胸骨锯横断肋弓，用电刀经弓断端，沿膈肌边缘距离胸壁3～4cm，由前向后外侧切断膈肌（递2种颜色2-0涤纶线交替提吊定位，便于后期缝合膈肌），直达主动脉裂孔，显露膈肌附近主动脉
（4）游离并显露腹主动脉	递圆刀、电刀经腹直肌旁做切口，由腹内斜肌和前腹膜之间钝性分离，向后达腹膜后间隙，显露腹主动脉及髂动脉，经髂动脉套阻断带
（5）经股动脉和左下肺静脉插管建立体外循环（左心转流）	肝素化后采取穿刺法经股动脉插管，递5-0聚丙烯线在股动脉缝荷包，递穿刺针、导丝和导管鞘完成股动脉插管；递4-0聚丙烯线在左下肺静脉缝插管荷包，经左下肺静脉插管，建立体外循环
（6）人工血管准备	根据瘤体近端正常主动脉直径选择合适的四分支人工血管，递组织剪将其裁剪至合适长度备用
（7）开启并安置胸腹主动脉手术模块拉钩（图42-2）	撤除螺旋牵开器，开启胸腹主动脉手术模块拉钩置于手术台上，协助手术医生安装胸腹主动脉手术模块拉钩。 （1）递2个升降器给手术医生，根据切口情况确定升降器安装位置，由巡回护士将升降器安装在床边滑轨上，调节高度并固定 （2）器械护士加盖无菌治疗巾于升降器周围，维持无菌区域 （3）递分支杠、辅助拉钩固定器分别固定在两侧升降器上，选取合适的拉钩片安装在辅助拉钩固定器上，拧紧螺丝，撑开肋骨和腹壁肌肉组织
（8）阻断主动脉弓降部血流	左心转流后，递3把大血管阻断钳，于左颈总动脉与左锁骨下动脉之间主动脉弓、左锁骨下动脉及胸降主动脉中段肺门水平以远分别置阻断钳
（9）行降主动脉近端吻合	递组织剪于瘤颈远端阻断钳2～3cm处横断降主动脉，纵行剖开瘤体，清除腔内血栓或游离内膜片。递6号硅胶气囊导尿管置入肋间动脉临时阻断，递组织剪将胸降主动脉近端修剪至正常管壁位置后，用4-0聚丙烯线与四分支人工血管近端行端-端吻合，吻合口出血时，用4-0聚丙烯线带外科生物补片裁剪的垫片间断褥式缝合止血
（10）横断腹主动脉，清除腔内血栓或游离内膜片	于腹腔干动脉近端阻断降主动脉。递组织剪于阻断钳近端横断腹主动脉，纵行切开远端余下瘤体，清除腔内血栓或游离内膜片，切除多余瘤壁

续表

手术步骤	手术配合
（11）应用气囊导尿管行腹腔器官分支动脉灌注	探查腹腔器官分支，递10/12号硅胶气囊导尿管（连接体外循环灌注泵管路）分别置入腹腔干和肠系膜上动脉（用5ml注射器注入2ml生理盐水充盈水囊），应用左心转流选择性持续氧合血灌注；递10/12号硅胶气囊导尿管（连接体外循环灌注泵管路）分别置入左、右肾动脉，应用冷晶体灌注液行间断肾脏灌注
（12）肋间动脉重建	用5-0聚丙烯线将8～12肋间血管管状成形后与人工分支工血管行端-端吻合，重建肋间动脉，其余肋间动脉用4-0聚丙烯线缝闭，充分排气后，将近端阻断钳移至肋间动脉吻合口以远，恢复肋间动脉供血
（13）腹腔器官动脉重建	在肾动脉下阻断腹主动脉，递电刀将腹腔干、肠系膜上动脉、右肾动脉开口游离成岛状血管片，用5-0聚丙烯线与主人工血管末端行端-侧吻合，排气开放后恢复上述器官供血。左肾动脉开口游离成岛状血管片，用5-0聚丙烯线单独与10mm分支人工血管行端-端吻合。排气开放后恢复腹腔器官供血
（14）远端吻合	用5-0聚丙烯线将另外2条10mm人工血管分支分别与左髂总动脉、右髂总动脉行端-端吻合，充分排气后开放阻断钳，恢复下肢供血，完成置换（图42-3）
（15）评估手术效果	利用经食管超声心动图验证手术效果
（16）撤离体外循环，止血，关闭切口	检查各吻合口有无出血，待生命体征稳定后撤离体外循环，留置胸腔和腹腔引流管后，根据之前定位标记（用2-0涤纶线交替提吊定位），用可吸收线连续缝合膈肌，关闭肋弓；再逐层缝合胸腔及腹腔切口

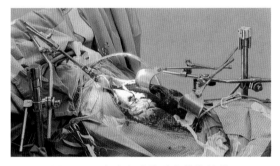

图 42-2 胸腹主动脉手术模块拉钩

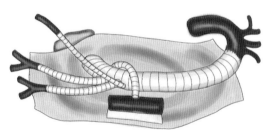

图 42-3 胸腹主动脉人工血管置换

（五）护理关注点

（1）注意术前手术患者心理护理，做好手术相关知识健康宣教。

（2）手术患者术前需制动卧床休息，手术过程中转运、搬动患者时，动作轻柔，密切关注血压和心率变化。

（3）术前与手术医生沟通，准备特殊器械、设备及相应型号的人工血管和外科生物补片等高值耗材。

（4）右侧卧位（呈"S"形体位）护理关注点：①体位摆放，提前放置好体位塑形垫、C形头圈和胸垫，医护共同合作将患者轻柔移至手术床中央，使其右侧卧位，使用体位塑形垫维持稳定性。②预防压力性损伤，此类手术时间长（10～12h），患者取右侧卧位时右侧耳廓、面部、肩部、胸壁、髋部、膝部、踝部外侧及左足跟为重点受压部位，摆放体位时充分外涂赛肤润液体敷料并贴好泡沫敷料做好这些部位皮肤的保护，根据手术进程，每2h通过托起耳廓、面部、足踝处减轻受压，并做好记录。术毕与重症监护室护士做好交接班，严密跟进随访。③防止非计划拔管，摆放体位过程中操作有序进行，密切关注各种管路并妥善固定，防止非计划拔管引起的不良后果。

（5）做好体温管理：手术过程中维持室温在 22 ～ 24℃，吹风式保温仪温度设置 38℃，冲洗液在 38℃ 恒温箱内预热，输注液体及血制品经输液/血加温仪输入体内，呼吸机管路加用湿化仪。麻醉后放置鼻咽温探头及留置带有膀胱温探头的导尿管，持续动态监测体温变化。

（6）此类手术创面大、手术时间长、技术难度高、吻合口多，使用血液回收机做好血液保护。当出血较多时，需要配置生物蛋白胶用于吻合部位的止血；止血过程中器械护士备齐各型号缝线，必要时备数条聚丙烯线带外科生物补片垫片缝合止血。

（7）此类手术所需器械、用物种类较多，器械护士需分类、分区放置于器械台面，整理后同巡回护士共同清点手术敷料、器械的数量及完整性。手术过程中密切关注手术进程，传递稳、准，及时和主刀医生沟通。根据不同的吻合口，传递合适的阻断钳及对应的缝线、血管。吻合完毕，及时收回缝针，固定在吸针磁盒内便于清点。备好 4-0、5-0 聚丙烯线并穿好垫片，用于修补吻合口活动性出血。

（8）对于此类手术患者，麻醉医生在术前置入脑脊液引流管（经第 2 或第 3 腰椎间隙穿刺，将导管置入蛛网膜下腔。检测脑脊液压力同时进行脑脊液引流），并连接控制压力为 5 ～ 10cmH$_2$O 的单向引流装置。通过降低脊髓蛛网膜下腔的压力，减少因脊髓缺血、水肿导致的压迫，改善脊髓血液循环，降低胸腹主动脉置换手术术后发生截瘫并发症风险。巡回护士术中关注脑脊液压力（维持在 8 ～ 10mmHg），术毕与监护室做好交接班（术后早期脑脊液压力维持在 10 ～ 12mmHg，确定患者下肢可以活动后脑脊液压力维持在 12 ～ 15mmHg）。

（9）肾衰竭也是胸腹主动脉置换手术术后常见的并发症之一，手术期间严密监测尿量，如发现少尿，应配合麻醉医生、体外循环师尽早采取治疗措施。

（10）手术过程中密切关注手术进展情况及病情变化，做好应急抢救准备。

（宋海娟　陈晓霞　谢　庆）

参 考 文 献

陈凌，杨满青，林丽霞，2021.心血管疾病临床护理.广州：广东科技出版社：107-110，345.

孙立忠，2012.主动脉外科学.北京：人民卫生出版社，319-328.

Spray T L，Acker M A，2018.心脏外科手术学.6 版.丁以群，译.西安：世界图书出版西安有限公司：340-347.

第四十三章　腹主动脉瘤手术配合

一、概述

腹主动脉瘤（abdominal aortic aneurysm，AAA）是由于腹主动脉壁中层损伤，在管腔内高压血流冲击下形成的局部或广泛性永久扩张，扩张超过正常腹主动脉直径50%的主动脉疾病。用此定义方法确诊腹主动脉瘤需要测量同一患者正常腹主动脉直径和扩张腹主动脉直径，而在临床工作中腹主动脉管径扩张至3.0cm以上时即可明确诊断。

腹主动脉瘤的发生与很多流行病学因素有关，如年龄、性别、种族、家族史和吸烟等，欧美国家最新的统计数据表明，腹主动脉瘤好发于中老年人群，50岁以上的人群中腹主动脉瘤发病率高达3%～10%。在50岁以上的人群中，男性的发病率为4%～8%，女性的发病率为0.5%～1%。目前，在国际上只有少数国家对腹主动脉瘤发病率进行了报道，所以腹主动脉瘤的全球流行情况仍未明确。随着人类整体寿命延长、人口老龄化加剧及检测手段的更新改进，我国腹主动脉瘤的发病率呈显著上升趋势。

大多数非破裂性腹主动脉瘤发病隐匿，无明显临床症状，患者多在体格检查中发现腹部有搏动性包块，对此处进行听诊可闻及血管杂音，瘤体较大时可压迫组织器官，出现相应的临床症状。突发严重腹背部疼痛，伴低血压和腹部搏动性包块高度提示腹主动脉瘤破裂，其是最严重的结局。先兆破裂或破裂性腹主动脉瘤通常有疼痛症状，疼痛一般位于中腹部或腰背部，多为钝痛，可持续数小时甚至数日，疼痛一般不随体位变化或运动而改变，破裂性腹主动脉瘤死亡率高达80%～90%。因此，尽早明确诊断和及时采用正确的治疗方法对减少腹主动脉瘤死亡率有重要意义。

腹主动脉瘤的手术指征应根据腹主动脉瘤患者多方面因素判断。欧洲心脏病学会提出的手术指征如下：①当腹主动脉瘤瘤体直径＞55mm时应行手术治疗（ⅠB级推荐）；②腹主动脉瘤瘤体直径增长速度过快（＞10mm/年）时应尽早手术治疗（ⅠB级推荐）；③有症状的腹主动脉瘤，应紧急手术治疗（ⅠC级推荐）；④腹主动脉瘤破裂时应急诊手术治疗（ⅠC级推荐）。一旦患者达到手术指征，应及时进行手术干预。

二、手术方式

目前治疗腹主动脉瘤的主要方式为外科手术，包括传统的开放手术（open surgical repair，OSR）和腔内修复术（endovascular aortic repair，EVAR）。对于全身状况良好、不适合腔内手术的病例及感染性腹主动脉瘤、可以耐受手术的腹主动脉瘤患者，传统开放修复术是治疗的标准术式。本章仅阐述传统开放手术的手术配合相关内容，以供临床参考。腔内修复术（EVAR）详见第五十二章第六节。

手术在全身麻醉下进行，打开腹腔后显露腹主动脉瘤体，阻断腹主动脉及双侧髂动脉，纵行切开腹主动脉瘤体，取出血栓；缝闭腰动脉、肠系膜下动脉、骶正中动脉等主动脉侧支开口，使用二分支人工血管与腹主动脉近心端和远心端分别吻合；吻合完毕后开放循环，止血后关闭腹腔。

手术适应证如下。

（1）动脉瘤直径达男性 55mm，女性 50mm（我国沿用，但是我国患者主动脉直径偏小，通常男性 50mm，女性 45mm 就应手术）。

（2）连续观察期间，瘤体增大 > 10mm/ 年者。

（3）主动脉瘤瘤腔血栓脱落引起重要动脉栓塞者。

（4）引起胃肠道或腹腔内其他重要器官压迫者。

（5）疼痛者。

（6）先兆破裂或破裂性腹主动脉瘤患者。

三、手术护理配合

（一）麻醉方式

采用静吸复合麻醉。

（二）手术体位

患者取仰卧位，左上肢外展，右上肢内收患者身旁。

（三）物品准备

1. 设备　参见第五章第五节"一、成人心血管手术正中开胸手术"，如血液回收机、B超机等。

2. 器械　成人开腹器械、腹腔自动拉钩、血管吻合器械、各型号血管阻断钳等。

3. 用物　血管悬吊带、各型号聚丙烯线、冲洗针头、二分支人工血管等。

（四）手术步骤与手术配合

腹主动脉瘤切除＋人工血管植入手术步骤与手术配合见表43-1。

表 43-1　腹主动脉瘤切除＋人工血管植入手术步骤与手术配合

手术步骤	手术配合
（1）开腹	递 22 号刀片、电刀经腹白线、腹膜逐层开腹，进腹后递生理盐水洗手，递 2 块大纱布垫置于切口两侧保护切口，协助安装腹腔自动拉钩充分显露术野，递湿纱布垫保护肠管

续表

手术步骤	手术配合
（2）显露腹主动脉瘤体（图 43-1）	递精细血管剪、分离钳游离左肾静脉与其下方的主动脉分开，游离双侧髂总动脉，必要时递针线缝扎细小分支血管；递直角钳、中弯钳钳夹悬吊带绕过动脉瘤，小弯钳钳夹悬吊带两端牵引瘤体
（3）阻断腹主动脉及双侧髂动脉（图 43-2）	根据术前计划及术中情况及时准确传递合适角度的阻断钳，先后阻断腹主动脉及双侧髂动脉
（4）纵行切开腹主动脉瘤体（图 43-3）	递 11 号尖刀开口，以精细组织剪纵向剪开动脉瘤体，递组织镊取出附壁血栓及钙化的内膜组织
（5）缝闭腰动脉、肠系膜下动脉、骶正中动脉等主动脉侧支开口	递 5-0 聚丙烯线缝扎腰动脉等主动脉侧支开口，递 11 号尖刀在瘤颈部切断主动脉或其前半周
（6）修剪瘤颈部主动脉	递血管镊、精细血管剪修剪，递 20ml 注射器抽取肝素盐水将吻合部位的细小血块冲洗干净
（7）人工血管植入前准备	递生理盐水予以术者洗手，递组织剪裁剪选定的人工血管，使之适合主动脉缺损处。将人工血管完全浸没在肝素盐水中，数分钟后取出备用，若长时间未植入，应保持湿润
（8）行人工血管近心端与腹主动脉近心端端-端吻合（图 43-4）	递 3-0 聚丙烯线、精细持针器夹持，另一侧用胶头蚊式钳夹持，连续外翻缝合以完成人工血管近心端与腹主动脉近心端的吻合。缝合过程中用 20ml 注射器加软管冲洗针头，抽取肝素盐水冲洗吻合口及血管腔，防止腔内血栓形成。缝合完毕递生理盐水湿润术者双手，使聚丙烯线打结时更顺滑快捷。缝合腹主动脉近心端后，递血管阻断钳夹闭阻断人工血管的髂支，短暂放松主动脉阻断钳以检查吻合口有无渗漏，必要时递 4-0 聚丙烯线间断缝合漏血处
（9）人工血管远心端分别与双侧髂动脉吻合（图 43-5）	递组织剪于双侧髂动脉开口下方分别离断双侧髂动脉，应用 5-0 聚丙烯线做髂总动脉吻合，吻合完成前排出空气及血凝块。递 4×17 圆针、4 号丝线将动脉瘤壁缝合包绕人工血管
（10）吻合完毕后开放循环	递血管镊、湿纱布垫检查血流是否通畅及吻合口有无渗血，无误后开放循环
（11）关闭腹部切口	检查无误后放置引流管，递相应缝线逐层关闭手术切口

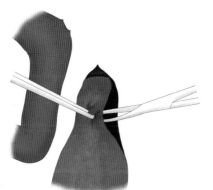

图 43-1　显露腹主动脉瘤体

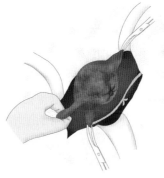

图 43-2　阻断腹主动脉及双侧髂动脉

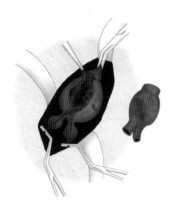

图 43-3　纵行切开腹主动脉瘤体

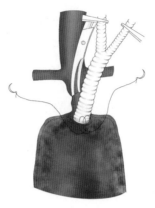

图 43-4　人工血管与腹主
动脉近心端吻合

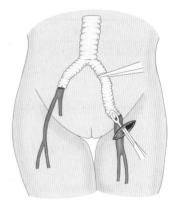

图 43-5　人工血管远心端分别
与双侧髂动脉吻合

（五）护理关注点

（1）患者转运或侵入性操作（如穿刺、导尿等）可能会增加瘤体破裂的危险，因此转运患者时应动作轻柔、协调一致，平稳转运并密切观察病情，注意生命体征波动。各项护理侵入性操作应该集中进行，并与手术医生及麻醉医生充分沟通。

（2）患者术中存在瘤体破裂或手术操作导致组织循环灌注不足的风险，巡回护士应密切观察术中情况，保证输液、输血管路充足通畅，导尿管、中心负压吸引通畅。密切关注血压和中心静脉压，及时调整输液速度，在松开阻断钳恢复腹主动脉血流时，应遵医嘱输血或输入相应液体，以维持血压稳定。及时、客观、准确地记录人工血管植入前后的输液量、输血量、尿量、失血量，以准确评估液体出入量，为术中合理用药和输液提供科学参考依据，保证患者手术过程中循环稳定。

（3）此手术为腹部开放手术，且术中需要大量输注各类液体及血制品，为防止发生术中低体温对心血管系统、凝血机制、手术切口感染等带来负面影响，需要对患者采取个性、综合的保温措施，以避免术中低体温发生。

（4）患者在手术过程中有血管斑块、血凝块脱落、大量出血而血小板聚集等导致下肢血栓的风险，巡回护士应在腹主动脉阻断前严格遵医嘱使用肝素钠注射液对患者进行全身肝素化，必要时术中追加用量。

（5）该手术复杂、风险大，术中使用的各类器械、物品、缝合针繁复，巡回护士术前应备好各类抢救药品、除颤仪等抢救物品，以应对术中动脉瘤破裂、心搏骤停、血压骤降等意外情况发生。管理者应该适当调配增加人力，适当增加巡回护士、器械护士，密切关注台上用物去向，严防术中异物遗留。

（贾明阳）

参 考 文 献

张韬，郭伟，2022.腹主动脉瘤诊断和治疗中国专家共识（2022 版）.中国实用外科杂志，42（4）：380-387.

Dubost C，Allary M，Oeconomos N，1952. Resection of an aneurysm of the abdominal aorta：reestablishment of the continuity by a preserved human arterial graft，with result after five months. AMA Arch Surg，64（3）：405-408.

Erbel R，Aboyans V，Boileau C，et al，2014. 2014 ESC Guidelines on the diagnosis and treatment of aortic diseases：Document covering acute and chronic aortic diseases of the thoracic and abdominal aorta of the adult. The Task Force for the Diagnosis and Treatment of Aortic Diseases of the European Society of Cardiology（ESC）. Eur Heart J，35（41）：2873-2926.

Fink H A，Lederle F A，Roth C S，et al，2000. The accuracy of physical examination to detect abdominal aortic aneurysm. Arch Intern Med，160（6）：833-836.

Jahangir E，Lipworth L，Edwards TL，et al，2015.Smoking，sex，risk factors and abdominal aortic aneurysms: a prospective study of 18 782 persons aged above 65 years in the Southern Community Cohort Study. J Epidemiol Community Health，69：481-488.

Kontopodis N，Metaxa E，Papaharilaou Y，et al，2015. Advancements in identifying biomechanical determinants for abdominal aortic aneurysm rupture. Vascular，23（1）：65-77.

Luebke T，Brunkwall J，2015. Risk-Adjusted Meta-analysis of 30-Day Mortality of Endovascular Versus Open Repair for Ruptured Abdominal Aortic Aneurysms. Ann Vasc Surg，29（4）：845-863.

Parodi J C，Palmaz J C，Barone H D，1991. Transfemoral intraluminal graft implantation for abdominal aortic aneurysms. Ann Vasc Surg，5（6）：491-499.

Patel R，Sweeting M J，Powell J T，et al，2016. Endovascular versus open repair of abdominal aortic aneurysm in 15-years' follow-up of the UK endovascular aneurysm repair trial 1（EVAR trial 1）：a randomised controlled trial. Lancet，388（10058）：2366-2374.

Roger V L，Go A S，Lloyd-Jones D M，et al，2012. Executive summary：heart disease and stroke statistics--2012 update：a report from the American Heart Association. Circulation，125（1）：188-197.

Wanhainen A，Verzini F，Van Herzeele I，et al，2019. European Society for Vascular Surgery（ESVS）2019 Clinical Practice Guidelines on the Management of Abdominal Aorto-iliac Artery Aneurysms. Eur J Vasc Endovasc Surg，57（1）：8-93.

第六篇

其他心脏病手术配合

第四十四章　梗阻性肥厚型心肌病手术配合

一、概述

心肌病（cardiomyopathy）是一种由于心脏下分腔室的结构改变和心肌壁功能受损导致心功能进行性障碍的病变。心肌病可导致心脏逐渐衰弱，心律不齐，最终导致心力衰竭。心肌病分为扩张型心肌病、肥厚型心肌病、限制型心肌病、致心律失常性右心室心肌病和不定型心肌病等。本章重点阐述肥厚型心肌病相关内容。

肥厚型心肌病（hypertrophic cardiomyopathy，HCM）是以非对称性左心室心肌肥厚（以室间隔为甚）为主要特征，基因突变导致的常染色体显性遗传性心肌疾病，主要表现为左心室壁增厚，通常指二维超声心动图测量的室间隔或左心室壁厚度≥15mm，或者有明确家族史者，左心室壁厚度≥13mm，一般不伴有左心室腔扩大，同时需排除负荷增加如高血压、主动脉瓣狭窄和先天性主动脉瓣下隔膜等引起的继发性左心室壁增厚，该疾病的基本特征是心肌肥厚及猝死发生率高。

自 1958 年 Teare 教授首先对 HCM 进行详细描述至今，经过数十年的研究发现，2/3 的 HCM 患者具有家族遗传史，大部分患者已经克隆到致病基因。2003 年，美国就开始推出 HCM 基因诊断技术，随着疾病致病基因的进一步明确、高通量基因检测技术飞速进展和大数据处理的智能化，HCM 精准诊断在临床上已逐步实现。临床观察到 HCM 是青少年和运动员猝死的主要原因之一，并且在我国人群中并不少见。已有研究揭示成年人 HCM 患病率为 80/10 万，粗略估算我国成人 HCM 患者超过 100 万，因此 HCM 的规范化诊治和早期干预得到越来越多心血管专科医生的重视。

根据超声心动图检查时测定的左心室流出道与主动脉峰值压力阶差（left ventricular outflow tract gradient，LVOTG），HCM 可分为梗阻性、非梗阻性及隐匿梗阻性 3 种类型。①肥厚的室间隔向左心室凸起，多位于左心室流出道，造成左心室流出道梗阻，LVOTG（静息或运动时）≥30mmHg 为梗阻性肥厚型心肌病（hypertrophic obstructive cardiomyopathy，HOCM）；②静息状态下 LVOTG 正常，运动或药物激发状态下 LVOTG≥30mmHg 为隐匿梗阻性肥厚型心肌病；③安静或负荷时 LVOTG 均<30mmHg 为非梗阻性肥厚型心肌病。这种分型有利于指导患者治疗方案的选择，是目前临床最常用的分型方法。另外，约3%的患者表现为左心室中部梗阻性 HCM。此外，根据心肌肥厚部位，也可分为心尖心肌肥厚、右心室心肌肥厚和孤立性乳头肌肥厚 HCM。

二、手术方式

梗阻性肥厚型心肌病扩大室间隔心肌切除术的标准术式为心肌切除术，也为 Morrow 手术，最初由 Andrew Glenn Morrow 医生于 1963 年创立，经过几十年的发展和改进，切除范围逐渐扩大，也称为扩大心肌切除术或扩大 Morrow 手术。该术式范围固定，可重复性好，且能够有效解除左心室流出道梗阻，所以 2011 年 AHA/ACC 及 2014 年 ESC 指南将该术式推荐为药物难治性梗阻性肥厚型心肌病患者的首选有创治疗方法。手术入路包括经典的胸骨正中开胸经主动脉入路或经左心房二尖瓣入路及胸腔镜下经左心房二尖瓣入路。

手术适应证：①同时满足以下 2 个条件，其一为药物治疗效果不佳，经最大耐受剂量药物治疗仍存在呼吸困难或胸痛（NYHA 心功能分级 Ⅲ 或 Ⅴ 级）或其他症状（如晕厥、先兆晕厥）；其二为静息或运动激发后，由室间隔肥厚和二尖瓣前叶收缩期前向运动现象（systolic anterior motion，SAM）所致的 LVOTG ≥ 50mmHg。②对于部分症状较轻（NYHA 心功能分级 Ⅱ 级），LVOTG ≥ 50mmHg，但是出现中重度二尖瓣关闭不全、心房颤动或左心房明显增大等情况的患者，也应考虑外科手术治疗，以预防不可逆的合并症。

三、手术护理配合

（一）麻醉方式

采用静吸复合麻醉。

（二）手术体位

患者取仰卧位，肩背部垫一长形胸垫使胸部抬高、头部后仰。

（三）物品准备

1. 设备　参见第五章第五节"一、成人心血管手术正中开胸手术"，如电子天平等。

2. 器械　成人心脏手术器械包（见表 4-1）、瓣膜成形 / 置换手术附加包（见表 4-9、图 4-1 或表 4-10、图 4-2）、心肌切除手术专用器械、测瓣 / 环器、缝线固定器等。

3. 用物　3-0 ~ 5-0 聚丙烯线、毡型垫片、无菌棉签、亚甲蓝、2-0 带垫片涤纶线（换瓣线）/2-0 涤纶线（瓣环线）（备）、起搏导线、可吸收止血纱布、测量尺、11/15 号刀片、外科生物补片、二尖瓣生物 / 机械瓣膜（备）、二尖瓣成形环等。

（四）手术步骤与手术配合

1. 经主动脉入路行改良扩大 Morrow 手术步骤与手术配合　见表 44-1。

表 44-1　经主动脉入路行改良扩大 Morrow 手术步骤与手术配合

手术步骤	手术配合
（1）开胸，建立体外循环	参见表 5-1、表 5-2。插主动脉灌注针并阻断升主动脉、灌注心脏停搏液
（2）经主动脉做切口	递 11 号尖刀、组织剪在窦管交界上方 1cm 左右处做一横行或斜行主动脉切口。用 2 条 5-0 聚丙烯线带垫片提吊主动脉切口；递 2 把片状拉钩充分显露术野
（3）室间隔肥厚心肌切除	递 11 号、15 号刀从右冠瓣中点下方至二尖瓣前外交界下方，深至二尖瓣前乳头肌根部水平，同时切除异常肌束，切除室间隔肥厚心肌，递冲洗器冰盐水反复冲洗，探查左心室流出道是否通畅
（4）探查二尖瓣	递 11 号尖刀、组织剪切开右心房 - 房间隔，用数条 2-0 涤纶线提吊，显露二尖瓣膜，进行注水试验探查二尖瓣病变程度
（5）酌情处理二尖瓣	递 5-0 聚丙烯线对二尖瓣前叶行水平折叠，或使用外科生物补片扩大瓣叶；或松解乳头肌，对分叉型乳头肌褥式缝合重建等成形术，递 3-0 或 4-0 聚丙烯线连续缝合房间隔切口
（6）缝合主动脉切口	递 2 条 5-0 聚丙烯线带毡型垫片连续缝合主动脉切口
（7）心脏复搏，缝合右心房切口	缓慢撤除主动脉阻断钳、恢复心脏血流，递 5-0 聚丙烯线连续缝合右心房切口。检查心脏各吻合口有无出血，根据病情决定是否放置临时起搏导线
（8）评估手术效果，撤离体外循环，缝合切口	参见表 5-3、表 5-4
（9）术毕测量切除的心肌组织	用测量尺、电子天平测量切除心肌组织大小和质量

2. 经左心房二尖瓣入路行改良扩大 Morrow 手术步骤与手术配合　见表 44-2。

表 44-2　经左心房二尖瓣入路行改良扩大 Morrow 手术步骤与手术配合

手术步骤	手术配合
（1）开胸，建立体外循环，插主动脉灌注针并阻断升主动脉、灌注心脏停搏液	参见表 5-1、表 5-2
（2）沿房间沟切开左心房	递 11 号尖刀、组织剪在房间沟做一斜行切口。用 2-0 涤纶线提吊左心房切口
（3）探查二尖瓣	递左心房拉钩显露二尖瓣，递冲洗器注水观察二尖瓣反流情况；递腱索拉钩探查二尖瓣腱索及瓣下结构，确定是否存在器质性病变
（4）显露室间隔	递沾有亚甲蓝的无菌棉签标记二尖瓣前瓣环中点及前外、后内交界（以备心肌切除后缝合瓣叶），递 11 号尖刀弧形切开二尖瓣前叶，用 5-0 聚丙烯线提吊上述切口中点与两侧交界。再用 5-0 聚丙烯线将游离的前瓣与左心房后壁缝合，显露室间隔
（5）室间隔肥厚心肌切除	递 11 号尖刀、15 号刀自右冠瓣环中点下缘 5mm 水平平行瓣环向左至二尖瓣前外交界切开；从瓣环中点向前乳头肌起源方向、从二尖瓣前交界向前乳头肌方向切除肥厚心肌，直至能观测到前后乳头肌根部、心尖。递腱索拉钩探查是否存在乳头肌至室间隔异常的肌性连接，必要时递 15 号刀同时切除异常肌束；切除室间隔肥厚心肌后，递冲洗器冰盐水反复冲洗左心室，并探查左心室流出道是否通畅

手术步骤	手术配合
（6）根据病变程度同期行二尖瓣成形术	（1）用外科生物补片行二尖瓣心包补片扩大成形术，递 5-0 聚丙烯线连续缝合，扩大二尖瓣前瓣 （2）必要时加固二尖瓣瓣叶，于二尖瓣前外、后内交界各用 5-0 带垫片聚丙烯线间断缝合、加固，防止二尖瓣瓣叶撕裂 （3）递冲洗器快速、大量地向左心室注入冰盐水，观察二尖瓣形态与对合情况、瓣膜有无反流
（7）缝合左心房切口	递 4-0 聚丙烯线连续缝合左心房切口
（8）开放主动脉，心脏复搏	缓慢撤除主动脉阻断钳、恢复心脏血流，检查心脏各吻合口有无出血，根据病情决定是否放置临时起搏导线，拔除左心室引流管和停搏液灌注管，打结并用 5-0 聚丙烯线缝合加固
（9）评估手术效果，撤离体外循环，缝合切口	利用经食管超声心动图评估手术效果，观察左心室流出道疏通状态、二尖瓣对合情况、是否仍存在 SAM（二尖瓣前叶收缩期前向运动现象）（见表 5-3、表 5-4）
（10）术毕测量切除的心肌组织	用测量尺、电子天平测量切除心肌组织大小和质量

（五）护理关注点

（1）主刀医生切除室间隔肥厚心肌手术操作过程中，器械护士根据主刀医生需求随时更换 11/15 号刀片，确保其锋利性，提高手术操作精准度；并备一块湿纱布，及时接下所切除的心肌组织，避免再次被带回术野，将切除的心肌组织集中放置于容器内，便于手术医生术毕测量其大小与质量。

（2）经主动脉入路行改良扩大 Morrow 手术，因术野显露难度较大，器械护士应准确传递心肌切除专用器械，利于外科医生掌握量化心肌切除的程度，手术操作更加精准，达到良好的手术效果。

（3）经左心房二尖瓣入路行改良扩大 Morrow 手术，在二尖瓣成形手术操作中，需要反复通过注水试验评估瓣叶形态、对合情况及瓣膜有无反流等，准备两个冲洗器注满冰生理盐水交替使用，减少等待时间。

（4）由于心室肌肥厚、心肌缺血、心房扩大等因素，梗阻性肥厚型心肌病患者常伴发心房颤动、室性早搏、室上性或室性心动过速等心律失常，以心房颤动最常见，手术护理的关键在于预防心律失常。

（5）麻醉诱导前，详细评估梗阻性肥厚型心肌病患者心功能情况，严密监测血压和心律/率，询问有无明显的呼吸困难、胸痛及晕厥等临床症状，预防猝死意外。

（6）梗阻性肥厚型心肌病患者发生晕厥和猝死与情绪激动有关，全面评估患者心理需求及应对手术能力，对所提出的问题耐心解答，缓解因缺乏治疗梗阻性肥厚型心肌病相关知识而产生的恐惧心理和焦虑情绪。就手术过程、手术期间注意事项与患者及其家属沟通解释，增强手术安全感，帮助建立手术信心。

（7）手术期间实时监测病情变化，做好急救准备，提前配置急救药品，备齐除颤设备及临时心脏起搏器。抢救时立即配合麻醉医生、外科医生、体外循环师对症处理，积极预防与治疗心律失常，保证手术顺利完成。

（宋海娟　陈晓霞）

参 考 文 献

陈凌，杨满青，林丽霞，2021. 心血管疾病临床护理 . 广州：广东科技出版社：158-160，354-356.

中华医学会心血管病学分会中国成人肥厚型心肌病诊断与治疗指南编写组，中华心血管病杂志编辑委员会，2017. 中国成人肥厚型心肌病诊断与治疗指南 . 中华心血管病杂志，45（12）：1015-1032.

周程辉，2018. 肥厚型梗阻性心肌病外科的围术期处理 . 中国循环杂志，33（6）：622-624.

Hodges K，Rivas C G，Aguilera J，et al，2019. Surgical management of left ventricular outflowtract obstruction in a specialized hypertrophic obstructive cardiomyopathy center. J Thorac Cardiovasc Surg，157（6）：2289-2299.

Wehman B，Ghoreishi M，Foster N，et al，2018. Trans-mitral Septal Myectomy for Hypertrophic Obstructive Cardiomyopathy. Ann Thorac Surg，105（4）：1102-1108.

第四十五章 心包手术配合

第一节 心包引流手术配合

一、概述

正常人的心包与心脏之间存在着少量浆液，其起着润滑和缓冲的作用。一些疾病会导致液体在心包内积聚，称为心包积液。过多的液体会阻碍心脏回血，降低心脏泵血功能而引起心脏压塞，可导致急性循环衰竭甚至心搏骤停。心包引流术（心包开窗术），可以引流出多余的血液或液体，以减轻心脏压力或用于检查心包积液的原因。恶性肿瘤是心脏压塞最常见的病因，心血管手术后发生心脏压塞的概率为 1%～2%。

二、手术方式

心包引流术一般于胸骨剑突处做切口，逐层分离，通过切开心包吸出心包积液并留置引流管。

手术适应证：大量心包积液导致心脏压塞者。

三、手术护理配合

（一）麻醉方式

采用静吸复合麻醉。

（二）手术体位

患者取仰卧位，肩背部垫一长形胸垫使胸部抬高、头部后仰。

（三）物品准备

1.设备 参见第五章第五节"一、成人心血管手术正中开胸手术"。

2.器械 成人心脏手术器械包（见表 4-1）。

3.用物 心包引流管、水封瓶等。

（四）手术步骤与手术配合

经胸骨剑突下心包切开引流手术步骤与手术配合见表 45-1。

表 45-1　经胸骨剑突下心包切开引流手术步骤与手术配合

手术步骤	手术配合
（1）消毒、铺巾	参见第五章第四节
（2）于剑突下做切口	递圆刀做一小切口（如为术后患者，切口未愈合，递剪刀剪开切口缝线）
（3）逐层分离至心包腔	递纱布、电刀、扁桃钳、组织钳等逐层分离至心包腔
（4）切开壁层心包吸出心包积液	递 11 号尖刀切开壁层心包，递吸引器伸入心包腔内吸出心包积液，关注引流液的颜色和量，酌情加快输液
（5）经切口处留置引流管，逐层缝闭切口	递中弯钳留置合适大小的心包引流管，递角针、7 号丝线固定引流管

（五）护理关注点

心包引流术可能出现心脏损伤、误入心腔、出血、心律失常、气胸，猝死等风险和并发症；需时刻关注病情发展，实时监测患者血压、心律等。

第二节　心包切除 / 剥脱手术配合

一、概述

心包疾病主要是由各种病因引起的炎症侵犯心包所致，表现为心包组织结构受到破坏，或心包夹层内液体迅速增加，影响心脏搏动及造成全身循环障碍。

常见疾病类型：①心包炎（pericarditis），可分为急性、亚急性、慢性和复发性，由感染、自身免疫、物理及化学等因素引起，常累及心外膜下心肌，临床上以胸痛、心包摩擦音和连续的心电图变化为特征，伴或不伴心包积液，严重时可出现心脏压塞；②心包积液、心脏压塞，以各种原因导致心包液体产生增加及心包液体吸收减少，从而压迫心脏，造成心脏收缩功能受限的疾病，通过超声心动图定量，心包积液分可为轻度（＜ 10mm）、中度（10 ～ 20mm）、重度（＞ 20mm），积液到一定程度，可出现心脏压塞；③缩窄性心包炎（constrictive pericarditis，CP），是由各种原因引起心包的炎症侵犯、纤维素沉积导致心包增厚、粘连、挛缩甚至钙化，使心脏的舒张和收缩功能受限，心功能逐渐下降，造成全身循环功能障碍的疾病，其中慢性缩窄性心包炎常见；④心包囊肿，指发生于心包的一种先天性纵隔囊肿，又称间皮囊肿等，囊肿与心包腔隔绝，如果经蒂与心包腔相通，则称为心包憩室。本节重点阐述慢性缩窄性心包炎相关内容。

二、手术方式

慢性缩窄性心包炎因心包增厚粘连，压迫心房和心室，造成心脏舒张充盈功能损害，一经确诊，应尽早控制炎症，完善术前准备，安排手术，其中结核性缩窄性心包炎需在规范抗结核治疗满 6 个月后才可手术。手术方式目前以非体外循环下胸骨正中开胸心包切除（剥脱）术为主，心包粘连致密或广泛钙化，剥离有困难，术中误伤心肌致大出血或严重心律失常，或合并心内畸形需同期纠正的患者，可选在体外循环下行心包切除（剥脱）术。

三、手术护理配合

（一）麻醉方式

采用静吸复合麻醉。

（二）手术体位

患者取仰卧位，肩背部垫一长形胸垫使胸部抬高、头部后仰。

（三）物品准备

1. 设备　参见第五章第五节"一、成人心血管手术正中开胸手术"。

2. 器械　成人心脏手术器械包（见表 4-1）、骨膜剥离器、鼻息肉钳等。

3. 用物　一次性多功能除颤 / 复律电极片、4-0 ～ 5-0 聚丙烯线、15 号刀片、毡型垫片、可吸收止血纱布、生物蛋白胶等，备体外循环用物。

（四）手术步骤与手术配合

非体外循环下胸骨正中开胸心包切除 / 剥脱手术步骤与配合见表 45-2。

表 45-2　非体外循环下胸骨正中开胸心包切除 / 剥脱手术步骤与配合

手术步骤	手术配合
（1）胸骨正中切口	参见表 5-1
（2）松解胸骨后前纵隔粘连，显露壁层心包	递电刀、组织镊、组织剪、纱布锐性分离胸骨后粘连组织
（3）纵行切开左心室心尖部无血管区的心包 3 ～ 5cm	递 11 号尖刀切开心尖部心包，递吸引器吸出心包积液，必要时留取心包积液送检。递组织剪或电刀小心分离脏层心包，并逐步加深分离面
（4）剥离心尖部粘连	递 11 号尖刀在心尖部心包做"十"字形切口。递组织镊、花生米剥离子行钝性分离，或用组织剪、电刀锐性剥离心包，递锋利剪剪除钙化心包组织，必要时用骨膜剥离器或息肉钳清除钙化组织

续表

手术步骤	手术配合
（5）扩大心包切口，继续剥离心脏	通常从心尖部→左心室前壁和侧壁→右心室流出道及心脏大血管根部→右心室前壁→右房室沟→上、下腔静脉入口。右侧心包分离至房室沟，上至胸腺的下方，左侧心包上界分离至肺动脉干，并将其缩窄环切断；下界将膈肌以外的增厚心包完全游离或切除。后界尽可能将左心室表面的心包完全游离，尽可能松解左心房与下腔静脉附近的环形缩窄
（6）评估剥离效果	术中根据中心静脉压情况判断剥离范围，避免引起肺水肿和心室膨胀
（7）创面止血	递 5-0 或 4-0 聚丙烯线带毡型垫片缝合止血，备可吸收止血纱布或生物蛋白胶止血
（8）放置胸腔引流管，关闭胸腔切口	参见表 5-4

（五）护理关注点

（1）慢性缩窄性心包炎由于心肌严重损害，心脏收缩力减弱，全身状况差，完善的术前准备是手术顺利进行和术后尽早康复的重要保障。术前做好充分准备，详细评估患者营养状况、心肺及肝肾功能。

（2）手术期间动态监测膀胱温变化，做好保温措施，预防发生低体温。

（3）术前正确安置一次性多功能除颤／复律电极片，在剥离心包过程中，严密监测心功能，如发生心动过缓、血压下降或心律失常，立即暂停手术操作，积极配合麻醉医生、外科医生对症处理。

（4）在心脏出口及心室面缩窄的心包未完全剥离前，监测尿量，并根据中心静脉压严格控制输液量和滴速，防止发生急性心力衰竭。

（5）心包剥离手术过程中避免强行操作造成心肌破裂引起出血，一旦发生出血，立即配合外科医生压迫止血，明确出血部位后，应用手术缝线进行"8"字缝合或加毡型垫片褥式缝合止血。若出血量较大，难以止血，立即建立体外循环，在心肺转流，心脏无张力的情况下，可彻底缝合止血。

（6）必要时遵医嘱应用正性肌力药物如多巴胺，增强心肌收缩力，改善末梢灌注，预防低心排血量综合征，若药物治疗无效，全面评估后使用主动脉内球囊反搏。

（张 燕 谢 庆）

参 考 文 献

黄惠根，黄蝶卿，陈凌，2011.疾病护理常规.广州：第四军医大学出版社：585-586.

龚仁蓉，黄智慧，陈芳，2015.图解心血外科手术配合.北京：科学出版社：64-68.

王正萍，陈燕琼，2011.缩窄性心包炎的围手术期护理.医学信息（中旬刊），24（9）：4838-4839.

徐光亚，吴树明，2010.图解心脏外科手术学.北京：科学出版社：536-545.

Adler Y，Charron P，Imazio M，et al，2015. 2015 ESC Guidelines for the diagnosis and management of pericardial diseases：The Task Force for the Diagnosis and Management of Pericardial Diseases of the European Society of Cardiology（ESC）. Eur Heart J，36（42）：2921-2964.

第四十六章　心脏肿瘤手术配合

一、概述

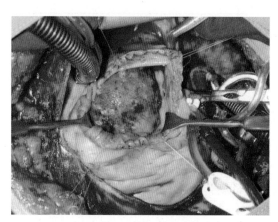

图 46-1　左心房黏液瘤

心脏肿瘤很罕见，确切的发病率还不是很清楚，多发生于成人，儿童少见。心脏肿瘤可分为原发性心脏肿瘤和继发性心脏肿瘤。继发性心脏肿瘤均为恶性，系由身体其他部位恶性肿瘤转移至心肌组织，其发病率远较原发性心脏肿瘤高，为原发性心脏肿瘤的 30 ～ 40 倍。原发性心脏肿瘤非常少见，发生率为 0.05% ～ 0.20%。70% ～ 90% 为良性肿瘤，其中黏液瘤占成人原发性心脏肿瘤的 80% ～ 90%（图 46-1），还可见脂肪瘤、乳头状弹力纤维瘤等；横纹肌瘤、纤维瘤是儿童常见原发性心脏肿瘤。约 25% 为恶性肿瘤，几乎为肉瘤。

由于肿瘤生长于心脏，即使是良性肿瘤，也可因阻塞心腔而导致心力衰竭，或因肿瘤栓子和血栓栓子脱落发生肺栓塞与体循环栓塞甚至猝死等严重并发症。决定症状的相关因素包括肿瘤的大小、位置、活动度。最常见的临床表现有胸痛、晕厥、充血性左心和（或）右心衰竭、瓣膜狭窄或关闭不全、心律失常、传导障碍、心内分流、缩窄性心包炎、血性心包积液或心脏压塞等；非心脏性全身表现，如发热、贫血、消瘦、红细胞沉降率加快及恶病质等；心脏肿瘤表面碎片或血栓脱落引起栓塞的临床表现，包括体动脉和（或）肺动脉栓塞症状，如偏瘫、失语等，体位改变可能诱发或加重症状。

手术切除是治疗心脏肿瘤的首选治疗方法，其预后取决于肿瘤的病理类型及侵及范围。恶性心脏肿瘤手术治疗可以明确肿瘤性质，解除机械梗阻，缓解患者症状，但几乎所有的心脏恶性肿瘤都预后不良，外科治疗仅仅是姑息性手术，易复发，平均生存时间为 3 个月至 1 年；进行心脏移植有很多要求，且结果不肯定。对于心脏淋巴瘤，化疗是唯一的选择。良性心脏肿瘤只要能够切除，预后是良好的，黏液瘤复发率较低。临床上一旦诊断心房黏液瘤，应立即行手术治疗。心脏黏液瘤在左心房的发生率最高，本章重点阐述左心房黏液瘤切除手术配合相关内容。

二、手术方式

左心房黏液瘤切除术在体外循环辅助下完成，手术方式有正中开胸手术和腔镜手术两种。主要的外科操作包括：彻底切除肿瘤的同时应充分保留左心房肌肉、保护传导组织、维持瓣膜功能。在切除左心房黏液瘤时，应将瘤蒂同时切除，并将蒂根部周围至少1cm的卵圆窝组织一并切除，以降低复发风险。避免捏夹瘤体，防止发生栓塞。

手术适应证：心脏肿瘤。

三、手术护理配合

（一）麻醉方式

采用静吸复合麻醉。

（二）手术体位

患者取仰卧位，肩背部垫一长形胸垫使胸部抬高、头部后仰。

（三）物品准备

1. 设备 参见第五章第五节"一、成人心血管手术正中开胸手术"。

2. 器械 成人心脏手术器械包（见表4-1）、备瓣膜置换/成形手术附加包（见表4-9、图4-1）、测瓣/环器、持瓣/环器等。

3. 用物 3-0 ～ 5-0 聚丙烯缝线、测量尺、外科生物补片、机械瓣膜/生物瓣膜（备）、成形环等。

（四）手术步骤与手术配合

正中开胸左心房黏液瘤切除手术步骤与手术配合见表46-1。

表 46-1 正中开胸左心房黏液瘤切除手术步骤与手术配合

手术步骤	手术配合
（1）开胸，建立体外循环	参见表5-1、表5-2
（2）经右心房入路切开右心房	递11号尖刀、剪刀切开右心房，递2-0涤纶线提吊心房壁
（3）根据肿瘤位置处理房间隔进入左心房	递11号尖刀（于卵圆窝前做房间隔切口，进入左心房），或者递2-0涤纶线于房间隔上肿瘤蒂处提吊，递剪刀沿蒂周围剪开房间隔
（4）或经房间沟入路切开左心房	递11号尖刀在右肺静脉前切开左心房，递2-0涤纶线于切口边缘提吊牵引线
（5）摘除肿瘤	递静脉拉钩显露肿瘤，显露其基底部或瘤蒂，递11号尖刀切除瘤体与周边的一部分房间隔或心房壁组织；备容器接肿瘤，检查肿瘤是否完整；递电刀灼烧基底边缘，消除肿瘤细胞
（6）冲洗心房、心室	严格按照隔离技术，更换切除肿瘤的器械，减少肿瘤细胞种植和播散。递冲洗器充分冲洗心房、心室（用无菌注射用水或生理盐水冲洗），确保心腔内没有残留肿瘤碎片

手术步骤	手术配合
（7）修补房间隔或心房壁	测量摘除肿瘤大小和重量，按医嘱送检标本组织，根据缝合部位选择4-0或5-0聚丙烯线、自体心包或外科生物补片，连续缝合修补房间隔或心房壁
（8）如果累及瓣膜，酌情行瓣膜置换术或瓣膜成形术	详见第三十二章或第三十三章
（9）心脏复搏缝合右心房切口	撤除主动脉阻断钳，主动脉根部排气，复搏后递5-0聚丙烯线连续缝合关闭右心房
（10）撤离体外循环，植入临时起搏导线，缝合切口	参见表5-3、表5-4

（五）护理关注点

（1）术前注意瘤体对心律、血压的影响，避免肿瘤阻塞二尖瓣口或腔静脉。

（2）术中切除肿瘤时，确保肿瘤完整；运用无瘤技术，防止肿瘤种植、转移、复发。

（张　燕　谢　庆）

参 考 文 献

武鸿美，陈玉，肖泽斌，等，2019. 单中心689例心脏肿瘤的临床病理学分析. 中华病理学杂志，48（4）：293-297.

徐光亚，吴树明，2010. 图解心脏外科手术学. 北京：科学出版社：546-549.

张宁，李新华，张守文，等，2019. 心脏肿瘤并三度房室传导阻滞行左心室间隔心内膜下起搏一例. 中华心律失常学杂志，23（4）：350-351.

Spray T L, Acker M A, 2018. 心脏外科手术学. 6版. 丁以群，译. 西安：世界图书出版西安有限公司，376-381.

第四十七章　心律失常外科手术配合

第一节　心房颤动外科手术配合

一、概述

心房颤动是临床上最常见的心律失常之一，在瓣膜性心脏病患者中较为常见。随着患者年龄增长，其发病率增加，尤其是合并二尖瓣疾病的患者中将近50%合并心房颤动，其危害不仅仅是影响患者的心功能，更重要的是容易出现栓塞并发症，增加患者的致死率。

1987年9月25日，首例迷宫手术（cut-and-sew Maze）由美国医生James L Cox完成，开启心房颤动外科手术治疗的新纪元。迷宫手术是通过切开–缝合方法阻断异常的传导束，由于"切缝线"很多、技术难度过大，人们不断改进"切缝线"走行，从迷宫-Ⅰ到迷宫-Ⅲ，使传统的迷宫-Ⅲ手术成为治疗心房颤动的"金标准"手术，在很大程度上提高了心房颤动的治疗效果，降低了患者发生脑卒中的风险。但是该治疗方式复杂性较高，对设备和技术的要求较高、费时较长，因此其应用受到较大限制。

2004年由Daminno和Gaynor提出的迷宫-Ⅳ，在沿用相同"切缝"形态的前提下，使用能量平台（如射频、冷冻和微波等）进行迷宫-Ⅳ手术，比迷宫的"切缝"速度更快，操作更简单，有一定的技术优势。目前冷冻探头在国内较少应用，大多数心脏中心均应用双极射频钳或单极射频笔，同时对心内膜及心外膜进行消融，避免"切缝"后形成的瘢痕组织对患者心功能造成影响。瓣膜置换手术同期应用射频消融术是治疗心房颤动最为理想的手段之一，能够达到良好的窦性转复率及维持率。本节重点阐述瓣膜手术同期行心房颤动射频消融手术配合相关内容。

二、手术方式

（一）改良迷宫-Ⅲ手术

正中开胸建立体外循环，阻断上腔静脉、下腔静脉，切除右心耳，如果左、右心房或心室之间没有交通，右心房切口可在不停搏下完成。先做上腔静脉"切缝"，包括在右心房外侧壁下腔静脉做一个平行于房室沟的切口、从上腔静脉口到下腔静脉口心包反折处的纵行切口及在右心房游离壁向三尖瓣环的两处切口，缝合切口。在下腔静脉向房室沟做"T"形切口，切开心内膜抵达三尖瓣瓣环，用–60℃冷冻探头冷冻2min；随后在右心房前壁切向房室沟，并从心内膜面延长到三尖瓣瓣环的前内侧，三尖瓣瓣环冷冻，缝合切口。心脏停搏后，在房间沟做标准的左心房切口，房间隔切口从上腔静脉开口下方2～3cm开始跨越卵圆窝前缘，房间沟切口的上端、下端向左心房后壁围绕着肺静脉口延伸至左心耳，左心耳内翻并切除。用1.5cm的冷冻探头冷冻3min，缝合切口；向二尖瓣瓣环切口，冷冻3min，缝合切口。完成相关瓣膜手术，关闭左心房和右心房切口，安置心脏临时起搏器导线。

（二）迷宫-Ⅳ手术（外科射频消融手术）

正中开胸建立体外循环，停搏后切开右心房，应用双极射频钳或单极射频笔，在沿用迷宫-Ⅲ相同"切缝"形态的前提下，进行右心房消融；切开房间隔，清除左心房血栓行左心房消融，包括左、右肺静脉隔离及左心房后壁、左右方峡部的直视下射频消融；切除左心耳，用聚丙烯线缝闭左心耳口；完成相关瓣膜手术，关闭左、右心房切口，安置心脏临时起搏器导线。

（三）外科射频消融手术适应证

（1）尚未应用Ⅰ/Ⅲ类抗心律失常药物治疗；或应用至少一种Ⅰ/Ⅲ类抗心律失常药物治疗无效或不能耐受药物治疗的二尖瓣置换/成形等需要心房切开的手术合并各种类型心房颤动者。

（2）主动脉瓣和（或）冠状动脉旁路移植等不需要心房切开的手术合并各种类型心房颤动者。

（3）先天性心脏病矫治术合并各种类型心房颤动者。

三、手术护理配合

（一）麻醉方式

采用静吸复合麻醉。

（二）手术体位

患者取仰卧位，肩背部垫一长形胸垫使胸部抬高、头部后仰。

（三）物品准备

1. 设备　参见第五章第五节"一、成人心血管手术正中开胸手术"。

2. 器械　成人心脏手术器械包（见表4-1）、瓣膜置换手术附加包（见表4-9、图4-1）、测瓣器、持瓣器、缝线固定器、大蒂钳、神经拉钩等。

3. 用物　10cm长电刀头、14号导尿管、3-0～5-0聚丙烯线、2-0带垫片涤纶线（换瓣线）、毡型补片、双极射频钳或单极射频笔、可吸收止血纱布、生物蛋白胶、加压袋及生理盐水、人工瓣膜等。

（四）手术步骤与手术配合

瓣膜手术同期行心房颤动射频消融手术步骤与手术配合见表47-1。

表 47-1　瓣膜手术同期行心房颤动射频消融手术步骤与手术配合

手术步骤	手术配合
（1）开胸，建立体外循环，主动脉根部灌注心脏停搏液	参见表 5-1、表 5-2
（2）经右心房、房间隔切口显露左心房及二尖瓣	递11号尖刀切开右心房和房间隔，递2-0涤纶线提吊右心房和房间隔；如有左心房血栓，递组织镊、卵圆钳夹取血栓块，或使用膀胱肿瘤钳（血栓钳）夹取大块血栓，备治疗碗盛生理盐水清洗镊和钳的前端；递吸引器和冲洗器注水冲洗左心房
（3）开启双极射频钳和（或）单极射频笔，连接射频消融仪	开启双极射频钳或单极射频笔；开机测试仪器，自检通过后连接射频钳或（和）笔，根据不同品牌射频仪备生理盐水与加压袋
（4）行右心房射频	右心房消融径路包括上腔静脉、下腔静脉间界嵴连线，右心耳与三尖瓣瓣环连线，右心耳至下腔静脉间切口，下腔静脉入口后壁至三尖瓣后瓣环之间。使用双极射频消融钳或者单极射频消融笔进行三尖瓣瓣环补充，完成三尖瓣峡部消融
（5）行右肺静脉隔离	更换10cm电刀头，递电刀游离心包横窦和斜窦，游离房间沟，充分显露右侧肺静脉前庭。递大蒂钳绕过右肺静脉，递扁桃钳带14号导尿管，导尿管另一端连接双极射频消融钳的一侧钳齿顺势带过，完成对右肺静脉的消融（隔离）
（6）行左心房射频	递10cm电刀头、双极射频消融钳游离马氏韧带及 Waterston 沟，离断马氏韧带，借助或不借助14号导尿管绕过双极射频消融钳至左肺静脉，完成左侧肺静脉的隔离；递组织镊、组织剪切除左心耳，通过左心耳切口做左心耳到左侧肺静脉隔离；递5-0聚丙烯线连续缝合左心耳口。完成左侧顶部线的连线、左下肺静脉口与二尖瓣后瓣环之间连线、左上肺静脉口与左心耳之间连线
（7）行瓣膜手术	详见瓣膜手术配合相应章节
（8）开放主动脉	缓慢撤除主动脉阻断钳、恢复心脏血流，观察心脏复搏情况，术间升温，使用暖风毯为患者加温。手术台上冲洗液使用38℃温盐水。心内除颤板连接除颤仪，备患者心室颤动时使用
（9）评估手术效果	利用经食管超声心动图验证手术效果，观察主动脉开放后患者心率情况，常规安置临时起搏导线
（10）撤离体外循环管道，止血，关胸	参见表 5-3、表 5-4

（五）护理关注点

（1）患者由于长期心房颤动，出现疲劳、心悸甚至晕厥症状，手术室护士要做好患者的心理护理。

（2）由于在进行射频消融过程中，心脏异常传导被射频消融钳和射频消融笔阻断，主动脉开放后需要关注患者自主心率情况，协助外科医生安置临时起搏导线，并连接临时心脏起搏器备用。

第二节　永久性起搏器置入手术配合

一、概述

最新研究显示，心电传导异常是心脏术后的常见并发症，发生率高达 10% ～ 15%，其中因高度房室传导阻滞而需要植入永久性起搏器的比例为 1% ～ 5%。而先天性心脏病术后出现高度房室传导阻滞的比例约为 3%，其中 1% 的病例需要接受永久性起搏器植入术。先天性心脏病患者由于体型较小、存在右向左分流的先天性心内畸形或无合适的外周静脉通路等原因，无法经导管介入方式安置心内膜起搏电极，需要经胸部切口安置心外膜起搏。对于一些心律失常和心脏传导功能障碍的成人患者、急性心肌梗死后持续存在希氏束以下的二度和希氏束内或以下的三度房室传导阻滞患者，通常在导管室经锁骨下静脉或腋静脉穿刺，将电极导线放置于右心室或其他所需位置。本节主要阐述在手术室行永久性起搏器植入手术配合相关内容。

二、手术方式

永久性起搏器由脉冲发生器和电极导线两部分组成。脉冲发生器包括电路和电池，外壳由钛合金铸成，埋藏于皮下深筋膜层，是起搏系统的主体，能感知心电信号，发放脉冲电流。电极导线是连接脉冲发生器和心肌的部分，将起搏器的电脉冲传导至心肌，再将心脏的电信号传导至起搏器的感知电路。

对于胸骨正中切口尚未完全愈合的先天性心脏病术后早期病例，采取原胸骨正中切口入路，其他病例均采取左胸前外侧切口入路，在右心室表面无血管区缝置荷包线，将起搏电极纽扣固定于心肌表面；在切口同侧肋缘偏外侧另行切口，游离出合适大小的囊袋安置起搏器电池（电池充当阳极）；连接起搏导线，由起搏器公司技术专员调适起搏参数，止血，关胸。

心脏起搏器的使用寿命平均为 5.5 年，5 年免于心脏起搏器更换率为 60.7%。对于需要更换永久性起搏器电池的患者，手术切口入路和安装时置入电池的入路一致，切开皮肤和皮下组织，找出放置电池的囊袋后，取出电量耗尽的电池后更换新的电池，待心脏起搏器公司人员将相关参数调适至患者所需数据后，止血，关胸。

手术适应证：①先天性心脏病术后并发三度房室传导阻滞无好转迹象或持续时间超过 7 天以上者；②药物治疗无效的先天性完全性房室传导阻滞、病态窦房结综合征者。

三、手术护理配合

（一）麻醉方式

采用静吸复合麻醉。

（二）手术体位

患者取仰卧位，肩背部垫一长形胸垫使胸部抬高、头部后仰。

（三）物品准备

1. 设备　参见第五章第五节"四、儿童心血管手术正中开胸手术"。

2. 器械　儿童心脏手术器械包（见表 4-2）、儿童心脏手术精密器械附加包（见表 4-21、图 4-13）。

3. 用物　4-0 或 5-0 聚丙烯线、永久性起搏器导线和电池等。

（四）手术步骤与手术配合

永久性心外膜起搏器植入手术步骤与手术配合见表 47-2。

表 47-2　永久性心外膜起搏器植入手术步骤与手术配合

手术步骤	手术配合
（1）在左侧锁骨中线第 4～5 肋间建立切口	递圆刀做小切口，递电刀、组织镊切开皮下、肌肉组织，递合适的肋骨牵开器撑开肋骨
（2）从膈神经下方切开心包	递 11 号尖刀从膈神经上方切开心包，分别向上、向下延长切口；递 3-0 涤纶线提吊心包显露术野
（3）安置心外膜起搏导线	递 5-0 聚丙烯线、精细镊，于右心室流出道靠近前室间隔位置或左心室表面无血管区缝置荷包线；开启起搏器包装，将起搏导线电极纽扣安置于缝置的荷包内，收紧荷包线打结固定电极
（4）在切口同侧肋缘偏外侧 2～3 横指处另做切口，安置起搏器电池	递圆刀在切口同侧肋缘偏外侧 2～3 横指处做切口，递电刀游离皮下组织，在腹直肌和腹内斜肌之间（儿童患者）做一囊袋，使之能容纳电池。递蚊式钳穿过两切口之间皮下隧道，将起搏导线穿出囊袋与电池连接
（5）调试起搏参数	递专用螺丝刀拧紧电池螺丝，连接起搏器电池，电池放入囊袋，加盖无菌治疗巾。调试装置套无菌保护套，放在无菌治疗巾表面靠近起搏器电池，由起搏器公司技术人员测试心率、调试起搏参数。参数设置完毕，撤除治疗巾及调试装置
（6）止血，关闭切口	递电刀、纱布止血，清点器械、敷料，递可吸收线圆针缝合肌肉，递可吸收线角针缝合皮下及皮内切口

（五）护理关注点

（1）患者一般携带临时心脏起搏器入手术间，关注患者心率/律情况，准备血管活性药物。

（2）在调试永久性起搏器时，需关停临时心脏起搏器，此时要关注患者心率/律和生命体征变化，协助麻醉医生保证患者安全。告知患者日常工作和生活需要远离强磁场。

（3）通常由心脏起搏器公司技术人员携带起搏器调试装置进入手术室，术中调试永久性起搏器相关参数，应注意对外来人员的监管。

（张新芳　谢　庆）

参 考 文 献

陈棋，2020.心脏永久起搏器研究进展.儿科药学杂志，26（6）：58-60.

刘湘，马力，邹明晖，等，2022.心外膜永久性起搏器植入术治疗小儿严重缓慢型心律失常的疗效及随访分析.中华小儿外科杂志，43（5）：415-418.

张科，陈鑫，2021.二尖瓣手术同期房颤外科射频消融手术的安全性和中长期疗效分析.四川大学学报（医学版），52（6）：1022-1027.

张文刚，王维亚，2019.左心房消融与双房消融在瓣膜病房颤外科治疗的手术效果比较.现代诊断与治疗，30（6）：908-909.

中国研究型医院协会，中国医师协会房颤专家委员会，2021.心房颤动外科治疗中国专家共识2020版.中华胸心血管外科杂志，37（3）：129-144.

Cox J L，Schuessler R B，D'Agostino Jr H J，et al，1991. The surgical treatment of atrial fibrillation. Ⅲ. Development of a definitive surgical procedure. J Thorac Cardiovasc Surg，101（4）：569-583.

Silvetti M S，Drag F，Di Carlo D，et al，2013. Cardiac pacing in pediatric patients with congenital heart defects：transvenous or epicardial. Europace，15（9）：1280-1286.

Stark J F, de Leval M R, Tsang V T, 1996. 先天性心脏病外科. 3 版. 马维国，张怀军，朱东主，译. 北京：人民卫生出版社. 568-580.

第四十八章　终末期心脏病手术配合

终末期心脏病是指各种病因所致的心脏病终末阶段，经药物等方法治疗无效、不可恢复的心脏失代偿阶段。患者预期寿命小于 6 个月至 1 年，其一年病死率为 70%，猝死率为 60%。目前，在全世界范围内，特别在发达国家，终末期心脏病发病率增加已成为心脏疾病中主要的医疗问题。

终末期心脏病按病因可分为四类，即原发性心肌损害、节段性心肌损害（心肌缺血性心脏病）、弥漫性心肌损害（扩张型心肌病、梗阻性肥厚型心肌病）及代谢障碍性心肌损害（如糖尿病性心肌病）等。

终末期心脏病治疗策略主要有 3 个方面：①以心脏移植为代表的外科手段；②以机械辅助循环为核心的围术期多器官保护；③以内外科合作为重点的多学科协作。心脏移植手术仅适用于各种治疗均无效的终末期心力衰竭患者，90% 以上为心肌病或晚期冠心病且其他器官无不可逆损伤者。

第一节　成人心脏移植手术配合

一、概述

1967 年 12 月 3 日，南非开普敦的 Christiaan Barnard 首次成功完成了人类同种异体原位心脏移植，患者术后存活 18 天，死于肺部感染。1978 年 4 月 21 日，上海第二医学院附属瑞金医院张世泽完成了我国首例心脏移植手术，术后 109 天患者死于多重感染。目前，心脏移植已被公认为是治疗终末期心脏病唯一有效的根治手段，被广泛应用于临床。近年来，全球每年有近 5000 例心脏移植病例，1 年存活率达 85% ～ 90%。我国于 2010 年建立中国心脏移植注册系统（China Heart Transplant Registry，CHTR）和数据库，心脏移植逐步进入正轨，CHTR 数据显示，2015 ～ 2020 年全国心脏移植手术共 2819 例，其近远期效果令人鼓舞。但由于供体心脏的不足，只能满足 30% 患者的需求。

二、手术方式

心脏移植手术分为原位心脏移植和异位心脏移植两种。原位心脏移植是将受体心脏（简称受心）切除以后，原位植入供体心脏（简称供心）。异位心脏移植是将供心移植于受体的胸腔内，同时保留受体心脏，也称并列式心脏移植或背驮式心脏移植。异位心脏移植不常使用，只有在不适合进行原位移植时（如供心过小，与受体不匹配）使用，因此本章不做介绍。

（一）原位心脏移植手术的三种吻合技术

原位心脏移植手术的三种吻合技术分别是双腔静脉法、双房法及全心法。

1. 双腔静脉法　是目前临床应用最普遍的心脏移植术式，该术式要求完全切除受者右心房，保留左心房后壁，分别吻合左心房、上腔静脉、下腔静脉、肺动脉、主动脉。

2. 双房法　经典术式，该术式包括左心房、右心房、主动脉和肺动脉吻合。

3. 全心法　全心法心脏移植术吻合口多，需要分别完成左、右肺静脉及上腔静脉、下腔静脉、肺动脉和主动脉 6 个吻合步骤。

（二）成人心脏移植的适应证

（1）终末期心力衰竭：伴或不伴室性心律失常，经系统完善的内科治疗或常规外科手术均无法治愈，预测寿命＜ 1 年。

（2）各种原发性心肌病：包括扩张型心肌病、梗阻性肥厚型心肌病、限制型心肌病、心肌致密化不全、心内膜弹力纤维增生症、致心律失常型心肌病及慢性克山病等。

（3）无法常规手术治疗的终末期瓣膜病、心脏外伤、心脏肿瘤。

（4）心脏移植后广泛性冠状动脉硬化、心肌纤维化或无法控制的急性排斥反应。

（三）供心选择标准

（1）年龄不超过 50 周岁。

（2）心脏超声显示心脏运动无异常表现。

（3）左心室 EF ≥ 50%。

（4）瓣膜结构功能良好。

（5）使用正性肌力药物多巴胺＜ 15μg/（kg·min）。

（6）供体与受体体重比为 0.7 ～ 1.5。

（7）冷缺血时间 4h。

（8）没有感染。

（9）血清学检查提示患者没有乙型肝炎、丙型肝炎、艾滋病等疾病。

（10）心电图正常或者轻微的 ST-T 改变，没有心脏传导异常。

三、护理评估

（一）受体评估

1. 病史及心理社会资料　评估患者患病及诊疗经过、相关的病史，确保患者病情适合心脏移植；评估患者对疾病的认知、心理状况、社会 – 家庭支持情况、个人史（如居住环境、职业等）、生活方式（如饮食习惯、运动情况等）等。

2. 身体评估 年龄小于 65 岁，除心脏外无其他器质性病变，心脏移植术后有最大机会成活和复原。无精神病史、酒精或毒品成瘾，服从诊疗计划。

3. 相关检查 除了常规检查项目外，还需要对肺、肝、肾、消化系统和造血系统进行测定和评价。

（二）供体评估

1. 脑死亡的判断标准

（1）临床判定：不可逆的深昏迷、5 项脑干反射消失、无自主呼吸。

（2）确认试验：短潜伏期体感诱发电位（SLSEP）、脑电图、经颅多普勒超声（TCD）至少符合两个。

2. 病史评估 与受体一样，供体的选择同样是决定整体疗效的重要因素，对于供体的评估不应该限于心脏本身，还包括总体状态评估，排除供体的一些重要因素包括乙型肝炎、丙型肝炎及人类免疫缺陷病毒（HIV）血清学检测阳性及吸毒史等，病程中使用正性肌力药物剂量不大。

3. 身体评估 需要评估死亡原因、年龄、性别、体重、身高等。成人受体与供体的体型匹配要求是体重相差在受体体重的 30% 以内、年龄小于 45 岁等。

4. 相关检查 供-受体配型（ABO 血型）、心脏超声、心电图等。

四、手术护理配合

（一）成人供体心脏获取手术配合

1. 手术体位 患者取仰卧位，肩背部垫一长形胸垫使胸部抬高、头部后仰。

2. 麻醉方式 采用静吸复合麻醉。

3. 用物准备 备 1 个大号拉杆箱、1 个拉杆冰箱。另备离心泵头 1 个、心肌灌注管路 1 套（由灌注师准备）。

（1）大号拉杆箱用物：供心获取手术器械包、成人心脏手术单包、吸引管、10 号 /11 号刀片、无菌棉签、供心保存袋 4 个、各种型号外科手套若干、主动脉灌注针、2-0 涤纶、3-0 聚丙烯线、毡型补片、10 号丝线、皮肤消毒剂（I 型安尔碘）1 瓶、输血器 2 付、8mm×20mm 三角针 2 枚、肝素钠 5 支、100ml/500ml 生理盐水各 1 袋、黄色大号医疗垃圾袋 2 个、加压输血袋 2 个、一次性鞋套、抽血试管 2 支、10ml/30ml 注射器各 2 付。出发前准备电动胸骨锯 + 电池。

（2）拉杆冰箱用物（出发前装箱）：普通冰块半箱、无菌冰屑 3 盒（或冷冻结冰的 500ml 生理盐水 6 袋）、HTK 停搏液 3000ml、改良 St.Thomas 停搏液 1500ml。

4. 手术步骤与手术配合 成人供体心脏获取术手术步骤与手术配合见表 48-1。

表 48-1　成人供体心脏获取术手术步骤与手术配合

手术步骤	手术配合
（1）向供者默哀致敬	常规消毒铺巾后，全体手术人员面向供者，默哀致敬
（2）胸骨正中切口开胸	递圆刀、组织镊，切开皮肤、皮下组织、肌肉，直至胸骨骨膜；递胸骨锯、甲状腺拉钩，纵行锯开胸骨；递胸骨撑开器撑开胸骨，递组织剪、血管镊，剪开双侧胸膜，打开胸腔
（3）切开心包，提吊心包，显露心脏，探查冠状动脉及心脏解剖情况	递血管镊、组织剪，呈倒 "T" 形剪开心包，递 2-0 涤纶线或圆针丝线提吊心包，显露心脏。在确定心脏无明显异常后，递组织剪、血管镊，充分游离上腔静脉、下腔静脉、升主动脉及肺总动脉
（4）主动脉根部缝置荷包线，插灌注针	递带毡型垫片 3-0 聚丙烯线、血管镊，在主动脉根部缝置荷包，套阻断管，插灌注针，收紧荷包线，递 10 号丝线结扎固定；递 30ml 注射器，留取血标本用于交叉配型，灌注管路排气后连接灌注针
（5）与其他腹部或胸部操作团队协商后，静脉给予肝素，阻断升主动脉远端，加压灌注冷心脏停搏液，剪断下腔静脉和右上肺静脉	经外周静脉给予肝素（375U/kg）；递主动脉阻断钳，夹闭升主动脉，开始加压灌注 St.Thomas 晶体冷心脏停搏液 1000ml，流量为 250～300ml/min；递组织剪，于心包反折处剪开右上肺静脉和上腔静脉，递吸引器持续抽吸心腔内温血及停搏液，递冰屑和冰盐水倒入纵隔和胸腔内，予以局部降温；必要时用大纱布垫清除胸腔的血水，至心脏完全停搏
（6）完成停搏液灌注后，切取供心	解除主动脉阻断钳，递血管镊、组织剪，依次剪断上腔静脉、下腔静脉、右上及右下肺静脉、左上及左下肺静脉、主动脉、肺动脉，完整取出供心
（7）供心离体后，检查供心，确认心脏无异常后，灌注 4℃ HTK 心脏停搏液（图 48-1）	供心取出后，放在装有冰盐水的无菌盆中，递 2 把血管镊，检查供心的冠状动脉和瓣膜，确认结构无异常后，置入无菌器官袋内，经主动脉根部灌注 4℃ HTK 心脏停搏液 2000ml，灌注时间为 8～10min
（8）保存供心	灌注完毕排除器官袋内空气，确保供心完全浸入冷灌注液中，用棉线扎紧袋口，再外套 3 层无菌器官袋，每层之间盛有少量冰盐水和冰屑，逐层捆绑袋口，放入装有冰块的冷藏箱内转运。全程维持 0～4℃冷藏，严格保持无菌。原则上心脏冷缺血时间≤8h
（9）清点器械，关闭切口	递大角针、10 号丝线连续缝合皮肤，擦净皮肤，整理仪容

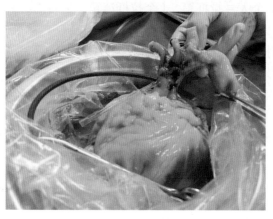

图 48-1　灌注心脏停搏液及检查供心

（二）心脏移植手术步骤与手术配合

1. 手术体位　患者取仰卧位，肩背部垫一长形胸垫使胸部抬高、头部后仰。

2. 麻醉方式　采用静吸复合麻醉。

3. 用物准备

（1）设备：参见第五章第五节"一、成人心血管手术正中开胸手术"，备 IABP 机。

（2）器械：成人心脏手术器械包、心脏移植专用附加包、修剪供心专用附加包、修剪供心无菌盆。

（3）用物：3-0 ～ 5-0 聚丙烯线或钨铼合金缝线、毡型补片、止血用物、起搏导线、无菌心脏起搏器延长线等。

4. 手术步骤与手术配合　成人心脏移植手术步骤与手术配合（以双腔法吻合技术为例）见表 48-2。

表 48-2　成人心脏移植手术步骤与手术配合（以双腔法吻合技术为例）

手术步骤	手术配合
（1）正中开胸	参见表 5-1。如为再次手术，需游离粘连带（见表 5-5）
（2）经升主动脉远端和腔静脉插直角管建立体外循环	参见表 5-2。如为再次手术，行股动脉、股静脉插管，如安装了心室辅助装置（VAD），体外转流后停心室辅助机，递血管钳阻断流出道人工血管
（3）阻断升主动脉，切除病心	递阻断钳，在升主动脉远端夹闭主动脉，递血管镊、11 号尖刀，在右心房中部做切口，分别向右后方和房室沟延长切口，在上下腔静脉入心房水平横断上腔静脉、下腔静脉，切除右心房；在靠近主动脉根部横断主动脉，在肺动脉瓣上方横断肺动脉；切开左心房，在四个肺静脉开口前切除左心房，取出病心。递电刀烧灼左心房袖的残端及其包裹的脂肪组织，经右上肺静脉置入左心引流管
（4）检查供心，必要时再次灌注心脏停搏液，修剪供心	另备一个供心修剪台，将供心从器官袋中取出，放入装有冰屑的无菌盆中（供心下面垫 1 块大纱布垫保护）；仔细检查供心是否存在受损情况，连接灌注管，再次灌注 HTK 液（4℃）1000ml，灌注完毕拔除灌注管；同时递血管镊、组织剪，修剪供心主动脉、肺动脉长度；修剪左心房后壁形成左心房袖等
（5）植入供心，先吻合左心房	递冰盐水纱布垫塞入心包腔，将供心置于纱布垫上，摆正位置，递组织剪修剪供心左心房壁；递 4-0 聚丙烯线或钨铼合金缝线，从受体左上肺静脉外向内进针、供心左上肺静脉内向外进针，连续缝合左心房顶，向下延伸至心房侧壁，再递 5-0 聚丙烯线或钨铼合金缝线，连续缝合加固左心房后壁；将左心引流管经二尖瓣口送入左心室，递 10 号丝线固定阻断管；递 4-0 聚丙烯线或钨铼合金缝线，连续缝合左心房前壁
（6）吻合主动脉	递组织剪修剪主动脉长度，递 5-0 聚丙烯线或钨铼合金缝线带毡型垫片，从主动脉后壁开始进针，连续褥式缝合主动脉
（7）开放主动脉阻断钳，心脏复搏，复温，吻合上腔静脉、下腔静脉和肺动脉	主动脉根部插针排气，撤除主动脉阻断钳，心脏复搏；递组织剪修剪上腔静脉、下腔静脉长度，递 5-0 聚丙烯线或钨铼合金缝线分别从腔静脉内后壁开始连续缝合上腔静脉、下腔静脉；递 5-0 聚丙烯线或钨铼合金缝线连续缝合肺动脉，排除肺动脉气体
（8）评估心功能，撤离体外循环，检查各吻合口出血情况，安置心脏起搏导线，关闭切口	参见表 5-3、表 5-4

（三）护理关注点

（1）人员安排：心脏移植手术分供心组和受心组，供心组护士可按排班表轮值。手术室接到移植手术信息后，即刻通知供心组当值护士做好准备，准时跟随团队前往供体医院获取供心。

（2）供心质量会影响手术成败，外出取心护士应明确工作流程，密切关注供心缺血时间，保证供心质量。取供心用物平时已备好，所有器械、用品在拉杆箱中，出发前按照清单双人核查，重点落实胸骨锯、电池、冰块、无菌冰屑。

（3）移植手术患者通常需提前接入手术室，在清醒状态下予以动脉、静脉穿刺置管，进行生命体征监测，等待供心组信息。应做好心理护理，关注患者舒适度，适当与患者聊天以分散注意力，消除紧张情绪。同时予以适当约束，放止坠床。与供心组保持联系，合理安排麻醉时间，与供心送达手术室时间紧密衔接，减少供心缺血时间。

（4）供心到达手术间后，巡回护士戴手套从冷藏箱取出供心器官袋，按无菌操作流程打开外面两层包装，由手术医生取出内层袋，将心脏放在盛有冰盐水的无菌盆中修剪、检查，盆中垫大沙垫保护心脏，严格无菌操作。

（5）感控护理：移植手术尽量安排在百级净化手术间，督促所有人员遵守无菌技术操作规范，严格限制参观手术，医护人员相对固定。准备好用物，避免频繁出入手术间。

第二节 儿童心脏移植手术配合

一、概述

随着心脏移植手术技术的改进和免疫抑制药物的发展，以及术后监护和随访的完善，儿童心脏移植（指受体年龄＜18 岁）已成为治疗儿童终末期心脏病的有效手段，远期存活率令人满意。全球每年有超过 500 例儿童实施心脏移植手术，占心脏移植总人数的 10%～15%，其中大部分病例主要集中于欧洲和北美，我国儿童心脏移植数量近几年呈现增长趋势。儿童心脏移植的主要病因是心肌病和先天性心脏病（简称先心病），1 岁以内的婴儿移植原因以先心病为主，1 岁以上儿童移植原因则以心肌病为主，且心肌病患者术后 1 年生存率要高于先心病患儿。儿童心脏移植排斥反应较轻，无须等到心功能IV级才考虑做心脏移植，而是取决于手术的效果和长期存活率。

目前，供体短缺仍为儿童心脏移植发展的最大限制因素。鉴于复杂先心病矫正手术和姑息性手术效果的显著提高，复杂先心病及扩张型心肌病行心脏移植术后 3 个月存活率相对较低，以及新生儿期根治性手术或肺动脉重建术均增加围术期死亡率。因此，复杂先心病患者应优先考虑姑息性手术而非心脏移植；但若反复发生心力衰竭，姑息性手术可能无法解决问题，则应尽早考虑行心脏移植。

二、手术方式

儿童心脏移植常规采用体外循环下胸骨正中切口，扩张型心肌病患儿行心脏移植时年龄普遍偏大。儿童心脏移植手术方法与成人心脏移植手术基本相似，但对于某些类型的先心病，需要对移植技术进行特殊的调整，以适应解剖学上的变化。例如，大血管转位患者、双上腔静脉患者或右位心患者，需应用人工血管延长腔静脉或主动脉；实施过姑息性手术的患者，需拆除姑息性手术分流管、修复分流管吻合口缺损，再行移植吻合术。如果使用双腔静脉法，需注意在修建新的上腔静脉（SVC）时避免过度冗余，因为腔静脉通路的任何扭曲都会导致静脉压升高。对于小婴儿和儿童，建议采用斜面吻合，以避免缝合缘在生长过程中出现狭窄。

儿童心脏移植适应证：严重复杂的先心病，缺氧严重或伴心力衰竭，无法常规手术矫治，如先天性左心发育不良综合征、严重的三尖瓣下移畸形、复杂的单心室伴主动脉瓣狭窄、完全性房室间隔缺损等。

三、手术护理配合

（一）手术体位

患者取仰卧位，肩背部垫一长形胸垫使胸部抬高、头部后仰。

（二）麻醉方式

采用静吸复合麻醉。

（三）用物准备

1. 设备　参见第五章第五节"四、儿童心血管手术正中开胸手术"。

2. 器械　儿童心脏手术器械包（见表4-2）、儿童手术精密器械附加包（见表4-21、图4-13）、修剪供心专用附加包、修剪供心无菌盆。

3. 用物　4-0～6-0聚丙烯线或钨铼合金缝线、毡型补片、止血用物、起搏导线、无菌心脏起搏器延长线等。

（四）手术步骤与手术配合

儿童心脏移植手术步骤与手术配合见表48-3。

表48-3　儿童心脏移植手术步骤与手术配合

手术步骤	手术配合
（1）正中开胸，建立体外循环	参见表5-7。再次心脏手术见表5-5。如果患者做过姑息性手术，在体外循环转机前，先要将以往姑息性手术时植入的分流管道游离出来并拆除，修补拆除分流管道后的血管壁缺损

续表

手术步骤	手术配合
（2）切除病心	递阻断钳阻断主动脉远端，依次切断主动脉、肺动脉及上下腔静脉根部，切开左心房，在四个肺静脉口前切除左心房，取出病心
（3）复杂先心病对症处理	（1）完全性肺静脉异位引流：递直角钳、10 号丝线结扎垂直静脉；递 11 号尖刀在肺静脉共干和左心房后壁做切口，递适型号的聚丙烯线行左心房与肺静脉共干侧－侧吻合
	（2）降主动脉缩窄或肺动脉分支缩窄：递 11 号尖刀、组织剪、6-0 聚丙烯线，应用人工血管补片加宽成形
	（3）永存左上腔静脉：递 11 号尖刀切断左上腔静脉，递直角钳、10 号丝线结扎近心端，选择合适型号的人工血管，递 6-0 聚丙烯线，行左上腔静脉远心端与人工血管端－端吻合，递血管钳夹闭人工血管近心端
（4）修剪供心	将供心从器官袋内取出，放入装有冰水的无菌盆中，连接灌注管再次灌注 HTK 液（4℃），灌注量为 20ml/kg，递精细镊和精细剪修剪供心
（5）植入供心	方法同成人心脏移植手术，不同之处：
	（1）根据患者年龄选择合适型号的吻合缝线，生长期儿童通常备 6-0 聚丙烯线或钨铼合金缝线进行供心吻合
	（2）完全性大动脉转位患者，需应用人工血管连接供心与受心的升主动脉
	（3）右位心患者移植时需旋转供心，为了避免腔静脉扭曲导致回流异常，术中需充分游离上腔静脉，应用斜面吻合扩大下腔静脉吻合口
（6）撤离体外循环，安装临时起搏导线，止血，关胸	参见表 5-8

（五）护理关注点

（1）因儿童胸腔小，获取供心和移植手术的器械及缝线应根据患者年龄和体重进行个性化准备，小婴幼儿可准备 6-0 聚丙烯线或钨铼合金缝线作为吻合缝线，或按术者要求备 6-0 PDS 缝线。

（2）儿童供心保护是手术成功的关键，操作时动作要轻，年龄越小对低温的耐受性越差，通常使用冷 HTK 液保存供心，外层袋应取多层冰盐水隔离，不建议心脏直接与冰屑接触，转运过程中，必须格外重视预防婴幼儿供心的冷冻伤。冷缺血时间＞3h 者，供心移植前复灌注一次 HTK 液。

（3）严格关注感控，降低感染风险。

（4）如果供心和受心不匹配，如供心太大，易继发高血压或肺动脉高压，以及无法正常关胸；供心太小（供/受＜0.6），易造成停机困难，可能会应用 ECMO 辅助。应记录遗留在胸腔内/外的器械、物品和敷料，当面交班给监护室护士。

（5）如为复杂先心病患者，曾做过心脏姑息性手术或根治性手术，应提前准备摆动锯，术前安置一次性 AED 自动除颤电极，酌情准备不同型号的涤纶人工血管或膨体聚四氟乙烯人工血管。围术期实时监测病情变化，做好急救准备。

（6）心脏移植手术由于吻合口较多，体外循环时间较长，术中容易出血，因此要准备止血材料，如生物蛋白胶、止血纱布等。

（秦芳琼 谢 庆）

第三节 心脏辅助装置手术配合

一、辅助循环装置概述

心脏辅助装置是人工制造的机械装置，用于帮助、替代（部分或全部）病损心做功，维持人体血液循环，保证全身组织、器官的血液灌注；为衰竭的心脏赢得时间，得以恢复功能，或等待取得合适的供体心脏，进行心脏移植。目前全世界有 30 余种心室辅助机械装置应用于临床或处于临床试验阶段。

根据美国国立心、肺、血液病研究所（NHLBI）的统计，全球每年有 5～10 万患者从心脏辅助装置治疗中获得帮助。在北美、西欧国家，心室辅助技术已成为严重心功能不全患者的常规治疗技术，亚洲的日本、韩国等亦有较高的技术水平。我国近年来已开始重视心室辅助装置的研发和临床应用，国家心脏中心正联合国内一些大的三甲医院及区域心脏中心参与国产全心辅助装置的临床试验工作，经验有待总结。

（一）心脏辅助装置的分类

1. 按用途分类 可分为左心室辅助装置（left ventricular assist device，LVAD）、右心室辅助装置（right ventricular assist device，DVAD）及全心辅助装置（BVAD）。左心室辅助循环可以造成静脉淤血而导致多器官功能衰竭（MOF），双心室辅助循环可以改善这一缺陷，为自身心功能恢复提供机会，延长辅助循环时间。

2. 按应用时间分类 可分为短期辅助装置（小于30天）、中长期辅助装置（数月至1年）和长期辅助装置（1年至数年）。短期辅助循环以恢复自身心脏供血功能为目的，长期辅助循环以终末期心脏病等待心脏移植或永久性全人工心脏移植为目的，中长期辅助循环的目的介于两者之间。

3. 按安装部位分类 可分为植入型和非植入型，植入型是指辅助泵安装在体内，患者活动方便且利于感控管理；非植入型是指辅助泵在体外，有很多管道贯穿胸壁或腹壁连接心脏与辅助泵，给清洁护理和活动带来诸多不便。

4. 按驱动方式分类 可分为气动泵和电动泵。气动泵主要通过气体注入和吸瘪使血囊充盈挤压血液。电动泵利用挤压原理、离心原理和轴流原理驱动血液。

5. 按动脉波型分类 可分为搏动性和非搏动性。搏动性辅助装置接近于生理，一般为气动装置；非搏动性即平流灌注，对机体产生不利影响，但易于护理人员操作。

6. 按植入路径分类 可分为经血管和经胸辅助循环装置。

7. 按提供能量分类 可分为被动性心室限制装置和主动性心室辅助装置。

（二）心室机械辅助的临床应用

心室机械辅助在临床中主要有三方面运用，即心功能恢复前的辅助治疗、心脏移植前的过度治疗及终末替代治疗。在心室机械辅助治疗中，左心室辅助装置运用占首位，但有10%～20%只接受左心室辅助治疗的患者，在辅助过程中引起右心功能不全，需要给予短期或长期的右心室辅助治疗；全球每年需要心脏辅助装置治疗的患者中，5%～10%适合全人工心脏辅助。

左心室辅助装置利用泵血装置驱动左心室血液流入主动脉，可部分或完全替代心脏泵血功能，维持血液循环，保证组织灌注，阻止低心排血量所致的恶性循环，使心脏耗氧量减少，是左心室得到休息的一种治疗急重症终末期心力衰竭的有效手段。

在临床中其主要应用于患者心脏移植的过渡、心肌功能的恢复或心力衰竭的永久性治疗。研究表明，左心室辅助装置人工心脏植入患者的1年生存率近90%，2年生存率达70%，显著高于接受药物治疗患者的生存率。因此，左心室辅助装置将被越来越广泛地应用于临床。

二、手术方式

（一）常用的心室辅助装置植入方式

1. 体内左心室辅助装置植入 胸骨正中切口，首先建立心包腔内的LVAD泵缆隧道，植入泵缆并固定，LVAD连接台下程控主机测试。常规建立体外循环，停搏后选取左心室前壁冠状动脉裸区为拟植入LVAD泵部位，用若干2-0聚丙烯线带毡型垫片间断褥式缝合"O"形缝合圈；缝合圈内侧十字切开心室壁，打孔器打孔，将LVAD泵流入管道安装并固定入"O"形缝合圈，将LVAD泵置于心包腔内近心尖位置；心脏复搏后于升主动脉右侧置侧壁钳，行纵切口做LVAD流出管道与升主动脉端-侧吻合；妥善缝合调试固定电缆线。由于泵体积相对较小，放置泵的囊袋一般不需要在左侧隔膜水平进行额外的分离。

2. 体旁左心室辅助装置植入 体旁左心室辅助装置流入管道和流出管道植入方法与体内泵植入类似，不同之处在于前者流入套管和流出套管在植入后需要通过皮下隧道穿出皮肤，然后再连接到体外泵装置上。

3. 体旁右心室辅助装置植入 胸骨正中切口，于肺动脉置侧壁钳，行纵切口，用合适型号的涤纶人工血管与肺动脉行端-侧吻合，经皮下隧道将人工血管远端引出体外；将股动脉插管经人工血管口插入肺动脉，作为RVAD流入管道；经皮经股静脉穿刺置入股静脉插管并送入右心房，作为流出管道；连接流入/流出管道至右心室辅助泵装置。

（二）左心室辅助适应证

（1）心脏手术后辅助支持：心脏手术后严重低心排血量、病毒性心肌炎、左心室前壁急性心肌梗死、心脏移植后排斥反应，在应用药物和IABP支持后患者血流动力学参数没有改善、15～65岁患者（70岁以上患者心脏辅助效果不理想）。

（2）心脏移植的过渡性心脏辅助：由于供体短缺，医生无法预计接受移植手术时间，在常规治疗和 IABP 支持无疗效、时间长达 1～2 天时，即可考虑应用过渡性心脏辅助。

（3）急性严重心功能不全：突发大面积心肌梗死、导管室内 PDC（病变标识＋扩张＋置入支架介入治疗）后发生严重的心功能不全，在 IABP 支持和常规治疗无效时，可首先采用经皮体外膜氧合（ECMO）支持；效果仍然不明显，应及时采用心脏辅助。

（4）心力衰竭终末期患者抗体阳性不能接受心脏移植手术者。

（三）右心室辅助适应证

心脏移植术后早期因肺动脉高压或肺血管阻力增加引起右心功能不全，药物处理效果不佳时。

三、手术护理配合

（一）麻醉方式

采用静吸复合麻醉。

（二）手术体位

患者取仰卧位，肩背部垫一长形胸垫使胸部抬高、头部后仰。

（三）物品准备

1. 设备　参见第五章第五节"一、成人心血管手术正中开胸手术"，如除颤仪、心脏起搏器、LVAD 体外调试机或离心泵等。

2. 器械　成人心脏手术器械包（见表 4-1）、人工心脏附加器械、测瓣 / 环器、瓣膜置换手术附加包（见表 4-9、图 4-1）、缝线固定器等。

3. 用物　3-0～5-0 聚丙烯线、无菌记号笔、15 号刀片、毡型补片、外科生物补片、人工心包膜、LVAD 泵、漂浮导管、二尖瓣成形环等；右心室辅助备聚四氟乙烯人工血管及缝线。

（四）手术步骤与手术配合

1. 左心室辅助装置植入手术步骤与手术配合　见表 48-4。

表 48-4　左心室辅助装置植入手术步骤与手术配合

手术步骤	手术配合
（1）正中开胸建立体外循环	参见表 5-1、表 5-2
（2）探查二尖瓣	递 11 号尖刀、组织剪平行房间沟切开左心房，递心房拉钩牵拉显露二尖瓣，小直角探查
（3）二尖瓣处理	结合术前经食管超声心动图评估的瓣膜形态及功能，同期对二尖瓣瓣叶的处理方式包括不处理二尖瓣瓣叶、对二尖瓣前叶行水平折叠或心包补片扩大等；同时松解乳头肌、对分叉型乳头肌褥式缝合重建等
（4）缝合房间沟切口	递 3-0 聚丙烯线连续缝合房间沟切口

续表

手术步骤	手术配合
（5）测试 LVAD 泵	递肝素盐水测试 LVAD 泵
（6）选择 LVAD 心表位置，缝预置线	递无菌记号笔，选择冠状动脉前降支与第二对角支之间冠状动脉裸区，标记拟左心室壁打孔部位，递 3-0 聚丙烯线带毡型垫片间断缝合
（7）左心室打孔	递 11 号尖刀做"十"字形切口，递左心室辅助打孔器打孔，组织剪修剪多余组织，干净小湿纱布接心肌组织，保留待送检
（8）放置控制器缆线	递 11 号尖刀在左肋区做切口，递扁桃钳扩口，穿出左心室辅助隧道器，经隧道器放置控制器缆线
（9）安装血泵	递左心室辅助夹持器，递橡皮扁桃钳夹闭人工血管，开放升主动脉阻断钳，递侧壁钳，用 5-0 聚丙烯线带毡型垫片连续缝合主动脉与人工血管吻合口
（10）运转血泵，撤离体外循环	缓慢撤除侧壁钳、恢复心脏血流，检查吻合口有无出血，排气，调整血泵转速，逐渐减少体外循环流量，根据病情决定是否放置临时起搏导线，拔除左心室引流管和停搏液灌注管，打结并用 5-0 聚丙烯线缝合加固，利用经食管超声心动图验证手术效果，待生命体征稳定后停止体外转流
（11）缝合切口	参见表 5-4

2. 右心室辅助装置植入术手术步骤与手术配合 见表 48-5。

表 48-5 右心室辅助装置植入术手术步骤与手术配合

手术步骤	手术配合
（1）正中胸骨切口开胸	参见 表 5-1
（2）建立右心室辅助输入道	选择合适大小的膨体聚四氟乙烯人工血管和股动脉插管备用，递侧壁钳在肺动脉吻合口与右心室流出道之间予以部分阻断，递 11 号尖刀切开右心室流出道，递 5-0 聚丙烯线、组织镊，行人工血管近端与右心室流出道吻合，人工血管远端用阻断钳夹闭；递 11 号尖刀在剑突下皮肤做小切口，递电刀烧灼止血，递中弯钳由此切口进入胸腔，将人工血管远端引出体外；递动脉插管经人工血管路径插入肺动脉主干，递 10 号丝线结扎人工血管与动脉插管，递角针 7 号丝线缝合固定
（3）建立右心室辅助输出道	递血管穿刺针、150mm 导引导丝、动脉鞘，经股静脉穿刺置入股静脉引流管，送入至右心房，递角针 7 号丝线缝合固定
（4）选择合适离心泵型号	将离心泵管道预充血液后连接右心室输入输出端，形成闭合循环。右心房血液由股静脉引出，经离心泵直接打入肺动脉内，帮助右心室克服高肺循环阻力
（5）评估手术效果	结合漂浮导管和心脏彩超评估结果判断右心功能恢复满意后，逐步减少右心室辅助流量
（6）关胸、缝合切口	参见 5-4
（7）撤离右心室辅助装置配合	（1）经原入路撤除股静脉插管，用纱布压迫后加压包扎 （2）经剑突下拔除肺动脉插管，递 10 号丝线结扎人工血管远端，递中弯钳将人工血管塞入胸腔，留置在纵隔内。递角针 7 号线缝闭切口

（五）护理关注点

（1）左心室辅助装置人工心脏植入术没有成熟经验借鉴，患者病情复杂，手术风险大，操作精细复杂，需要技术精湛的手术团队及技能熟练的护理队伍。

（2）详细评估患者心功能情况，严密监测血压和心律 / 率，询问有无明显的呼吸困难、胸痛及晕厥等临床症状，预防猝死意外。

（3）患者反复发生心力衰竭，供体匹配十分困难，病情随时恶化，经济压力及左心室辅助装置人工心脏置入难度大等原因导致患者出现焦虑、恐惧等心理，及时向患者及其家属解释疾病相关知识、手术过程、护理要点及术后需使用的设备，消除患者及其家属焦虑情绪，增强患者战胜疾病的信心。

（4）左心室辅助装置植入术手术过程复杂，参加人员较多，要求做好各种准备工作。对心脏的保护非常重要，一定要有足够的生理盐水冰水和冰融。器械、物品准备齐全，注意无菌技术操作；左心室辅助装置的保护（血泵要用纱垫包裹，避免金属磕碰）；突发状况的处理：除颤、止血，调整转速（由工程师操作）；物品清点及时，流畅配合手术，预防患者术中低体温发生。

（5）手术期间实时监测病情变化，做好急救准备，提前配置急救药品，备齐除颤设备及临时心脏起搏器。抢救时立即配合麻醉医生、外科医生、体外循环师对症处理，积极预防与治疗心律失常，保证手术顺利完成。

（孙　静　秦芳琼　孙小雨　胡恩会　谢　庆）

第四节　心肺联合移植手术配合

一、概述

临床上第一例心肺移植是由 Denton Cooley 于 1968 年 8 月 31 日完成，直到十多年之后的 1981 年 3 月 8 日，Bruce Reitz 等才为一例终末期肺动脉高压（PAH）的患者成功实施心肺移植。心肺联合移植最初的适应证是终末期肺血管疾病，如原发性肺动脉高压、房间隔或室间隔缺损合并艾森门格综合征及肺部囊性纤维化（CF）、慢性阻塞性肺疾病（COPD）、特发性肺纤维化（IPF）等疾病，随着肺移植手术技术的发展，目前心肺移植的适应证包括不适合单独心脏或单独肺移植的晚期心肺疾病患者。

二、手术方式

心肺联合移植手术切口包括胸骨正中切口和双侧胸廓切口（蚌式切口）。传统的胸骨正中切口可以充分显露心脏及胸腔，但对于曾行心胸外科手术、胸膜固定术或胸腔严重粘连的患者，此切口难于显露，可选用双侧胸廓切口（蚌式切口）。若采用蚌式切口，患者取仰卧位，双臂外展或内收；从双乳下经第 4 肋间切口向两侧腋部延伸，横断胸骨；在第 4 肋间水平结扎两侧胸廓内动脉的远心端和近心端；切开肋间肌，尽量保留背阔肌和前锯肌；使用牵开器双侧肋间隙牵开显露术野。本节以传统胸骨正中切口手术为例，阐述心肺联合移植手术配合相关内容。

手术适应证如下。

（1）先天性心脏病合并艾森门格综合征，肺血管阻力大于 10Wood 单位。

（2）晚期心脏瓣膜疾病伴重度肺动脉高压。

（3）原发性肺动脉高压。

（4）肺纤维化和肺囊性纤维化疾病、慢性阻塞性肺疾病。

（5）多发性肺栓塞。

（6）肺肉瘤病、肺石棉沉着病、α_1 抗蛋白酶缺乏症及肺淋巴管平滑肌瘤等。

三、手术护理配合

（一）麻醉方式

采用静吸复合麻醉。

（二）手术体位

患者取仰卧位，肩背部垫一长形胸垫使胸部抬高、头部后仰。

（三）物品准备

1. 供体获取

（1）取心 / 肺器械包：托盘、胸骨锯、4 号刀柄、20 号刀片、20mm 组织剪 2 把、胸骨牵开器、蚊式钳 2 把、无损伤血管钳 4 把、主动脉阻断钳 2 把、6mm×14mm 涤纶线 2 包、四层孔巾 1 块、针持 2 把、不锈钢盆 1 个、350mm×350mm×4 大纱布垫 10 块、切割闭合器及钉仓、呼吸球囊 1 个（消毒备用）、一次性冲洗管路、3 号气管插管。

（2）药品：前列腺素 4 支，肝素钠 3 支，4℃ HTK 液 3000ml、改良 St.Thomas 停搏液 1500ml、4℃ Perfadex 灌注液 3000ml；冷停搏灌注系统 2 套（心、肺灌注管），不含酒精碘伏 1 瓶。

（3）包装物：无菌器官袋（300mm×350mm 医用保护套）6 个、冷藏箱 1 个，无菌冰屑或冰块若干，无菌橡皮筋数根。

2. 受体手术

（1）设备：参见第五章第五节"一、成人心血管手术正中开胸手术"。

（2）器械：心脏手术器械包、肺移植精密器械附加包、长圈钳、压肠板、心肺修剪盆、制冰盆、除颤板、胸骨锯、乳突牵开器、小阻断钳。

（3）用物：各种尺寸纱布垫、11 号尖刀片、15 号圆刀片、20 号刀片、6mm×14mm 圆针、12mm×20mm 圆针、80mm×240mm 角针、4/7/10 号丝线、伸缩电刀笔、电刀清洁片、长电勾笔、吸引管、一次性吸引器头、20ml 注射器、18G 穿刺针、8 号导尿管、22 号胸腔引流管、血管阻断带、棉绳、300mm×350mm 医用保护套、40mm×50mm 医用保护套、700mm×800mm 医用保护套、3-0 ～ 5-0 聚丙烯线、4-0 单乔线、4-0 PDS 缝线、切割闭合器及钉仓、1-0 可吸收线圆针、2-0 可吸收线圆针、起搏电极导线、毡型补片等。

（四）手术步骤与手术配合

1. 供体心肺取出手术步骤与手术配合　见表 48-6。

表 48-6　供体心肺取出手术步骤与手术配合

手术步骤	手术配合
（1）开胸	递圆刀沿环状软骨至剑突做纵行切开，递直角钳游离胸骨上窝，胸骨锯锯开胸骨，牵开后递剪刀剪开双侧胸膜（避免使用电刀损伤肺部）
（2）显露心脏	经外周静脉给予肝素（375U/kg），递组织剪和无损伤镊、吸引器辅助，剪开心包显露心脏
（3）游离血管	递无损伤镊、电刀游离主动脉、右肺动脉、升主动脉及上腔静脉
（4）游离结扎奇静脉	递直角钳、10 号丝线在奇静脉以上水平套绕上腔静脉。游离并结扎奇静脉
（5）插主动脉插管和肺动脉插管	递 4-0 聚丙烯线在主动脉和肺动脉上缝荷包，套阻断带，递 11 号尖刀切开，递中弯，分别插主动脉插管和肺动脉插管，接灌注管并妥善固定。递无损伤镊、特快组织剪剪开下腔静脉和左心耳
（6）阻断主动脉，心/肺灌注	递阻断钳阻断升主动脉远端和肺动脉根部，经主动脉管灌注改良 St.Thomas 心脏停搏液 1000ml，灌注压力为 50 ~ 60mmHg。同时经肺动脉插管灌注 Perfabex 灌注液 1000 ~ 1500ml（顺灌），灌注压力≤ 30mmHg；于心包腔内放置冰盐水和冰屑降温，双侧胸腔倒入大量冰盐水，待心脏停搏、心脏停搏液灌注完毕，肺灌出液清澈无血块后停止灌注，备双吸引管吸尽胸腔和心包内冰盐水及灌注液
（7）剪下供心	递组织剪剪断下腔静脉、上腔静脉及奇静脉，在左颈总动脉远端切断主动脉弓
（8）剪断气管	递花生米剥离子游离气管中部水平的所有纵隔组织，自隆突上将气管游离，周围组织游离去除，拔除供体气管插管，递无损伤镊、大圆刀切断气管，递碘伏棉签进行气管残端消毒
（9）取出心肺	递肺钳将双肺提起，递组织剪沿食管到胸腔中部水平分离，将心包从膈肌分离，双下肺韧带小心游离并切断。递无损伤镊、组织剪将所有剩余纵隔组织自食管修剪下。将心肺自胸腔取出
（10）再次心肺灌注，检查供心肺（图 48-2）	在无菌大盆内放大纱布垫，倒入 1000ml 冰盐水，将取出的供体心肺放入盆中，经主动脉根部再次灌注 HTK 心脏停搏液 2000ml，检查心脏表面、心脏瓣膜及冠状动脉有无病变；同时经左心耳开口将 2000 ~ 3000ml Perfabex 灌注液使用一次性冲洗管路接 3 号气管插管由两侧的上、下肺静脉分别逆行灌注至肺组织，灌注至清澈无血块，必要时应用呼吸球囊经气管断端做呼吸膨肺
（11）储存转运	灌注完毕，将心肺装入含有冷灌注液的 4 层无菌器官袋内，每层之间加入少量冰盐水或冰屑，分别扎紧每一层袋口，放入转运冰箱
（12）关闭胸腔，整理器械用物	清点器械，用大角针 10 号丝线关闭胸腔，整理用物

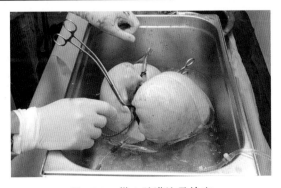

图 48-2　供心肺灌注及检查

2. 心肺联合移植手术步骤与手术配合 见表 48-7。

表 48-7 心肺联合移植手术步骤与手术配合

手术步骤	手术配合
（1）正中开胸	参见表 5-1
（2）经升主动脉远端和腔静脉插直角管建立体外循环	参见表 5-2
（3）供体心、肺修整	（1）另备供心、肺修剪台，将供心、肺从器官袋中取出，放入装有冰屑和冰盐水的无菌修剪盆中（盆底垫 1 块大纱布垫予以保护）；仔细检查供心、肺是否存在受损情况，连接灌注管，再次灌注 HTK 液（4℃）1000ml，灌注完毕拔除灌注管；同时递血管镊、组织剪，修剪供心主动脉长度；修剪右心房后壁形成右心房袖 （2）在供体气管隆突上 2mm 处横断气管，吸除分泌物，并用盐水冲洗，修剪气管保留气管环，使用安尔碘Ⅲ型消毒液进行气管残端消毒
（4）保存供心、肺	修剪完毕后，将供心、肺放入装有 2000ml 冰盐水的 70cm×80cm 医用保护套中，修剪盆底铺一层薄冰屑，供体表面使用若干湿的大纱布垫保护，将医用保护套扎紧进行供体完全包裹，在医用保护套表面覆盖 1 层冰屑，根据手术时间不断补充冰屑予以供体保护
（5）切除病心	参见表 48-1。注意上腔静脉、下腔静脉的离断，选择从右心耳–下腔静脉至右心房交界处做一切口
（6）保留膈神经	递中弯钳将左侧心包向上提起，用 11 号尖刀戳破心包，递无损伤镊、剪刀将心包从左肺门至膈肌，沿左膈神经前 2～3mm 纵行剪开；再于左膈神经后方紧靠左肺门纵行剪开，使膈神经完全保留在心包条上
（7）切断左肺静脉	递无损伤镊和 11 号尖刀从左心房后壁中央经斜窦纵行剖开左心房后壁，递无损伤组织钳将左心房残部与之相连的左肺静脉提起，电刀或花生米剥离子游离与后纵隔组织分离（紧贴肺静脉游离以防损伤迷走神经）
（8）切断左肺动脉	递肺钳钳夹左肺从胸膜切口牵出，钝性分离和伸缩电钩游离肺门，1 号丝线结扎支气管动脉，游离左肺动脉，结扎左肺动脉
（9）移除左肺	递镊子、花生米剥离子钝性游离支气管，使用直线型吻合器（TA30）切割闭合支气管，移除左肺
（10）切除右肺	方法同切除左肺
（11）修剪受体隆突	递 11 号尖刀将受体隆突气管切开，剪刀继续剪除隆突。使用小纱块进行气管残端消毒
（12）吻合气管	将供心、肺取出，稍修剪后移入受体胸腔，左右肺分别经膈神经后心包切口和右心房后置入胸腔；递无损伤镊和剪刀进行隆突修整，使用 3-0 聚丙烯线连续缝合完成气管吻合。支气管镜下检查漏口
（13）吻合主动脉	递 4-0 或 5-0 聚丙烯线或钨铼合金缝线连续吻合
（14）开放主动脉，心脏复搏	松开主动脉阻断钳，主动脉根部排气，心脏复搏
（15）吻合右心房袖或上腔静脉、下腔静脉	（1）递 4-0 或 5-0 聚丙烯线闭合供体上腔静脉，递 11 号尖刀在供体右心房做一自下腔静脉外侧缘至右心耳的切口，与受体右心房袖匹配。递 4-0 聚丙烯线从后上侧吻合右心房 （2）递 4-0 或 5-0 聚丙烯线分别吻合上腔静脉、下腔静脉，留孔排气、打结
（16）撤离体外循环和关胸	参见表 5-4

（五）护理关注点

（1）根据手术医生的要求进行物品和器械准备。巡回护士做好每小时尿量的统计；手术输血较多，做好血制品输注的核对等。

（2）供体心肺必须保存在 0 ～ 4℃的环境中，注意不可使碎冰屑与供体直接接触，轻柔搬动供体心肺，防止心肺供体损伤。外出获取准备冰要充足，包装完好。

（3）获取供肺前，肺灌注液每升加入前列腺素 E_1 125μg，灌注液悬挂高于手术床40cm 以保证一定的灌注压力，应用三通接头连接测压管，以测定肺动脉压，保持灌注压力为 15mmHg，防止压力过高导致肺水肿。

（4）心肺移植时手术间限制人员走动；供心肺回到手术室，巡回护士注意将外层袋打开，避免污染内层供体，由医生戴无菌手套取出传递给器械护士；术中需要使用Ⅲ型不含酒精安尔碘做好支气管残端消毒，接触过气管的器械视为污染，不可继续使用。

（5）术中做好后纵隔和下肺韧带止血后，才进行供体植入；鱼精蛋白中和肝素；输入血制品包括新鲜冰冻血浆、冷沉淀、血小板等。

（张　琳　张泽勇）

参 考 文 献

陈思，董念国，王博，等，2016.儿童心脏移植 23 例的经验.中华器官移植杂志，37（1）：23-28.

董念国，廖崇先，2019.心肺移植学.北京：科学出版社：13-16，183-193，288-291.

蒋鎏骏，徐清波，2019.心血管干细胞在心血管再生医学研究中的现状与展望.中国科学：生命科学，49（8）：965-976.

李江津，邹建刚，2017.右心导管检查在左心疾病相关性肺动脉高压中的应用.南京医科大学学报（自然科学版），37（3）：271-274，327.

罗桂元，余小曼，李美清，等，2009.心肺联合移植供体心及肺采集的手术配合.护士进修杂志，24（18）：1672-1673.

罗桂元，余小曼，卢惠玲，等，2008.原位心肺移植手术期间巡回管理.实用医学杂志，24（15）：2713-2715.

孟海娜，孙志军，2020.延伸护理对慢性心力衰竭患者生存质量及预后的影响.中国医科大学学报，49（2）：185-187.

田白羽，韩杰，李岩，等，2019.脑死亡捐献供体同种异体原位心脏移植单中心 4 年临床总结.中华胸心血管外科杂志，35（2）：102-104.

王跃斌，丁志丹，李丰科，等，2022.心肺联合移植 2 例早期临床疗效分析.郑州大学学报（医学版），57（1）：145-148.

武文芳，吴兵，2008.人工心脏的历史及研究进展.中国医学装备，5（3）：55-58.

徐峰，张晓慧，鲍雪娇，等，2018.基于先进生物材料的心肌细胞力 – 电微环境体外构建.力学进展，48（1）：320-359.

杨超，徐鑫，韦兵，等，2018.肺动脉闭锁合并室间隔缺损的心肺联合移植一例.中华器官移植杂志，39（1）：55-57.

余文静，高兴莲，王曾妍，等，2016.146 例脑死亡器官捐献心脏移植手术期管理.临床心血管病杂志，32（4）：418-421.

张丽，钟浩，2015，2 例改良的双腔静脉原位同种异体心脏移植手术的护理配合 . 中国临床护理，7（2）：143-145.

中华医学会器官移植学分会，2020. 中国心肺联合移植操作规范（2019版）. 中华移植杂志（电子版），14（3）：129-135.

Dipchand A I，Kirk R，Edwards L B，et al，2013. The Registry of the International Society for Heart and Lung Transplantation：Sixteenth Official Pediatric Heart Transplantation Report-2013；focus theme：age. HeartLung Transplant，32（10）：979-988.

Droogne W，Jacobs S，Van Den Bossche K，et al，2014. Cost of 1 year left ventricular assist devicedestination therapy in chronic heart failure：A comparison with heart transplantation. Acta Clin Belg，69（3）：165-170.

Kantrowitz A，Haller J D，Joos H，et al，1968. Transplantation of the heart in an infant and an adult. Am J Cardiol，22（6）：782-790.

第七篇
微创心血管手术配合

外科微创化已成为指导整个外科治疗的理念，微创是心脏外科的未来，微创心血管手术具有疗效更确切、出血少、恢复快、切口小而美观等优势，尤其是面对高危、高龄、再次手术的患者仍游刃有余，是患者乐于接受的成熟技术。微创心血管手术大致可分为小切口手术、胸腔镜辅助技术、全胸腔镜技术、机器人手术、介入手术及一站式内外科复合手术。

第四十九章　胸腔镜下心血管手术配合

胸腔镜心血管手术是传统心血管外科技术和腔镜外科技术的结合，其主要特点是采用胸腔镜显露全部或部分术野，以保障手术安全及手术效果，减小手术入路牵拉和创伤，手术后瘢痕小、恢复快，适用于患者美容要求和减轻患者心理负担，适合我国国情。

胸腔镜心脏手术可大致分为胸腔镜辅助技术与全胸腔镜技术。前者以小切口直视下操作为主，胸腔镜提供光源与辅助视野，其操作习惯与传统手术一致，学习曲线较短。而采用全胸腔镜技术，所有操作均在胸腔镜视野下进行，可提供更大、更清晰的视野，探及心脏内更深层次的结构，扩大手术适应证；也使操作范围更确切，避免了周围组织损伤，优化了手术质量。随着越来越多的心外科医生掌握了这项技术，全胸腔镜心血管手术数量和手术种类大幅提高。目前胸腔镜技术已逐渐应用于心脏瓣膜手术、先天性心脏病手术、冠心病手术、心脏肿瘤手术及射频消融手术。

胸腔镜心脏手术的禁忌证除了与传统开胸手术相似外，还有：①体外循环心内直视手术体重＜15kg和过度肥胖者；②严重胸廓畸形如漏斗胸、心脏完全位于左侧胸腔、无法提供最佳术野显露者；③入路胸腔严重粘连者；④严重血管病变，包括腹主动脉、髂动脉或股动脉疾病，或有严重的主动脉粥样硬化、升主动脉内径大于40mm、主动脉缩窄、动脉导管钙化者；⑤心功能分级（NYHA心功能分级）Ⅳ级、有低心排血量综合征及并发肝、肾功能不全，近期有神经系统征象如栓塞史者；⑥先天性分流性心脏病合并严重肺动脉高压出现双向分流或发绀者，或合并其他严重心内畸形者；⑦心房颤动合并心包炎、冠心病、左心房血栓者，为非体外循环腔镜下消融术禁忌。

第一节　胸腔镜下先天性心脏病手术配合

一、概述

胸腔镜下先天性心脏病手术开展的种类：① ASD修补术；②部分性房室通道（PAVC）修复术；③部分型肺静脉异位引流（PAPVC）矫治术；④三房心矫治术；⑤三尖瓣下移畸形矫治术；⑥ VSD修补术；⑦主动脉窦瘤破裂修补术；⑧ PDA结扎或钳夹术。ASD、VSD是先天性心脏病中最常见的疾病，胸腔镜下ASD修补术作为一项相对简单的全胸腔镜心脏手术，目前在临床较为普遍推广应用，而VSD因位置变化多，全胸腔镜下VSD修补难度较高，需要有一定腔镜手术经验的外科医生实施。

二、手术方式

胸腔镜下ASD/VSD修补术术前常规行股动脉、股静脉超声检查，排除血管病变或畸形，合并永存左上腔静脉时，做好术中体外循环插管准备。

胸腔镜下ASD/VSD修补术经外周血管建立体外循环，以右侧腋前线第4肋间作为主手术入路，纵行切开右心房行缺损部位修补。ASD可用5-0聚丙烯线直接连续缝合或应用外科生物补片修补缺损。VSD则需评估缺损大小，以及与主动脉瓣和肺动脉瓣的关系，如VSD偏小，无主动脉瓣脱垂，可考虑间断缝合2～3针5-0聚丙烯线直接缝闭VSD；干下型VSD一般采用心包补片修补，推荐使用自体心包补片缝合，其有更好的柔韧性，可操作性强。

三、手术护理配合

（一）麻醉方式

采用静吸复合麻醉。成人采用双腔或单腔气管内插管，小儿采用单腔气管内插管，胸腔内操作时进行单肺通气。

（二）手术体位

患者取30°左侧卧位（见图5-7、图5-8）。

（三）物品准备

1. 设备　胸腔镜设备、电外科设备、除颤仪、二氧化碳吹气装置。

2. 器械　成人心脏手术器械包（见表4-1）、胸腔镜心脏手术专用附加包（见表4-16、图4-7）、肋间微创牵开器等。

3. 用物　股动静脉插管用物（见图4-52）（18G穿刺针、150cm长导丝、动脉鞘管包）、一次性多功能除颤/复律电极片、3-0～5-0聚丙烯线、上腔静脉插管/拔管器械包、外科生物补片、穿刺器Trocar、切口保护套3个、胸骨锯及电池（备用）。

（四）手术步骤与手术配合

1. 胸腔镜下ASD修补手术步骤与手术配合　见表49-1。

表 49-1　胸腔镜下 ASD 修补手术步骤与手术配合

手术步骤	手术配合
（1）经外周血管建立体外循环	参见表5-6
（2）连接腔镜光纤和目镜	根据患者年龄、体重，酌情选择5mm或10mm 30°目镜，将目镜前端置于60°盐水盅内浸泡加热5min
（3）胸壁建立3个操作孔	递圆刀切皮，递电刀在胸壁建立3个操纵孔（图49-1）： （1）主操作孔：在右侧第4肋间腋前线至锁骨中线间切开约3.5cm切口，递电刀游离皮下组织进入胸腔，置入软组织牵开器 （2）胸腔镜孔：在右侧第4肋间腋中线处切开约1.2cm切口，置入软组织牵开器，送入胸腔镜目镜 （3）辅助孔：在右侧第5肋间腋中线处切开1cm切口，置入软组织牵开器

手术步骤	手术配合
（4）开始体外转流，切开心包并提吊	更换长电刀和微创器械，递微创镊、长柄尖刀于平行右侧膈神经做心包切口，自下腔静脉根部到升主动脉。递 2-0 涤纶线缝 6～8 针提吊心包，线尾留在切口外用小弯钳固定在切口巾上（图 49-2）
（5）插主动脉灌注针并阻断升主动脉	递长电刀游离心包横窦、斜窦。递直角钳带 10 号丝线行上腔静脉套带并阻断（图 49-3），下腔静脉套 10 号丝线备用，暂不阻断，递 3-0 聚丙烯线加毡型垫片缝主动脉灌注荷包线，套长阻断管，经主操作孔插针，阻断管与灌注针均从主操作孔穿出，连接灌注管路，固定在切口巾上；经辅助孔送入微创阻断钳阻断升主动脉，灌注心脏停搏液，心脏停搏（图 49-4）
（6）纵行切开右心房	递微创镊、长柄尖刀、微创剪切开右心房，用数条 2-0 涤纶线提吊右心房，小弯钳夹线，显露心内结构，将左心引流管经 ASD 置入左心房。探查 ASD 大小及肺静脉开口位置，递冲洗器（外加 150mm 长硅胶管）通过注水试验探查三尖瓣
（7）修补 ASD	用 5-0 聚丙烯线直接连续缝合闭合缺损，或应用外科生物补片修补缺损。将修剪好的外科生物补片固定于主切口附近，递 4-0 或 5-0 聚丙烯线在胸腔镜视野下连续缝合，完成修补
（8）左心房排气	在缝合最后 3～5 针时，拔除左心引流管，用扁桃钳撑开，膨肺排气后打结
（9）开放升主动脉，心脏复搏	经主动脉根部灌注针倒抽排气，缓慢撤除主动脉阻断钳，恢复心脏血流
（10）缝闭右心房切口	将左心引流管置于心包斜窦处，吸引右心房回血。用 5-0 聚丙烯线自上而下双层连续缝合右心房切口并开放上腔静脉
（11）超声评估手术效果	经食管超声心动图验证手术效果，酌情放置临时搏导线，拔除主动脉灌注管，递打结器打结，检查右心房切口、主动脉灌注管荷包、上下腔静脉套带处有无出血
（12）逐步撤离体外循环，止血关胸、缝合切口	由麻醉医生拔除颈静脉插管，停止体外循环，鱼精蛋白中和肝素，依次拔除股静脉、股动脉插管。再次检查心包腔内及心包无出血，用 2-0 涤纶线间断缝合心包，依次检查各胸壁切口出血情况，递电刀止血。经腔镜孔留置胸腔引流管，逐层关胸，用吸收缝线缝合各个切口

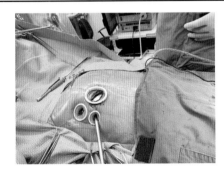

图 49-1　胸腔镜手术操作孔

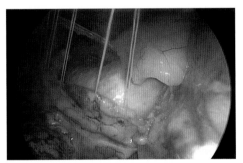

图 49-2　切开心包缝置提吊线

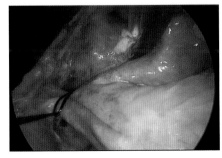

图 49-3　上腔静脉套带并阻断

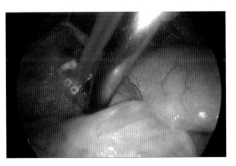

图 49-4　插主动脉灌注针并阻断主动脉

2. 胸腔镜下 VSD 修补手术步骤与手术配合　见表 49-2。

表 49-2　胸腔镜下 VSD 修补手术步骤与手术配合

手术步骤	手术配合
（1）经外周血管建立体外循环，胸壁建立 3 个操作孔，切开心包	参见表 49-1
（2）插主动脉灌注针并阻断升主动脉，灌注心脏停搏液	递长电刀游离，递直角钳带 10 号丝线行上腔静脉套带并阻断，下腔静脉套丝线备用（若右心房显露不佳，可先预置左心房自动拉钩），递 3-0 聚丙烯线加毡型垫片缝主动脉灌注针荷包线，套阻断管，经主操作孔插入加长的灌注针，收紧荷包线固定。递 4-0 聚丙烯线于右上肺静脉缝荷包线，递长柄尖刀、扁桃钳，置入左心房引流管。经辅助孔送入特制阻断钳，在灌注针上方夹闭升主动脉，开始灌注心脏停搏液，心脏停搏
（3）纵行切开右心房	递长柄尖刀、微创剪纵行切开右心房，用数条 2-0 涤纶线缝提吊右心房，递 5-0 聚丙烯线于三尖瓣前瓣环位置缝提吊线，将第三吸引管置入肺动脉主干引流。探查 VSD 位置和大小（如显露欠佳，可在三尖瓣隔瓣瓣环处，递 5-0 聚丙烯线缝一条悬吊线）
（4）修补 VSD	（1）VSD 偏小，无主动脉瓣脱垂，递 5-0 聚丙烯线间断缝合 2～3 针直接缝闭 VSD （2）干下型 VSD：应用外科生物补片修补缺损，递 5-0 聚丙烯线连续缝合，递冲洗器注水检查三尖瓣有无反流 （3）膜周部 VSD：递微创剪剪开膜部瘤，采用外科生物补片用 5-0 聚丙烯线间断或连续缝合，此时可通过主动脉根部灌注停搏液检查主动脉瓣闭合情况，递 5-0 聚丙烯线间断缝合剪开的膜部瘤
（5）开放升主动脉，心脏复搏，后续步骤同前	经主动脉根部灌注针倒抽排气，缓慢撤除主动脉阻断钳、恢复心脏血流，后续步骤参见表 49-1

（五）护理关注点

（1）胸腔镜手术中采取左侧单肺通气，易造成低氧血症，评估肺功能情况，详细询问有无吸烟史，肺部疾病史，查看胸部 X 线平片、超声心动图是否存在肺部感染、肺动脉高压等。

（2）由于腔镜手术体位摆放需要，评估患者有无周围神经疾病、脑卒中偏瘫史，观察双上肢活动度，询问有无疼痛、麻木不适症状，排除肢体运动功能障碍。摆放体位时，注意保持右上肢处于功能位，降低发生体位相关周围神经损伤并发症发生率。

（3）手术期间实时监测病情变化，做好急救准备，提前配置急救药品，备齐除颤设备及临时心脏起搏器，手术前正确粘贴一次性多功能除颤 / 复律电极片。抢救时立即配合麻醉医生、外科医生、体外循环师对症处理，积极预防与治疗心律失常，保证手术顺利完成。

（4）实时关注手术进程及手术方式更改，提前备齐紧急转正中开胸器械与用物，手术室护士熟练快捷地协助改变手术体位，有条不紊地提供中转开胸所需器械与物品，沉着冷静应对突发状况。

（5）避免因目镜摄像模糊影响手术进程及效果，器械护士在目镜使用前要检查其完好性、清晰度，用干洁纱布清洁镜头后再与摄像头连接，并用高于 60℃的无菌生理盐水将其前端浸泡 5～10min 预热；使用过程中一旦发生术野模糊，及时用无菌生理盐水（三维腔镜）或 1% 碘伏（二维腔镜）纱球擦拭镜头，保持术野清晰。

（6）胸腔镜下 ASD 修补术中排气非常关键，多次膨肺利于左心内气体排出。

（7）胸腔镜下 VSD 修补手术操作过程中易引起房室传导阻滞，需提前备齐临时心脏起搏器装置。

第二节 胸腔镜下瓣膜手术配合

一、概述

瓣膜手术是胸腔镜下心脏手术的重点，也是全面掌握胸腔镜心脏手术的必经站点。相比于正中开胸的视野，胸腔镜下二尖瓣 / 三尖瓣置换或成形术能更好地显露、观察二尖瓣 / 三尖瓣及左心室情况。

二、手术方式

胸腔镜下主动脉瓣置换术经外周血管建立体外循环，以右侧腋前线第 4 肋间作为主手术入路，使用微创主动脉阻断钳，取升主动脉水平切口，经左、右冠状动脉口灌注心脏停搏液后行主动脉瓣置换术。

胸腔镜下二尖瓣置换或成形术经外周血管建立体外循环，沿房间沟切开左心房，在第 3 或第 4 肋间胸骨旁安置左心房自动牵开器，显露二尖瓣，完成二尖瓣置换或成形术。二尖瓣成形术包括瓣环成形、瓣叶成形、腱索重建、乳头肌松解中的一项或多项，当中涉及的处理技术相对复杂。

胸腔镜下三尖瓣置换或成形术经外周血管建立体外循环，取右心房切口，显露三尖瓣，行三尖瓣置换或成形术。三尖瓣成形术，即切开三尖瓣前瓣和后瓣根部，沿瓣环缝合固定牛心包补片于前后瓣环，其余部分缝合于瓣叶游离缘，置入成形环。

三、手术护理配合

（一）麻醉方式

采用静吸复合麻醉，双腔气管内插管，胸腔内操作时行单肺通气。

（二）手术体位

患者取 30° 左侧卧位（见图 5-7、图 5-8）。

（三）物品准备

1. 设备 参见第五章第五节"三、经外周血管插管建立体外循环手术"，另备二氧化碳吹气装置。

2. 器械　成人心脏手术器械包（见表4-1）、胸腔镜心脏手术专用附加包（见表4-16、图4-7）、左心房自动拉钩附加包（见表4-17、图4-8）、肋间微创牵开器、测瓣/环器、胸骨锯及电池（备用）。

3. 用物　股动静脉插管用物（见图4-52）、一次性多功能除颤/复律电极片、3-0～5-0聚丙烯线、CV-4～CV-5聚四氟乙烯线、2-0带垫片或无垫片涤纶线、上腔静脉插管/拔管器械包、外科生物补片、穿刺器Trocar、切口保护套3个、各型号瓣膜/成形环等。

（四）手术步骤与手术配合

1. 胸腔镜下主动脉瓣置换手术步骤与手术配合　见表49-3。

表49-3　胸腔镜下主动脉瓣置换手术步骤与手术配合

手术步骤	手术配合
（1）经外周血管建立体外循环，于胸壁建立3个操作孔，切开心包，插主动脉灌注针	参见表49-1
（2）阻断升主动脉并经左、右冠状动脉口灌注心脏停搏液	经辅助孔送入微创主动脉阻断钳阻断升主动脉，递长柄尖刀、微创剪沿升主动脉水平做切口，经左、右冠状动脉口灌注心脏停搏液，心脏停搏
（3）探查主动脉瓣	递5-0聚丙烯线带垫片缝主动脉悬吊线，显露主动脉瓣，探查主动脉瓣
（4）主动脉瓣置换	递微创剪切除瓣叶，清除钙化灶，递主动脉瓣瓣膜测量器测量瓣环大小，选择合适机械/生物瓣膜，采用2-0带垫片涤纶线双头针褥式缝合法固定人工瓣膜，并检查瓣膜开闭功能
（5）缝合主动脉切口	递5-0聚丙烯线带毡型垫片缝合升主动脉切口
（6）开放升主动脉，心脏复搏，后续步骤同前	开放主动脉，缓慢撤除主动脉阻断钳、恢复心脏血流，后续步骤见表49-1

2. 胸腔镜下二尖瓣置换或成形手术步骤与手术配合　见表49-4。

表49-4　胸腔镜下二尖瓣置换或成形手术步骤与手术配合

手术步骤	手术配合
（1）经外周血管建立体外循环，于胸壁建立3个操作孔，切开心包，插主动脉灌注针并阻断升主动脉	参见表49-1。或在胸壁建立两个操作孔：①主操作孔，于右侧第4肋间腋前线至锁骨中线间切开4～5cm切口，递电刀游离皮下组织进入胸腔，置入软组织牵开器；②胸腔镜孔，在右侧第5肋间近腋后线处开约1.2cm切口，置入软组织牵开器，送入胸腔镜目镜
（2）经左侧胸壁安置左心房自动拉钩杆	递尖刀、电刀，于左胸第3或第4肋间胸骨旁穿刺置入左心房自动拉钩密封鞘（图49-5）
（3）游离房间沟，切开左心房	递微创镊、吸引器、长电刀，充分游离房间沟，递长柄尖刀、微创剪沿房间沟切开左心房，用数条2-0涤纶线提吊左心房，显露左心房内部结构（图49-6）
（4）放置自动拉钩叶片，探查二尖瓣	经主操作孔用叶片夹持器将合适的叶片送入，使密封鞘嵌入叶片槽并固定在一起，从外部上提拉钩显露二尖瓣，旋紧控制阀保持固定。密封鞘侧孔连接二氧化碳吹气装置，持续吹入二氧化碳，递冲洗器注水探查二尖瓣

续表

手术步骤	手术配合
（5）二尖瓣置换	递微创镊、长柄尖刀，于二尖瓣前叶中间距离瓣环 2mm 处切一小口。递 2-0 带垫片涤纶线双头针褥式缝第一针作牵引，递微创瓣膜剪剪除二尖瓣前叶和腱索，测量瓣环大小，开启瓣膜并继续缝换瓣线约 12 针，依次排列于缝线固定器（图 49-7）。换普通持针器将其缝在人工瓣膜上，递推结器完成打结，剪线，完成瓣膜置换（图 49-8）
（6）二尖瓣成形	胸腔镜下二尖瓣和左心室内的术野受限，二尖瓣成形术中，遵循以下操作顺序为宜：剥离增厚瓣叶 → 人工腱索植入 → 瓣叶成形（矩形切除、裂缺缝闭）→ 人工瓣环植入 → 交界缝闭 → 调整人工腱索长度
1）剥离增厚瓣叶	递微创腱索拉钩探查二尖瓣，于左右纤维三角处分别缝 2-0 带垫片涤纶线，递长柄尖刀或微创瓣膜剪打开融合的瓣叶，递长柄尖刀及微创镊剥离增厚部分
2）人工腱索植入	递腱索拉钩探查腱索断裂 / 冗长情况，递微创剪刀剪除多余腱索。递微创持针器夹持 CV-5 聚四氟乙烯线，穿过目标乳头肌行人工腱索植入，待通过注水试验明确瓣叶对合高度
3）瓣叶成形（矩形切除、裂缺缝闭）	递微创腱索拉钩探查后叶脱垂情况，明确矩形切除范围。递微创镊子、长柄尖刀在切除范围的右侧，自瓣根向瓣尖切开瓣叶，递微创剪沿瓣叶根部向左剪除冗长瓣叶。对合剩余的瓣膜后叶，递微创持针器夹持 5-0 聚丙烯线，自瓣尖向瓣根连续锁边缝，对合两侧瓣叶，缝两层线后，于瓣叶根部打结。如有大小不一的瓣叶裂缺，可用 5-0 聚丙烯线予以缝闭
4）人工瓣环植入	递微创镊轻捏前叶，递微创持针器夹持 2-0 涤纶线缝瓣环线，递瓣环测量器测量瓣环大小（图 49-9），选择合适的人工瓣环型号，将瓣环缝线缝在人工瓣环，送入人工瓣环，递微创推结器打结（图 49-10）
5）交界缝闭	递 5-0 聚丙烯线缝闭前后交界之间
（7）进行注水试验，检查瓣膜	递冲洗器快速、大量地向左心室注入冰水，观察瓣膜有无反流及反流量、反流束的流速
（8）取出左心房牵开器叶片，缝合左心房切口	旋松左心房牵开器阀门，递长柄夹持器取出牵开器叶片。用两条 3-0 或 4-0 聚丙烯线双层连续缝合左心房，缝合至右上肺静脉时，经左心房切口 - 瓣膜开口将左心引流管置入左心室，切口缝合线荷包套导尿管固定
（9）开放升主动脉，心脏复搏，后续步骤同前	开放主动脉，缓慢撤除主动脉阻断钳、恢复心脏血流。后续步骤见表 49-1

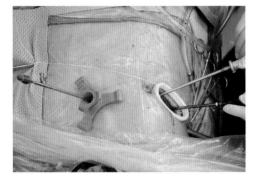

图 49-5 经胸壁安置左心房自动拉钩杆

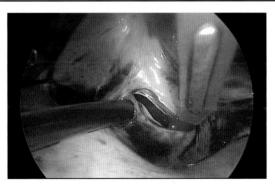

图 49-6 经左上肺静脉插左心引流管，切开左心房

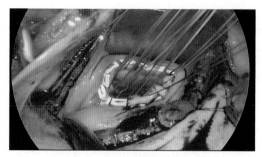

图 49-7　缝置 2-0 换瓣线约 12 针

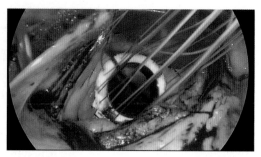

图 49-8　缝合人工瓣膜，用推结器完成打结

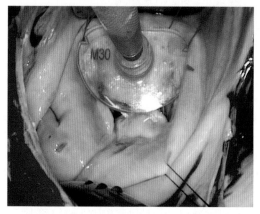

图 49-9　用瓣环测量器测量二尖瓣瓣环

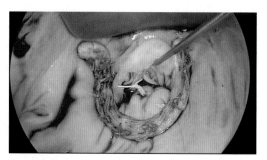

图 49-10　二尖瓣环成形 + 人工腱索

3. 胸腔镜下三尖瓣置换或成形手术步骤与手术配合　见表 49-5。

表 49-5　胸腔镜下三尖瓣置换或成形手术步骤与手术配合

手术步骤	手术配合
（1）经外周血管建立体外循环，于胸壁建立 3 个操作孔，切开心包，插主动脉灌注针并阻断升主动脉	参见表 49-1（单纯行三尖瓣置换或成形术，可不放置主动脉灌注针、不阻断主动脉）
（2）纵行切开右心房，探查三尖瓣	递长柄尖刀、微创剪纵行切开右心房，用数条 2-0 涤纶线提吊右心房，递冲洗器注水探查三尖瓣
（3）三尖瓣置换	递微创剪切除病变瓣叶，递瓣膜测量器测量瓣环大小，选择合适的生物瓣膜，采用 2-0 带垫片涤纶线双头针褥式缝合法固定人工瓣膜，并检查瓣膜开闭功能
（4）三尖瓣成形	递长柄尖刀、微创剪切开三尖瓣前瓣和后瓣根部，用 5-0 聚丙烯线沿瓣环缝合固定外科生物补片（事先裁剪合适大小）于前后瓣环，其余部分缝合于瓣叶游离缘。递微创持针器夹持 2-0 涤纶线缝瓣环线，递瓣环测量器测量瓣环大小，选择合适的人工瓣环型号，将缝线固定于人工瓣环上，送入人工瓣环，排除缝线缠绕，收紧缝线，递微创推结器打结，剪去多余缝线后，拆除持环器
（5）进行注水试验，检查瓣膜	递冲洗器快速、大量地向右心房注水，检查瓣膜
（6）开放升主动脉，心脏复搏，后续步骤同前	经主动脉根部灌注针倒抽排气，缓慢撤除主动脉阻断钳、恢复心脏血流，后续步骤见表 49-1

（五）护理关注点

（1）胸腔镜下主动脉瓣置换术主操作孔位置是根据手术患者升主动脉位置决定，术野显露困难时，使用肋间微创牵开器利于显露。

（2）胸腔镜下二尖瓣/三尖瓣成形术需反复使用冲洗器注入冰生理盐水行注水试验，可准备两个冲洗器交替使用，减少等待时间。

（3）胸腔镜下二尖瓣/三尖瓣成形术中利用经食管超声心动图验证手术效果，一旦成形不成功，需行置换手术，手术室护士应立即备齐所需器械及用物。

（4）单纯胸腔镜下三尖瓣成形术可心脏不停搏，关注患者体温变化，做好保温措施，预防发生术中低体温。

第三节　胸腔镜下扩大室间隔心肌切除手术配合

一、概述

改良扩大 Morrow 术（室间隔肥厚心肌切除术）是梗阻性肥厚型心肌病（obstructive hypertrophic cardiomyopathy，HOCM）主要外科手术治疗方式，此项技术是改善 HOCM 症状和提高生存率的金标准。在手术入路方面，随着心外科微创化发展，创伤小、康复快且兼顾美容效果的全胸腔镜手术优势明显，运用成熟的胸腔镜技术经左心房二尖瓣入路，与传统的正中开胸经主动脉入路相比，降低术野显露难度，利于外科术者掌握量化心肌切除的程度，手术操作更加精准，达到良好的治疗效果。

二、手术方式

胸腔镜下扩大室间隔心肌切除术经外周血管建立体外循环，沿房间沟切开左心房，在第 3 或第 4 肋间胸骨旁放置自动左心房牵开器，牵开、显露二尖瓣，以亚甲蓝染色标记前叶中线，呈弧形切开前叶，显露室间隔，探查心肌切除范围，从正对二尖瓣前叶中点，在紧靠主动脉瓣瓣环下方的室间隔进刀，自右冠瓣中点至左右冠瓣交界，达乳头肌根部近心尖位置，同时切除异常肌束。根据二尖瓣病变程度同期行置换或成形术，注水检查治疗效果。

三、手术护理配合

（一）麻醉方式

采用静吸复合麻醉，双腔气管内插管，胸腔内操作时进行单肺通气。

（二）手术体位

患者取 30° 左侧卧位（见图 5-7、图 5-8）。

（三）物品准备

1. 设备　胸腔镜设备、B超机、经食管超声心动图探头、除颤仪、二氧化碳吹气装置、电子天平。

2. 器械　成人心脏手术器械包（见表4-1）、胸腔镜心脏手术专用附加包（见表4-16、图4-7）、胸腔镜手术心房自动拉钩（见表4-17、图4-8）、肋间微创牵开器等。

3. 用物　无菌棉签、测量尺、10号/11号/15号刀片、亚甲蓝、股动静脉插管用物、一次性多功能除颤/复律电极片、各型号缝线、测瓣/环器、上腔静脉插管/拔管器械包、胸骨锯及电池（备用）、各型号瓣膜/成形环、外科生物补片、穿刺器Trocar、软组织牵开器等。

（四）手术步骤与手术配合

胸腔镜下扩大室间隔心肌切除手术步骤与手术配合见表49-6。

表 49-6　胸腔镜下扩大室间隔心肌切除手术步骤与手术配合

手术步骤	手术配合
（1）经外周血管建立体外循环，于胸壁建立3个操作孔，切开心包，插主动脉灌注针并阻断升主动脉，灌注心脏停搏液，放置自动左心房牵开器，游离房间沟，切开左心房，放置自动左心房牵开器叶片，探查二尖瓣	参见表49-4
（2）显露室间隔	递沾有亚甲蓝的无菌棉签标记二尖瓣前叶中线，递长柄尖刀距瓣环2mm处沿前外交界至后内交界呈弧形切开二尖瓣前叶，用5-0聚丙烯线提吊线提吊上述切口中点与两侧交界。再用5-0聚丙烯线将游离的前瓣与左心房后壁缝合，显露室间隔
（3）探查瓣下结构及室间隔心肌切除范围并切除室间隔心肌	递微创腱索拉钩探查瓣下结构，递5-0聚丙烯线提吊基底段室间隔，递长柄尖刀（或15号刀片）自右冠瓣环中点下缘5mm水平平行瓣环向左至二尖瓣前外交界切开；从瓣环中点向前乳头肌起源方向、从二尖瓣前交界向前乳头肌方向切除肥厚心肌，直至能观测到前后乳头肌根部、心尖
（4）酌情切除异常肌束	探查是否存在乳头肌至室间隔异常的肌性连接，若存在异常连接，则递长柄尖刀（或15号刀片）予以切除，递冲洗器冲洗左心室
（5）二尖瓣处理	探查左心室流出道是否通畅，根据病变程度同期行二尖瓣置换或成形术，可用外科生物补片行二尖瓣心包补片扩大成形术（通过术前经食管超声心动图测量二尖瓣前后交界间距，用外科生物补片制备一块与二尖瓣前瓣形状、大小相似的补片。递5-0聚丙烯线连续缝合，扩大二尖瓣前瓣）
（6）进行注水试验，检查瓣膜	递冲洗器快速、大量地向左心室注入冰水，观察二尖瓣形态与对合情况、瓣膜有无反流及反流量、反流束的流速
（7）取出左心房牵开器叶片，缝合左心房切口，后续步骤同前	后续步骤见表49-4
（8）测量切除心肌组织大小	用测量尺测量组织大小，用电子天平称量组织质量

（五）护理关注点

（1）由于心室肌肥厚、心肌缺血、心房扩大等因素，HOCM 患者常伴发心房颤动、室性早搏、室上性或室性心动过速等心律失常，以心房颤动最常见，围术期护理的关键在于预防心律失常。

（2）详细评估 HOCM 患者心功能情况，严密监测血压和心律 / 率，询问有无明显的呼吸困难、胸痛及晕厥等临床症状，预防猝死意外。

（3）HOCM 患者发生晕厥和猝死与情绪激动有关，全面评估患者心理需求及应对手术能力，对所提出的需求耐心解答，缓解因缺乏治疗 HOCM 相关知识而产生的恐惧心理和焦虑情绪。就手术过程、手术期间注意事项与患者及其家属沟通解释，增强手术安全感，帮助患者建立手术信心。

（4）胸腔镜下扩大室间隔心肌切除术需要使用 11 号 /15 号刀片，避免多次使用导致不够锋利，需及时更换刀片，并用无菌透明敷料粘贴于 15 号刀片头端，利于限定切入的深度，术中关注有无脱落。

第四节　胸腔镜下心脏黏液瘤摘除手术配合

一、概述

心脏黏液瘤最常见的生长部位为左心房，即左心房黏液瘤（left atrial myxoma），其次为右心房，而心室黏液瘤罕见。多数左心房黏液瘤通过一个粗而短的瘤蒂附着于房间隔左心房面的卵圆窝缘，少数附着于左心房后壁或二尖瓣瓣叶等结构，并随心脏舒缩而活动。附着于房间隔以外区域的黏液瘤，基底常较宽而无瘤蒂。大部分双房黏液瘤为两个瘤蒂附着于房间隔同一区域的相应两侧，呈哑铃形或蝴蝶形。黏液瘤大小差异较大，大的左心房黏液瘤直径可超过 100mm，小的不足 20mm。一般直径为 40～60mm，大体观察呈黏液胶冻样，棕黄色或黄红交杂，通常为分叶状或葡萄串珠状，表面可黏附血栓，瘤体本身质软而脆，易于脱落引起动脉栓塞。应用全胸腔镜心脏黏液瘤摘除手术在减少手术创伤的同时，更加充分显露术野，利于完整摘除黏液瘤。本节重点阐述胸腔镜下左心房黏液瘤摘除手术配合相关内容。

二、手术方式

胸腔镜下左心房黏液瘤摘除手术经外周血管建立体外循环，采取左心房路径或右心房 - 房间隔路径。在完整摘除黏液瘤后，用大量生理盐水冲洗，探查是否存在残余肿瘤及检查瓣膜开闭情况。摘除黏液瘤后形成的缺损，可根据缺损的大小采用连续缝合方法闭合缺损，若缺损比较大，或直接缝闭后可能对周围结构（二尖瓣、三尖瓣、肺静脉等结构）有拉扯影响，应采用外科生物补片的方法修补缺损，并且需要对受累的瓣膜进行处理。

三、手术护理配合

（一）麻醉方式

采用静吸复合麻醉，双腔气管内插管，胸腔内操作时进行单肺通气。

（二）手术体位

患者取 30° 左侧卧位（见图 5-7、图 5-8）。

（三）物品准备

1. 设备 胸腔镜设备、B 超机、经食管超声心动图探头、除颤仪、二氧化碳吹气装置。

2. 器械 成人体外循环器械（见表 4-1）、胸腔镜心脏手术专用附加包（见表 4-16、图 4-7）、胸腔镜手术心房自动拉钩（见表 4-17、图 4-8）、肋间微创牵开器等。

3. 用物 病理标本袋、股动静脉插管用物（见图 4-52）、一次性多功能除颤/复律电极片、各型号缝线、测瓣/环器、上腔静脉插管/拔管器械包、胸骨锯及电池（备用）、各型号瓣膜/成形环、外科生物补片、穿刺器 Trocar、软组织牵开器等。

（四）手术步骤与手术配合

胸腔镜下左心房黏液瘤摘除手术步骤与手术配合见表 49-7。

表 49-7 胸腔镜下左心房黏液瘤摘除手术步骤与手术配合

手术步骤	手术配合
（1）经外周血管建立体外循环，于胸壁建立 3 个操作孔，切开心包，插主动脉灌注针并阻断升主动脉，灌注心脏停搏液，放置自动左心房牵开器	参见表 49-4
（2）游离房间沟，切开左心房，放置自动左心房牵开器叶片，探查黏液瘤	递长柄尖刀平行房间沟做左心房纵切口（若瘤体较大，可向上至左心房顶方向延伸，向下至右下肺静脉与下腔静脉间水平）。用数条 2-0 涤纶线提吊左心房，递微创剪分别向两端剪开并悬吊左心房，充分显露黏液瘤和房间隔等心内结构
（3）缝置黏液瘤牵引线	于黏液瘤附着处房间隔与瘤体或蒂部，递微创持针器夹持 2-0 涤纶线缝置牵引线，向下外牵拉后可显露瘤基部附着处
（4）摘除黏液瘤	递微创剪围绕瘤蒂附着部向四周修剪，将该处心内膜组织及完整的肿瘤一并摘除。将黏液瘤钳夹出心腔，置于病理标本袋后取出，立即检查黏液瘤是否完整
（5）探查与纠正其余心内结构异常	递冲洗器用大量生理盐水冲洗心腔，吸出组织碎屑，避免肿瘤组织残余。探查房间隔、房室瓣、卵圆孔等心内结构，必要时给予矫治
（6）取出自动左心房牵开器叶片，缝合左心房切口，后续步骤同前	后续步骤见表 49-4

（五）护理关注点

（1）在摆放腔镜体位期间实时监测病情变化，特别是瞳孔变化，预防体位改变导致黏液瘤碎屑脱落进入动脉，引起脑部出血或栓塞。

（2）根据左心房肿物位置，可行左心房或右心房切口，根据肿物根蒂部对房间隔的影响，可行外科生物补片修复或直接缝合房间隔。

第五节　胸腔镜下射频消融手术配合

一、概述

参考现有国内外指南，推荐药物治疗和导管消融治疗无效的心房颤动患者接受外科射频消融术；推荐长程持续性心房颤动患者接受外科射频消融术。随着新型消融器械及胸腔镜技术的发展，外科射频消融术治疗孤立性心房颤动能在不停搏、非体外循环下完成。本节重点阐述胸腔镜下改良 Mini-Maze 射频消融手术配合相关内容。

二、手术方法

胸腔镜下改良 Mini-Maze 射频消融手术在非体外循环下，采用双侧双孔法路径，根据消融径线（右侧入路：右肺静脉隔离→左心房顶线消融→左心房底线消融→上下腔静脉连线消融→三尖瓣峡部消融；左侧入路：左心耳切除→离断马氏韧带→左肺静脉隔离→左心房顶线、底线补充消融→左上肺静脉 – 残余左心耳连线消融→二尖瓣峡部消融），使用射频消融钳／笔进行消融，并使用切割吻合器切除左心耳。

手术适应证如下。

（1）有症状的孤立性心房颤动患者。

（2）有症状的持续性或阵发性心房颤动，虽有器质性心脏病，但无须外科矫治且药物转律效果差或不耐受者。

（3）心内导管消融失败或复发的各型心房颤动患者。

（4）存在华法林禁忌或正规抗凝治疗仍发生卒中的患者。

手术相对禁忌证如下。

（1）既往接受过心脏外科手术者。

（2）左心房内径大于 65mm 者。

（3）术前有左心房血栓。

三、手术护理配合

（一）麻醉方式

采用静吸复合麻醉。

（二）手术体位

先采取 30° 左侧卧位行右侧入路，再采取 30° 右侧卧位行左侧入路。将 2 个 1000ml 加压充气袋纵行并排安置于患者身下肩胛骨及腰背处，加压充气管从患者肩下穿出连接充气球，方便术中充 / 放气囊（图 49-11）。

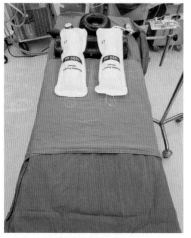

图 49-11 术前安置 2 个 1000ml 加压充气袋

（三）物品准备

1. 设备 胸腔镜设备、射频消融仪、B 超机、经食管超声心动图探头、除颤仪、心脏起搏器。

2. 器械 成人心脏手术器械包（见表 4-1）、胸腔镜射频消融手术附加包（见表 4-19、图 4-10）、微创钛夹钳、肋间微创牵开器等。

3. 用物 一次性多功能除颤 / 复律电极片、胸骨锯及电池（备用）、2 个 1000ml 加压充气袋、大号钛夹、微创双极射频消融钳（见图 4-64）、双极射频消融笔、心耳切割闭合器及钉仓、带灯导航 – 软组织剥离器、软组织牵开器等。

（四）手术步骤与手术配合

胸腔镜下改良 Mini-Maze 射频消融手术步骤与手术配合见表 49-8。

表 49-8 胸腔镜下改良 Mini-Maze 射频消融手术步骤与手术配合

手术步骤	手术配合
（1）放置临时心脏起搏器	配合麻醉医生经右侧颈内静脉放置心内膜临时起搏导线备用
（2）放置一次性多功能除颤 / 复律电极片	在摆放体位前，于患者右锁骨下和左肩胛下正对心尖位置放置一次性多功能除颤 / 复律电极片（避免遮挡手术切口及正中开胸切口）
（3）安置手术体位	胸腔镜设备置于患者左侧，将右侧加压充气袋充气，抬高右胸约 30°，关闭三通开关，显露胸前及侧胸术野，确定腋前线、腋中线、腋后线
（4）先行右侧入路切开胸壁	经腋前线第 4 肋间行 25 ～ 30mm 切口为主操作孔，递软组织牵开器撑开，经右侧腋中线第 4 肋间行 10mm 切口为腔镜孔，置入胸腔镜。胸腔镜下确定膈神经（必要时用 4-0 聚丙烯线带毡型垫片提吊膈肌），递大直角钳套 14 号橡胶导尿管分离心包，平行膈神经前方 20mm 处用电刀切开心包，递 2-0 涤纶线提吊心包，显露右心房和肺静脉
（5）钝性分离肺静脉，隔离右肺静脉	递电刀烧灼房间沟表面附近的脂肪垫，递微创吸引管钝性游离斜窦和横窦，经主操作孔置入带灯导航 – 软组织剥离器，先后经过斜窦、右下肺静脉后方、右上肺静脉后方、横窦，过导航后导入微创双极射频消融钳，钳夹、消融隔离右肺静脉 6 次，退出消融钳，并用双极射频消融笔感知右肺静脉电位，完成右侧肺静脉隔离

续表

手术步骤	手术配合
（6）隔离左心房顶线、底线及左右肺静脉连线	用双极射频消融笔消融左心房顶线（右上肺静脉上缘－左上肺静脉上缘间的连线）、左心房底线（右下肺静脉下缘－左下肺静脉下缘间的连线）、冠状窦及上下腔静脉间连线，完成右侧射频消融
（7）止血，关闭手术切口	检查切口和过带处无出血，经胸腔镜胸壁肋间切口放置引流管，逐层止血、关胸，清点纱布、缝针及杂项物品，关闭手术切口
（8）放空右侧气囊，准备左侧入路体位及设备	将右侧加压充气袋放空，使右侧胸部复原；将胸腔镜设备转移至患者右侧，重新连接好摄像导线和光纤。主刀医生和助手转移至患者左侧，维持器械设备不被污染。将左侧加压充气袋充气，抬高左胸约30°
（9）经左侧入路切开胸壁	经左侧腋前线第4肋间行25～30mm切口为主操作孔，递软组织牵开器撑开，经左侧腋中线第3肋间行10mm切口为腔镜孔，置入胸腔镜。胸腔镜下确定膈神经（必要时用4-0聚丙烯线带毡型垫片提吊膈肌），递大直角钳套14号橡胶导尿管分离心包，平行膈神经后方20mm处用电刀切开心包，用2-0涤纶线提吊心包，显露左心房、左心耳和左肺静脉
（10）切除左心耳	经主操作口置入心耳切割闭合器切除左心耳，递微创钛夹钳钳夹大号钛夹，钳夹残余部分左心耳
（11）隔离左肺静脉	递电刀灼烧、切开马氏韧带，随后经主操作口置入带灯导航－软组织剥离器，经左下肺静脉后方、左上肺静脉后方、横窦，过导航后导入微创双极射频消融钳，钳夹、消融隔离左肺静脉6次，用双极射频消融笔感知左肺静脉电位，退出消融钳，完成左侧肺静脉隔离。再用双极射频消融笔完善消融左心房顶线、左心房底线形成盒式消融，并完成二尖瓣峡部及左上肺静脉－左心耳残端连线的消融，完成左侧射频消融
（12）止血，关闭手术切口	检查切口和分离过带处无出血，经胸腔镜胸壁肋间切口放置引流管，逐层止血、关胸，清点纱布、缝针及杂项物品，关闭手术切口
（13）放空左侧气囊	将左侧加压充气袋气囊放空，使左侧胸部复原
（14）术毕复律	术毕未复律者（仍为心房颤动心律）可遵医嘱行药物复律或使用一次性多功能除颤／复律电极片实施同步电击复律（推荐双向波能量选择150～200J，如果初次电击失败，逐步增加能量），恢复患者窦性心律

（五）护理关注点

（1）胸腔镜下改良 Mini-Maze 射频消融手术要求左侧卧位和右侧卧位两步完成，器械护士应特别注意保持腔镜设备及微创专用器械无菌，与普通器械分开放置，关胸后使用过的普通器械不再放于无菌操作台上。

（2）该手术在完成左、右侧切口操作后，器械护士均需与巡回护士共同清点纱布、器械、缝针等，确保无误。

（3）手术中密切观察患者病情及心律、心率变化，提前连接好除颤连接线备用，一旦出现大出血或心脏停搏紧急情况，手术室护士应迅速配合手术医生、麻醉医生及体外循环灌注师紧急建立体外循环。

第六节　胸腔镜辅助下冠状动脉旁路移植手术配合

一、概述

小切口冠状动脉旁路移植术（minimally invasive direct coronary artery bypass，MIDCAB）是通过左胸壁小切口在心脏搏动下直视完成冠状动脉旁路移植手术，最常采用的是左侧胸廓内动脉与左前降支吻合。传统的正中开胸冠状动脉旁路移植术对于患者而言，创伤大、出血多并且恢复较慢，而小切口冠状动脉旁路移植术具有创伤小、恢复快、切口美观的特点，易于被患者接受。目前全胸腔镜下心脏外科技术已不断成熟，将胸腔镜辅助技术运用到小切口冠状动脉旁路移植术中，操作者在胸腔镜辅助下可以全面准确地评估胸廓内动脉的走行、长短、位置，并且对游离胸廓内动脉后的胸廓内动脉床进行全面止血，可以使小切口冠状动脉旁路移植术创伤更小、出血更少、恢复更快，符合外科发展需求。

二、手术方式

胸腔镜辅助下冠状动脉旁路移植术在非体外循环下，于胸腔镜辅助下获取左侧胸廓内动脉，胸腔镜经左侧胸壁切口进胸，从第1肋处开始游离，血管分支使用钛夹夹闭，向上游离至第1肋上缘，向下游离至第5肋，直至完全游离胸廓内动脉待离断，再经左胸壁第4肋间做5～10cm手术切口，离断胸廓内动脉后与左前降支吻合。

三、手术护理配合

（一）麻醉方式

采用静吸复合麻醉。

（二）手术体位

患者取30°右侧卧位（见图5-8）。

（三）物品准备

1. 设备　胸腔镜设备、血管流量仪、除颤仪、血液回收机、心脏起搏器。

2. 器械　成人心脏手术器械包（见表4-1）、冠状动脉旁路移植手术附加包（见表4-11、图4-3）、胸腔镜冠状动脉旁路移植手术附加包（见表4-18、图4-9）、小切口肋骨牵开器、悬吊式胸廓牵开系统（见图4-11）等。

3. 用物　一次性多功能除颤/复律电极片、胸骨锯及电池（备用）、5-0～8-0聚丙烯线、钛夹/结扎钉、长电刀头、血管流量探头（2mm）、罂粟碱、心脏组织固定器、二氧化碳吹雾管、分流栓、软组织牵开器等。

（四）手术步骤与手术配合

胸腔镜辅助下冠状动脉旁路移植手术步骤与手术配合见表49-9。

表 49-9　胸腔镜辅助下冠状动脉旁路移植手术步骤与手术配合

手术步骤	手术配合
（1）放置一次性多功能除颤/复律电极片	在摆放体位前，于患者胸骨右缘第2肋间、第5肋间与腋后线交界处放置一次性多功能除颤/复律电极片（避免遮挡手术切口及正中开胸切口）
（2）安装悬吊式胸廓牵开系统弧形杆	消毒皮肤、铺手术巾，在铺主单前将安装好的悬吊式胸廓牵开系统弧形杆递给外科医生，在巡回护士协助下将两端插入手术床旁的固定器（相当于左侧胸壁第4肋间位置），覆盖主单于支架上
（3）安装悬吊式胸廓牵开系统（图49-12）	将胸腔镜设备置于患者右侧，连接设备完毕后，目镜经左侧胸壁第3肋间切口进胸，递悬吊拉钩固定在弧形杆上，调节高度和位置
（4）放置微创牵开器，在胸腔镜辅助下获取胸廓内动脉（图49-13）	递微创抓钳和电刀（长电刀头）游离胸廓内动脉，从第1肋处开始游离，血管分支用微创钛夹钳夹结扎钉夹闭，向上游离至第1肋上缘，向下游离至第5肋。备显影纱条，及时蘸干术野渗出血点，备8-0聚丙烯线缝合止血。完全游离胸廓内动脉后用10ml注射器喷洒罂粟碱溶液待离断
（5）撤出悬吊式胸廓牵开系统	撤出悬吊式胸廓牵开系统及目镜，于左胸壁第4肋间做5～10cm手术切口，放置肋骨微创牵开器，递2-0涤纶线数条悬吊心包
（6）开启心脏固定器、二氧化碳吹雾管	连接心脏固定器及二氧化碳吹雾管，调节固定位负压为40kPa
（7）吻合胸廓内动脉	递精细镊、15号刀片切开冠状动脉外膜，递冠状动脉刀切开冠状动脉壁，依次递冠状动脉前向剪、后向剪将切口延长，递8-0聚丙烯线、平台血管镊，将胸廓内动脉与靶血管（前降支）行端-侧吻合。打结前开放胸廓内动脉近端血管夹排气，检查吻合口是否漏血。吻合完毕递5-0或6-0聚丙烯线，将胸廓内动脉吻合口两侧的蒂固定在心脏表面
（8）检查冠状动脉吻合口	吻合完毕，30ml注射器套24G留置针软管注水检查吻合口情况
（9）血管桥血流量监测	递2mm流量探头行血管桥流量监测
（10）止血，关闭手术切口	检查切口和冠状动脉吻合口无出血，放置引流管，逐层止血、关胸，清点纱布、缝针及杂项物品，关闭手术切口

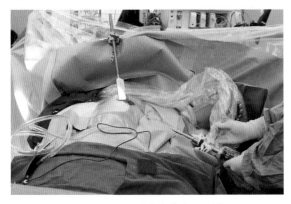

图 49-12　悬吊式胸廓牵开系统

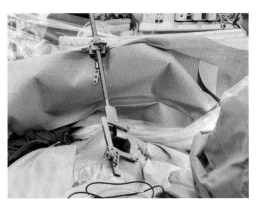

图 49-13　微创牵开器

（五）护理关注点

（1）此手术在非体外循环下完成，避免发生术中低体温，应保持室温在 25℃，持续使用身下型吹风毯（38℃），术中应用 38℃温盐水冲洗心脏表面，检查心脏吻合口，持续监测体温变化，避免体温下降引起心律失常。

（2）此手术心脏不停搏，术中牵拉、搬动、电刺激心脏易诱发恶性心律失常，有效的团队协作能提高抢救成功率。在搬动心脏进行血管吻合时，原本缺血的心肌组织极易发生心室颤动，为确保术中能及时有效地实施抢救，于术前在患者胸部避开手术区域放置一次性多功能除颤/复律电极片，并备好胸骨锯、胸骨牵开器、体外循环管道等物品。

（3）冠状动脉旁路移植手术附加包、悬吊式胸廓牵开系统由于价格高昂，为了降低耗损率，延长使用寿命，需采用细节专科化管理。

（刘小民　宋海娟　谢　庆）

参 考 文 献

陈凌，杨满青，林丽霞，2021. 心血管疾病临床护理. 广州：广东科技出版社：334-337，340-341，347-350.

冯旭林，陈晓霞，韩盖宇，等，2020. 113 例冠状动脉血管病变患者行胸腔镜辅助冠状动脉旁路移植术的护理. 护理学报，27（24）：60-62.

马介旭，郭惠明，刘健，等，2019. 全腔镜下经二尖瓣改良扩大 Morrow 术同期行二尖瓣成形术 1 例. 岭南心血管病杂志，25（6）：709-712.

欧阳淑怡，卢嫦青，谢庆，等，2017. 3D 全腔镜下双侧改良 Mini-Maze 手术治疗心房颤动的护理配合. 护理学杂志，32（14）：35-37.

宋海娟，谢庆，韩盖宇，等，2019. 33 例 Barlow 综合征患者全胸腔镜 Loop 技术二尖瓣成形术护理配合. 护理学报，26（4）：66-69.

吴延虎，张石江，2012. 完全胸腔镜手术治疗房间隔缺损. 腹腔镜外科杂志，17（10）：725-727.

易定华，俞世强，徐学增，等，2016. 我国胸腔镜微创心脏手术技术操作规范专家共识（征求意见稿第二版）. 中国胸心血管外科临床杂志，23（4）：315-318.

张振，刘健，曾庆诗，等，2021. 微创冠状动脉旁路移植术处理前降支病变的围术期结果. 中国胸心血管外科临床杂志，28（2）：198-201.

中华医学会心血管病学分会中国成人肥厚型心肌病诊断与治疗指南编写组，中华心血管病杂志编辑委员会，2017. 中国成人肥厚型心肌病诊断与治疗指南. 中华心血管病杂志，45（12）：1015-1032.

周程辉，2018. 肥厚型梗阻性心肌病外科的围术期处理. 中国循环杂志，33（6）：622-624.

Hodges K，Rivas C G，Aguilera J，et al，2019. Surgical management of left ventricular outflowtract obstruction in a specialized hypertrophic obstructive cardiomyopathy center. J Thorac Cardiovasc Surg，157（6）：2289-2299.

第五十章　心血管机器人手术配合

20 世纪医学科学对人类文明的重要贡献之一是微创外科的形成与发展，腔镜技术是其典型代表，也称为介入手术。这种手术与传统的开放式手术相比，具有创伤小、瘢痕小、恢复快等特点。但以目前的实践经验来看，腔镜技术也存在着一些显著的缺陷，主要表现为协调性和灵活性较差，精细解剖困难，很难完成准确、安全的血管吻合，器械操作难度大，不能满足目前临床治疗的需要。克服腔镜技术缺陷和追求更完美的微创手术成为机器人手术系统的发展动力。医疗外科机器人系统的研究和开发引起了许多发达国家如美国、意大利、日本等政府和学术界的极大关注，并投入了大量的人力和财力。

1994 年美国的 Computer Motion 公司研制了第一台协助微创手术的内镜自动定位系统，取名伊索（Aesop）。虽然该系统只是一只"扶镜"的电子机械手，但是迈出了机器人手术系统研制的关键一步。在手术机器人系统方面取得突破性进展的应首推美国的 Intuitive Surgical 公司。1999 年 1 月由 Intuitive Surgical 公司制造的达芬奇（Da Vinci）机器人手术系统获得欧洲 CE 市场认证，标志着世界上第一台真正的手术机器人诞生；2000 年 7 月 11 日通过了美国食品药品监督管理局市场认证后，达芬奇机器人手术系统成为世界上首套可以正式在医院手术室中使用的机器人手术系统，并主要用于腹腔手术。该系统可以使医生从 1cm 的切口进入患者体内进行手术，手术效果明显优于单纯腔镜微创技术。

第一节　机器人辅助下先天性心脏病及瓣膜置换手术配合

一、概述

2006 年 1 月 25 日在解放军总医院心血管外科首次成功开展了我国国内第一例机器人辅助下房间隔缺损修补手术，机器人辅助下房间隔缺损修补术避免了常规心脏手术必须开胸及各种微创小切口，在不开胸的情况下更加精确和高效地完成房间隔缺损修补，同时心脏不停搏术式起到了简化操作程序的作用。

二、手术方式

该类手术于左侧桡动脉穿刺建立动脉血压监测，全身麻醉后双腔气管内插管。患者取右侧胸部抬高、右上肢置于半垂固定体位。超声引导下穿刺右侧颈内静脉建立大静脉输液通路，监测双上肢经皮血氧饱和度，常规留置导尿管并固定肛温检测探头。插入食管超声探头，并于左前胸和右后胸部贴好一次性多功能除颤 / 复律电极片备用。

手术适应证如下。

（1）房间隔缺损的位置、直径及是否合并三尖瓣关闭不全并不影响术式的选择。

（2）膜周部室间隔缺损及部分型心内膜垫缺损。

（3）黏液瘤位于左心房或右心房，黏液瘤的大小不受限制。

（4）二尖瓣狭窄或关闭不全、三尖瓣病变、二尖瓣联合三尖瓣病变。

（5）外科手术指征明确，身高和体重分别大于 130cm 和 30kg 的患者。

三、手术护理配合

（一）麻醉方式

采用静吸复合麻醉。

（二）手术体位

患者取 30° 左侧卧位（手术床左倾 30°）。

（三）物品准备

1. 设备　达芬奇 S 机器人系统及心外科手术基本设备（参见第五章第五节"一、成人心血管手术正中开胸手术"）。

2. 器械　机器人手术基本器械（图 50-1）、机器人手术专用器械（图 50-2）。

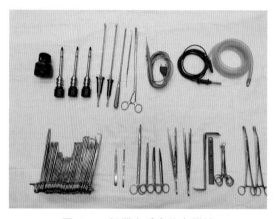
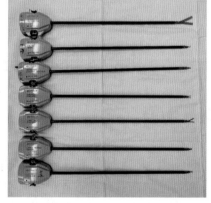

图 50-1　机器人手术基本器械　　　　图 50-2　机器人手术专用器械

3. 用物　10mm×20mm 角针、亚甲蓝、耦合剂、水封瓶、心外机器人手术敷料包、切口保护套、血液回收装置、CV-4（26mm/17mm）聚四氟乙烯线、4-0 ～ 6-0 聚丙烯线、涤纶片和外科生物补片、各型号成形环及瓣膜。

（四）手术步骤与手术配合

1. 机器人辅助下房间隔缺损（ASD）/室间隔缺损（VSD）修补手术步骤与手术配合见表 50-1。

表 50-1　机器人辅助下 ASD/VSD 修补手术步骤与手术配合

手术步骤	手术配合
（1）备股动静脉插管	递 15 号刀切开皮肤、电刀分离、小牵开器撑开；递 5-0 聚丙烯线缝荷包，套阻断管；递小直角钳分出股动脉，套阻断带和阻断管；分离股静脉，套阻断带和阻断管；固定好冠状动脉吸引管道；纱布、纱垫盖切口，中单覆盖
（2）机器人手臂定位	递 15 号刀切口、电刀分离、中弯钳扩大，递镜头穿刺器插入，递 Intuitive Surgical 公司 30° 内镜头（up）；递尖刀分别做切口，插入套管 3，插入工作孔（working port），插入 2 个 12G 穿刺针
（3）股动脉插管	递 Potts 血管钳分别阻断股动脉近心端和远心端，递尖刀于股动脉上做一小切口，插入带导丝的动脉插管，退出导丝和管芯，递管道钳，7 号丝线固定阻断管和动脉插管，连接动脉管道，角针丝线固定
（4）股静脉插管	递 11 号尖刀于股静脉做切口，插入带导丝（长）的针头，通过超声引导进入右心房后插入股静脉插管，递管道钳，7 号丝线固定阻断管和静脉插管，连接静脉管道
（5）上腔静脉插管	递综合组织剪去掉胸部贴膜，递角针丝线预置固定线，递穿刺针插入导丝（粗），在超声引导下进入右心房，递尖刀破皮，蚊式钳扩大切口，依次由细到粗置入扩张器至 16F，插入上腔静脉插管，连接管道，递组织钳、皮针固定
（6）连接机器人手臂	将机器人安置于患者左侧，调整好位置，将机器人手臂逐一固定，插入内镜。左臂：微创镊；右臂：单极电凝笔
（7）打开心包，提吊心包	右手换长针器，助手于工作孔递持针器荷包线，术者提吊心包，助手以钩针从 2 个穿刺针中取出，递剪刀剪针，蚊式钳夹线；递助手 11 号尖刀插入 12 号穿刺针，并缝置第 3 根提吊线，蚊式钳夹线
（8）上腔静脉、下腔静脉套阻断带	右手换为电刀分离上腔静脉、下腔静脉，左手臂换为长头钳，助手给 10 号丝线，术者操作机器人套阻断带，助手用镊子取出后小弯钳夹线，助手拉出阻断带用蚊式钳固定
（9）修补 ASD	左臂大镊子，右臂剪刀，剪开右心房，放入牵开器的手臂，右臂大持针器，递膨体聚四氟乙烯线（CV-4，26mm），连续缝合 ASD，递钩针勾出缝线，剩最后一针时膨肺排气，再缝合回去，打结
（10）关闭右心房	递膨体聚四氟乙烯线（CV-4，26mm），连续缝合右心房，助手打结，取出牵开器手臂
（11）检查出血情况	用镜头检查各个切口和缝合口的出血情况，于右手臂套管放入引流管，彻底止血后，拔除各个套管，撤离机器人
（12）拔除股动静脉插管	拔除股动脉插管后，递 6-0 聚丙烯线缝合股动脉切口，股静脉插管拔除后收紧荷包线打结
（13）关闭各个切口	递 3-0 角针可吸收线行皮内缝合

2. 机器人左心房黏液瘤切除手术步骤与手术配合　见表 50-2。

表 50-2　机器人左心房黏液瘤切除手术步骤与手术配合

手术步骤	手术配合
（1）备股动静脉插管，机器人手臂定位，股动静脉插管，经皮上腔静脉插管，连接机器人手臂，打开心包，上腔静脉、下腔静脉套阻断带	参见表 50-1
（2）切开右心房	左臂大镊子，右臂剪刀，剪开右心房，经右心房－房间隔切口，缝合悬吊线 4-0 聚丙烯线，将瘤体及瘤蒂附着的房间隔组织充分切除

续表

手术步骤	手术配合
（3）关闭右心房	递 CV-4（26mm）聚四氟乙烯线，连续缝合右心房，助手打结，取出牵开器手臂
（4）检查出血情况	用镜头检查各个切口和缝合口的出血情况，于右手臂套管放入引流管，彻底止血后，拔除各个套管，撤离机器人
（5）拔除股动静脉插管	拔除股动脉插管后，递 6-0 聚丙烯线缝合切口，股静脉用已缝好的 5-0 荷包线打结
（6）关闭各个切口	递 3-0 可吸收微乔线做皮内缝合

3. 机器人辅助下二尖瓣置换手术步骤与手术配合　见表 50-3。

表 50-3　机器人辅助下二尖瓣置换手术步骤与手术配合

手术步骤	手术配合
（1）备股动静脉插管，机器人手臂定位，股动脉插管，股静脉插管，经皮上腔静脉插管，连接机器人手臂，打开心包	参见表 50-1
（2）主动脉阻断	右手臂更换长头钳，术者分离主动脉周围，助手在术野下放入微创阻断钳，于胸壁插入停搏液灌注针，皮针固定，将主动脉阻断，灌入停搏液
（3）打开左心房	左臂大镊子，右臂剪刀，剪开左心房，放入心房牵开器的手臂，右臂瓣膜钩手臂查看瓣膜，灌洗器长尿管冲洗检查瓣膜
（4）行瓣膜置换	右臂：剪刀剪掉瓣膜，开启瓣膜（生物瓣膜或机械瓣膜），将瓣膜装好放于水盆内；右臂：长持针器上瓣膜线，递 10 把蚊式钳给助手夹线，小持针器助手上瓣，尖刀分离上瓣下瓣，打结器打结，冲洗器长尿管注水冲洗再次检查
（5）行瓣膜成形	CV-4（17mm）聚四氟乙烯线剪至 7cm 长，给术者做瓣膜成形的缝合。术者根据需要选择合适的成形环，给予助手测瓣环的瓣规测试成形环大小，确定后将所需瓣环打于器械台上，用亚甲蓝在瓣环上面做好标记，给术者，术用 12cm 无创线分别于左右进行连续缝合，至中间后打结
（6）关闭左心房	CV-4（26mm）聚四氟乙烯线双头针带片 2 针分别从左右连续缝合至中间后助手打结（5 个毡片），一侧缝完后皮钳固定线的一端，取出牵开器
（7）复苏后拔除停搏液针	松开阻断钳，体外除颤复苏后，CV-4（17mm）聚四氟乙烯线带毡片缝合停搏液针，助手给毡片和小持针器，打结器打结推下，拔除停搏液针，助手打结，剪刀剪线
（8）检查出血情况	用镜头检查各个切口和缝合口的出血情况，于右手臂套管放入引流管，彻底止血后，拔除各个套管，撤离机器人
（9）拔除股动静脉插管，关闭各个切口	拔除股动脉插管后，6-0 聚丙烯线缝合切口，股静脉用已缝好的 5-0 荷包线打结，3-0 可吸收线做皮内缝合

（五）护理关注点

（1）术前向患者说明机器人微创心脏手术相对于常规开胸手术的优势：手眼配合好、手臂无抖动、三维视图、活动范围广、手术切口小、气管插管时间短、出血少、下床活动早等。消除患者顾虑和疑惑，促进手术顺利进行。心脏肿瘤患者心理负担重，因而对患者及其家属进行健康宣教、加强心理护理尤为重要。

（2）协助助手更换机器手臂，换下的手臂要及时清洗干净。密切观察术中机器人的工作状态，发现异常，马上停止操作，迅速解决问题。

（3）巡回护士要时刻注意尿液滴速及中心静脉压、血压的变化，为输液提供依据。根据手术情况，动态掌握并调整各个仪器设备的参数，保证手术顺利进行。

（4）由于手术常需要切除部分房间隔组织，术中、术后易发生严重心律失常，必要时给予非同步直流电击转复。

（5）停搏液灌注针的制作：14 号 BD 套管针用刀于距针尖处 4mm 做一小孔用于灌注停搏液。

（6）瓣膜手术需要在术前将机器人的摄像系统更换为高倍镜头；瓣膜成形时各种缝线的长短要与术者确认后放入术野内；用亚甲蓝在瓣环顶端做一圈标记，再用纱布蘸干。备好大量冰盐水，用冲洗器长尿管测试瓣膜；用于测试瓣环的瓣规要用 7 号丝线拴好再放入胸腔内，防止掉入胸腔。

（7）黏液瘤大多质地疏松，多为胶冻状、瘤质状，包膜薄，受血流冲击易脱落，造成栓塞及转移。故在转运或搬动患者时，应了解患者的习惯体位，注意循环功能的变化，不宜突然改变体位，以防止意外。

（8）人工心肺机应设置多重滤网，清除小瘤块，摘除肿瘤后需充分冲洗心脏，防止栓塞和种植。

（9）意外情况的应对：当发生心搏骤停或其他意外不能使用机器人进行操作的紧急情况时，应迅速撤离机器人系统，马上开胸，提前将一次性多功能除颤/复律电极片粘贴于患者胸壁，台上常规备开胸器械，以防万一。

第二节　机器人辅助下冠状动脉旁路移植手术配合

一、概述

冠状动脉旁路移植术就是冠状动脉搭桥手术，是冠心病治疗中一个重要的方法，当冠状动脉造影发现冠状动脉严重狭窄病变，特别是左主干合并三支血管病变，弥漫性冠状动脉病变，冠状动脉闭塞病变等时，如通过介入治疗不能开通血管，恢复血流，则在治疗上就应当采用冠状动脉旁路移植手术。冠状动脉旁路移植术移植患者自身血管，如胸廓内动脉或大隐静脉，将其一端缝合于主动脉上，另一端跨过狭窄病变与正常血管相连，给心肌供血供氧，能够起到治疗冠心病的作用。

二、手术方式

传统冠状动脉旁路移植术时患者取仰卧位，经胸骨正中切口进行胸廓内动脉游离，然后完成与靶血管的吻合。与常规正中开胸手术不同，机器人冠状动脉旁路移植术一般经左侧胸腔入路，对手术体位和麻醉均有特殊的要求。患者左侧胸部抬高、左上肢半垂位固定，手术床右倾 30°，完全显露左胸前壁和侧壁。全身麻醉，双腔气管内插管，保证术中单侧肺萎陷以显露左侧胸腔空间，右颈内静脉置双腔静脉导管及漂浮导管监测肺动脉压。单肺并二氧化碳正压通气是完成机器人冠状动脉旁路移植手术的必备条件。

手术适应证：基本所有的需要外科手术治疗的冠心病患者均可考虑行冠状动脉旁路移植术；身高和体重分别大于 130cm 和 30kg。

三、手术护理配合

（一）麻醉方式

采用静吸复合麻醉。

（二）手术体位

患者取 30° 右侧卧位（手术床向右倾斜 30°）。

（三）物品准备

1. 设备 达芬奇 S 机器人系统及心外科手术基本设备（参见第五章第五节"一、成人心血管手术正中开胸手术"）。

2. 器械 机器人手术专用器械、机器人冠状动脉旁路移植手术补充器械（图 50-3）、胸廓悬吊牵引系统（图 50-4）。

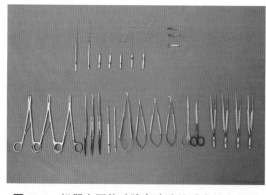

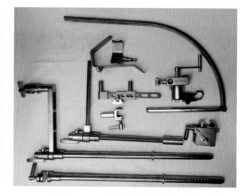

图 50-3 机器人冠状动脉旁路移植手术补充器械　　　图 50-4 胸廓悬吊牵引系统

3. 用物 冠状动脉刀、耦合剂、水封瓶、钛夹、心脏气体插管、心脏固定器、切口保护套、血液回收装置、小号 35U 形血管夹 2 个、小号 18U 形血管夹 10 个、阻断带、分流栓。

（四）手术步骤与手术配合

机器人辅助下冠状动脉旁路移植手术步骤与手术配合见表 50-4。

表 50-4 机器人辅助下冠状动脉旁路移植手术步骤与手术配合

手术步骤	手术配合
（1）机器人手臂定位	递 15 号刀于第 5 肋间做切口，电刀分离，扁桃钳扩大，放入镜头穿刺器，递 Intuitive Surgical 公司 30° 内镜头（上）。探查胸腔情况，分别于第 2、7 肋间做切口，插入手臂套管
（2）固定机器人手臂	将机器人安置于患者的右侧，调整好位置，使镜头臂偏向右，将手臂逐一固定，插入内镜
（3）游离胸廓内动脉	左臂精细组织钳，右臂电刀（功率 15W），遇分支换钛夹钳结扎
（4）检查靶血管	切开心包。左臂，长头组织钳，右臂，单极电凝（功率 20W），镜头 30°（上）
（5）插入稳定器手臂套管	左臂，电刀，右臂，小持针器，协助助手插入套管
（6）准备旁路移植物品	左臂，小持针器，助手通过心脏固定器手臂套管放入冲洗罂粟碱溶液，冲洗胸廓内动脉。依次放入阻断带、血管夹、分流栓、小号 35U 形血管夹、小号 18U 形血管夹
（7）处理胸廓内动脉	胸廓内动脉末端用多个钛夹夹闭，血管夹夹闭胸廓内动脉远端，剪刀断开部分，修整吻合口后，再松开血管夹测试血流。提前缝好小号 18U 形血管夹针，用小号 35U 形血管夹将胸廓内动脉断开，固定于靶血管吻合口周围
（8）连接 3 臂放入稳定器手臂	台下接好吸引器及冲水装置，心脏固定器固定好心脏靶血管
（9）缝阻断带	右臂，大持针器，左臂，小持针器，于靶血管两端缝阻断带
（10）切开靶血管	右臂，小圆刀；左臂，小持针器分离靶血管；右臂，小尖刀于靶血管切口；右臂，小剪刀扩大靶血管切口
（11）吻合血管	左臂，小持针器；右臂，小持针器，用小号 18U 形血管夹行血管吻合。吻合后松开阻断带，检查出血情况
（12）测试血流	将涂抹好耦合剂的血管超声探头从 3 手臂进入，右臂长头钳，测试胸廓内动脉的血流，做好记录
（13）缝阻断带	右臂，大持针器；左臂，小持针器，于靶血管两端缝阻断带
（14）取出胸腔内用物	左臂，小持针器；右臂，小持针器，协助助手依次取出阻断带、分流栓、U 形血管夹
（15）检查胸腔出血情况	充分止血，确认各个部分没有出血后，由右侧套管内放入引流管，拔除各套管，撤离机器人
（16）关闭各个切口	递 3-0 可吸收线行皮内缝合

（五）护理关注点

（1）协助助手更换机器手臂，换下的手臂要及时清洗干净。

（2）密切观察术中机器人的工作状态，发现异常，马上停止操作，迅速解决问题。

（3）根据手术情况，动态掌握并调整各个仪器设备的参数，保证手术顺利进行。

（4）提前配置好各种药液，保持水温恒定（45℃）。

（5）传递 U 形血管夹时要小心仔细，确保不丢失。

（6）用于冲洗胸廓内动脉的罂粟碱溶液：温生理盐水 60ml + 罂粟碱 60mg。

（7）用于冲洗靶血管的肝素盐水：温生理盐水 500ml + 罂粟碱 60mg + 肝素 125U。

（8）意外情况的应对：当发生心搏骤停或其他意外不能使用机器人进行操作的紧急情况时，应迅速撤离机器人系统，马上开胸，提前将一次性多功能除颤/复律电极片粘贴于患者胸壁，台上常规备开胸器械，以防万一。

（李丽霞）

参 考 文 献

高长青，2010. 全机器人不开胸心房黏液瘤切除术. 广州：第 12 届中国南方国际心血管病学术会议：4.

高长青，杨明，吴扬，等，2008. 机器人非体外循环冠状动脉旁路移植与支架置入"杂交"手术治疗多支冠状动脉病变. 中华胸心血管外科杂志，24（5）：313-316.

李梁钢，2015. 全机器人与正中开胸房间隔室间隔缺损修补术的临床对比研究. 北京：中国人民解放军医学院：3.

李娜，张赤铭，张洁，2010. 全机器人冠状动脉旁路移植术围术期的护理. 护士进修杂志，25（7）：606-608.

刘喜梅，于亚群，陈玉红，2012. 全机器人冠状动脉旁路移植术的护理. 中国实用护理杂志，28（2）：28-30.

刘喜梅，于亚群，魏新，2010. 13 例全机器人不开胸二尖瓣成形术患者的护理. 中华现代护理杂志，16（2）：157-159.

刘园园，卢琳，2002. 左房黏液瘤的围术期护理. 护士进修杂志，（4）：296-297.

石晶，2017. "达芬奇"机器人系统微创二尖瓣手术的围术期护理方法及效果探讨. 医药卫生，（1）：145.

史进，2021. 全胸腔镜不停跳心房黏液瘤切除术的临床应用和术后生活质量研究. 济南：山东大学：12.

唐锋媚，张翠娟，丁艳琼，等，2015. 机器人心房黏液瘤切除术的围术期护理. 中华保健医学杂志，17（1）：52-53.

唐义虎，吴延虎，周景昕，等，2020. 达芬奇系统下改良不停跳房间隔缺损修补及学习曲线的临床研究. 中国临床研究，33（10）：1314-1319.

闫成雷，2013. 机器人与常规开胸二尖瓣成形术治疗二尖瓣关闭不全的对比研究，北京：解放军总医院：1.

杨明，2013. 机器人冠状动脉旁路移植术研究进展. 中南大学学报（医学版），38（10）：1080-1084.

杨明，高长青，王刚，等，2007. 全机器人不开胸房间隔缺损修补术. 中华胸心血管外科杂志，23（5）：298-300.

杨明，高长青，肖苍松，等，2011. 机器人微创房间隔缺损修补术 54 例. 中国体外循环杂志，9（4）：214-216.

杨明，高长青，肖苍松，等，2011. 全机器人心脏不停跳下房间隔缺损修补术. 中华胸心血管外科杂志，27（7）：395-397.

姚名辉，2013. 全机器人与正中开胸心房黏液瘤切除术的临床对比研究. 北京：中国人民解放军军医进修学院：6.

张赤铭，赵彦珍，周红，2012. 全机器人心脏手术患者围术期的心理护理. 护理实践与研究，9（19）：138-139.

张莲美，蔡建辉，2017. 浅谈微创左心房黏液瘤切除术的发展. 中国卫生标准管理，8（22）：31-32.

张颖，2009. 全机器人系统在心脏手术中的应用及护理. 护理研究：上旬版，（S2）：109-110.

赵悦，李丽霞，2010. 全机器人不开胸二尖瓣成形术的护理管理. 郑州：中华护理学会第 14 届全国手术室护理学术交流会议：4.

周晶晶，邹莹莹，2018. "达芬奇"机器人系统微创二尖瓣手术的围术期护理方法及效果. 养生保健指南，（52）：120.

周煜东，2015. 机器人心脏不停跳下冠状动脉旁路移植术后中远期随访及其影响因素的研究. 北京：中国人民解放军医学院：12.

第五十一章　超声引导下先天性心脏病介入手术配合

随着微创手术的不断发展，先天性心脏病已经从单纯的体外循环模式转向内科介入、经胸微创封堵等方式。目前先天性心脏病的手术方式主要包括传统外科体外循环手术、胸腔镜辅助下手术、机器人辅助手术、经导管介入手术、超声引导下经胸封堵手术等。

第一节　超声引导下经胸先天性心脏病介入封堵手术配合

一、概述

经胸微创封堵技术指的是经胸小切口、心脏不停搏的状态下，经食管超声心动图检查（trans-esophageal echocardiography，TEE）引导下使用特殊的输送装置在缺损部位使用封堵器，从而达到治疗效果的方式。本节主要阐述几种常见先天性心脏病的经胸微创封堵手术配合相关内容，包括超声引导下经胸 ASD 封堵术、经胸 VSD 封堵术、经胸 PDA 封堵术、经胸肺动脉瓣球囊扩张术的手术配合。该类术式输血率低，住院时间短，创伤小，安全性高，相比传统开胸手术有较为明显的优势。

二、手术方式

2000 年在中国西京医院心血管外科首次成功开展 ASD 经胸微创封堵术，是第一种使用导管输送装置成功治疗的先天性心脏病。ASD 经胸封堵术适用于年龄≥ 1 岁、体重＞8kg 患儿；ASD 直径 5 ～ 34mm 者；缺损边缘至冠状窦、上下腔静脉及肺静脉开口距离＞5mm，至房室瓣距离＞7mm 者；所选用的封堵器左心房侧盘的直径应大于 ASD 的直径者；不合并必须外科手术的其他心脏畸形者。

VSD 也是小儿心脏病中的常见病。VSD 可分为膜缺损、漏斗部缺损及肌部缺损三大类型，其中膜周部 VSD 最为常见。VSD 经胸封堵术适用于年龄≥ 3 月龄患儿；有血流动力学异常的单纯膜周部 VSD、1 岁以内者 VSD 直径为 4 ～ 8mm 者；有血流动力学异常的单纯肌部型 VSD 者，直径＞ 3mm 和多发肌部型 VSD 者；干下型 VSD 不合并明显主动脉瓣脱垂者，1 岁以内者 VSD 直径＜ 6mm 者；外科手术后残余分流者；心肌梗死或外伤后室间隔穿孔者。

PDA 已经有成熟的手术方式，根据患儿情况选择传统的侧卧位开胸的结扎手术或内科经皮介入手术均可达到较好的治疗效果。相较于传统手术方式的优势，目前 PDA 封堵术，仅适用于年龄≥ 6 个月，动脉导管缺口直径≥ 2mm 患儿；左向右分流，有血流动力学意义，但不合并其他心内畸形者；合并严重的肺动脉高压但无右向左分流的特定条件下的患儿的手术治疗，对于患有中重度肺动脉高压的患儿采用封堵术可以在术中动态监测肺动脉高压的压差，诊断和治疗长期分流严重的肺动脉高压。

肺动脉瓣狭窄的患儿一般采用两种手术方式，包括内科的经皮球囊扩张术（PBPV）和外科 TEE 引导下经胸小切口球囊扩张术。相对于 PBPV，外科 TEE 引导下的扩张术有无须造影、不需接受辐射等优点。近年来 TEE 引导下经胸小切口肺动脉瓣球囊扩张术逐步应用于治疗室间隔完整型肺动脉闭锁及婴幼儿重度肺动脉狭窄，并取得较好疗效。

三、手术护理配合

（一）麻醉方式

采用静吸复合麻醉（非体外循环下）。

（二）手术体位

患者取仰卧位，肩背部垫一长形胸垫使胸部抬高、头部后仰。

（三）物品准备

1. 设备　参见第五章第五节"四、儿童心血管手术正中开胸手术"。

2. 器械　儿童心脏手术器械包（见表 4-2）、儿童手术精密器械附加包（见表 4-21、图 4-13）。

3. 用物　15 号刀片、3-0 涤纶线或 6mm×14mm 圆针或 7mm×17mm 圆针、20ml 注射器、5-0 聚丙烯线 13mm 针长、4-0 吸收线、毡型垫片、封堵输送器、封堵器等（图 51-1）。

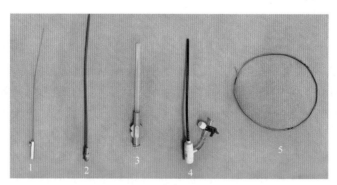

图 51-1　封堵耗材
1. 输送杆；2. 鞘芯；3. 输送鞘；4. 输送鞘管；5. 导丝

（四）手术步骤与手术配合

1. TEE 引导下经胸 ASD 封堵手术步骤与手术配合　见表 51-1。

表 51-1　TEE 引导下经胸 ASD 封堵手术步骤与配合

手术步骤	手术配合
（1）开胸	递圆刀在右侧胸壁第 4、5 肋间切皮，电刀止血，递牵开器牵开切口，显露心包
（2）提吊心包	递蚊弯钳夹心包，电刀切开，圆针丝线提吊 4 针，蚊弯钳夹线尾牵开心包
（3）组合封堵系统	输送杆直接穿过输送鞘管与合适的封堵器连接（缺损较大者建议在封堵伞表面使用聚丙烯线缝合 1 针做"保险绳"，封堵器释放后在心脏表面与右心房的荷包线打结固定，防止封堵器脱落），医生将组装好的封堵器在肝素盐水中反复收放，排尽封堵器内的空气（图 51-2）
（4）心脏表面定位	递组织镊夹湿纱布配合 TEE 查看缺损部位，在右心房表面确定穿刺部位与缺损部位在一条直线上
（5）缝荷包	递 5-0 聚丙烯线带毡型垫片在定位处行褥式缝合或荷包缝合，套阻断管
（6）置入封堵器	递 11 号尖刀在右心房荷包中央切开，直接插入含有封堵器的输送鞘管，在 TEE 引导下，输送鞘管经 ASD 直接进入左心房，释放左心房伞后回拉输送杆至覆盖左心房缺口，在右心房释放右心房侧封堵伞关闭 ASD
（7）释放封堵器	前后推拉输送杆，查看 TEE，确定封堵伞无松动，左向右无残余分流，二尖瓣口、三尖瓣口、上/下腔静脉、右侧肺静脉开口均无影响后逆时针旋转输送杆，释放封堵器
（8）退出鞘管	轻轻退出鞘管，收紧荷包线，打结
（9）关胸	递圆针丝线缝合肋间，递角针 4-0 可吸收线缝合皮内；使用 8 号硅胶管排气，关胸。不需要放置引流管

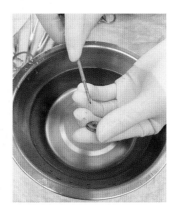

图 51-2　组合封堵系统

2. TEE 引导下经胸 VSD 封堵手术步骤与手术配合　见表 51-2。

表 51-2　TEE 引导下经胸 VSD 封堵手术步骤与手术配合

手术步骤	手术配合
（1）开胸	递圆刀在剑突下切皮，电刀止血
（2）剪开胸骨	递小直角钳确定剑突位置，递直组织剪剪开部分剑突（或者经剑突下切口操作不需要剪开剑突）
（3）提吊心包	递牵开器牵开切口，显露心包，蚊弯钳夹心包，递电刀切开，圆针丝线提吊 4 针，蚊弯钳夹线尾牵开心包
（4）心脏表面定位	递组织镊夹湿纱布配合 TEE 查看缺损部位，在右心室表面确定穿刺部位与缺损部位在一条直线上
（5）缝荷包	在定位处用 5-0 聚丙烯线带毡型垫片行褥式缝合或者荷包缝合，套阻断管
（6）选择封堵伞	外科医生和麻醉医生根据 TEE 结果共同探讨手术所需封堵器的大小和型号，根据封堵大小选择输送系统型号

手术步骤	手术配合
（7）组装输送鞘管	将肝素盐水润滑后的鞘芯置入肝素盐水润滑后的输送鞘管内（图51-3）
（8）组装封堵器	将输送杆穿过输送鞘与封堵器连接，在肝素盐水中充分收放，排尽封堵器内的空气，将封堵器收进输送鞘（可在封堵伞表面使用聚丙烯线缝合1针做"保险绳"，封堵器释放后在心脏表面与右心室的荷包线打结固定，防止封堵器脱落）
（9）穿刺	使用18G留置针在右心室荷包缝合处进行穿刺（图51-4）
（10）进入VSD	退出留置针芯，穿入软导丝（图51-5），助手轻轻牵拉导丝尾部。在TEE引导下将导丝穿过VSD进入左心室内，退出留置针
（11）置入输送系统	将组装好的输送系统在导丝的引导下送入左心室，退出导丝和鞘芯，留下输送鞘管
（12）置入封堵器	输送鞘连接输送鞘管后向前推输送杆，在TEE引导下释放左心室伞（图51-6），回拉输送杆至覆盖左心室缺口，在右心室完全释放封堵器关闭右心室缺口
（13）释放封堵器	前后推拉输送杆，查看TEE，确定封堵伞无松动，无残余分流和瓣膜反流，心率正常，逆时针旋转推送杆，释放封堵器
（14）退出鞘管	轻轻退出鞘管，收紧荷包线，打结
（15）关胸	缝合切口（必要时使用钢丝），留置引流管，关胸

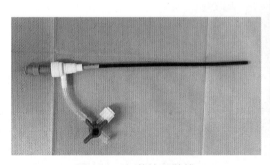

图51-3 组装输送鞘管

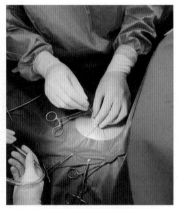

图51-4 经右心房穿刺

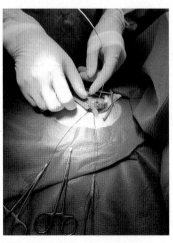

图51-5 置入软导丝

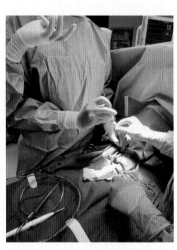

图51-6 释放房间隔缺损封堵器

3. TEE 引导下经胸 PDA 封堵手术步骤与手术配合　见表 51-3。

表 51-3　TEE 引导下经胸 PDA 封堵手术步骤与手术配合

手术步骤	手术配合
（1）开胸	递圆刀在左胸第 2 肋间切皮，电刀止血，牵开器牵开切口，显露心包
（2）提吊心包	递蚊弯钳夹心包，电刀切开，递圆针丝线提吊 4 针，蚊弯钳夹线尾
（3）组合封堵系统	输送杆直接穿过输送鞘管与合适的封堵器连接（建议在封堵伞表面使用聚丙烯线缝合 1 针做"保险绳"，封堵器释放后在心脏表面与荷包线打结固定，防止封堵器脱落），医生将组装好的封堵器在肝素盐水中反复收放，排尽封堵器内的空气
（4）缝荷包	递 5-0 聚丙烯线带毡型垫片在肺动脉前壁行荷包缝合，套阻断管
（5）置入封堵器	递 11 号尖刀在荷包处切开肺动脉，直接插入含有封堵器的输送鞘管，在 TEE 引导下，输送鞘管经 PDA 进入主动脉，释放主动脉左盘伞后回拉输送杆至覆盖 PDA 缺口，TEE 显示封堵器有明显的腰征，右盘伞释放至动脉导管主动脉侧
（6）释放封堵器	前后推拉输送杆，查看 TEE，确定封堵伞无松动，无残余分流，主动脉和肺动脉均无狭窄后逆时针旋转输送杆，释放封堵器
（7）退出鞘管	轻轻退出鞘管，收紧荷包线，打结
（8）关胸	缝合肋间，使用 8 号硅胶管排气，关胸。一般不需要放置引流管

4. TEE 引导下经胸肺动脉瓣球囊扩张手术步骤与手术配合　见表 51-4。

表 51-4　TEE 引导下经胸肺动脉瓣球囊扩张手术步骤与手术配合

手术步骤	手术配合
（1）开胸	递圆刀在胸骨正中切皮，电刀止血，牵开器牵开切口，显露心包
（2）提吊心包	递蚊弯钳夹心包，电刀切开，圆针丝线提吊 4 针，蚊弯钳夹线尾
（3）缝荷包	在右心室流出道距离肺动脉瓣瓣环下约 2cm 处，递 5-0 聚丙烯线带毡型垫片行荷包缝合，套阻断管
（4）穿刺	使用 18G 留置针在荷包缝合处进行穿刺
（5）置入输送鞘管	退出留置针芯，穿入软导丝。在 TEE 引导下置入输送鞘管，确认导丝穿过狭窄瓣膜中心后进入肺动脉，按照球囊直径 / 瓣环比例约 1.2 为标准选择球囊扩张至少 3 次
（6）监测压差	要求术后跨瓣收缩期压差低于 40mmHg，同时超声提示肺动脉瓣开放，三尖瓣反流改善方可
（7）退出	轻轻退出球囊管，收紧荷包线，打结
（8）关胸	缝合肋间，使用 8 号硅胶管排气，关胸。不需要放置引流管

（五）护理关注点

（1）做好患儿的术前访视，消除患者的担忧和疑虑，告知家属术前注意事项，讲清楚术后可能需要使用 3 ~ 6 个月的抗凝药物等。

（2）先天性心脏病患儿进入手术室易哭闹、自身容易缺氧等造成意外情况发生。由于麻醉诱导期间需患儿安静、稳定的心血管状况，所以护士开放静脉通道后由麻醉医生静脉推注镇静药物，让患儿从清醒状态无痛苦地转为麻醉状态。但麻醉药物更加容易造成缺氧，增加麻醉风险，建议在麻醉之前准备好手术所需的手术环境和抢救设备及用药。

（3）患儿镇静诱导状态下容易跌落床单位发生意外，手术室护士应在床边进行患儿的安全管理。同时麻醉医生辅助通气时，部分气体通过会厌进入食管，造成患儿胃肠胀气，巡回护士在床边进行安全管理同时可以轻轻按压患儿的胃部，减少多余气体进入胃肠道，防止术后患儿出现腹痛等不舒适状况。

（4）患儿年纪较小，导尿管应根据患儿年龄和生长发育情况进行相应型号选择，操作过程中注意无菌和导尿管充分润滑，女童注意尿道和阴道的区分。

（5）术前30min使用抗生素，注意控制周围人员，减少走动，植入物不能暴露在空气中时间太长等，严格控制感染。

（6）患儿体重轻，术中输液的安全管理也很重要。注意液体输入的速度和量不宜过快和过多，否则会加重患儿循环负担，诱发肺水肿及心力衰竭等并发症。

（7）患儿生长发育较缓慢，在肌肉组织不够丰厚的部位容易产生压力性损伤。注意使用棉垫/流体垫等保护骨头隆起的部位。婴幼儿皮肤娇嫩，注意手术过程中保持床单位干燥整洁，操作过程中动作轻柔，避免损伤皮肤。

（8）婴幼儿维持体温稳定的能力差，室温过低容易引起患儿自身的御寒反应，室温过高会影响患儿自身的代谢。由于患儿的基础代谢率较高，氧耗大于氧供时会出现代谢性酸中毒和高碳酸血症，酸中毒可以降低心血管对儿茶酚胺的敏感性，容易导致循环衰竭。在操作过程中应做好保暖工作，防止患儿体温下降。如提前开启水床、术中及时盖被保暖或使用暖风毯等。

（9）手术期间实时监测病情变化，配合外科医生、麻醉医生等做好抢救准备，提前抽取抢救药物，备齐除颤仪及开胸体外循环所需的器械和物品。积极应对手术突发情况，保证患儿安全和手术顺利完成。

（张　琳　张泽勇）

第二节　超声引导下经皮胎儿宫内肺动脉瓣成形手术配合

一、概述

肺动脉瓣严重狭窄或膜性闭锁是一种复杂的先天性心脏畸形，危害性大。部分胎儿在妊娠中晚期可演变进展，导致心肌不可逆损害，胎儿出生后预后不良，进行手术矫治难度大，风险高。随着胎儿超声心动图及其他筛查技术的迅速发展，胎儿心脏畸形特别是复杂畸形检出率明显提高。适时接受胎儿心脏介入治疗（fetal cardiac intervention，FCI）可及早中断此类疾病进展，解除梗阻性病变，促进心室继续发育，增加出生后双心室循环可能，改善患儿远期预后。

二、手术方式

胎儿心脏介入治疗是防止胎儿期心脏双心室向单心室发展的一种新的手术方式。目前国际上已有十余年的探索，我国处于起步阶段。胎儿心脏介入治疗方式主要包括经皮肺动脉瓣球囊扩张术、经皮主动脉瓣球囊扩张术、经皮卵圆孔球囊扩张或支架植入术等。胎儿肺动脉瓣成形术（fetal pulmonary valvuloplasty，FPV）是先天性心脏病胎儿期治疗的方法之一，主要适用于室间隔完整的严重肺动脉瓣狭窄或肺动脉闭锁伴右心室发育不良的胎儿。

手术适应证：胎儿宫内肺动脉瓣成形术的应用主要有两种。

（1）肺动脉瓣严重狭窄或膜性闭锁合并以下几种情况：①动脉导管反向血流；②室间隔完整或高度限制性 VSD；③可辨认但发育不良的右心室并可能会发育成单心室；④右心室生长停滞超过 3 ～ 4 周。

（2）肺动脉瓣狭窄或膜性闭锁合并严重右心衰竭、限制性卵圆孔或严重三尖瓣反流致胎儿水肿，影响胎儿存活。

三、手术护理配合

（一）麻醉方式

采用静吸复合麻醉，控制孕妇心率。

（二）手术体位

1. 孕妇　膀胱截石位（便于术者站位），双上肢平放于身体两侧。

2. 胎儿　麻醉前确保胎位已调整至臀位，胎儿面朝腹壁，胎儿右心室壁朝向孕妇腹壁。

（三）物品准备

1. 设备　彩色多普勒超声诊断仪、超声探头（灭菌）、除颤仪、胎心监护仪、麻醉及监测设备、微电脑输液泵、截石位腿架等。

2. 器械　胎儿介入手术器械包（直剪 1 个、小弯 2 个、卵圆钳 1 个）、一次性介入包。

3. 用物　腹部手术单包、手术衣、小方纱、透明无菌挡板套、标识笔、无菌耦合剂、小药盘 3 个、1ml、5ml、10ml 注射器、灭菌的药物标签、介入器械台（1300mm×500mm×890mm）、18G 15cm 套管穿刺钢针、22G 硬膜外穿刺针、0.014cm×190cm 冠状动脉导丝、4.0mm×9.0mm 冠状动脉球囊、压力泵等。

4. 特殊药物　手术台上用 1ml 注射器吸药备用：盐酸肾上腺素（10μg/ml）、异丙肾上腺素（1μg/ml）、阿托品（50μg/ml）。输液泵用药：多巴胺 200mg/50ml；盐酸肾上腺素 2mg/50ml；去氧肾上腺素 20mg/50ml 等。

（四）手术步骤与手术配合

超声引导下经皮胎儿宫内肺动脉瓣成形手术步骤与手术配合见表 51-5。

表 51-5 超声引导下经皮胎儿宫内肺动脉瓣成形手术步骤与手术配合

手术步骤	手术配合
（1）消毒铺巾	孕妇取截石位，递卵圆钳、消毒纱球消毒，消毒范围上至乳头，双侧至腋中线，下至耻骨联合。协助术者铺巾，为主刀医生留出空间
（2）多普勒超声诊断仪及超声探头准备	将多普勒超声诊断仪安置在手术床右侧，尽量贴近孕妇，用无菌透明保护套分别保护控制面板及超声探头，用组织钳将探头固定在手术铺巾上。超声医生穿手术衣、戴外科手套站在孕妇右侧操控探头
（3）穿刺、定位	递无菌耦合剂、小方纱给超声医生，用超声探头在腹壁持续定位；递18G或19G穿刺套管针给主刀医生，在超声引导下穿刺孕妇腹壁—子宫—胎儿胸壁—胎儿右心室壁，直至或穿透肺动脉瓣口
（4）置入冠状动脉导丝	退出套管针芯，在超声引导下置入0.014cm×190cm冠状动脉导丝，通过穿刺套管至肺动脉瓣口定位
（5）行肺动脉瓣扩张	经导丝置入4mm×9mm冠状动脉球囊管，超声定位后，扩张肺动脉瓣
（6）超声检查确认扩张效果	递无菌耦合剂、小方纱，如超声显示胎儿有心包积液，递5ml注射器抽吸
（7）退出穿刺套管	退出穿刺套管，用纱布压迫穿刺点，清洁皮肤
（8）应急配合	穿刺定位期间如出现胎心减慢，应停下操作，等待麻醉医生处理，如超声确定穿刺针进入胎儿心室，可将吸好抢救药的1ml注射器递给主刀医生，直接经胎儿心内注入

（五）护理关注点

（1）胎儿宫内肺动脉瓣成形手术对胎位要求极高，术前孕妇在产科医生指导下通过改变卧位调整胎位，病房护士做好健康宣教，配合医生指导孕妇坚持每天在床上练习。

（2）手术当天孕妇接到手术室后，必须再次经超声确认胎位是否正确，如果胎位有变化，可在转运床上进行调整，产科医生全程指导，直至胎儿转成臀位、面朝孕妇腹壁。等待期间注意做好孕妇心理疏导，多与孕妇互动，消除其紧张、不安情绪，避免心率、血压变化影响手术。

（3）穿刺期间关闭手术间照明灯及无影灯，保持安静，减少走动，避免影响操作者。

（4）提前在手术台上用1ml注射器吸好10μg/ml盐酸肾上腺素、1μg/ml异丙肾上腺素、50μg/ml硫酸阿托品各5支。抢救药浓度需提前与术者沟通确认，达成共识，贴好标签，分开放置，避免紧急情况下用药错误。

（5）全程关注B超及心电监护屏幕，及时应对胎儿心动过缓、心搏骤停、心包腔积血等危险状况。配合麻醉医生从静脉给药，维持母胎心率、血压稳定。

（6）扩张完毕，退出穿刺针前，备5ml注射器用于抽胎儿心包积液。

（陈晓霞 谢 庆）

参 考 文 献

陈凌，杨满青，林丽霞，2021.心血管疾病临床护理.广州：广东科技出版社：332-333.
陈晓菊，黄珊珊，2017.小儿先天性心脏病介入封堵术治疗的护理.山西医药杂志，46（17）：2141-2144.

陈晓霞，刘小民，宋海娟，等，2021. 7例胎儿行宫内肺动脉瓣成形术的术中护理. 护理学报，28（9）：71-73.

董向阳，翟波，李文静，2020. 经食管超声引导下微创封堵术治疗膜周部室间隔缺损患儿的效果分析. 中国心血管杂志，25（6）：568-571.

邝素华，马伦超，陆国梁，等，2015. 经左胸胸骨旁途径动脉导管未闭微创封堵手术及术后管理. 广东医学，（13）：2011-2013.

李坤，谌启辉，王平凡，等，2021. 超声引导下经皮或经胸封堵术、体外循环手术治疗继发孔型房间隔缺损对比观察. 山东医药，61（15）：79-81.

马紫君，丁文虹，王霄芳，等，2019. 婴幼儿重症肺动脉瓣狭窄球囊扩张术后早期的右心功能研究. 心肺血管病杂志，38（7）：756-760.

阳玉晶，雷芳，周宏正，等，2022. 经食管超声引导下不同路径微创封堵术治疗房间隔缺损的研究. 影像科学与光化学，40（2）：339-343.

叶赞凯，李志强，伊寒露，等，2019. 单纯超声心动图引导下的经皮及经胸封堵儿童动脉导管未闭的对比研究. 中国循环杂志，34（10）：990-993.

朱全伟，刘宇航，王宁，等，2021. 食管超声介导复合技术在小儿特殊类型先天性心脏病治疗中的应用. 中华小儿外科杂志，42（11）：961-965.

Moon-Grady A J，Morris S A，Belfort M，et al，2015. International Fetal Cardiac Intervention Registry：A Worldwide Collaborative Description and Preliminary Outcomes. J Am Coll Cardiol，66（4）：388-399.

Morray B H，2019. Ventricular Septal Defect Closure Devices，Techniques，and Outcomes. Interv Cardiol Clin，8（1）：1-10.

Tulzer G，Arzt W，Franklin R C，et al，2002. Fetal Pulmonary Valvuloplasty for Critical Pulmonary Stenosis or Atresia with Intact Septum. Lancet，360（9345）：1567-1568.

Yu J J，Pan W，Zhang Z W，et al，2018. Intrauterine Cardiac Intervention for Fetal Pulmonary Valve Obstruction Lesion. Chin Med J（Engl），131（1）：103-104.

第五十二章　一站式心血管复合手术配合

一站式复合技术是在同一空间和时间内运用心血管介入与外科手术的复合技术，充分发挥心血管介入治疗和外科手术的优势，治疗复杂的心血管疾病。其是当今心血管外科领域中一个全新的治疗理念，其意义在于以患者为中心，融合多学科的知识和理念，针对患者不同的病理生理状态，设计出最佳的治疗组合方案，从而以最小的代价，获得最佳的疗效，尤其是对重症、老龄和幼龄患者将发挥巨大的优势。

近年来，心血管外科手术与介入治疗相结合的治疗模式的开展越来越广泛，在瓣膜病、冠心病、先天性心脏病和大血管疾病方面都得到了很好的应用，充分发挥出各自的优点，减少外科手术的风险及腔内治疗的局限性，给不能耐受常规开胸及体外循环手术的患者、需要在外科手术室和导管室之间转运的患者带来了希望。

第一节　一站式心血管复合手术室的配置与管理

一、复合手术室配置

一站式复合手术室除具备完成心血管外科手术的全部设备及环境条件之外，还具有多种影像学设备，包括心血管造影的 C 形臂 X 线机和实时心脏超声系统等，它为外科、内科和影像等多学科技术的交流和融合提供了崭新的平台。

（一）空间布局

新建的一站式心血管复合手术室建议净面积不少于 $80m^2$，另配备设备间（用来放置数字减影血管造影设备的强弱电控制柜）、操作间（通过铅防护观察窗和对讲机与手术医生保持联系）（图 52-1）和耗材间（存放介入导管耗材和外科手术耗材）（图 52-2）、体外循环准备间。

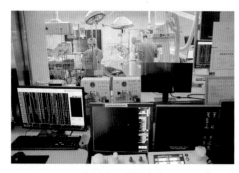

图 52-1　操作间

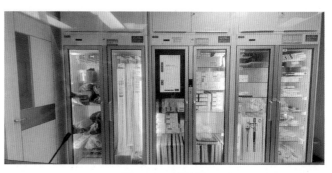

图 52-2　耗材间

（二）设备配置

1. 介入手术设备　全投射角度心血管造影机、多导联生理记录仪、信号放大器、X 线发生器、球管、高压注射枪等。根据医院条件配备三维 CT 采集系统和磁共振扫描系统。

2. 心血管外科手术设备　麻醉机、体外循环机、经食管超声机、心电监护系统、胸腔镜、电外科设备、除颤仪、血液回收机、IABP 机等。

3. 手术床及配件　介入手术床长 3m，头板和背板狭窄，两侧无滑轨安置托手板和麻醉架，需另外配备适合做外科手术的相关配件，如带滑轨的活动背板、托手板、麻醉支撑架、器械托盘等。手术铺巾需进行加长、加宽设计，主单和洞巾长度不少于 450cm。

4. X 线防护设备　包括患者和工作人员使用的防护铅衣、铅帽、铅围脖、铅眼镜、铅帘、铅挡板等。

（三）人员配置

一站式心血管复合手术通常需由心外科 / 血管外科医生、心内科医生、麻醉科医生、体外循环灌注师、超声科医生、放射科医师、手术室护士和瓣膜组装技术专员等多学科团队协作完成。

参加心血管复合手术的护理人员必须具备专业资质，参加过放射工作人员的相关培训和考核；定期参加职业病相关项目体检；全面了解心血管复合技术的特点，了解复合手术室各种仪器的连接及使用，不仅要掌握心血管外科手术配合，还要熟悉介入手术的配合，熟悉各种介入器材如导丝、导管、球囊、支架的规格、型号及用途，才能更好地完成手术。一站式心血管手术涉及人员较多，最好按手术流程分阶段进入手术间，由巡回护士统筹安排人员站位及设备定位（图 52-3）。

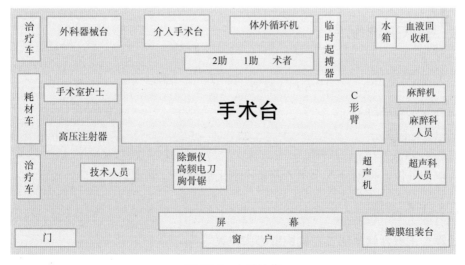

图 52-3　人员站位

二、术前准备

（一）手术间准备

（1）术前检查介入手术床并安置两侧挡板，开启 X 线设备，打开多导联生理记录仪、信号放大器、X 线发生器、球管、高压注射枪、血管造影机等，保证其功能良好，能正常使用。

（2）麻醉前将 C 形臂安置在床头位置，再连接心电监护导线，并将各类导线和管道固定在手术床边，防止 C 形臂移动时影响相关管道。准备好换能器连接导线及肝素盐水（6000U/500ml），测压装置安放于左侧床头，高压注射装置放于左侧床尾。手术床铺垫一次性保温毯（身下型）及塑料防水单，不宜使用循环式变温水床，以免影响显影效果。

（二）导管介入耗材准备

（1）双压力传感器系统、16G 穿刺针、三联三通、压力延长管、高压泵、Y 形接头、螺口注射器、输液管、造影剂。

（2）各型号导丝、造影管道、扩张球囊、球囊压力泵、抓捕器、动脉鞘、扩张鞘。

（3）各类支架、主动脉瓣膜及输送器、临时起搏导线、血管缝合器、机头保护套、铅玻璃挡板套等。

（三）外科手术器材准备

成人心脏手术器械包、复合手术附加包、一次性多功能除颤 / 复律电极片、胸骨锯、ECMO 附加器械（备用）、心脏复合手术单（表 4-29）、心脏复合手术单附加包（表 4-30）、手术衣等。

三、手术护理配合

（一）麻醉方式

采用静吸复合麻醉。

（二）手术体位

患者取仰卧位，根据介入手术入路备一侧上肢外展、固定。

（三）手术入路

1. 经胸　正中开胸或通过左侧胸壁心尖位置等。

2. 经外周动静脉　常用的动脉有股动脉、股静脉、桡动脉和肱动脉。

（四）护士配合

（1）常备 3 部器械车，按手术顺序分开准备外科手术器械和介入手术器械。

1）外科器械台：放置心外科手术器械及用物，如果先做外科手术，介入器械包可在手术结束后打开；如果先做介入手术，应提早打开外科手术器械包，整理、清点器械；不需要做心外科手术者，也应将器械车备齐用物放于手术室外，以备紧急开胸手术。

2）介入手术台（1300mm×500mm×900mm）（图52-4）：放置各种导丝、导管、支架等介入用物。配制肝素盐水（1000ml 生理盐水 +6000U 肝素），手术所用穿刺针、导丝、导管均浸于肝素盐水中，注意勿弯折。穿刺针、导管用后及时用肝素盐水冲洗管腔，防止血栓形成。

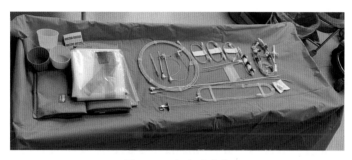

图 52-4 介入手术台

3）瓣膜安装台（瓣膜手术专用）：需要铺设无菌台，根据瓣膜品牌选择相应配给的灭菌水槽，备大量冰盐水和结冰的袋装盐水。

（2）皮肤消毒与铺巾：按照成人正中开胸手术消毒皮肤，包括上肢和双下肢大腿上 1/3、会阴部。手术铺巾露出胸部和双侧腹股沟切口位置；套好无菌挡板套、机头套、高压注射枪无菌套等。

（3）做好防辐射管理：巡回护士指导监督所有人员做好自我防护，正确穿戴铅衣、铅围脖及铅眼镜后进入手术间。在不遮挡手术区域前提下，尽可能保护患者甲状腺、性腺等对 X 线敏感部位。开启射线期间控制手术间人数，关闭手术室电动门，禁止人员出入，减少辐射暴露。

（4）预防感染：参加复合手术的人员较多，应加强对非外科手术人员特别是瓣膜组装技术专员的督导和监控，严格执行无菌操作。规范使用手术预防性抗生素，以降低切口感染和心内膜炎的风险。限制参观人员，减少工作人员走动。

（5）预防围术期低体温：心血管复合手术大多在非体外循环下进行，应监测围术期体温变化，采取应用吹风式保温仪和液体加温仪、提高室温等保温措施。

（6）术前使用一次性多功能除颤 / 复律电极片，并连接好心电图导联连接线；术中密切观察患者生命体征、心率 / 心律变化，出现异常及时除颤或对症处理；如单纯介入手术出现严重的并发症需要体外循环支持或 IABP、ECMO 支持等，应立即配合外科医生、体外循环灌注师做好紧急手术准备。

（谢 庆 张 燕）

第二节　心脏瓣膜复合手术配合

一、概述

心脏瓣膜置换术是最常见的心脏手术之一，随着人们对生活质量要求的提高、社会老龄化及生物瓣膜抗钙化工艺的不断改进，越来越多的患者倾向选择生物瓣而非需要终生抗凝的机械瓣。但生物瓣固有的耐久性问题使得患者不可避免地面临再次手术的风险，传统的再次开胸瓣膜置换术是生物瓣衰败后的标准治疗方式，但较高的手术死亡率和并发症发生率迫使许多不能耐受传统外科手术的高危患者不得不放弃手术治疗。2002年，法国 Cribier 等完成了国际首例经导管主动脉瓣置换术（transcatheter aortic valve replacement，TAVR），开启了经导管治疗主动脉瓣疾病的新时代。在 TAVR 成功应用的基础上，2007 年德国 Wenaweser 及其同事报道了第一例经导管主动脉瓣瓣中瓣手术。近年来经导管瓣膜微创手术技术（介入瓣膜技术）的迅速发展与成熟应用，提供了另外一种更加微创的生物瓣毁损治疗方法，这种"无需开胸和体外循环的瓣膜置换手术"具有创伤小、失血少、术后恢复快等优点，已成为极高危或无法耐受经胸瓣膜置换术患者的公认替代治疗技术。

介入瓣膜技术利用镍钛合金记忆金属支架结合生物瓣技术，这种带瓣膜的支架术前在冰水中较容易压缩于圆珠笔大小的输送鞘内，通过外周血管或心尖穿刺途径，将支架瓣膜输送到瓣膜位置。慢慢释放的支架瓣膜在正常体温的血液内可以"恢复记忆"，在精准定位的瓣环位置打开并撑住，其携带的生物瓣便可发挥作用，解决自身瓣膜狭窄或反流问题。本节重点阐述经导管主动脉瓣/二尖瓣置换手术配合相关内容。

二、手术方式

经导管主动脉瓣置换手术（transcatheter aortic valve replacement，TAVR）、经导管二尖瓣置换手术（transcatheter mitral valve replacement，TMVR）不需要心脏停搏和体外循环，是通过介入导管技术将人工瓣膜在体外压缩、装载至输送系统，沿着血管路径或穿心尖送达相应瓣环处，然后释放、固定在瓣环内以替代病变的瓣膜。其手术路径分为以下两种。

1. 正向路径　包括心尖路径和股静脉路径。心尖路径作为一种基于导管的替代方法，直接经左心室尖穿刺和经前外侧胸廓切开术顺行植入主动脉瓣，而无需进行心肺分流或胸骨切开。这种方法特别适合患有严重外周动脉疾病，升主动脉和主动脉弓钙化严重的患者，这些患者使用其他路径会增加脑卒中和其他栓塞事件的风险。

2. 逆向路径　包括经股动脉、升主动脉、锁骨下动脉、腋动脉路径。其中经股动脉路径是最为常用的 TAVR 路径（约占 70%），技术也较为成熟；经升主动脉路径是通过一个小的右侧或正中胸骨切开作为瓣膜植入的替代路径。尽管需要胸骨切开，但这一路径避免了大腔导管通过髂动脉、股动脉和主动脉弓，避免了心尖穿刺；经锁骨下动脉路径是经左侧锁骨下动脉路径切开穿刺，替代经股动脉植入瓣膜途径，需要外科切开分离锁骨下动脉；经腋动脉路径与经锁骨下动脉路径相似，外科切开分离腋动脉，经腋动脉置入鞘管和输送导管。

3. 手术适应证如下

（1）TAVR 主要适用于：①老年退行性钙化性重度主动脉瓣狭窄，超声心动图显示跨主动脉瓣血流速度≥4m/s 或主动脉瓣口面积＜1.0cm²，或跨主动脉瓣平均压差≥40mmHg，同时对于低压差－低流速患者，根据左心室射血分数是否正常需进行进一步评估（如行多巴酚丁胺试验）明确狭窄程度；②患者有主动脉瓣狭窄导致的临床症状包括左心室射血分数＜50% 及 NYHA 心功能分级 Ⅱ级以上；③外科手术禁忌或高危；④主动脉根部及入路解剖结构符合 TAVR 要求；⑤三叶式主动脉瓣；⑥术后预期寿命＞1 年。

（2）TMVR 主要适用于心脏二尖瓣生物瓣置换术后，且年龄在 70 岁以上，术前再次换瓣手术风险评估为中高危的患者。目前二尖瓣生物瓣毁损由于定位更加复杂，周围冠状动脉、腱索、主动脉瓣、左心耳等解剖更复杂，因此 TMVR 操作难度更甚于 TAVR，在国内，TMVR 仅在少数大型医疗中心开展。

三、手术护理配合

（一）麻醉方式

采用静吸复合麻醉。

（二）手术体位

患者取仰卧位，肩背部垫一长形胸垫使胸部抬高、头部后仰。

（三）物品准备

1. 设备　参见第五十二章第一节。

2. 器械　经股动脉介入手术附加包（见表 4-20）、导管瓣膜组装器械包（尖剪刀 1 把、无齿镊 1 把、长方形储水槽 1 个、治疗碗 4 个）、微创小切口牵开器、显微持针钳、成人心脏外科手术器械包（见表 4-1）、瓣膜置换手术附加包（见表 4-9、图 4-1），备胸骨锯。

3. 用物

（1）导管介入用物：双压力传感器系统、各型号穿刺鞘（股动脉鞘、桡动脉鞘）、扩张鞘、导丝、造影导管、扩张球囊、球囊压力泵、抓捕器、血管穿刺针、临时起搏电极、血管缝合器、三通阀、Y 阀、螺口注射器、瓣膜输送系统、介入人工瓣膜。

（2）瓣膜清洗用物：3 个治疗碗内各盛放 500ml 生理盐水，1 个治疗碗内盛放 500ml 盐水加入 500U 肝素钠，长方形水槽盛放 2000ml 盐水加冰冻盐水袋 2 袋（图 52-5）。

（3）经心尖路径用物：毡型垫片和 3-0 聚丙烯线。

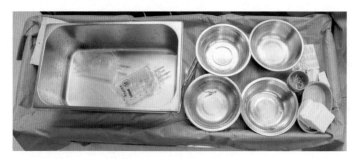

图 52-5 瓣膜清洗用物

（四）手术步骤与手术配合

1. 经股动脉入路 TAVR 手术步骤与手术配合　见表 52-1。

表 52-1　经股动脉入路 TAVR 手术步骤与手术配合

手术步骤	手术配合
（1）置入临时心脏起搏器	经右侧颈内静脉/左侧股静脉置入临时起搏电极，经食管超声心动图确定位置（右心室心尖部），并试验临时起搏以保证术中临时起搏有效
（2）主动脉造影	递血管穿刺针行左侧股动脉穿刺，置入 6F 股动脉鞘管，内置入 6F 导管用于血流动力学监测及协助定位。内置入直头超滑导丝引导 6F 直头猪尾造影管至主动脉瓣上造影，显示主动脉瓣、冠状动脉开口、升主动脉、主动脉弓及弓上分支动脉和部分降主动脉情况
（3）建立血管入路	递血管穿刺针行右侧股动脉穿刺，置入 6F 股动脉鞘管，扩张皮肤及皮下组织，在穿刺通路保留导丝，2 把 Proglide 缝合器预置缝线，小弯钳固定备用；交换置入 9F 股动脉鞘后置入 6F 猪尾造影管至主动脉弓降部，交换置入加硬支撑导丝，根据患者血管入路条件及所选瓣膜类型，沿加硬支撑导丝置入适当股动脉鞘管（18～22F）
（4）组装瓣膜及输送系统（图 52-6）	（1）铺设瓣膜安装无菌台，开启瓣膜清洗用物、瓣膜及输送系统，将瓣膜从保存液中取出后，置入治疗碗内，用生理盐水漂洗 3 遍，每遍轻度晃动 300 次 （2）漂洗后的瓣膜置入长方形水槽内，在冰水混合液中通过握瓣器压制，将瓣膜固定于输送系统，塑形完成后使用肝素盐水冲洗排气 （3）将组装完成的瓣膜及输送系统置于常温生理盐水中备用
（5）主动脉瓣逆向跨瓣	选用 5F/6F 冠状动脉指引导管。跨瓣成功后，跨瓣导管应连接压力传感器测左心室压力，与左侧桡动脉压比较，计算跨瓣压差并记录，注意测压前排气校零。沿跨瓣导管将预塑形超硬导丝置入左心室心尖部，也可先交换猪尾造影管，后沿猪尾造影管置入超硬导丝
（6）球囊预扩张	沿超硬导丝置入球囊至主动脉瓣瓣环平面（以猪尾导管最低点作为瓣环参考线），人工右心室快速起搏（180 次/分）并在主动脉收缩压降至 60mmHg 以下时进行球囊扩张并行主动脉根部造影
（7）确定瓣膜、输送系统	确定瓣膜型号后，清洗安装瓣膜，经右侧股动脉入路沿超硬导丝置入瓣膜输送系统
（8）释放自膨胀瓣膜	释放自膨胀瓣膜底端再次造影定位，再次确定瓣膜初始位置良好。可根据患者动脉血压情况进行 120～140 次/分快速起搏，确保在较低血压时，使瓣膜释放过程尽量稳定，逐步完成瓣膜释放
（9）缝合动脉穿刺口	确认瓣膜置入位置好，患者循环稳定后，经左侧股动脉入路造影检查，确认无出血及其他血管并发症后，依次退出全部导管及导丝，应用 Proglide 缝合器缝合动脉穿刺口。并用弹性绷带压迫止血

2. 经心尖入路 TAVR 手术步骤与手术配合　见表 52-2。

表 52-2　经心尖入路 TAVR 手术步骤与手术配合

手术步骤	手术配合
（1）置入临时心脏起搏器	参见表 52-1
（2）定位心尖位置（图 52-7）	X 线透视下定位心尖位置，递尖刀在左侧锁骨中线至腋前线第 5 或 6 肋间水平做约 5cm 切口，递电刀逐层分离，递微创小切口牵开器显露切口，松解胸膜粘连，切开心包并用 2-0 涤纶线提吊，显露心尖。递 2 条 3-0 聚丙烯线带毡型垫片围绕心尖穿刺点缝制两圈六边形荷包，套阻断管，确认无明显出血后，全身肝素化（100 ～ 125U/kg），ACT 维持在 250 ～ 300s
（3）主动脉造影	参见表 52-1
（4）经心尖穿刺置入导丝	递血管穿刺针在心尖六边形荷包内穿刺，置入超硬导丝
（5）球囊预扩张	沿超硬导丝置入 20F 血管鞘，导入扩张球囊至主动脉瓣最狭窄处，人工右心室快速起搏（160 ～ 180 次/分）并在主动脉收缩压降至 60mmHg 以下扩张狭窄的主动脉瓣口
（6）组装瓣膜及输送系统，置入瓣膜输送系统	组装瓣膜及输送系统见表 52-1。待心率、血压稳定后应用扩张器反复扩张心尖穿刺点，退出扩张器，确定瓣膜型号后，沿导丝置入正向装载好的瓣膜输送系统
（7）释放自膨胀瓣膜	确认瓣膜和定位件完全进入升主动脉，送至瓣环平面上，释放定位件后整体下拉并调整输送系统，将 3 个定位件准确置于主动脉窦内。将瓣膜主体降至瓣环水平，经造影及 TEE 确认后完全释放瓣膜
（8）退出瓣膜输送系统	待瓣膜充分扩张、位置稳定，缓慢回撤输送系统，安全关闭输送系统各旋钮。调整心尖荷包缝线松紧度，撤出输送系统，保留导丝
（9）再次主动脉造影	通过造影及 TEE 评估瓣膜情况（瓣膜位置、瓣周漏、主动脉瓣跨瓣压差等）。如瓣膜形态不理想或主动脉瓣跨瓣压差较大可以球囊后扩一次，并再次造影评估瓣膜功能
（10）关闭心尖切口	撤出超硬导丝，收紧心尖荷包线，仔细检查心尖穿刺点并严密止血，留置胸腔引流管，递可吸收线逐层关闭切口
（11）缝合动脉穿刺口	拔除血管鞘，应用 Proglide 缝合器缝合动脉穿刺口，并用弹性绷带压迫止血

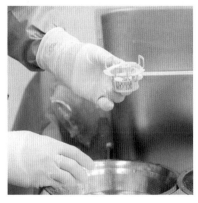
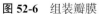

图 52-6　组装瓣膜

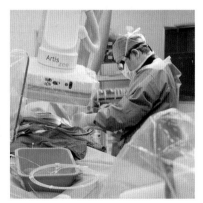

图 52-7　经心尖穿刺

3. 经心尖入路 TMVR 手术步骤与手术配合　见表 52-3。

表 52-3　经心尖入路 TMVR 手术步骤与手术配合

手术步骤	手术配合
（1）置入临时心脏起搏器，定位心尖位置，行主动脉造影	参见表 52-1
（2）经心尖穿刺置入导丝（图 52-7）	递血管穿刺针在心尖荷包内穿刺，置入导丝通过二尖瓣生物瓣进入左心房
（3）球囊预扩张	更换预防塑形的超硬导丝，在心尖和左心房跨二尖瓣生物瓣形成支撑轨道，人工右心室快速起搏（160～180 次／分），在主动脉收缩压降至 60mmHg 以下进行球囊预扩张
（4）组装瓣膜及输送系统，置入瓣膜输送系统	组装瓣膜及输送系统见表 52-1。待心率、血压稳定后应用扩张器反复扩张心尖穿刺点，退出扩张器，确定瓣膜型号后，沿导丝置入反向装载好的瓣膜输送系统（定位件反向安装在瓣下位置）
（5）释放自膨胀瓣膜	确认瓣膜和定位件完全进入左心房，释放定位件后，反向推送，将 3 个定位件准确置入生物瓣角之间。将瓣膜调整进入左心房深度（一般为 10%～20%），经造影及 TEE 确认后完全释放瓣膜
（6）退出瓣膜输送系统，再次主动脉造影，关闭心尖切口，缝合动脉穿刺口	参见表 52-2

（五）护理关注点

（1）经导管心脏瓣膜置换术需在复合手术间并联合多学科团队协作完成，手术室护士做好相关人员自身职业防护督导，控制手术间人数，关闭手术间电动门开关，禁止人员不必要出入，减少辐射暴露危险。

（2）此类手术导管耗材种类多样，术前及时做好沟通，备齐相关用物，熟知每一种导管、导丝及球囊等用途、规格型号、管腔直径，严格分类放置并保证必用的导管、导丝等置于定点位置，以保证术中使用时及时、正确开启及传递。

（3）另外准备瓣膜清洗无菌台，准备冰水、无菌生理盐水及显微器械进行微创瓣膜清洗。

（4）术前备齐开胸手术所需用物（尤其是胸骨锯，处于备用状态），安置一次性多功能除颤／复律电极片，按照体外循环手术要求消毒、铺巾。检查临时心脏起搏器功能及电池电量，将心脏起搏器位置妥善固定，避免术中因移动手术床导致起搏导线脱落。

（5）在安置手术体位时，妥善固定各种管路，确保管道通畅。为防止术中因转动 C 形臂而误伤患者肢体，术前用束手巾束缚双上肢，保持关节部位处于功能位。

（6）手术过程中密切观察心率／律、血氧饱和度、动脉血压、中心静脉压及尿量，及时发现因手术操作导致的心律失常、心脏压塞等致命并发症。若手术过程中出现大出血意外，介入手术无法彻底止血，应紧急行胸骨正中开胸手术。

（7）术中体内肝素钠使用剂量为 100～125U/kg，手术时间超过 1h，每半小时监测 ACT 数值，根据患者基本情况及 ACT 数值追加肝素钠，控制 ACT 维持在 250～300s。同时术中应观察患者皮肤黏膜、口腔有无出血点，避免肝素抗凝过量所致出血。

（8）术中进行球囊预扩张时，需快速右心室起搏（160～180 次／分），以减少每搏输出量、心排血量及跨瓣血流，减少球囊受到的冲击力，避免导管、球囊滑动，使球囊扩张更易于进行。手术室护士应加强心电监护，随时做好紧急体外除颤准备。

（9）此类手术最易引起心脏压塞的步骤是进输送鞘及置入瓣膜，此时加硬导丝受到向前的冲力可能刺破左心室，除了密切监护患者心电图变化外，还应评估出血情况，如有异常，及时告知手术医生。

（10）针对术中并发症护理要点：①瓣膜支架脱落，协助麻醉医生即刻行 IEE 评估，确认瓣膜支架位置，并配合手术医生行外科手术；②瓣周漏，应警惕发生急性左心衰竭，协助麻醉医生备好血管活性药物，必要时配合外科手术；③冠状动脉阻塞及心肌梗死，在瓣膜支架释放时需警惕患者血压、心率/律等生命体征及尿量变化，发现异常，及时告知麻醉/手术医生，备齐抢救药物，协助做好抢救配合；④房室传导阻滞，多数发生在球囊预扩张阶段，根据心电图变化随时调整用药剂量，配合麻醉医生行临时起搏；⑤脑血管意外，手术护士应评估患者双侧瞳孔是否正圆等大，遵医嘱给予脱水、降压药物，减轻脑水肿，降低颅内压；⑥血管并发症，术毕评估患者双侧足背动脉搏动强弱及两侧是否对称，观察双下肢皮肤颜色、温度，并与监护室接班护士做好交接班。术后患者采取平卧位，双下肢严格制动至少 12h，伤口弹性绷带加压包扎，6h 局部沙袋压迫止血，需评估有无伤口渗血、皮下瘀斑、血肿，询问患者有无肢体肿胀、麻木、疼痛等异常感觉。

（冯旭林 宋海娟）

第三节 胸主动脉疾病复合手术配合

一、概述

Stanford B 型主动脉夹层指夹层起源于胸降主动脉，未累及升主动脉，其占主动脉夹层的 30% ～ 60%。覆膜支架腔内修复术（endovascular aneurysm repair，EVAR）是目前治疗 Stanford B 型主动脉夹层的有效手段，即用支架型人工血管封闭破口，使其假腔内自发形成血栓，显著降低了传统手术的病死率和减少并发症。但对于夹层破口距离左锁骨下动脉 0.5mm 的患者，为了保证腔内隔绝效果，植入覆膜支架的起始部遮挡于左锁骨下动脉开口，将支架裸区部分释放于左颈总动脉开口处，从而可能影响头部供血造成脑部缺血，此类患者在行覆膜支架腔内修复术前，需先行外科技术左－右颈总动脉分流术或称左－右颈总动脉旁路手术。

二、手术方式

（一）左－右颈总动脉分流术

在全身麻醉下于颈部做小切口，用人工血管连接左－右颈总动脉，使左、右颈总动脉血可互通与分流，将右颈总动脉血分流至左颈总动脉，保证了左颈总动脉供血，从而避免脑部并发症发生。根据病情选择行右颈总动脉－左颈总动脉－左锁骨下动脉分流；或者只行左颈总动脉－左锁骨下动脉分流等。

（二）主动脉覆膜支架植入术

一般采用右侧桡动脉或肱动脉和股动脉入路，X 线透视下植入主动脉覆膜支架，达到完全隔绝假腔目的。

手术适应证：Stanford B 型主动脉夹层。

三、手术护理配合

（一）麻醉方式

采用静吸复合麻醉。

（二）手术体位

患者取仰卧位，肩背部垫一长形胸垫使胸部抬高、头部后仰。

（三）物品准备

1. 设备　参见本章第一节。

2. 器械　成人心脏手术器械包（见表 4-1）、主动脉置换手术附加包（见表 4-12、图 4-4）、旁路移植手术器械（冠状动脉刀柄、1mm 圆柄精细组织镊、冠状动脉剪）、皮下隧道器等。

3. 介入耗材　5F 和 6F 造影导管各 1 套、6F/9F 动脉鞘、PIG 造影导管、0.035″×260cm 超滑导丝、0.035″×150cm J 头导丝、0.035″×260cm 特硬导丝、带膜人工血管支架、输送装载器、临时起搏导管、血管缝合器 2 个、各型号扩张条、外周扩张球囊、高压连接管等。

4. 分流手术耗材　6 ～ 8mm 涤纶血管或聚四氟乙烯血管（带环或不带环）、6-0 ～ 8-0 聚丙烯线或聚四氟乙烯线等。

（四）手术步骤与手术配合

左锁骨下动脉－左、右颈总动脉分流加腔内修复手术步骤与手术配合见表 52-4。

表 52-4　左锁骨下动脉－左、右颈总动脉分流加腔内修复手术步骤与手术配合

手术步骤	手术配合
（1）在颈部左、右侧胸锁乳头肌旁做两个 2 ～ 3cm 斜切口或一个长切口	递纱布、圆刀切皮，递电刀、组织镊切开皮下脂肪和筋膜。递细吸引器、甲状腺拉钩显露术野，递圆针牵引线提吊切口四周皮肤
（2）游离双侧胸锁乳突肌	递 2 个乳突牵开器显露切口，递电刀游离双侧胸锁乳突肌、直角钳分离胸锁乳突肌后方，递棉绳绕过胸锁乳突肌束，用蚊式钳固定在切口巾上作为牵引带，可随时调整牵引方向

续表

手术步骤	手术配合
（3）游离左、右颈总动脉及左锁骨下动脉，套血管阻断带	递精细镊、电刀游离左、右颈总动脉及左锁骨下动脉；备钛夹或钳带 1 号丝线结扎分支小血管。递直角钳、血管阻断带，绕在左、右颈总动脉牵引血管
（4）肝素化	巡回护士配制肝素盐水（1000U/ml），遵医嘱按 100～125U/kg 静脉注射，监测 ACT 值为 260s 以上
（5）准备人工血管，阻断右颈总动脉，行人工血管与右颈总动脉端－侧吻合	开启涤纶或聚四氟乙烯人工血管，测量右颈总动脉至左锁骨下动脉之间距离，递组织裁剪剪人工血管长度和吻合口斜面；递 2 把小血管阻断钳夹闭右颈总动脉近端及远端；递冠状动脉刀纵行切开颈动脉，角度剪扩大切口，吸引器吸净术野；递 6-0 或 7-0 聚丙烯线或聚四氟乙烯线连续缝合（端－侧吻合）；备神经拉钩拉紧缝线
（6）检查吻合口出血	松开 2 把血管阻断钳，使人工血管充盈，递胶头式钳夹闭人工血管远端，备注射器注水检查出血，必要时备聚丙烯线补针
（7）将人工血管游离端从切口右侧经左、右胸锁乳突肌后方穿出，到左锁骨下动脉处，与左锁骨下动脉行端－侧吻合	递直角钳、2 把胶头蚊式钳将人工血管游离端从右胸锁乳突肌后方穿出，再从左胸锁乳突肌后方穿出到左锁骨下动脉处。以同样的方法将人工血管与左锁骨下动脉行端－侧吻合，松开血管阻断钳和胶头蚊式钳，排气并检查吻合口出血情况
（8）将人工血管中段与左颈总动脉行侧－侧吻合（图 52-8）	递 2 把阻断钳、2 把胶头蚊式钳，分别阻断左颈总动脉和人工血管两端；递尖刀在人工血管和左颈总动脉交汇处做切口，递 6-0 或 7-0 聚丙烯线或聚四氟乙烯线连续缝合，松开血管阻断钳和胶头蚊式钳，排气并检查吻合口出血情况
（9）结扎或切断左颈总动脉近心端	递 10 号丝线结扎左颈总动脉近心端，切断或用 6-0 聚丙烯线缝闭近心端
（10）放置引流球，缝合切口	放置负压引流球，递 2-0 可吸收线圆针缝合皮下组织，递 3-0 可吸收线角针缝合皮肤，包扎伤口
（11）准备腔内修复术用物	打开导管用物台，准备穿刺针、导丝、鞘管、造影导管等耗材
（12）经皮穿刺股动脉，或经切开法穿刺股动脉	准备 6F 血管穿刺短鞘，在 B 超定位引导下穿刺一侧股动脉，置入动脉鞘；或递圆刀在腹股沟区纵行切开皮肤、皮下组织，递乳突牵开器显露术野，游离显露股动脉，在直视下穿刺股动脉
（13）行动脉造影	经动脉鞘置入导丝，再置入 Pigtail 导管行升主动脉造影，确定夹层累及范围并标记破口位置
（14）置入血管缝合器（适合于经皮穿刺者）	经股动脉穿刺点置入 2 把缝合器，缝合器夹角为 90°
（15）准备主动脉覆膜支架	根据术前计算机体层、血管成像及造影结果选择合适的支架
（16）置入特硬导丝及支架	X 线透视下沿加硬导丝置入主动脉支架推送器，定位，控制性降压（收缩压 8～9mmHg），释放支架，退出推送器。重新置入 Pigtail 导管造影，证实支架展开良好，主动脉内膜撕裂口消失，无明显内漏
（17）再次造影检查支架	如显示瘤体完全隔绝，置入血管缝合器，退出股动脉鞘，收紧缝合器缝线；如内漏明显，必要时可用球囊扩张或加用 Cuff 支架
（18）缝合股动脉及皮肤切口（适合于切开穿刺者）	递 6-0 聚丙烯线、精细镊，缝合股动脉；递 2-0 可吸收线圆针缝合皮下组织；递 3-0 可吸收线角针缝合皮肤
（19）包扎伤口	消毒皮肤，递方纱覆盖伤口，用 2 条弹性胶带交叉包扎

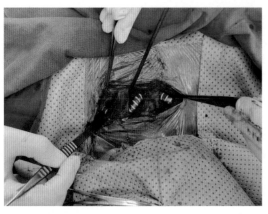

图 52-8 右颈总动脉 - 左颈总动脉 - 左锁骨下动脉
分流管

（五）护理关注点

（1）此手术为常温手术，患者入手术室后，盖被保暖，并保持恒定的室温（22 ～ 24℃），持续使用暖风毯。

（2）配合麻醉医师行桡动脉穿刺监测有创动脉血压，因手术会结扎左颈总动脉近端，覆膜支架植入后，其起始部遮挡于左锁骨下动脉开口，故应穿刺右桡动脉。

（3）提前备好合适的血管阻断钳，备血管吻合器械如精细镊、笔式针持、冠状动脉剪等。

（4）提前配制肝素盐水，遵医嘱给药并监测 ACT 值，手术时间超过 2h 应及时追加肝素，术毕遵医嘱给予鱼精蛋白中和肝素。台上备肝素盐水（3000U/500ml）冲洗穿刺管道。

第四节　冠心病复合手术配合

一、概述

一站式复合技术再血管化治疗冠心病首先由 Angelini 等于 1996 年报道，该技术结合了 CABG 和 PCI 的优点，采用小切口、胸腔镜辅助或者全内镜下的胸廓内动脉至左前降支旁路移植手术，将左胸廓内动脉吻合于左前降支上（中、远期血管通畅率高）；其他非前降支病变进行介入治疗（避免开胸、取大隐静脉造成的创伤），为冠心病患者提供一种更佳的治疗选择，达到优势互补的目的。同时，一站式复合技术避免了体外循环的应用和主动脉根部操作，降低了术后并发症发生的风险，从而加速患者术后恢复；由于手术创伤小，复合技术术后出血量和血液制品使用的比例也明显减小。

二、手术方式

常规全身麻醉，胸骨下段小切口左侧第 2 肋间横断胸骨开胸，直视下游离左胸廓内动脉，心脏不停搏下完成左胸廓内动脉吻合至左前降支；或在腔镜下于左胸前外侧小切口游离左胸廓内动脉，行左胸廓内动脉与左前降支吻合，关胸后立即经股动脉穿刺行左胸廓内动脉造影，评估左前降支血运重建是否满意，如果重建满意，即经鼻胃管给氯吡格雷负荷剂量 300mg，静脉肝素化（ACT > 250s），随后进行支架植入或球囊扩张治疗。

手术适应证：冠状动脉多支病变、不能耐受开胸 CABG 手术的高龄、重症病例。

三、手术护理配合

（一）麻醉方式

采用静吸复合麻醉。

（二）手术体位

1. OPCABG 体位为右侧 30° 卧位，左胸垫高，左上肢悬吊于头部上方或垂放于身体侧。

2. PCI 体位为仰卧位，右上肢外展，掌侧向上。

3. 皮肤消毒范围：上至下颌，左右至腋中线，下至双大腿上 1/3（包括会阴部皮肤黏膜）。术前一次性消毒、铺巾到位，维持到 PCI 完毕。经桡动脉穿刺者，上肢消毒范围上过肘窝，下达指尖，包括整个前臂。

（三）物品准备

1. 设备 参见本章第一节，另备胸腔镜、低负压吸引仪等。

2. 器械 成人心脏外科手术器械包（见表 4-1）、冠状动脉旁路移植手术附加包（见表 4-11、图 4-3）、微创旁路移植手术附加器械（见表 4-18、图 4-9）、悬吊式胸廓牵开系统（见图 4-11）等。

3. PCI 耗材 6F 动脉鞘、0.035″×150cm J 交换导丝、6F JI4 造影导管、6F JR4 造影导管、指引导管、指引导丝、Y 形接头套件、压力泵、各类预扩张及后扩张球囊导管、冠状动脉支架等。

4. OPCABG 耗材 心脏固定器、二氧化碳吹雾管、分流栓、硅酮阻断带、钛夹、冠状动脉刀、7-0 和 8-0 聚丙烯线等。

（四）手术步骤与手术配合

微创小切口 OPCABG 加冠状动脉支架置入手术步骤与手术配合见表 52-5。

表 52-5 微创小切口 OPCABG 加冠状动脉支架置入手术步骤与手术配合

手术步骤	手术配合
（1）术前安装胸廓牵开系统	消毒铺巾后，安装灭菌的悬吊式胸廓牵开系统，牵引架安置于手术床两侧滑轨的固定器
（2）左前外侧切口，胸腔镜辅助下获取左侧胸廓内动脉	参见表 49-6
（3）撤除微创取胸廓内动脉装置，切开心包，提吊心包	撤出悬吊式胸廓牵开系统及胸腔镜目镜，放置肋骨微创牵开器，递电刀切开心包，用 2-0 涤纶线提吊心包
（4）安装心脏固定器，连接二氧化碳吹雾管	递心脏固定器，安装到胸骨牵开器上，连接负压吸引器（≤ 40kPa）；递二氧化碳吹雾管，分别连接盐水加压装置和二氧化碳气体装置，调试二氧化碳流量
（5）显露靶血管，切开血管壁	递精细镊、15 号刀片，剥离心脏表面脂肪组织，切开心脏外膜；递冠状动脉刀切开冠状动脉壁，依次递冠状动脉前向剪、后向剪将冠状动脉壁切口延长；递 1.5mm 冠状动脉探条，探查冠状动脉远端是否通畅

手术步骤	手术配合
（6）修剪胸廓内动脉蒂，行左胸廓内动脉与靶血管端 – 侧吻合	松开胸廓内动脉止血夹，评估血流量及血管蒂长度和张力，递静脉剪、精细镊，修剪胸廓内动脉吻合端成斜面。递 8-0 聚丙烯线、平台血管镊，行胸廓内动脉与靶血管端 – 侧连续吻合
（7）固定胸廓内动脉蒂	递 6-0 聚丙烯线、血管镊，将吻合口两侧的胸廓内动脉蒂与心脏外膜缝合，以防移动并减小吻合口张力
（8）撤除心脏固定器，测量胸廓内动脉血流量	撤除心脏固定器，递 2mm 流量探头，递注射器注温盐水于探头与血管壁之间，测量桥血管流量
（9）行右侧股动脉穿刺，行冠状动脉桥血管造影	递针头、导丝，扶住导丝尾部，置入 6F 或 7F 股动脉鞘管。置入导引导管、造影导管，造影了解桥血管的通畅性及吻合口情况
（10）关闭切口	仔细清点器械、敷料，递 1-0 和 2-0 圆针可吸收线和 3-0 角针可吸收线，逐层关闭胸部切口
（11）包扎伤口，撤离 OPCABG 器械及用物	移开腔镜仪器，覆盖伤口敷料，不污染手术台继续冠状动脉支架手术
（12）准备 PCI 用品，如果选择经桡动脉径路，需调整体位	如果选择经桡动脉径路，使患者平卧，右上肢外展，行手部消毒、铺巾。如果选择经股动脉入路，可不变体位，无须重新消毒皮肤。更换介入手术器械包，开启介入耗材，台上配制肝素盐水（6000U/1000ml）
（13）插入球囊导管至狭窄处预扩张	将球囊导管置于肝素盐水中润湿并用注射器排气；将球囊导管沿主动脉送入冠状动脉病变部位，扩张狭窄部位；备肝素盐水纱布，使其时刻保持湿润，如有血迹，擦除血迹
（14）置入冠状动脉支架	准备支架，将支架送入狭窄部位释放
（15）造影检查支架效果，必要时用后扩球囊进行后扩张	重新置入 Pigtail 导管造影，证实支架展开良好，病变部位血流通畅，则置入血管缝合器，退出动脉鞘，收紧缝合器缝线；必要时可用后扩球囊进行后扩张
（16）局部加压包扎	消毒皮肤，递方纱覆盖伤口，股动脉穿刺点用 2 条弹性胶带交叉包扎，桡动脉穿刺点用桡动脉止血器加压止血

（五）护理关注点

（1）术中双腔气管内插管及单肺通气的护理：单侧肺通气时，密切监测生命体征变化，出现血氧饱和度大幅下降、心率增快时，立即通知麻醉医生，协助用药、清理呼吸道分泌物等。

（2）微创冠状动脉旁路移植手术属常温手术，防止术中低体温发生，应保持室温在24℃，吹风式保温机设置 38℃持续保温，术中应用 38℃温盐水注水及检查心脏吻合口，持续监测核心温度，避免体温下降引起心律失常。

（3）术中突发情况的处理：此手术为心脏不停搏手术，术中牵拉、搬动、电刺激心脏都易诱发恶性心律失常，当发生恶性心律失常时，应及时通知麻醉医生，协助给予相关药物，并及时应用一次性多功能除颤 / 复律电极片进行电除颤，电除颤不能恢复心律时，即刻协助正中开胸并建立体外循环。

（4）使用血管流量探头评估桥血管（平均流量 > 20ml/min），当流量 < 5ml/min 并且

搏动指数数值（PI）超过 5，提示桥血管供血不足，需重新旁路移植。

第五节　先天性心脏病复合手术配合

一、概述

先天性心脏病复合治疗一般分为外科手术前的复合治疗（包括球囊房间隔造口术、体 – 肺动脉侧支血管栓塞术等）、外科手术中的复合治疗（包括内外科联合间隔缺损封堵术、经皮胸前穿刺治疗婴幼儿先天性瓣膜狭窄、经胸肺动脉闭锁球囊扩张术、经胸瓣膜置入术等）、外科手术后的复合治疗 [包括各种术后残余分流和（或）狭窄的介入治疗、右心室流出道成形术后远期肺动脉瓣置入等]。因为一站式复合手术室的建立使复合治疗可以同期进行，本节主要阐述肺动脉侧支血管封堵术加法洛四联症根治手术配合相关内容。

伴右心室流出道狭窄或闭锁的法洛四联症（TOF），其肺循环血供通常由固有肺动脉、动脉导管、MAPCA 共同承担，如果固有肺动脉存在先天性狭窄甚至闭锁，则肺循环的血供则主要依赖 MAPCA 和（或）动脉导管供给，在复合手术室先介入封堵 MAPCA，再同期行外科矫治手术，可通过内外科的复合治疗，减少出血、避免灌注肺及降低术后肺部并发症，减少病死率。

二、手术方式

（一）肺动脉侧支血管封堵术

在全身麻醉下由心内 / 儿科医生经股动脉穿刺行体 – 肺侧支血管的介入封堵术，介入封堵前行主动脉造影和选择性侧支血管造影，明确体 – 肺侧支血管的解剖特点和供血范围。使用导丝软头将弹簧圈血管塞沿着导管推送至患儿拟封堵的部位，待封堵之后给予再次造影，观察封堵效果。

（二）法洛四联症外科矫治术

由心外科医生行法洛四联症畸形矫治术，在体外循环下进行，切开右心房和肺动脉，应用心脏补片修补室间隔缺损，切除漏斗部狭窄区的肌束，消除右心室流出道梗阻。如有右心室流出道狭窄，可使用心脏补片增宽流出道。

手术适应证：法洛四联症合并粗大体 – 肺侧支血管患者，对与固有肺动脉有充分交通的侧支血管可在 X 线透视下进行封堵。如术前预计侧支血管较粗，封堵术后对 SpO_2 影响较大，建议在复合手术时实施侧支血管封堵术。

三、手术护理配合

（一）麻醉方式

采用静吸复合麻醉。

（二）手术体位

患者取仰卧位，肩背部垫一长形胸垫使胸部抬高、头部后仰。

（三）物品准备

1. 设备　参见第五章第五节"四、儿童心血管手术正中开胸手术"。

2. 器械　儿童心脏手术器械包（见表 4-2）、儿童手术精密器械附加包（见表 4-21、图 4-13）、心室流出道探条（见图 4-28）。

3. 用物

（1）介入封堵用物：5F/6F 动脉鞘、4F ～ 5F Pigtail 造影导管、0.035″×260cm 加硬交换导丝、0.032″×260cm 交换超滑导丝、直头导丝、4F/5F 右冠状动脉造影导管、6F MPA 导管、输送鞘、抓捕器、血管缝合器 2 个、压力套件、高压连接管、直径 3 ～ 12mm 的弹簧栓子及聚乙烯醇（PVA）300 和 PVA500 颗粒等各种规格封堵器等。

（2）外科手术用物：5-0 ～ 7-0 聚丙烯线、外科生物补片。

（四）手术步骤与手术配合

肺动脉侧支血管封堵术 + 法洛四联症根治手术步骤与手术配合见表 52-6。

表 52-6　肺动脉侧支血管封堵术 + 法洛四联症根治手术步骤与手术配合

手术步骤	手术配合
（1）穿刺右侧股动脉	准备 18G/20G 穿刺针、6F 血管穿刺短鞘管、导丝、Pigtail 导管，配制肝素盐水（6000U/1000ml）；将穿刺导管在肝素盐水中润湿，用肝素盐水冲洗排气，配合医生穿刺置管
（2）行主动脉非选择性造影	经股动脉穿刺鞘置入导丝，经导丝置入 Pigtail 造影导管，将导管送至主动脉弓降部，行主动脉非选择性造影
（3）行选择性体 - 肺侧支血管造影	更换 4F/5F 右冠状动脉造影导管及 3F 微导管，行选择性体 - 肺侧支血管造影，确定体 - 肺侧支血管起源、走行、供血范围和血管管径
（4）选择大小合适的封堵器	根据侧支血管直径和形态选择封堵器，仔细核对型号和有效期，遵医嘱开启耗材，安装封堵器组件
（5）建立输送轨道，释放封堵器	根据封堵器型号置入输送长鞘，采用右冠状动脉指引导管或多功能端侧孔导管，在超滑泥鳅导丝或冠状动脉导丝引导下，将弹簧圈或血管塞沿导管推送至侧支血管内成功释放，再行主动脉侧支血管造影明确有无残余分流，有些血管需要以同样方法释放多个弹簧圈
（6）撤除介入器材，移开放射机头，准备外科手术	回撤输送装置、输送鞘，拔除导管，可保留动脉鞘。评估手术台清洁度，酌情更换手术铺单；准备手术器械和用品

续表

手术步骤	手术配合
（7）胸骨正中切口，探查心脏畸形情况，插管建立体外循环，阻断升主动脉，灌注心脏停搏液	参见表 5-7
（8）切开右心房，显露 VSD，解除右心室流出道梗阻	递尖刀纵行切开右心房，经房间隔放置左心引流管；递 5-0 或 6-0 聚丙烯线提吊右心房壁、三尖瓣隔瓣及前瓣；递心房拉钩和瓣膜拉钩显露 VSD 及右心室流出道；递尖刀或剪刀切除右心室流出道漏斗部肥厚的肌束
（9）探查肺动脉瓣，解除肺动脉瓣狭窄	递 6-0 聚丙烯线在肺总动脉前壁缝置 2 针牵引线；递尖刀切开肺总动脉，探查肺动脉瓣及瓣叶；递尖刀切开融合的肺动脉瓣交界，充分解除梗阻；递探条评估流出道狭窄程度并进一步按需切除肥厚肌束
（10）经三尖瓣口使用补片修补 VSD，缝闭卵圆孔或 ASD	递带聚四氟乙烯垫片、毡型垫片或心包垫片的 5-0 或 6-0 聚丙烯线及自体心包片或聚四氟乙烯补片，缝合修补 VSD。拔除左心引流管，递 5-0 或 6-0 聚丙烯线缝闭卵圆孔或 ASD
（11）开放主动脉阻断钳，恢复心搏，复温至鼻咽温 37℃，缝合右心房切口	调床至头低足高位，缓慢松开主动脉阻断钳，将根部灌注针连接左心吸引排气。递 5-0 或 6-0 聚丙烯线缝合右心房切口，解除上腔静脉、下腔静脉阻断带，排除右心房气体
（12）关闭流出道切口，或使用补片行右心室流出道增宽	根据患者情况使用自体心包片或生物补片构建跨瓣环补片或不跨瓣环补片以增宽右心室流出道，递 6-0 聚丙烯线连续缝合
（13）停机后行右心室/肺动脉测压，安装临时起搏导线，清点器械、敷料，止血，关闭胸腔	参见表 5-8
（14）拔除股动脉鞘、股静脉鞘，加压止血	递方纱，弹性胶带，加压止血

（五）护理关注点

（1）先天性心脏病患者应根据年龄和体重准备导管耗材和介入装置。幼儿的侧支血管通常管径较细，应准备不可控弹簧钢圈（一般弹簧圈直径选择是拟封堵血管的 1.5 倍左右）。弹簧圈的钢丝直径在 0.021" 以下的，推进导管应选 3F 微导管。

（2）封堵过程中需密切关注心电图变化及血压和血氧饱和度的变化，若发生血氧饱和度急剧降低，加大吸氧浓度无明显改善者需停止继续封堵，紧急开胸手术建立体外循环。

（3）对于开口狭窄、走行迂曲导致导管封堵不成功的侧支血管，可能会保留导丝于侧支血管内，作为后续外科手术结扎的标记，术中提醒外科医生取出。

（张 燕 谢 庆）

第六节 腹主动脉疾病复合手术配合

一、概述

1991 年，Parodi 首次报道应用支架型人工血管成功救治腹主动脉瘤的病例，从此开启了腹主动脉瘤介入治疗新纪元，其成为心血管外科史上的重要里程碑。1997 年国内的景在平、汪忠镐先后报道了使用腔内技术治疗腹主动脉瘤的病例，开启了我国腹主动脉瘤腔内修复的新时代。随着介入技术的不断成熟和支架材料技术的迅速发展，腔内修复术在全球广泛开展。国内外大数据表明，无论是国内还是欧美国家，腔内修复术在腹主动脉瘤的治疗中所占比重不断增加，现高达 90% 以上，成为腹主动脉瘤的首选治疗方案。因手术操作简便、术中对患者创伤小、术后痊愈快等优点，目前腔内修复术已经超越传统开放手术，成为肾下型腹主动脉瘤的最主要手术方式。

腹主动脉瘤的手术指征应根据腹主动脉瘤患者多方面因素判断。欧洲心脏病学会提出的手术指征包括：①当腹主动脉瘤瘤体直径 > 55mm 时应行手术治疗（Ⅰ B 级推荐）；②腹主动脉瘤瘤体直径增长速度过快（> 10mm/ 年）时应尽早手术治疗（Ⅰ B 级推荐）；③有症状的腹主动脉瘤，应紧急手术治疗（Ⅰ C 级推荐）；④腹主动脉瘤破裂时应急诊手术治疗（Ⅰ C 级推荐）。一旦患者满足手术指征，应及时进行手术干预。

二、手术方式

该方法是在数字减影血管造影介入技术支持下将支架型人工血管输送到腹主动脉瘤适当位置释放，使血流从人工血管内部通过，避免了血流与瘤壁直接接触及血流对病变血管壁的冲击，达到降低瘤体扩大甚至破裂风险的目的。主要包括两种手术方式，一是完全介入经皮双侧股动脉穿刺腹主动脉瘤腔内修复术，二是切开双侧股动脉穿刺腹主动脉瘤腔内修复术。

手术适应证如下。

（1）高龄、临床合并症多、既往有主动脉手术或腹部手术史的患者。

（2）全身器官功能差或无法耐受传统手术的患者。

（3）其他适应证基本同开放手术。

三、手术护理配合

（一）麻醉方式

采用静吸复合麻醉或基础麻醉联合局部麻醉。

（二）手术体位

患者取仰卧位，双下肢分开稍外展。

（三）物品准备

1. 设备 电外科设备、B 超机、血管造影设备。
2. 器械 动脉血管专用器械。

3. 用物

（1）经皮穿刺法：C 形臂机头及 B 超机无菌保护套、各型号直头 / 螺旋注射器、各型号血管穿刺短鞘、导丝、导管、高压注射器、血管鞘、血管缝合器、覆膜支架等，必要时备顺应性球囊扩张系统。

（2）切开穿刺法：11 号手术刀片、各型号聚丙烯线、血管吊带、电刀、C 形臂机头无菌保护套、各型号直头 / 螺旋注射器及各种接入耗材。

4. 高值耗材

（四）手术步骤与手术配合

1. 经皮穿刺法腹主动脉瘤腔内修复手术步骤与手术配合　见表 52-7。

表 52-7　经皮穿刺法腹主动脉瘤腔内修复手术步骤与手术配合

手术步骤	手术配合
（1）皮肤消毒	上至脐部，下至大腿上 1/3，显露腹股沟
（2）铺巾	使用一次性介入无菌巾，铺好器械台防水单
（3）穿刺双侧股动脉	准备 6F 血管穿刺短鞘，配合医生 B 超定位引导下 Seldinger 技术穿刺双侧股动脉
（4）造影（图 52-9）	经一侧股动脉穿刺鞘置入导丝，经导丝置入造影导管，进入第 1 腰椎水平，行全腹主动脉、双髂总动脉、髂内动脉、髂外动脉造影
（5）置入血管缝合器	双侧股动脉每侧穿刺点传递两把缝合器，缝合器夹角为 90°
（6）更换穿刺鞘	导管导丝进入主动脉，根据支架型号更换穿刺鞘，穿刺鞘逐级扩张血管，更换超硬导丝
（7）置入覆膜支架系统	递腹主动脉覆膜支架系统分叉主体，确认左肾动脉开口位置后缓慢释放覆膜支架主体（图 52-10），成功弹出主体分腿后，旋控释放主体裸架，固定主体
（8）置入覆膜支架髂动脉分支系统（图 52-11）	由另一侧股动脉穿刺鞘置入覆膜支架髂动脉分支系统，造影协助下使其进入覆膜支架短腿内，释放对侧分腿，并完全释放主体支架，分支数量要根据双侧髂股动脉瘤累及范围而定
（9）再次高压造影（图 52-12）	显示腹主动脉瘤体完全隔绝，分别退出双侧股动脉穿刺鞘并收紧缝合器缝线
（10）手术结束，加压包扎穿刺点	整理手术台，将导丝、导管、支架等一次性耗材整齐放于造影车，清点手术物品，递送血管镊、血管钳收紧缝合器缝线，递纱布和弹性绷带协助包扎

2. 切开穿刺法腹主动脉瘤腔内修复手术步骤与手术配合　见表 52-8。

表 52-8　切开穿刺法腹主动脉瘤腔内修复手术步骤与手术配合

手术步骤	手术配合
（1）皮肤消毒	上至脐部，下至大腿上 1/3，显露腹股沟
（2）铺巾	使用一次性介入无菌巾，铺好器械台防水单
（3）切开双侧腹股沟区，依次切开皮肤、皮下组织、浅深筋膜	递 11 号手术刀、有齿镊、蚊式钳，于腹股沟股总动脉搏动最强处做纵切口或横切口（5～6cm），递乳突牵开器显露术野，游离显露双侧股总动脉、股深动脉及股浅动脉，分别递各颜色血管吊带悬吊
（4）直视下穿刺股动脉，释放支架	递 6F 血管穿刺短鞘穿刺双侧股动脉（后续步骤配合同经皮穿刺法）

续表

手术步骤	手术配合
（5）缝合切口	递 5-0 或 6-0 聚丙烯线缝合股动脉，见缝合处无出血，股深动脉及股浅动脉搏动良好，清点手术物品，递组织镊、缝线逐层关闭切口

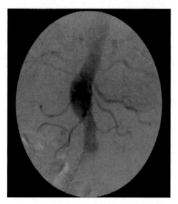

图 52-9　动脉造影

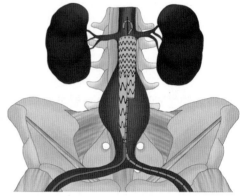

图 52-10　释放覆膜支架主体

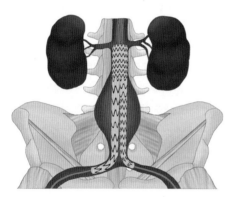

图 52-11　释放髂动脉分支

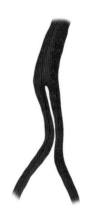

图 52-12　再次
动脉造影

（五）护理关注点

（1）为防止患者发生术中低体温对心血管系统、凝血机制、手术部位感染等造成负面影响，需要对患者采取个体化、综合的保温措施，以避免术中低体温发生。

（2）手术期间实时监测病情变化，术中维持血压稳定，避免血压波动影响支架锚定，随时做好急救准备。抢救时主动配合麻醉医生、外科医生对症处理，保证手术顺利。

（3）搬运患者时动作要轻柔，协调一致，操作前减少刺激，避免瘤体破裂。

（贾明阳）

参考文献

安珊珊，万蔚蔚，2012.“一站式”杂交手术治疗法洛四联征的术后监护.中国实用护理杂志，28（28）：43-44.

薄其玉，吕明，2014.复合手术室行 Stanford B 型主动脉夹层腔内修复术 122 例护理配合.齐鲁护理杂志，20（24）：69-70.

陈凌，杨满青，林丽霞，2021.心血管疾病临床护理.广州：广东科技出版社：361-365.

陈茂，李侨，熊恬圆，2021.心脏瓣膜病介入治疗的现状和未来.西部医学，33（3）：313-316.

陈学明，1999.腹主动脉瘤的腔内治疗（附 2 例报告）.中国普通外科杂志，8（2）：46-49.

陈阳，宋光远，牛冠男，等，2021.中国首例 Silara® -Valve 经导管主动脉瓣置换术.中国介入心脏病学杂志，29（2）：98-100.

葛均波，周达新，潘文志，2019.经导管心脏瓣膜技术.2 版.上海：上海科学技术出版社：267-269，271-275.

郭保静，刘天洋，王霄芳，等，2011.先天性心脏病介入治疗在外科术后的应用.心肺血管病杂志，30（5）：382-384.

胡盛寿，2009.“一站式”复合技术在心血管外科的应用.中国胸心血管外科临床杂志，16（4）：249.

胡盛寿，2014.复合技术——心血管疾病治疗的一种新模式.临床外科杂志，22（1）：1-4.

胡贤军，2020.一站式复合冠状动脉血运重建术与冠状动脉旁路移植术及经皮冠状动脉介入术治疗冠状动脉多支病变的对比研究.合肥：安徽医科大学.

景在平，Muller-Wiefel H，Raithel D，1998，腔内隔绝术治疗腹主动脉瘤.中华外科杂志，36（4）：20-22.

李磊，蔡可杰，翟永华，2021.规范化介入护理配合在 TAVR 股动脉入路与心尖入路手术患者中的应用.齐鲁护理杂志，27（4）：5-7.

李瑞玲，2021.飞利浦结构性心脏病复合手术室解决方案及应用案例.中国医学装备，18（8）：230-231.

刘迎龙，沈向东，李守军，等，2006.介入及手术联合矫治伴有体肺动脉侧支的肺血减少型先天性心脏病.中华医学杂志，86（4）：228-231.

欧杨芬，吴荷玉，余文静，等.2021.经心尖导管主动脉瓣置换术的围术期护理及应用观察.全科护理，19（8）：1087-1089.

宋雷，黄杰，2021.经导管主动脉瓣置换术中护理干预.医学影像学杂志，31（3）：510-512.

王浩然，胡盛寿，徐波，等，2012.“一站式”复合技术治疗冠状动脉多支病变患者早中期随访结果.中国胸心血管外科临床杂志，19（3）：232-234.

吴建军，王艳峰，2012.心血管病医院复合手术室设计及节能措施.中国医院建筑与装备，13（5）：28-30.

杨剑，刘洋，刘金成，2021.经导管主动脉瓣置换操作指南手册.北京：化学工业出版社：125-130.

张小飞，魏国荣，李保军，等，2022.介入封堵及外科结扎治疗伴有体肺侧支的法洛四联症的疗效对比.中国介入心脏病学杂志，30（7）：540-544.

张渝华，李斌，石浩，2017.经皮导管介入弹簧圈封堵治疗幼儿体肺动脉侧支血管的效果观察.影像研究与医学应用，1（3）：204-205.

中国冠状动脉杂交血运重建专家共识（2017 版）编写组，2017.中国冠状动脉杂交血运重建专家共识（2017 版）.中华胸心血管外科杂志，33（8）：449-455.

朱丽，凌华兴，葛均波，等，2019.单中心前 100 例经导管主动脉瓣置换术围手术期护理.上海医药，40（7）：56-61.

Baumgartner H，De Backer J，Babu-Narayan S V，et al，2021. 2020 ESC Guidelines for the management of adult congenital heart disease. Eur Heart J，42（6）：563-645.

Chaikof E L，Dalman R L，Eskandari M K，et al，2018. The Society for Vascular Surgery practice guidelines on the care of patients with an abdominal aortic aneurysm. J Vasc Surg，67（1）：2-77. e2.

Hodges K，Rivas C G，Aguilera J，et al，2019. Surgical management of left ventricular outflowtract obstruction in a specialized hypertrophic obstructive cardiomyopathy center. J Thorac Cardiovasc Surg，157（6）：2289-2299.

Parodi J C，Palmaz J C，Barone H D，1991. Transfemoral intraluminal graft implantation for abdominal aortic aneurysms. Ann Vasc Surg，5（6）：491-499.

附　　录

附录一　心血管外科手术护士教学培训路径

教学内容	培训方法	培训目标	组织人员
（一）熟悉阶段（入科 7～30 天）			
1. 专业基础能力培训			
心血管专科常用药品种类、用途及使用注意事项（血管活性药、抗心 　律失常药、抗凝/止血药、激素类及电解质类药物等）	授课	正确陈述	带教老师
常用手术器械及精密器械种类、用途及保养	授课+操作	正确使用	带教老师
心脏手术巾包（成人/小儿、心脏旁路移植手术、心脏介入手术）	授课	正确陈述	带教老师
心脏手术缝线的种类、名称、性能及适用范围	授课+操作	正确陈述	带教老师
心脏手术高值耗材的种类、名称、性能及适用范围	授课+操作	正确陈述	带教老师
2. 专科技能能力培训			
心脏手术常见疾病的病因、病理、临床表现、手术方法及解剖知识	授课	正确陈述	带教老师
正确安置仰卧位、旁路移植手术体位、胸腔镜手术体位、大血管类手 　术体位，并掌握摆放原则及压力性损伤防护要点	授课+操作	独立完成	带教老师
常见手术的皮肤消毒范围、手术切口、手术铺巾要求	授课+操作	独立完成	带教老师
按照操作指引正确使用常用手术仪器设备 [胸骨锯、除颤仪、心脏起 　搏器（临时）、射频消融仪、球囊反搏机、血管流量仪、血气分析 　仪等]，并完成使用后的清洁、保养和维护	授课+操作	指导下完成	带教老师
（二）提高阶段（入科 1～2 个月）			
1. 专科技能能力培训			
成人/婴幼儿正中开胸及建立体外循环手术步骤与配合	授课+操作	独立完成	带教老师
成人/婴幼儿撤离体外循环及关闭胸腔手术步骤与配合	授课+操作	独立完成	带教老师
再次心脏手术开胸建立体外循环步骤与手术配合	授课+操作	指导下完成	带教老师
经外周血管插管建立体外循环	授课+操作	指导下完成	带教老师
2. 应急处理与抢救能力培训			
心脏手术麻醉意外应急处理	授课+应急演练	指导下完成	带教老师
心脏手术患儿急性缺氧发作抢救配合	授课+应急演练	指导下完成	带教老师
心脏手术患者各时间段心搏骤停抢救配合	授课+应急演练	指导下完成	带教老师
再次开胸止血抢救配合	授课+应急演练	独立完成	带教老师
（三）强化阶段（入科 3～6 个月）			
1. 先天性心脏病手术配合			
动脉导管结扎术	授课+操作	独立完成	带教老师
主动脉缩窄矫治术	授课+操作	独立完成	带教老师
房间隔缺损修补术	授课+操作	独立完成	带教老师

续表

教学内容	培训方法	培训目标	组织人员
室间隔缺损修补术	授课＋操作	独立完成	带教老师
法洛四联症矫治术	授课＋操作	独立完成	带教老师
肺动脉瓣狭窄矫治术	授课＋操作	指导下完成	带教老师
右心室双出口矫治术	授课＋操作	指导下完成	带教老师
肺静脉异位引流矫治术	授课＋操作	指导下完成	带教老师
2.心脏瓣膜疾病手术配合			
二尖瓣置换术	授课＋操作	独立完成	带教老师
主动脉瓣置换术	授课＋操作	独立完成	带教老师
多瓣膜置换术	授课＋操作	独立完成	带教老师
二尖瓣成形术	授课＋操作	独立完成	带教老师
再次瓣膜置换术	授课＋操作	指导下完成	带教老师
瓣膜置换＋射频消融术	授课＋操作	指导下完成	带教老师
3.冠心病手术配合			
不停搏冠状动脉旁路移植术	授课＋操作	指导下完成	带教老师
停搏下冠状动脉旁路移植术	授课＋操作	独立完成	带教老师
冠状动脉旁路移植术＋瓣膜手术	授课＋操作	指导下完成	带教老师
室壁瘤破裂修补术	授课＋操作	指导下完成	带教老师
4.心脏移植手术配合			
心脏移植术（受心组）	授课＋操作	指导下完成	带教老师
5.微创类手术配合			
腔镜房间隔缺损修补术	授课＋操作	独立完成	带教老师
腔镜室间隔缺损修补术	授课＋操作	独立完成	带教老师
腔镜瓣膜置换／成形术	授课＋操作	指导下完成	带教老师
腔镜心脏肿瘤切除术	授课＋操作	独立完成	带教老师
腔镜射频消融术	授课＋操作	指导下完成	带教老师
腔镜冠状动脉旁路移植术	授课＋操作	指导下完成	带教老师
6.大血管类手术配合			
Wheat 手术	授课＋操作	独立完成	带教老师
Bentall 手术	授课＋操作	指导下完成	带教老师
升主动脉替换术	授课＋操作	指导下完成	带教老师
升主动脉置换＋主动脉弓置换＋支架植入术	授课＋操作	指导下完成	带教老师
7.应急处理与抢救能力培训			
重新开机（建立体外循环）抢救配合	授课＋应急演练	指导下完成	带教老师
心脏手术后监护室床边开胸止血应急处理流程	授课＋应急演练	指导下完成	带教老师
心脏介入手术后突发意外情况应急处理流程	授课＋应急演练	指导下完成	带教老师
紧急术中主动脉内球囊反搏置管术配合应急处理流程	授课＋应急演练	指导下完成	带教老师
心脏手术患者围术期 ECMO 置管配合应急处理流程	授课＋应急演练	指导下完成	带教老师
急诊大血管手术配合应急处理流程	授课＋应急演练	指导下完成	带教老师

附录二　主动脉内球囊反搏置管术配合操作流程

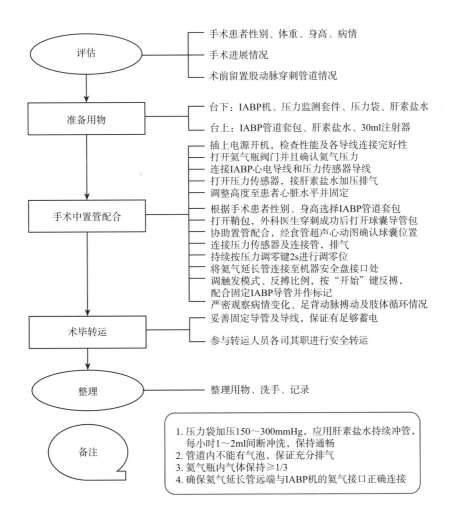

评估
- 手术患者性别、体重、身高、病情
- 手术进展情况
- 术前留置股动脉穿刺管道情况

准备用物
- 台下：IABP机、压力监测套件、压力袋、肝素盐水
- 台上：IABP管道套包、肝素盐水、30ml注射器

手术中置管配合
- 插上电源开机，检查性能及各导线连接完好性
- 打开氦气瓶阀门并且确认氦气压力
- 连接IABP心电导线和压力传感器导线
- 打开压力传感器，接肝素盐水加压排气
- 调整高度至患者心脏水平并固定
- 根据手术患者性别、身高选择IABP管道套包
- 打开鞘包，外科医生穿刺成功后打开球囊导管包
- 协助置管配合，经食管超声心动图确认球囊位置
- 连接压力传感器及连接管，排气
- 持续按压力调零键2s进行调零位
- 将氦气延长管连接至机器安全盘接口处
- 调触发模式、反搏比例，按"开始"键反搏，配合固定IABP导管并作标记
- 严密观察病情变化、足背动脉搏动及肢体循环情况

术毕转运
- 妥善固定导管及导线，保证有足够蓄电
- 参与转运人员各司其职进行安全转运

整理
- 整理用物、洗手、记录

备注
1. 压力袋加压150～300mmHg，应用肝素盐水持续冲管，每小时1～2ml间断冲洗，保持通畅
2. 管道内不能有气泡，保证充分排气
3. 氦气瓶内气体保持≥1/3
4. 确保氦气延长管远端与IABP机的氦气接口正确连接

附录三　心脏手术患者围术期 ECMO 置管术配合流程

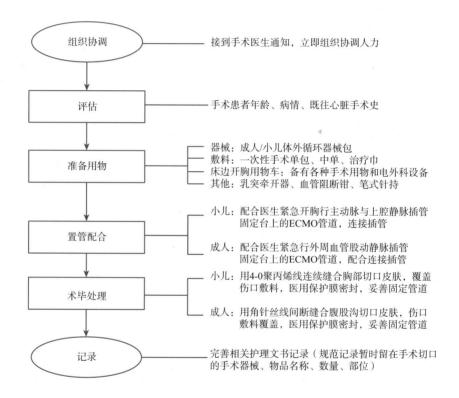

组织协调 ── 接到手术医生通知，立即组织协调人力

评估 ── 手术患者年龄、病情、既往心脏手术史

准备用物 ──
器械：成人/小儿体外循环器械包
敷料：一次性手术单包、中单、治疗巾
床边开胸用物车：备有各种手术用物和电外科设备
其他：乳突牵开器、血管阻断钳、笔式针持

置管配合 ──
小儿：配合医生紧急开胸行主动脉与上腔静脉插管固定台上的ECMO管道，连接插管

成人：配合医生紧急行外周血管股动静脉插管固定台上的ECMO管道，配合连接插管

术毕处理 ──
小儿：用4-0聚丙烯线连续缝合胸部切口皮肤，覆盖伤口敷料，医用保护膜密封，妥善固定管道

成人：用角针丝线间断缝合腹股沟切口皮肤，伤口敷料覆盖，医用保护膜密封，妥善固定管道

记录 ── 完善相关护理文书记录（规范记录暂时留在手术切口的手术器械、物品名称、数量、部位）

附录四　预防新生儿体外循环手术围术期低体温流程

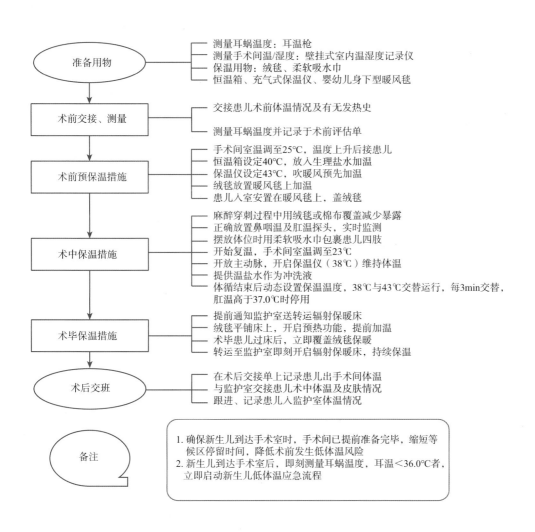

准备用物
- 测量耳蜗温度：耳温枪
- 测量手术间温/湿度：壁挂式室内温湿度记录仪
- 保温用物：绒毯、柔软吸水巾
- 恒温箱、充气式保温仪、婴幼儿身下型暖风毯

术前交接、测量
- 交接患儿术前体温情况及有无发热史
- 测量耳蜗温度并记录于术前评估单

术前预保温措施
- 手术间室温调至25℃，温度上升后接患儿
- 恒温箱设定40℃，放入生理盐水加温
- 保温仪设定43℃，吹暖风预先加温
- 绒毯放置暖风毯上加温
- 患儿入室安置在暖风毯上，盖绒毯

术中保温措施
- 麻醉穿刺过程中用绒毯或棉布覆盖减少暴露
- 正确放置鼻咽温及肛温探头，实时监测
- 摆放体位时用柔软吸水巾包裹患儿四肢
- 开始复温，手术间室温调至23℃
- 开放主动脉，开启保温仪（38℃）维持体温
- 提供温盐水作为冲洗液
- 体循结束后动态设置保温温度，38℃与43℃交替运行，每3min交替，肛温高于37.0℃时停用

术毕保温措施
- 提前通知监护室送转运辐射保暖床
- 绒毯平铺床上，开启预热功能，提前加温
- 术毕患儿过床后，立即覆盖绒毯保暖
- 转运至监护室即刻开启辐射保暖床，持续保温

术后交班
- 在术后交接单上记录患儿出手术间体温
- 与监护室交接患儿术中体温及皮肤情况
- 跟进、记录患儿入监护室体温情况

备注
1. 确保新生儿到达手术室时，手术间已提前准备完毕，缩短等候区停留时间，降低术前发生低体温风险
2. 新生儿到达手术室后，即刻测量耳蜗温度，耳温<36.0℃者，立即启动新生儿低体温应急流程

附录五 预防心血管外科手术患者压力性损伤操作流程

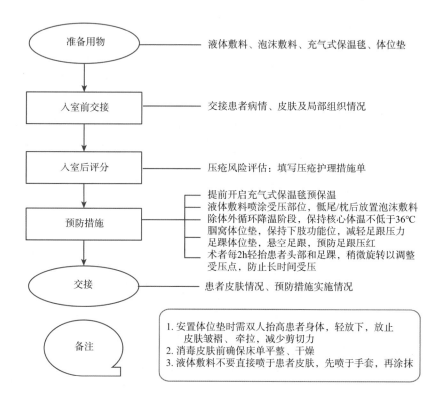

准备用物 —— 液体敷料、泡沫敷料、充气式保温毯、体位垫

入室前交接 —— 交接患者病情、皮肤及局部组织情况

入室后评分 —— 压疮风险评估：填写压疮护理措施单

预防措施 ——
- 提前开启充气式保温毯预保温
- 液体敷料喷涂受压部位，骶尾/枕后放置泡沫敷料
- 除体外循环降温阶段，保持核心体温不低于36℃
- 腘窝体位垫，保持下肢功能位，减轻足跟压力
- 足踝体位垫，悬空足跟，预防足跟压红
- 术者每2h轻抬患者头部和足踝，稍微旋转以调整受压点，防止长时间受压

交接 —— 患者皮肤情况、预防措施实施情况

备注
1. 安置体位垫时需双人抬高患者身体，轻放下，放止皮肤皱褶、牵拉，减少剪切力
2. 消毒皮肤前确保床单平整、干燥
3. 液体敷料不要直接喷于患者皮肤，先喷于手套，再涂抹

附录六　麻醉诱导时患者心搏骤停应急处理流程

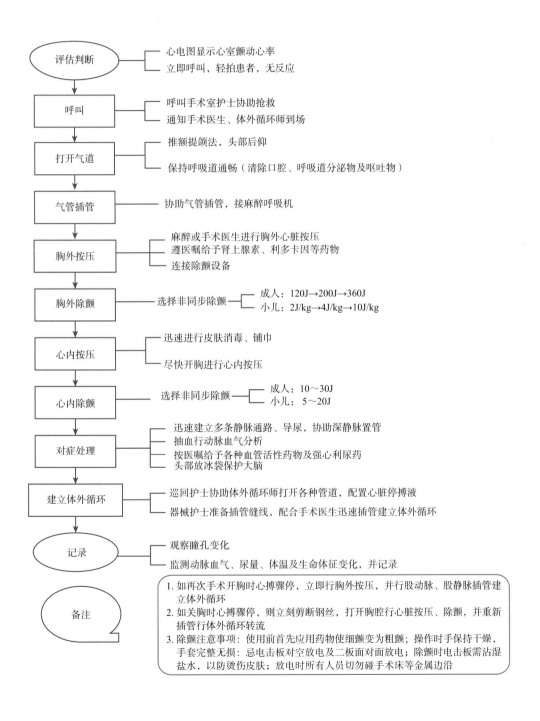

评估判断
— 心电图显示心室颤动心率
— 立即呼叫，轻拍患者，无反应

呼叫
— 呼叫手术室护士协助抢救
— 通知手术医生、体外循环师到场

打开气道
— 推额提颌法，头部后仰
— 保持呼吸道通畅（清除口腔、呼吸道分泌物及呕吐物）

气管插管
— 协助气管插管，接麻醉呼吸机

胸外按压
— 麻醉或手术医生进行胸外心脏按压
— 遵医嘱给予肾上腺素、利多卡因等药物
— 连接除颤设备

胸外除颤
— 选择非同步除颤
　　成人：120J→200J→360J
　　小儿：2J/kg→4J/kg→10J/kg

心内按压
— 迅速进行皮肤消毒、铺巾
— 尽快开胸进行心内按压

心内除颤
— 选择非同步除颤
　　成人：10~30J
　　小儿：5~20J

对症处理
— 迅速建立多条静脉通路、导尿，协助深静脉置管
— 抽血行动脉血气分析
— 按医嘱给予各种血管活性药物及强心利尿药
— 头部放冰袋保护大脑

建立体外循环
— 巡回护士协助体外循环师打开各种管道，配置心脏停搏液
— 器械护士准备插管缝线，配合手术医生迅速插管建立体外循环

记录
— 观察瞳孔变化
— 监测动脉血气、尿量、体温及生命体征变化，并记录

备注
1. 如再次手术开胸时心搏骤停，立即行胸外按压，并行股动脉、股静脉插管建立体外循环
2. 如关胸时心搏骤停，则立刻剪断钢丝，打开胸腔行心脏按压、除颤，并重新插管行体外循环转流
3. 除颤注意事项：使用前首先应用药物使细颤变为粗颤；操作时手保持干燥，手套完整无损；忌电击板对空放电及二板面对面放电；除颤时电击板需沾湿盐水，以防烫伤皮肤；放电时所有人员切勿碰手术床等金属边沿

附录七 心脏手术后监护室床边开胸止血应急处理流程

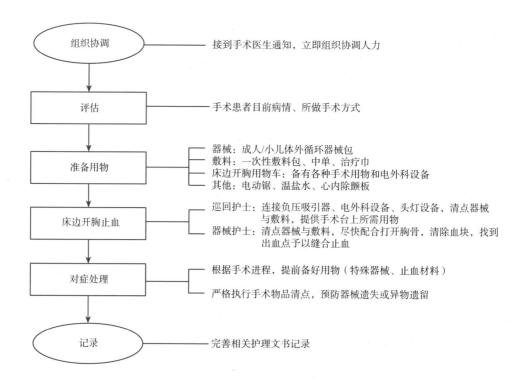